国家卫生和计划生育委员会"十二五"规划教材
全国高等医药教材建设研究会"十二五"规划教材
全国高等学校教材

供妇幼保健医学、预防医学、临床医学等专业用

儿童保健学

第**3**版

U0272580

主　编　石淑华　戴耀华

副主编　江　帆　杨　凡　武丽杰

编　者（以姓氏笔画为序）

石淑华（华中科技大学同济医学院）　　张建端（华中科技大学同济医学院）

朱宗涵（首都儿科研究所）　　　　　　陈　超（复旦大学上海医学院）

江　帆（上海交通大学医学院）　　　　武丽杰（哈尔滨医科大学）

苏普玉（安徽医科大学）　　　　　　　胡　燕（重庆医科大学）

李　良（南华大学医学院）　　　　　　贾美香（北京大学医学部）

杨　凡（四川大学华西临床医学院）　　彭延文（中山大学医学院）

吴康敏（四川大学华西临床医学院）　　潘建平（西安交通大学医学院）

张　静（华中科技大学同济医学院）　　戴耀华（首都儿科研究所）

人民卫生出版社

图书在版编目(CIP)数据

儿童保健学/石淑华,戴耀华主编.—3版.—北京:
人民卫生出版社,2014

ISBN 978-7-117-19292-7

Ⅰ.①儿…　Ⅱ.①石…②戴…　Ⅲ.①儿童-保健
Ⅳ.①R174

中国版本图书馆 CIP 数据核字(2014)第 139088 号

人卫社官网	www.pmph.com	出版物查询,在线购书
人卫医学网	www.ipmph.com	医学考试辅导,医学数据库服务,医学教育资源,大众健康资讯

儿童保健学
第 3 版

主　　编:石淑华　戴耀华
出版发行:人民卫生出版社(中继线 010-59780011)
地　　址:北京市朝阳区潘家园南里 19 号
邮　　编:100021
E - mail:pmph @ pmph. com
购书热线:010-59787592　010-59787584　010-65264830
印　　刷:三河市博文印刷有限公司
经　　销:新华书店
开　　本:787×1092　1/16　印张:29　插页:2
字　　数:724 千字
版　　次:1993 年 4 月第 1 版　　2014 年 9 月第 3 版
　　　　　2019 年 3 月第 3 版第 6 次印刷(总第 18 次印刷)
标准书号:ISBN 978-7-117-19292-7/R · 19293
定　　价:49. 00 元

打击盗版举报电话:010-59787491　E -mail:WQ @ pmph. com
(凡属印装质量问题请与本社市场营销中心联系退换)

国家卫生和计划生育委员会"十二五"规划教材

全国高等医药教材建设研究会"十二五"规划教材

出版说明

　　妇幼卫生事业关系到国家的发展和民族的未来,是我国卫生事业十分重要的组成部分,一直受到党和政府的高度重视。做好妇幼卫生工作对于提升全民健康水平,推动国家社会经济可持续发展,构建和谐社会具有全局性和战略性意义。

　　国家卫生和计划生育委员会在《贯彻 2011—2020 年中国妇女儿童发展纲要实施方案》中提出实施妇幼卫生服务体系建设行动,妇幼卫生从业人群及其需求将有所增加。为培养更多更优质的专业人才,2012 年教育部将"妇幼保健医学"增为特设专业(T)和国家控制布点专业(K),这对妇幼专业人才队伍建设有重要的推进作用。针对这一实际需要,全国高等医药教材建设研究会和人民卫生出版社在国家卫生和计划生育委员会的领导和具体支持下,组织全国权威的、经验丰富的妇幼保健医学专家经过反复论证,启动了本套规划教材的编写工作。

　　其编写特点如下:

　　1. **明确培养目标,满足行业要求**。本套教材的编写工作是根据教育部的培养目标、国家卫生和计划生育委员会行业要求、社会用人需求,在全国进行科学调研的基础上,借鉴国内外医学人才培养模式和教材建设经验,充分研究论证本专业人才素质要求、学科体系构成、课程体系设计和教材体系规划后,科学进行的。

　　2. **内容广度和深度具有广泛的代表性和适用性**。在全国广泛、深入调研基础上,总结和汲取了现有妇幼专业教材的编写经验和成果,尤其是对一些不足之处进行了大量的修改和完善,并在充分体现科学性、权威性的基础上,考虑其全国范围的代表性和适用性。

　　3. **适应教学改革要求**。本套教材在编写中着力对教材体系和教材内容进行创新,坚持学科整合课程、淡化学科意识、实现整体优化、注重系统科学、保证点面结合。坚持"三基、五性、三特定"的教材编写原则,以确保教材质量。

　　本套教材出版后,希望全国各广大院校在使用过程中能够多提供宝贵意见,反馈使用信息,以逐步修改和完善教材内容,提高教材质量,为下一轮教材的修订工作建言献策。

国家卫生和计划生育委员会"十二五"规划教材
全国高等医药教材建设研究会"十二五"规划教材

教 材 目 录

序号	教材名称	主编姓名	
1	妇幼卫生概论	钱 序	陶芳标
2	妇女保健学(第2版)	熊 庆	王临虹
3	儿童保健学(第3版)	石淑华	戴耀华
4	妇幼心理学(第2版)	静 进	丁 辉
5	妇幼营养学	让蔚清	刘烈刚
6	妇幼卫生管理学(第2版)	杜玉开	刘 毅
7	妇幼卫生信息学	朱 军	陈 辉
8	妇幼健康教育学	罗家有	张 静
9	优生学	李 芬	王 和

序

  妇女儿童健康是人类持续发展的前提和基础。我国现有 8.8 亿妇女儿童,约占总人口的三分之二。妇幼健康工作承担着降低婴儿死亡率、孕产妇死亡率以及提高出生人口素质和全民健康水平的重大责任,对于推动国家经济与社会可持续发展,构建社会主义和谐社会具有全局性和战略性意义。

  随着经济与社会的快速发展,特别是深化医药卫生体制改革以来,妇女儿童健康服务需求逐步释放,对妇幼健康服务的数量和质量都提出了新要求。面临这样的新形势、新任务,我国妇幼健康专业技术人员相对不足,整体素质有待提高,迫切需要加大培养力度,加快专业技术人才培养,造就一批高素质的人才队伍。

  2012 年,教育部将"妇幼保健医学"增为特设专业(T)和国家控制布点专业(K),对妇幼保健专业人才队伍建设发挥了重要推动作用,许多高等院校积极申请开设妇幼保健医学专业,逐步扩大招生规模。为满足妇幼保健专业人才教育实际需要,全国高等医药教材建设研究会和人民卫生出版社在国家卫生计生委的支持下,组织全国妇幼健康领域的权威专家经过反复论证,启动本套规划教材的编写工作。经过一年的辛勤努力,本套教材即将与广大师生见面,教材从人才培养的实际需要出发,全面、系统地介绍了妇幼保健领域的相关知识,力求为本专业学生将来从业奠定良好的专业基础。

  本套教材的编写得到了联合国儿童基金会的大力支持,在此表示诚挚的感谢。妇幼健康工作利国利民,希望有更多的优秀人才通过专业的学习与培训,加入到这一队伍中来,为我国妇幼健康事业发挥积极作用。

  谨以此为序。

国家卫生计生委妇幼健康服务司

二〇一四年五月二十日

6

前　言

儿童保健学是以预防医学与临床儿科医学为基础,研究儿童生存、保护与发展的综合性医学科学;通过保护、促进和预防等措施,使儿童从胎儿期至青春期实现体格健壮、心理健全和良好社会能力的综合发展。我国在高等医药院校中,举办妇幼保健卫生专业教育已有近30年历史,儿童保健学是妇幼保健卫生专业的主干学科之一。为了适应当前高校体制和教育改革的形势,满足教育部新增妇幼保健医学专业教学和社会对人才培养的需要,基于传承和创新的原则,本教材在国家卫生和计划生育委员会妇幼健康服务司的领导下,由全国高等医药教材建设研究会和人民卫生出版社组织来自全国10所大学的16位具有丰富儿童保健临床和教学经验的专家教授,以1997年原卫生部妇幼司组织8所部属医科大学儿童保健专家教授制订的《儿童保健学》教学大纲为准则,结合本学科发展的新进展,遵循培养目标,在突出“三基”(基础理论、基本知识、基本技能)、“五性”(思想性、科学性、先进性、启发性、实用性)、“三特定”(特定的对象、特定的要求、特定的限制)等原则要求的基础上,共同编写了此教材。

全书共分18章,既包括儿童生长发育、营养和保健等“三基”知识,也涉及常见的身、心健康偏离和疾病,同时还引进了国际上先进的管理思想和适宜技术,如世界卫生组织和联合国儿童基金会为发展中国家推荐的“儿童疾病综合管理”和“婴幼儿喂养”等策略,以拓展学生的视野,使他们能更好地了解和吸收国际上儿童疾病防治的先进经验,树立疾病综合管理的科学思想。为了帮助学生从宏观的角度理解提高我国人口素质的宗旨,还增加了“儿童早期综合发展”。总之,本教材既注重学生对“三基”内容的总体掌握,又适当扩展了教材在大纲范围内的广度,特别是新进展和新技术的介绍,有助于学生进一步了解儿童保健的宗旨。各医学院校可根据儿童保健学课程基本要求和具体情况选用本教材的内容。

本教材在编写的过程中,世界卫生组织和联合国儿童基金会给予了大力支持,在此表示由衷的感谢!为了进一步提高本书的质量,以供再版时修改,诚恳地希望各位读者、专家提出宝贵意见。

主　编

二〇一四年六月

目　录

第一章

绪　论

21世纪后,我国经济和社会发展进入了一个极为重要的时期。我国儿童的生存、保护和发展取得了历史性的进步和举世瞩目的成就,有些地区的婴儿死亡率已达到发达国家水平。但是,在全球一体化的形势下,我们还面临许多新的挑战,如儿童发展的整体水平仍待提高;儿童发展的环境还需进一步优化;城乡之间儿童生存、保护和发展的条件、水平尚存在较大差异;随着流动人口数量的增加及城镇化水平的提高和农村人口的转移,这些人群中儿童的保健服务、教育和保护亟待解决;新出现的传染病、感染性疾病的威胁依然存在,如艾滋病病毒携带者和艾滋病的母婴传播致使儿童艾滋病数量呈上升趋势;侵害儿童权益的违法犯罪行为时有发生。因此,按照《中国儿童发展规划纲要(2011~2020年)》的总体要求,根据我国儿童发展的实际情况,当前的儿童保健工作已经受到全社会的普遍关注。促进、提高儿童整体素质,培养和造就21世纪社会主义现代化人才的工作开始进入一个前所未有的发展新阶段。

第一节　儿童保健学的内涵及重要性

儿童保健学(science of child health care)是一门研究儿童生存、保护和发展的综合性医学学科。它具有预防医学和儿科临床医学的特色,是医学的重要组成部分。儿童保健学主要研究儿童各年龄期生长发育规律及其影响因素,并依据促进健康、预防为主、防治结合的原则,开展群体儿童和个体儿童的卫生保健服务,提高儿童的生命质量,降低发病率、死亡率,达到促使儿童体格、心理和社会能力的发展达到最佳状态的目的。儿童保健学涉及儿童的发育与行为、营养、健康促进和疾病综合管理,并与儿科学、预防医学、妇产科学、遗传学、免疫学等医学学科纵横联系。儿童保健工作还受社会、经济、文化、教育、环境和卫生水平的影响,它体现了我国妇幼卫生工作长期实践所形成和发展起来的健康管理和健康服务的有效机制,充分彰显我国"以预防为主,卫生保健为中心,基层为重点及防治结合"的卫生政策。

儿童保健学作为生物-心理-社会医学模式的新学科,它包括研究提高儿童生命质量的预防儿科学、关注儿童个体到社区的社会儿科学和研究儿童疾病发生发展规律、治疗、预后的临床儿科学。具体体现在三级预防:①初级卫生保健(primary health care,PHC)或一级预防:旨在增进健康,防患于未然,即改善环境、科学育儿、合理喂养、加强锻炼、良好的居住条件;特殊防护,如计划免疫、对有家族史或遗传缺陷者定期检查,筛查可疑者。②二级预防(secondary health care,SHC):旨在降低疾病的现患率(prevalence),即早期诊断,及时治疗,防止疾病发展;定期体检,进行发病学预防。③三级预防(tertiary health care,THC):旨在防止病残,即对疾病进行康复治疗、心理治疗、家庭护理、社会服务和社会教育。

儿童是人类的未来和希望。我国儿童占全国总人口的1/3,其身心健康关系到民族的兴衰和国家的前途。20世纪90年代以来,妇女、儿童问题日益受到国际社会普遍的关注,成为重要议题和优先领域。"母亲安全"、"儿童优先"正在形成全球性的、新的道德观念和维护人类健康及发展的行动准则。1990年9月,在美国纽约联合国大厦,首次召开世界性的儿童最高首脑会议,研究讨论儿童的生存、保护和发展问题。会议通过并签署《儿童权利公约》和《九十年代儿童生存、保护和发展宣言》。1991年,李鹏总理对国际社会作出了庄严的承诺,并代表中国政府在宣言上签字。1992年,我国参照世界儿童问题首脑会议提出的全球目标和《儿童权利公约》,立足中国国情,颁布了《九十年代中国儿童发展规划纲要》。这是我国第一部以儿童为主体、促进儿童发展的国家行动计划。各级政府和有关部门坚持"儿童优先"的原则,加强领导,强化责任,制定政策,采取措施,认真实施《九十年代中国儿童发展规划纲要》提出的主要目标,使我国儿童的生存、保护和发展取得了历史性的进步,儿童的健康水平和人口素质有了明显的提高。1994年10月,《中华人民共和国母婴保健法》正式颁布,这是第一部专门为妇女儿童健康而制定的法律。它立法的宗旨是"保障母亲和婴儿健康,提高出生人口素质"。2000年,联合国公布了引领全球2015年发展进程的八个千年发展目标:消除贫穷与饥饿、普及小学教育、促进两性平等和保障妇女权益、降低儿童死亡率、改善母亲卫生保健,消灭艾滋病、疟疾等疾病,确保环境的可持续性及合作促进发展。我国作为发展中国家,已经实现了联合国千年发展的第四个目标,即2015年发展中国家5岁以下儿童死亡率将降低2/3,或5岁以下儿童死亡人数从2006年的970万减少到500万以下。我国的婴儿死亡率已从1990年的50‰降至2010年的13.1‰,5岁以下儿童死亡率也从1990年的61‰降至2010年的16.4‰。可见,我国儿童保健事业正在与国际儿童的健康发展同步。

第二节　儿童保健工作的对象及其年龄分期

儿童保健对象应根据国家的经济、文化、卫生及教育等情况制定。我国目前儿童保健对象为0~18岁儿童,但现阶段主要是入学前6岁以内儿童,并以3岁以下的婴幼儿为重点。随着我国计划生育工作的开展和提高人口素质工作的落实,每个家庭都希望有一个健康聪明的孩子,这给儿童保健工作提出了更高的要求。因此,儿童保健应该从妊娠前开始,如婚前的遗传咨询及卫生知识的宣教,不仅能减少患遗传病及先天性疾病婴儿的出生,还可以降低"高危儿(children at high risk)"的发生率。所以,妊娠妇女的产前健康及胎儿的正常发育是非常重要的。

儿童期的生长发育是一个连续而有阶段性的过程。在此期间各系统组织器官不断生长、发育,其功能亦渐趋成熟。根据其解剖、生理等特点,从受精卵到生长发育停止,可分为胎儿期、新生儿期、婴儿期、幼儿期、学龄前期、学龄期及青春期。

1. 胎儿期　自精子和卵子结合、新生命的开始,直到胎儿娩出称为胎儿期,孕期约40周。胎儿期贯穿于整个妊娠过程,可分为3个阶段:①胚卵期:精子和卵子结合的最初2周,受精卵不断分裂、长大;②胚胎期:受孕后2~8周,是胚胎形成的关键阶段,最易受不利因素影响而导致胎儿发育异常;③胎儿期:受孕后第9周至胎儿娩出,在这一阶段,胎儿的组织和器官迅速生长,其功能也渐趋成熟。

母孕期,如果胎盘、脐带异常或其他因素引起胎儿缺氧,各种感染、不良理化因素以及孕母营养不良、吸烟酗酒、精神和心理创伤等,均可导致胎儿生长发育障碍,严重者可致死胎、死产、流产、早产、低出生体重或先天畸形。

为保护胎儿正常生长发育,降低围产儿死亡率和出生缺陷,应做好孕期保健。孕母要按孕期保健规范定期进行孕期检查;必要时应做产前诊断,及早采取干预措施。儿童保健工作者应了解胎儿各期的生长发育状况,参与胎儿期的保健工作,以保证胎儿正常生长发育。

2. **新生儿期** 自胎儿娩出、脐带结扎开始,到 28 天为新生儿期。新生儿期是婴儿期一个重要的特殊阶段。因为胎儿娩出后,身体的内外环境发生了很大变化,但其生理调节和适应能力还很差,所以新生儿的发病率和死亡率均较高,占婴儿死亡的 50% 以上。所以,应采取特殊的保健措施,如定期进行访视,指导早开奶、科学护理,指导母亲观察新生儿的疾病症状和体征,预防和治疗疾病,以降低新生儿的死亡率。

围产期是指产前、产时和产后的一个特定时期,由于各国医疗保健水平的差异,所采用的定义也不尽相同。国内采用围产期的定义是胎龄满 28 周至生后 7 天。这一时期是生命周期最为脆弱的时期。目前,国际上常以围产期死亡率来衡量一个国家或地区的卫生水平。

3. **婴儿期** 出生至未满 1 周岁为婴儿期,是生后体格生长最为迅速的时期。由于生长迅速,婴儿对营养素和能量的需要量相对较大,但其消化和吸收功能尚未发育成熟。因此,容易发生消化功能紊乱和营养不良;出生 6 个月以后,由于从母体所获得的被动免疫已逐渐消失,但自身免疫功能尚未发育成熟,所以抗感染的能力较弱,易患各种感染性疾病和传染病。提倡给 6 个月以内的婴儿实施纯母乳喂养,6 个月后添加合适的辅食,母乳可持续喂至 2 岁或 2 岁以上。与此同时,要做好婴幼儿喂养的咨询和指导工作;要按照婴儿期保健规范,定期进行体格检查;做好计划免疫和常见病、多发病、传染病的防治工作。

4. **幼儿期** 1 周岁至未满 3 周岁为幼儿期。此期儿童体格生长速度渐缓,但神经心理发展加速,活动范围增大,接触周围事物也增多,故语言、思维和人际交往能力日趋增强;对各种危险的识别能力和自我保护能力非常不足,易发生各种伤害。要根据此期的特点,重视儿童的早期综合发展,采取相应的保健措施及服务,预防伤害的发生。由于幼儿的自身免疫力尚不够健全,仍需注意防治传染病。

5. **学龄前期** 3 周岁至 6 岁入小学前为学龄前期。此阶段儿童的生长发育速度较婴幼儿期缓慢,但神经精神发育、动作、语言、思维发展仍较快,好奇、多问,模仿性强。由于该期儿童具有较大的可塑性,因此要注意培养其良好的道德品质和生活习惯,为入学做准备。学龄前儿童易患免疫性疾病,如急性肾炎、风湿热等。

6. **学龄期** 6～12 岁为学龄期,相当于小学阶段。此期儿童体格生长稳步增长,除生殖系统以外的其他器官发育,至本期末已接近成人水平。此期的发病率有所降低,但要注意防治近视眼和龋齿;端正坐、立、行的姿势;安排有规律的生活、学习和锻炼,保证足够的营养和睡眠;注意发生和矫治心理行为等方面的问题。

7. **青春期** 青春期是儿童时期过渡到成年人的一个迅速发育阶段。生后第二个生长发育高峰到来的时间存在性别差异,即女童的体格生长和生殖系统发育均较男童早 2 年。女童的青春期为 9～12 岁起,至 17～18 岁;男童为 11～13 岁起,至 19～21 岁,但个体差异较大。在此阶段,由于性激素的作用使生长发育速度明显加快,但神经内分泌调节还不够成熟,易出现良性甲状腺肿、青春期高血压;女孩出现月经不规则、痛经等。此期的青少年与社会环境接触增多,外界对其影响加大,但情绪、心理行为的发展尚不稳定。因此,在保证供给足够的营养以满足生长发育外,还应根据其心理发展的特点,加强教育和疏导。

第三节 儿童保健工作的目的、内容及方法

一、儿童保健工作的目的

1. **促进生长发育** 儿童正处在体格、心理和社会能力不断生长发育的阶段,这与社会条件、气候、地理、遗传、营养、教养和疾病等有着密切的关系。儿童保健就是遵循儿童的生长发育规律,采取各种保健措施,消除不利因素,促进其正常生长发育。

2. **降低儿童死亡率** 我国地域广阔,人口众多,经济发展不平衡,儿童死亡率的差别较大;在经济发达的地区5岁以下儿童死亡率(U5MR)及婴儿死亡率(IMR)有的已接近甚至达到发达国家的水平,而偏远或某些农村地区的U5MR及IMR仍然很高,城乡差别明显。分析U5MR的年龄构成显示,年龄越小,死亡率越高:IMR占U5MR 70%;新生儿死亡率(NMR)占IMR60%;7天以内NMR占50%~60%,死于出生后24小时以内者占50%~60%。由此可见,降低儿童死亡率应抓小年龄儿童的保健,重点是婴儿和新生儿保健。

据我国U5MR历年监测资料表明,5岁以下儿童主要死因是早产或低出生体重、出生窒息、先天性心脏病、肺炎、意外窒息;婴儿死亡的主要原因依次是早产或低出生体重、出生窒息、肺炎、先天性心脏病、意外窒息。因此,应针对这些导致儿童死亡的主要原因,开展群防群治,力争2020年使U5MR和IMR有较大幅度的下降。

3. **降低儿童发病率** 由于计划免疫的实施,严重威胁儿童生命的许多急、慢性传染病已被控制,甚至消灭。大规模对儿童急性呼吸道感染、腹泻、缺铁性贫血及佝偻病的防治,已经取得了良好的效果。但对儿童伤害、精神卫生的防治措施还需加强。

4. **增强儿童体质、提高人口素质** 通过体格锻炼、营养指导及健康教育,达到增强体质的目的。要有重点地对肥胖、营养不良、哮喘等疾病进行防治。未雨绸缪,防患于未然,从儿童时期就要预防老年病的发生。对有残疾(包括智力障碍)的特殊需求儿童亦应进行康复治疗和保护。通过促进儿童早期综合发展,达到提高我国人口素质的目的。

二、儿童保健工作的内容

儿童保健是为了保障儿童生命和生活质量、促进其正常生长发育、维护其健康和权益的一项实践性很强的系统工程。其工作目的决定了儿童保健的工作内容。

1. **实施儿童健康及生长发育规律研究** 儿童是人生的初始与早期阶段,是成人的前驱,但又不是成人的缩影,他们是具有独特身心特点与健康的群体。他们要经历一个从组织结构到各种功能;从生物、心理到社会适应日臻成熟的过程。因此,阐明他们生长发育特点和健康的内涵,揭示其中的奥秘和关联是儿童保健的基本任务,也是促进儿童身心健康、提高人类生命质量的基础。

2. **研究促进儿童健康的有力措施、干预危害健康的不良因素** 儿童保健的目的是保护、促进儿童身心健康。20世纪90年代初提出的"程序化(programming)"理论,即胎儿发育关键时期(window of opportunity)受到不良因素影响,可使胎儿组织器官的形态结构、发育和代谢出现异常,导致出生后的各种功能障碍;还有些成年人的代谢性疾病可能起源于胎儿期。因此,深入社区和家庭,通过健康促进和健康教育,大力推广科学育儿,普及常见病的防治和其他儿童保健知识,预防胎儿、成年和老年疾病将成为儿童保健一项新的研究领域。

3. 研究实施儿科疾病的预防技术及康复手段 预防接种、先天性疾病的筛查、健康促进与健康教育是现代儿童保健最具有发展潜力的技术。应尽可能地帮助患有疾病的儿童，提高他们的生活质量乃至完全恢复健康。

4. 研究环境与儿童健康 既往严重威胁儿童健康的感染性疾病以及营养不良等相关疾病目前已经得到明显控制，但与环境(自然、家庭、社会)污染密切相关的疾病日趋增多，因此导致这些疾病发生的因素对儿童健康的影响已经到了不容忽视的程度。设计良好的流行病学研究、提高环境有害物质检测技术以及加强环境毒理学方面的研究，将是今后重要的研究课题。

5. 研究儿童保健的管理模式与机制 充分发挥三级妇幼保健网的作用，提高儿童保健均等化的服务水平，对0~6岁儿童实行系统保健管理；加强对托幼机构卫生保健的业务指导，并要会同教育有关部门做好婴幼儿早期发展的工作。

6. 保护儿童合法权益 提高面向儿童公共服务的供给能力、保障儿童基本医疗、提高儿童医疗救助水平、扩大儿童福利范围、建立健全孤儿保障制度、完善孤儿养育和服务模式、建立完善残疾儿童康复救助制度和服务体系、加强流浪儿童救助保护工作和建立健全流动、留守儿童的服务机制，以推动儿童福利由补缺型向适度普惠型转变。

三、儿童保健工作的方法

1. 临床儿科和预防保健相结合 儿童保健既要面对正常儿童，也要面对疾病状态下的儿童；既要管理健康儿童，也要诊治患病儿童；既要研究疾病的诊治，也要研究疾病的预防，应是弥补公共卫生和临床裂痕、实现临床医学和预防医学相结合的典范。

2. 群体保健和个体保健相结合 在儿童保健的实践中，预防多是基于群体，而治疗常常是针对个体的。因此，儿童保健应是群体医学和个体医学结合的平台。近年来，循证医学(evidence-based medicine, EBM)的发展为群体和个体医学的结合提供了很好的切入方法。

3. 躯体保健和精神卫生相结合 世界卫生组织对健康的定义是生理、心理及社会能力三方面完全良好的一种状态，而不仅仅是没有生病或残疾。儿童保健工作在以保障儿童健康为目标的同时，必须重视儿童躯体健康和心理卫生。特别是近年来，儿童心理行为问题日益增多，应引起社会及儿童保健界的广泛关注。

4. 正常状态和疾病状态相结合 儿童保健要负责正常儿童的定期健康检查、生长发育监测、计划免疫，也要负责生长发育偏离、营养障碍等疾病的诊疗。这要求儿童保健医师对正常儿童和疾病状态下的儿童都要有相当的了解。

5. 临床工作和社区工作相结合 儿童保健是一项社会性很强的工作，许多群体的预防工作必须要深入社区甚至家庭方能落实。因此，儿童保健医师应采取多种形式向社会、家庭、父母进行科学育儿以及防病、治病知识的宣传，使广大家长能够了解母乳喂养、计划免疫、生长发育监测、儿童急性呼吸道感染的管理、口服补液治疗腹泻等知识，提高自我保健的意识和能力。

第四节 儿童保健工作的历史、现状与展望

20世纪，我国儿童的健康水平有了很大提高。进入21世纪，伴随快速的经济发展而出现的现代化、工业化、城市化和全球化带来的新健康问题逐步成为儿童保健的主要内容，突

出表现在环境因素、社会因素、新的行为和生活方式对儿童健康的影响。在世纪之交,正确认识和理解这一点对做好新世纪儿童保健工作十分重要。

一、历史与现状

在保护儿童健康方面,我们的祖先已有辉煌的成就,薛铠(1488~1505 年)用烧脐带的方法预防脐风(新生儿破伤风),距今已 500 多年了;追溯至宋真宗年代(998~1022 年)就已经有人用人痘预防天花的办法,并在明兴隆年间(1567~1577 年)传到日本;清朝张琰(1741 年)不仅用接种人痘预防天花,而且还编写出《种痘新章 12 篇》,这比英国人琴纳(1796 年)发明牛痘疫苗还早半个世纪,这是我国古代在世界预防医学上作出的伟大贡献。但是,由于封建社会的关闭自守,三座大山压在中国人民头上,儿童保健工作像其他工作一样,受到了摧残与限制,导致我国儿童保健工作落后的局面。

1941 年,毛泽东同志提出要"好生保育儿童"。新中国成立时,虽然政府十分重视儿童保健事业,1949 年《中国人民政治协商会议共同纲领》就规定,要"注意保护母亲、婴儿和儿童的健康",但是,由于旧中国儿童保健工作的基础非常薄弱,孕产妇死亡率是 150/10 万人口,当时的 4.5 亿同胞每年就有 20 万孕产妇死亡。50% 的新生儿死于破伤风。所以,新中国成立后,提出的第一个妇幼保健任务就是"改造旧接生婆","推广新法接生",同时宣传"新法育儿"。

20 世纪 50 年代后,政府制定了许多相关的法规和政策,原卫生部建立了妇幼卫生局"中央妇幼卫生工作大队"和"中央妇幼保健实验院",全国各地也相继成立了"妇幼卫生工作队"和卫生保健所(站),针对当时高孕产妇死亡率和高婴幼儿死亡率,逐步开展计划免疫、推广新法接生、减少新生儿破伤风和严重营养不良等妇幼保健工作。因此,妇幼保健机构和队伍有了很大发展,儿童健康水平和人口素质有了一定的提高。

在十一届三中全会精神的鼓舞和指示下,儿童保健工作由单层次逐渐向多层次发展,儿童保健工作也不断拓宽拓深;逐渐从城市走向农村,从集体儿童走向散居儿童,并提出以"四病"防治和生长发育监测为主的儿童保健服务重点。与此同时,随着社会经济的快速发展,人民生活水平的不断提高,对儿童保健服务的需求也不断增加。儿童保健工作在继续实行以降低儿童死亡率、保障儿童生存为主要目标的同时,积极实行提高儿童综合发展水平的策略,如新生儿疾病筛查、儿童早期营养、心理行为发育和环境因素干预等。长期的儿童保健服务和实践,在降低儿童死亡率和发病率,提高儿童健康和发育水平方面取得了巨大的成就,同时也形成和发展了具有中国特色的儿童保健学。

2001 年,国务院颁布了《中国儿童发展纲要(2001—2010 年)》(简称"纲要")。十多年来,国家加快完善保护儿童权利的法律体系,强化政府责任,不断提高儿童工作的法制化和科学化水平,儿童发展取得了巨大成就。至 2010 年,"纲要"确定的主要目标基本实现。2011 年,国务院又制定和实施了新一轮儿童发展纲要(《中国儿童发展纲要(2011—2020 年)》),并为儿童的生存、保护和发展制定了新的目标和策略,这将为促进儿童的全面发展,提高中华民族整体素质奠定更加坚实的基础。

随着我国卫生事业的发展,儿童保健机构也逐步建立、健全。自 1949 年我国在沈阳成立第一所妇婴医院,1957 年在上海、北京、天津等地相继成立了 16 个儿童保健所,1958 年成立中国医学科学院儿科研究所。1958~1966 年全国大中城市先后成立了妇幼或儿童保健院。"文革"期间,儿童保健工作遭到严重破坏,中国医学科学院儿科研究所及各地儿童保健所等大部分机构被撤销、解体、人员改行、工作停顿,农村新生儿破伤风、传染病、常见病的发病率增加。直到 1974 年,中国医学科学院儿科研究所及各地儿童保健所逐步恢复,陆续开展了较大规模的儿童保健科研工作,全国城乡妇幼保健队伍才得到逐步充实与加强,儿童保健专业机构也不断加强和发展。据 2008 年统计,全国有妇幼保健院(所、站)3011 个,儿童医院 68 个,妇产医院 257 个。

儿童保健教育和培训也随着妇幼卫生事业的发展而不断加强。1985 年新设立了大学本科妇幼卫生专业,1995 年全国有 8 所医科大学设置 5 年制妇幼卫生系和研究生教育,并加强了妇幼卫生的专科与在职教育。这对妇幼保健专业梯队的建设具有重要意义,教育是根本,是儿童保健专业队伍人才的来源。

目前,妇幼保健(或儿童保健)院(所)及省、地(市)、县三级儿童保健网已基本健全。社区儿童及集体儿童管理已成体系。20 世纪 90 年代以来,我国积极提倡住院分娩,改善医疗保健机构的产科服务条件和设施,大力培养和培训基层产科人员,提高产科服务质量。从 2000 年开始,中央财政投入资金,在中西部地区实施"降低孕产妇死亡率和消除新生儿破伤风"(简称"降消")项目,孕产妇死亡率和新生儿破伤风发生率明显下降。从 2009 年开始,该项目上升为"农村地区住院分娩补助"的国家政策在全国推广。2012 年 11 月,我国向世界宣布,新生儿破伤风在全国消除;2000 年,中国实现消灭脊髓灰质炎目标。2006 年,国家卫生计生委(原卫生部)制定了《2006~2012 年全国消除麻疹行动计划》,以提高常规免疫接种率,实现我国政府承诺消除麻疹的目标。此外,抗生素和抗寄生虫药物的发展和应用,使严重威胁生命的感染性疾病和寄生虫病获得有效的治疗和控制。1986 年,原卫生部发布"佝偻病防治方案"和"小儿肺炎防治方案";1990 年后,与世界卫生组织合作,开展"儿童急性呼吸道感染控制"项目,推广应用标准病例管理和临床管理;1998 年,引进"儿童疾病综合管理(IMCI)"策略,通过 IMCI 的实施,项目地区婴儿和 5 岁以下儿童的发病率和死亡率明显下降;卫生机构的基本设施、儿科药品供应、儿科服务能力及对基层人员的指导能力也有明显提高。自 1975 年以来,每隔 10 年一次对 6 岁以下儿童体格生长纵向调查、儿童生长趋势的动态监测、儿童营养、心理卫生、儿童四病(佝偻病、营养性缺铁性贫血、肺炎、婴儿腹泻)的防治遍及全国城乡;1992 年开始大规模创建爱婴医院的行动,大大提高了母乳喂养率。

在实施《儿童发展纲要》的工作中,国家逐步增加了对妇女儿童保健和传染性疾病预防的经费投入,分别从 1990 年的 3.05 亿元和 12.03 亿元,增加到 1999 年的 10.46 亿元和 33.88 亿元。上述两项投入经费的增长率分别为 15% 和 12%,均高于同期的 GDP 增长水平。为了改善农村儿童的卫生保健服务,中国大力加强农村地区的卫生工作和经费投入。1991~1999 年,中央和地方政府以及相关部门共投入 200 亿元用于 4.1 万所乡卫生院以及绝大部分的县防疫站和妇幼保健院。1995~2000 年,中国政府从世界银行贷款 9000 万美元用于改善妇女和儿童的基本卫生保健。2000~2001 年,中央财政再次拨款 1 亿元,加上 100 亿元的地方财政拨款,用于降低孕产妇死亡率、消除新生儿破伤风。在历史不断赋予儿童保健快速发展的时代,深化改革促进了儿童保健事业的发展,我们需要国际社会的合作与支持,但更应该把立足点放在自己力量的基础上,把步子走得更快些,自力更生、艰苦奋斗,具体行动,力争儿童保健卫生事业不断攀登新的高峰。

二、儿童保健工作展望

回顾过去,展望未来,还有许多影响儿童生存健康的问题不断出现。由于我国地域广阔、人口众多,儿童保健工作的发展还很不平衡。偏远或农村地区儿童保健的基础较差,服务能力和服务需求的反差还很大,在制定新世纪儿童保健的任务时,需要考虑这些问题。

1. 预防先天残疾、提高儿童生命质量 我国是全世界出生缺陷疾病发生率最高的国家之一,2006 年的《中国儿童发展报告》显示,我国每年有 20 万 ~30 万肉眼可见先天畸形儿出生,加上出生后数月和数年才显现出来的缺陷,先天残疾儿童总数高达 80 万 ~120 万,占每年出生人口总数的 4% ~6%。2015 年,出生缺陷疾病将是围产儿死亡和出生人口素质下降的主要原因。因此,降低出生缺陷发生率将是提高我国人口素质的第一个关键环节。儿童生命的早期与母亲的健康和所获得的卫生服务密切相关,新生儿期是残疾率和死亡率发生最高的时期,新生儿死亡占婴儿死亡的 50% ~60%,而占婴儿死亡第一位原因的出生缺陷则应从胎儿期进行预防。因此,胎儿期和新生儿期的保健是降低婴儿死亡率的重点。出生缺陷致残、致愚及终身性、难治性的特点,给个人、家庭造成巨大不幸,也给社会带来沉重的负担。目前,我国出生缺陷的现状已经不仅仅是一个严重的公共卫生问题,已成为影响经济发展和人们正常生活的社会问题。2020 年国家要将出生缺陷发生率控制在 3% 以下,因此需要针对目前存在的问题,采取相应的措施,以构筑好降低出生缺陷发生率的头道防线。

2. 婴幼儿喂养和营养 2002 年第 55 届世界卫生大会确定了婴幼儿喂养的全球策略,2007 年国家卫生计生委(原卫生部)颁发了我国的"婴幼儿喂养策略"。由此,实施了促进纯母乳喂养至 6 个月的支持措施;母乳代乳品销售法则的监测和评估;合适的婴幼儿辅食添加,预防营养不良;提供强化微营养素的婴幼儿辅食营养品(营养包),预防婴幼儿贫血和微营养素缺乏;加强均衡膳食指导,预防儿童超重和肥胖等具体措施。为保护、促进和支持合适的婴幼儿喂养提供了行动框架。

3. 预防和管理感染性疾病 继续加强计划免疫工作;在基层和农村地区继续推广"儿童疾病综合管理"策略;新发传染病的预测、预防与管理;HIV/AIDS 的预防、早期发现和及时治疗。感染性疾病已经不再是威胁儿童健康最主要的问题,但是随着工业化、城镇化的推进,环境污染日趋加剧,与环境有关的健康问题不断上升,实施儿童健康环境计划显得尤为重要。根据各地所处的环境危险因素制定可操作性的干预措施;儿童铅和其他重金属中毒的监测和防治;建立健康环境——健康学校、健康家庭和健康社区,社会环境、交通、农业、住房、能源的综合干预措施,为推广成本效益好、经济可持续发展及文化上适宜的干预措施提供了非常好的契机。

4. 促进儿童早期综合发展 有研究表明,无论文化和生活方式有多么不同,婴儿在很多方面都是相似的,包括感觉、运动发育指标的顺序和时间,婴儿成长的环境,如婴儿和父母之间建立的感情和语言的交流。这些交流构成了发展认知能力、语言能力和与他人进行人际交往时的情感能力的基础,缺乏这些基础与儿童喂养困难、营养不良、生长迟缓、经常生病、学习和工作能力不佳及在社会中不能承担更大的责任有相当密切的关系。如果早期、综合干预,其效果是非常好的,而且较单一的干预措施更为有效。所以,儿童健康综合评价指标及评价方法;儿童早期综合发展促进的服务模式和内容;社区儿童保健服务模式和内容;儿童心理行为问题的早期干预和防治是儿童保健的新内容,尚需要在不断总结中,不断完善、不断提高。

儿童卫生保健的年龄范围已延伸至 18 岁,青春期卫生已属于儿童卫生保健的一部分。青少年是一个不能被忽视的群体,青春期发育是成人健康的基础。但目前各个国家对青春期卫生的资料和服务均不足,世界卫生组织正在制定相应的策略,并确定若干个关键的研究领域,预防有害健康的危险行为,如吸烟、酗酒、吸毒及不安全性交;促进有助于儿童社会心理发展的健康学校;预防未计划怀孕及性病/HIV 和意外伤害及精神卫生等。

附：节选《中国儿童发展纲要(2010—2020 年)》

儿童与健康方面的主要目标与策略措施

一、主要目标

1. 严重多发致残的出生缺陷发生率逐步下降,减少出生缺陷所致残疾。

2. 婴儿和 5 岁以下儿童死亡率分别控制在 10‰和 13‰以下;降低流动人口中婴儿和 5 岁以下儿童死亡率。

3. 减少儿童伤害所致死亡和残疾;18 岁以下儿童伤害死亡率以 2010 年为基数下降 1/6。

4. 控制儿童常见疾病和艾滋病、梅毒、结核病、乙肝等重大传染性疾病。

5. 纳入国家免疫规划的疫苗接种率以乡(镇)为单位达到 95% 以上。

6. 新生儿破伤风发病率以县为单位降低到 1‰以下。

7. 低出生体重发生率控制在 4% 以下。

8. 0～6 个月婴儿纯母乳喂养率达到 50% 以上。

9. 5 岁以下儿童贫血患病率控制在 12% 以下,中小学生贫血患病率以 2010 年为基数下降 1/3。

10. 5 岁以下儿童生长迟缓率控制在 7% 以下,低体重率降低到 5% 以下。

11. 提高中小学生《国家学生体格健康标准》达标率,控制中小学生视力不良、龋齿、超重/肥胖、营养不良发生率。

12. 降低儿童心理行为问题发生率和儿童精神疾患患病率。

13. 提高适龄儿童性与生殖健康知识普及率。

14. 减少环境污染对儿童的伤害。

二、策略措施

1. 加大妇幼卫生经费投入　优化卫生资源配置,增加农村和边远地区妇幼卫生经费投入,促进儿童基本医疗卫生服务的公平性和可及性。

2. 加强妇幼卫生服务体系建设　省、市、县均设置 1 所政府举办、标准化的妇幼保健机构。加强县、乡、村三级妇幼卫生服务网络建设,完善基层妇幼卫生服务体系。加强儿童医疗保健服务网络建设,二级以上综合医院和县级以上妇幼保健院设置儿科、增加儿童医院数量,规范新生儿病室建设。加强儿童卫生人才队伍建设,提高儿童卫生服务能力。

3. 加强儿童保健服务和管理　推进儿童医疗保健科室标准化建设,开展新生儿保健、生长发育监测、营养与喂养指导、早期综合发展、心理行为发育评估与指导等服务。逐步扩展国家基本公共卫生服务项目中的儿童保健服务内容。3 岁以下儿童系统管理率和 7 岁以下儿童保健管理率均达到 80% 以上。将流动儿童纳入流入地社区儿童保健管理体系,提高流动人口中的儿童保健管理率。

4. 完善出生缺陷防治体系　落实出生缺陷三级防治措施,加强婚前医学检查知识宣传,规范检查项目,改进服务模式,提高婚前医学检查率。加强孕产期合理营养与膳食指导。

建立健全产前诊断网络,提高孕期出生缺陷发现率。开展新生儿疾病筛查、诊断和治疗,先天性甲状腺功能减退症、新生儿苯丙酮尿症等遗传代谢性疾病筛查率达到80%以上,新生儿听力筛查率达到60%以上,提高确诊病例治疗率和康复率。加大出生缺陷防治知识宣传力度,提高目标人群出生缺陷防治知识知晓率。

5. 加强儿童疾病防治 扩大国家免疫规划范围,加强疫苗冷链系统建设和维护,规范预防接种行为。以城乡社区为重点,普及儿童健康基本知识。加强儿童健康相关科学技术研究,促进成果转化,推广适宜技术,降低新生儿窒息、肺炎和先天性心脏病等的死亡率。规范儿科诊疗行为。鼓励儿童专用药品研发和生产,扩大国家基本药物目录中儿科用药品种和剂型范围,完善儿童用药目录。将预防艾滋病母婴传播及先天梅毒综合服务纳入妇幼保健常规工作,孕产妇艾滋病和梅毒检测率分别达到80%和70%,感染艾滋病、梅毒的孕产妇及所生儿童采取预防母婴传播干预措施比例均达到90%以上。

6. 预防和控制儿童伤害 制定实施多部门合作的儿童伤害综合干预行动计划,加大执法和监管力度,为儿童创造安全的学习、生活环境,预防和控制溺水、跌伤、交通伤害等主要伤害事故发生。将安全教育纳入学校教育教学计划,中小学校、幼儿园和社区普遍开展灾害避险以及游泳、娱乐、交通、消防安全和产品安全知识教育,提高儿童家长和儿童的自护自救、防灾避险的意识和能力。建立健全学校和幼儿园的安全、卫生管理制度和校园伤害事件应急管理机制。建立完善儿童伤害监测系统和报告制度。提高灾害和紧急事件中保护儿童的意识和能力,为受灾儿童提供及时有效的医疗、生活、教育、心理康复等方面的救助服务。

7. 改善儿童营养状况 加强爱婴医院建设管理,完善和落实支持母乳喂养的相关政策,积极推行母乳喂养。开展科学喂养、合理膳食与营养素补充指导,提高婴幼儿家长科学喂养知识水平。加强卫生人员技能培训,预防和治疗营养不良、贫血、肥胖等儿童营养性疾病。实施贫困地区学龄前儿童营养与健康干预项目,继续推行中小学生营养改善计划。加大碘缺乏病防治知识宣传普及力度,提高缺碘地区合格碘盐食用率。

8. 提高儿童身体素质 全面实施国家学生体质健康标准。合理安排学生学习、休息和娱乐时间,保证学生睡眠时间和每天一小时校园体育活动。鼓励和支持学校体育场馆设施在课余和节假日向学生开放。完善并落实学生健康体检制度和体质监测制度,并建立学生体质健康档案。

9. 加强对儿童的健康指导和干预 加强托幼机构和中小学校卫生保健管理,对儿童开展疾病预防、心理健康、生长发育与青春期保健等方面的教育和指导,提高儿童身心健康素养水平。帮助儿童养成健康行为和生活方式。加强儿童视力、听力和口腔保健工作。预防和制止儿童吸烟、酗酒和吸毒。严禁向儿童出售烟酒和违禁药品。

10. 构建儿童心理健康公共服务网络 儿童医院、精神专科医院和有条件的妇幼保健机构设儿童心理科(门诊),配备专科医师。学校设心理咨询室,配备专职心理健康教育教师。开展精神卫生专业人员培训。

11. 加强儿童生殖健康服务 将性与生殖健康教育纳入义务教育课程体系,增加性与生殖健康服务机构数量,加强能力建设,提供适合适龄儿童的服务,满足其咨询与治疗需求。

12. 保障儿童食品、用品安全 完善婴幼儿食品、用品的国家标准、检测标准和质量认证体系,强化生产经营企业的质量意识,建立婴幼儿食品安全监测、检测和预警机制,加强农村地区食品市场监管,严厉打击制售假冒伪劣食品的违法犯罪行为。加强婴幼儿用品、玩具生产销售和游乐设施运营的监管。健全儿童玩具、儿童用品等的缺陷产品召回制度。

13. **加大环境保护和治理力度**　控制和治理大气、水、土地等环境污染以及工业、生活和农村面源污染,加强饮用水源保护。加强监管,确保主要持久性有机污染物和主要重金属(铅、镉等)暴露水平符合国家标准。

(戴耀华)

第二章

儿童体格生长发育

　　处于生长发育过程中的儿童,在形态和功能上都随着年龄的增长而不断变化,故生长发育是儿童区别于成人的主要特点。生长(growth)是指随着年龄的增加,身体各组织、器官的不断长大,具体表现在形态上,是量的变化,如体重、身高可以通过测量的数值来表示。发育(development)是组织、器官的不断成熟,主要表现在功能上,是质的改变,如性的成熟、心理的发展都是随着年龄的不断增长而逐渐变化的,但这种变化不能直接用数值表示出来。

第一节　儿童体格生长特点及影响因素

一、儿童体格生长特点

　　儿童体格的生长是伴随身体各个组织、器官不断发育、趋向成熟的过程。生长和发育密不可分,两者共同诠释机体连续渐进的动态变化过程。

　　(一)具有阶段性的连续过程

　　整个儿童时期,生长发育都在不断进行,但每个时期呈现出的特点又不尽相同。例如,生后体重和身长(身高)在不断增加的过程中,生长速度却不完全相同。第一年非常迅速,为生后的第一个生长高峰;此后生长速度减缓,逐渐趋于稳定;到青春期又开始加快,出现第二个生长高峰。所以,整个生长曲线呈波浪式(图2-1)。

　　(二)各系统器官的生长发育不平衡

　　各器官系统的生长发育具有先后顺序,如神经系统发育较早,大脑在孕后期以及生后头2年发育较快;淋巴系统在儿童期生长迅速,但于青春期前才达高峰,以后又逐渐下降;生殖系统发育最晚,在青春发育期以前,生殖系统一直处于幼稚状态,青春期启动后生殖系统开始加速发育,在短短的几年即发育成熟;其他系统如心、肝、肾、肌肉的增长与体格生长平行(图2-2)。

　　(三)头尾规律

　　生长发育遵循由上到下、由近到远、由粗到细、由低级到高级、由简单到复杂的规律,如生后的运动发育是先抬头、后抬胸,再会坐、立、行(从上到下);运动的灵活性是从臂到手,从腿到脚(由近到远);拾取小物体是从全手掌抓握到拇指对四指摘取(从粗到细);先画直线后画圈、图形(由简单到复杂);感觉认识事物是先会看、听,逐渐发展到有记忆、思维、分析和判断(由低级到高级)。

　　(四)个体差异

　　儿童虽然都具有共同的生长发育特点,但在遗传、环境及教育的影响下,生长发育达到

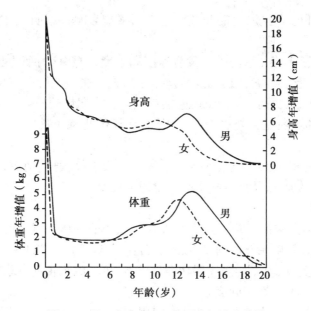

图 2-1 男、女童身高、体重生长速度曲线

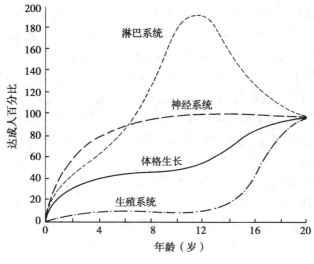

图 2-2 各器官系统发育不平衡

的水平、生长速度及最后达到的程度还存在很大的个体差异。因此,在评价个体生长发育是否正常时,必须参考其影响因素,才能作出正确判断。

二、体格生长发育的影响因素

儿童体格生长发育是生物学因素和环境因素相互协同作用的结果。遗传潜力决定儿童生长发育水平,这种潜力从受精卵开始就受一系列环境因素的作用与调节,由此而表现出每个个体的不同生长发育模式。所以,生长发育是遗传与环境因素共同作用的结果。

（一）生物学因素

1. **遗传** 儿童生长发育的"轨迹"（trajectory）、特征、潜能、趋势等都是由父母双方遗传因素共同决定的,如皮肤、头发的颜色,面容特征、身材高矮、性发育启动的早迟等。但最后

13

达到的程度取决于环境,5 岁以内的儿童受遗传因素的影响并不明显,随着年龄的增长,遗传特征才逐渐显现。

2. **性别** 性别影响着儿童的生长发育速度和限度,如女孩的平均身高、体重在青春期启动前略低于同龄男孩,而语言、运动发育却早于男孩。在一般情况下,女孩青春期启动的年龄较男孩约早 2 年,其身高、体重可超过男孩;男孩青春期启动虽较女孩迟,但持续的时间较长,最终的身高、体重还是会超过女孩。因此,在评价儿童生长发育时,男女应有各自的标准。

3. **内分泌** 胰岛素、生长激素、甲状腺激素和性激素等,通过调节物质代谢水平,调控骨骼、肌肉的生长以及成熟,从而直接影响儿童的生长发育。

(二)环境因素

1. **营养** 营养素是保证儿童正常生长发育最重要的环境因素。孕期营养不良不仅使胎儿生长发育落后,还影响胎儿脑的发育;生后营养不良,特别是第 1~2 年可影响儿童体格生长、神经发育并致免疫、内分泌等代谢功能低下,还可导致佝偻病、缺铁性贫血等疾病;如营养摄入过多,可引起儿童期肥胖症等。

2. **疾病** 疾病对儿童生长发育的阻碍作用十分明显。妊娠早期的特殊病原微生物 ToRCH 感染[弓形虫(toxoplasma);梅毒(syphilis);风疹(rubella);巨细胞病毒(CMV);疱疹病毒(herpesvirus)]是导致出生缺陷的重要因素。妊娠期感染不仅危害母体,还会对胎儿产生严重不良后果,如流产、早产、死胎或胎儿生长受限、发育畸形等;如感染累及神经系统,造成不同程度的智力障碍,从而影响儿童的生长发育。生后急性感染常使儿童体重减轻;长期慢性疾病可使儿童体重、身高发育受影响;内分泌疾病常引起骨骼生长和神经系统发育迟缓,如先天性甲状腺功能减退症等;先天性心脏病常伴随儿童生长发育迟缓。

3. **物理、化学因素** 母亲妊娠早期受到某些药物、X 线照射和环境毒物的影响,可使胎儿发育受阻。迄今已证实有些药物可影响胎儿的生长,甚至导致畸形,如沙利度胺(thalidomide)曾经作为抗妊娠反应药物在欧洲和日本广泛使用,导致许多海豹肢症(phocomelia)畸形胎儿。吸烟和酗酒可致胎儿生长受限,严重者还影响其大脑发育。国内外学者均证实由工业化造成的环境污染,可以影响儿童的生长发育,如铅、镉污染。空气中的化学物质(二氧化碳、一氧化碳、二氧化硫、氮氧化物和可吸入颗粒物等)与儿童肺炎、支气管炎、哮喘的发病率显著相关,当污染严重时,儿童的生长发育可受影响。

4. **其他因素** 良好的自然环境,如居住环境阳光充足、空气新鲜、水源清洁、无噪声、居住条件舒适;科学护理、良好的生活习惯和教养、体育锻炼、完善的医疗保健服务等都是促进儿童生长发育达到最佳状态的重要因素。家庭环境,如父母的职业、受教育程度、家庭经济状况和家庭氛围等对儿童生长发育的影响不容忽视。已有大量调查资料显示,贫穷、家庭破裂、药物滥用以及酗酒等社会因素能直接或间接阻碍儿童的生长发育。儿童虐待和疏忽是世界范围内有害儿童身心健康的社会问题,严重影响儿童的正常生长发育。

综上所述,儿童的生长发育可通过外界环境的改善促使其向良好的方向发展,经过若干年后将其获得的良好体格生长发育特征,又遗传给下一代。这种现象被称为生长发育长期加速(secular growth acceleration)趋势,具体表现在青少年的平均身高逐渐提高、性发育提前等。如美国白人男孩的平均身高在近 90 年内 10 岁者平均增加 11.4cm、14 岁者增加 14.8cm、17 岁者增加 8.8cm。中国城市儿童青少年的生长变化趋势分析表明,近 30 年来,男、女平均身高增幅分别为 6.5cm 和 4.7cm,体重增幅分别为 8.9kg 和 5.2kg。性成熟趋势国内外儿童的生长发育长期加速趋势大致相同,1850～1950年,美国少女初潮年龄每10年提前2个月;我国北京、上海、武汉等大城市少女初潮年龄也从1960年的14～15岁,提前到12～13岁。儿童生长发育长期加速趋势的原因目前尚不十分明确,可能与营养和生活环境及条件的改善、各种疾病的控制、卫生知识的普及等有关,这些因素使人类生长发育潜力得以最大限度地释放。长期增长加速趋势是有一定限度的,达到最大限度的时间与营养、经济、卫生以及教育文化水平等有密切关系。如果促进因素改善得不理想,长期增长加速趋势的过程就会延长,达到最大限度的时间也会推迟。目前,在发达国家的部分人群中,身高增长已呈停滞状态,初潮年龄也无明显提前迹象。这说明,这些人群的身高已达到遗传所赋予的生长潜力最大值,因而其平均身高、性成熟等指标逐渐趋于稳定。

第二节 体格生长指标的生长规律、测量与评价

一、体格生长常用指标的生长规律及测量

（一）体重生长规律及测量

1. **生长规律** 体重(weight)是身体各器官、骨骼、肌肉、脂肪等组织及体液重量的总和,是反映近期营养状况和评价生长发育的重要指标。在婴儿期体重对判断生长发育水平特别重要,同龄儿童体重的个体差异较大,其波动范围可在±10%。我国2005年九市城区调查结果显示,正常新生足月男婴平均出生体重为(3.3±0.4)kg,女婴为(3.2±0.4)kg,与世界卫生组织的参考值一致。生后最初2～3天由于摄入少、水分丧失和胎粪及小便排出,体重可减轻3%～9%,至7～10天可恢复到出生时体重,称为"生理性体重下降"(physiological weight loss)。正常情况下,婴儿期前3个月体重增长速度最快,婴儿生后第1个月体重增加1～1.7kg,3～4个月体重约为出生时的2倍,与后9个月的增加值几乎相等,1岁末已增至出生时的3倍(10kg),为生后第一个高峰;第二年增加2.5～3.5kg;2岁至青春前期增长比较稳定;进入青春期后,体重的增长呈现第二个高峰,每年可增达4～5kg,但个体差异较大。由于儿童体重增长并非匀速增长,评价时应以其体重的增长变化(测量的体重)为依据。如果不能获得具体体重,在计算用药量和液体量时,可参照以下公式进行推算:

1～6个月体重(kg)=出生体重(kg)+月龄×0.7(kg)

7～12个月体重(kg)=出生体重(kg)+6×0.7(kg)+(月龄-6)×0.3(kg)

2岁～青春前期体重(kg)=年龄(岁)×2(kg)+8(kg)

2. **测量方法** 体重应在空腹、排尽大小便、裸体或穿背心短裤(冬季注意调节室温)情况下进行。如果不能测量裸重,则应设法扣除衣服、尿布等的重量。新生儿期称体重可用婴儿磅秤或特制的杠杆秤,最大载重为6～10kg。1个月～7岁称重应用杠杆式磅秤或木杆式钩秤,最大载重为30～35kg,误差不超过25g或50g。7岁以上用磅秤,最大载重为100kg,误差不超过100g。婴儿取卧位,1～3岁幼儿可坐位,3岁以上站立,两手自然下垂;身体不要接触任何其他物体,家长不可扶着儿童,以免影响准确性。使用杆秤时注意不要离床或地面过高,秤砣不要砸伤儿童。称重量时,需校正磅秤零点,放置的砝码数量应接近小儿年龄相当的体重,以迅速调整游锤至杠杆正中水平,将砝码所示读数相加,以千克为单位,记录至小数点后两位。如果有以往记录,要注意比较,发现疑问时,应重新测量(图2-3)。

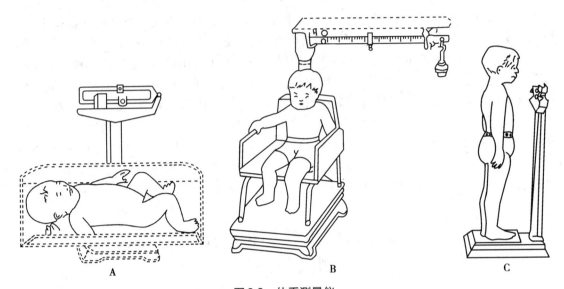

图2-3　体重测量仪

A. 婴儿磅秤；B. 杆秤式磅秤；C. 磅秤

（二）身长/身高生长规律及测量

1. 生长规律　身长/身高（length/height）代表头部、脊柱和下肢长度的总和。3 岁以下小儿测量时，采用仰卧位，故称身长。3 岁以上采用站立位测量，称为身高。身高是反映长期营养状况和骨骼发育的重要指标。身高的增长规律和体重相似，婴儿期和青春期出现 2 个生长高峰。足月新生儿身长平均为 50cm（46～53cm）；生后第一年内增长最快，约增加 25cm，前 3 个月增长 11～12cm，大约等于后 9 个月的总增长值；以后逐渐减慢，第二年约增长 10cm，2 岁末身长约为 85cm；2～12 岁身长（高）的增长较稳定，可用公式推算：身长/高（cm）= 年龄（岁）×7（cm）+75（cm）。儿童的最终身高与遗传、性别、营养、内分泌及宫内发育水平等因素密切相关，短期的疾病与营养波动对身高的影响不大。

2. 测量方法　3 岁前测量身长用标准量床或量板，3 岁后用身高计或固定于墙壁上的立尺。婴幼儿测量身长时应脱去帽、鞋、袜，穿单衣裤仰卧于量床中央，助手将头扶正，头顶接触头板，面部向上，两耳在同一水平。测量者立于儿童右侧，左手握住儿童两膝，使腿伸直，右手移动足板使其接触双脚跟部，注意量床两侧读数的一致性，然后读取刻度值，记录到 0.1cm。3 岁以后测量身高，取立正姿势，两眼直视正前方，胸部挺起，两臂自然下垂，脚跟并拢，脚尖分开约 60°，脚跟、臀部与两肩胛间 3 个点同时靠着立柱，头部保持正中位置，使量板与头顶点接触，同时观察被测者姿势是否符合要求，再读测量板垂直交于立柱上的刻度数字，记录至 0.1cm（图 2-4）。

（三）顶-臀长/坐高生长规律及测量

1. 生长规律　坐高（sitting height）是头顶至坐骨结节的长度。3 岁以下婴幼儿取仰卧位测量顶-臀长（crumb-up length），3 岁以上取正坐位。坐高的增长代表脊柱和头的发育，可间接反映下肢与躯干的比例。不同的年龄阶段，头、脊柱和下肢的增长速度及所占身长/高的比例也不同。婴儿期头部生长最快，脊柱次之；到青春期时，下肢生长最快。由于下肢随着年龄的增加其生长速度加快，因此坐高占身高的比例也随之下降。出生时坐高占身长的 66%；4 岁时占身长 60%；6 岁以后则小于 60%。一些遗传、内分泌疾病可使身体的某些部

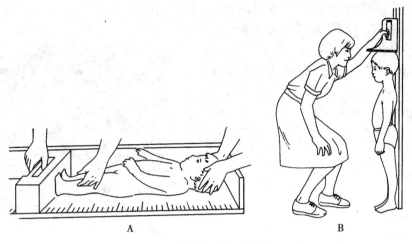

图 2-4 身长/身高测量仪
A. 标准量床;B. 身高测量计

分比例失常,因此测量上部量(头顶到耻骨联合上缘的长度)和下部量(耻骨联合上缘至足底)对诊断某些疾病有参考价值。新生儿上部量占 60%,下部量占 40%,身高(长)的中点在脐上;1 岁时中点在脐下;6 岁时中点下移至脐与耻骨联合之间;12 岁左右上、下部量相等,中点恰在耻骨联合上缘。

2. **测量方法** 3 岁以下儿童测量顶-臀长,取卧位,头部位置与测量身长的要求相同,测量者左手提起小儿两腿,膝关节弯曲,同时使骶骨紧贴底板,大腿与底板垂直,然后移动足板,使其贴紧臀部,读数至 0.1cm(图 2-5)。3 岁以上取坐位测量坐高,被测者坐在高度适中的板凳上,先让身体前倾,使骶部紧靠立柱或墙壁,然后坐直,两大腿伸直面与身体成直角,与地面平行,膝关节屈曲成直角,两脚向前平放在地面上,头与肩部的位置与测量身高时的要求相同(图 2-6)。

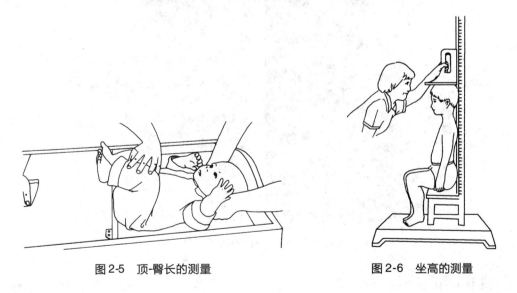

图 2-5 顶-臀长的测量　　　　图 2-6 坐高的测量

(四)头围生长规律及测量

1. **生长规律** 头围(head circumference)是自眉弓上缘经枕骨枕外隆凸最高点绕头一周的最大周径,反映脑和颅骨的发育。2 岁以内测量最有价值。新生儿的头围平均为 34cm;1

17

岁时平均为46cm;2岁时48cm;5岁时约为50cm;15岁时为53～54cm,与成人相近。头围小于同年龄、同性别的均值减2个标准差(头围 $\bar{x}-2SD$),称为头小畸形(microcephaly),应警惕是否存在大脑发育不良;头围过大伴随过快的增长提示脑积水。

2. **测量方法** 被测者取坐位、立位或仰卧位,测量者位于小儿右侧或前方,用左手拇指将软尺零点固定于头部右侧眉弓上缘处,软尺经枕骨粗隆及左侧眉弓上缘回至零点,读至0.1cm(图2-7)。

(五)胸围生长规律及测量

1. **生长规律** 胸围(chest circumference)是指经乳头下缘和两肩胛下角水平绕体一周的围

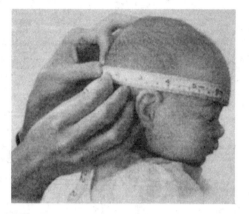

图2-7 头围的测量

度。胸围代表胸廓与肺的发育。胸廓在婴儿期呈圆筒形,前后径与左右径相等;2岁以后其左右径逐渐增大。在胎儿期胸廓相对脑的发育慢,出生时胸围比头围小1～2cm,平均为32cm;婴儿期胸围增长最快,1岁末胸围与头围相等,大约为46cm;第二年约增加3cm;3～12岁胸围平均每年增加1cm,胸围超过头围的厘米数约等于周岁数减1;到青春期增长又加速。

2. **测量方法** 3岁以下小儿取卧位或立位,3岁以上取立位,被测者两手自然下垂,双眼平视。测量者位于小儿前方或右侧,用左手拇指固定软尺零点于被测者胸前乳头下缘(乳腺已发育的女孩,可以胸骨中线第4肋间高度为固定点),右手拉软尺使其绕经背部右侧,过两肩胛角下缘,经身体左侧回至零点,取平静呼吸气时的中间读数至0.1cm(图2-8)。

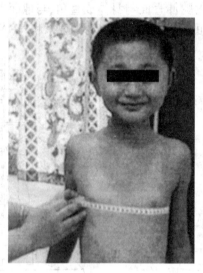
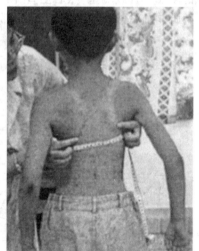

图2-8 胸围的测量

(六)上臂围生长规律及测量

1. **生长规律** 上臂围(arm circumference)代表上臂肌肉、骨骼、皮下脂肪和皮肤的发育,可粗略反映儿童的营养状况。1岁以内增加迅速,1～5岁间增加1～2cm。在无条件称体重和量身高的地区,可测量上臂围以筛查营养不良。1～5岁小儿臂围超过13.5cm为营养良好,12.5~13.5cm 为营养中等,低于 12.5cm 为营养不良。

2. **测量方法**　上臂围测量时被测者两上肢自然平放或下垂,取左上臂从肩峰至尺骨鹰嘴连线的中点,用臂围尺贴皮肤绕该点水平的上臂一周,取与零点交叉的刻度,读数至 0.1cm。

（七）皮下脂肪生长规律及测量

1. **生长规律**　皮下脂肪厚度(皮褶厚度),直接反映体内脂肪量,故与小儿营养状况密切相关。

2. **测量方法**　皮褶卡钳是测定皮褶厚度的专用量具。测量时右手握钳,左手用拇、示指捏起测量部位的皮肤和皮下脂肪,捏时两指的距离为 3cm,并将脂肪与下面的肌肉充分离开,然后用皮褶卡钳测量皮褶厚度。注意卡钳头面积应是 6mm×15mm 的长方形,所有边角要磨圆。在钳口打开时,钳面的压力要保持稳定,测量时读刻度至 0.5mm。常用的测量部位:①肩胛下角部(背部):取左肩胛骨下角下稍偏外侧处,皮褶自下侧至上中方向,与脊柱成 45°角;②三头肌部:上肢在身体侧面放松下垂,位于肩峰与鹰嘴连线的中点上,皮褶方向与上臂的长轴平行(图 2-9);③腹部:锁骨中线上平脐处,皮褶方向与躯干长轴平行。

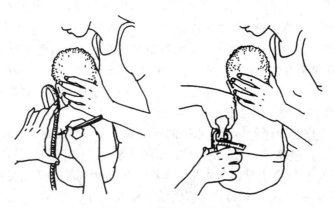

图 2-9　三头肌部皮褶厚度的测量

（八）指距生长规律及测量

1. **生长规律**　指距是上肢左右平伸时两手中指尖的距离。代表上肢长骨的生长。正常人一般比身高稍短,在长骨生长异常,如马方综合征,其指距可能大于身高 1~2cm。

2. **测量方法**　测量时取立位,两手向两侧平伸,手掌向前,臂长与地面平行,背紧靠有厘米刻度的光滑墙壁,测量两手中指尖的距离为指距,记录至 0.1cm。如有指距尺,应先让小儿一手中指指尖(先修指甲)顶住指距尺的固定脚,然后调节活动脚,使其内侧紧靠另一手的中指指尖,记录到 0.1cm。

二、体格生长评价

评价儿童体格生长的目的是了解个体或群体儿童体格生长发育现状及今后发展趋势,并对部分体格生长发生偏离的儿童,采取干预措施,以促进其健康成长。全面的生长评价应包括生长水平、生长速度和生长趋势。

（一）评价常用的指标

常用指标(indicators)为体重、身高(长)、坐高、头围、胸围、上臂围、皮下脂肪,上、下部量及指距等。其中最常用的是体重和身高,在实际工作中可根据具体情况选用不同的指标组合。

（二）评价内容及方法

1. **评价标准** 对儿童体格生长要进行客观、正确的评价,必须采用有代表性人群的体格生长测量值作为参考。评价时可根据不同目的和卫生资源来选择参照标准（reference standard）。①现状标准:选择对象时,剔除患各种明显影响生长发育的急、慢性疾病的小儿和各种畸形儿童而得出的参考值。现状标准代表一个国家一段时间儿童体格发育水平,如我国9市健康儿童体格发育参考数值（2005年）。②理想标准:选择对象是在良好的环境中生活,并得到较好卫生服务的群体,制订出的参考值高于一般儿童水平,如WHO推荐美国国家卫生统计中心（NCHS）的儿童体格生长标准。

2. **测量工具和方法** 儿童体格各项指标的测量,必须应用统一、准确的工具和方法,才能正确反映其生长发育状况。各项指标的测量,详见第一节体格评价指标的生长规律、测量与评价。

3. **常用统计学方法** 目前,我国常用体格生长评价方法有均值离差法（标准差法）、百分位法（中位数百分位法）、曲线图法、指数法和相关法,可根据评价内容选用。

4. **界值点的选取** 如果从统计学角度进行比较群体儿童体格发育时,可采用$P_3 \sim P_{97}$或$\bar{x} \pm 2s$作为界值点（正常范围）;在日常工作中,可根据工作目的和资源状况,确定界值点。

5. **评价内容及表示方法** 体格生长评价包括发育水平、生长速度和身体匀称度三方面的内容。在评价儿童体格生长发育时,应根据定期体格测量所得的数据和动态随访的情况,进行判断,不能仅凭某次测量结果下臆断的结论。

（1）生长水平（横断面评价）:生长水平的评价是指某一年龄时点儿童的某一体格生长指标［体重、身高（长）、坐高、头围、胸围、上臂围等］与该人群参考值比较所达到的程度。可了解群体儿童体格生长发育状况和个体儿童体格生长所达到的水平,通常用均值离差法表示。均值离差法简单易行,是我国最常用以表示发育水平的方法,但此法只能用于单项指标评价,不能反映生长发育的动态趋势,也不能对体型进行评价。

1）均值离差法:适用于常态分布状况,以均值（$\bar{x}$）为基值,以标准差（s）为离散值,通常$\bar{x} \pm 1s$包含68.3%的总体,$\bar{x} \pm 2s$包含95.4%的总体,$\bar{x} \pm 3s$包含99.7%的总体。根据离差范围的不同分成三等级或五等级进行评价（表2-1）。评价为"中"或"中上"正常;"中下"可为正常,也可为轻度营养不良;"上"要与肥胖区别;"下"要与营养不良区别。

表2-1 均值离差法的等级评价

分等级	$\bar{x}-2s$以下	$\bar{x}-(1s \sim 2s)$	$\bar{x}-1s$	$\bar{x}$	$\bar{x}+1s$	$\bar{x}+(1s \sim 2s)$	$\bar{x}+2s$以上
五级	下	中下		中（$\bar{x} \pm 1s$）		中上	上
三级	下			正常（$\bar{x} \pm 1s$）			上

2）百分位法:适用于正态和非正态分布状况,通常是把某一组变量从小到大按顺序排列,并计算出某一百分位的相应数值,以第3、10、25、50、75、90、97七个百分位（percentile,P）的数值来划分等级。P_3代表第3百分位数值（相当于离差法的均值减2个标准差）,P_{97}代表第97百分位数值（相当于离差法的均值加2个标准差）。从P_3到P_{97}包括全部样本的95%,P_{50}为中位数,约与均值离差法的均值相当。

此外,临床工作中有时也参考骨龄进行发育水平的评价。人类骨骼发育过程都具有连续性和阶段性。不同阶段的骨骼具有不同的形态特点,因此,骨龄评估能较准确地反映个体的生长发育水平和成熟程度。

(2)生长速度(纵向评价):生长速度的评价是通过定期、连续测量某项生长指标(身高、体重等),获得该项指标在某一年龄段增长情况与参考人群值进行比较,多用于评价个体儿童。通常用百分位数和曲线图表示。当变量值的分布呈非正态分布时,用百分位数法表示比均值离差法更能准确地反映实际情况。生长发育曲线图可连续观察儿童的生长(体重、身高)速度,方法简便,不仅能准确地反映儿童的生长发育水平,还能对儿童某项指标的生长速度进行准确、连续动态的追踪观察。

1)百分位法:适用于正态和非正态分布状况,通常是把某一组变量从小到大按顺序排列,并计算出某一百分位的相应数值,以第 3、10、25、50、75、90、97 七个百分位(percentile,P)的数值来划分等级。P_3 代表第 3 百分位数值(相当于离差法的均值减 2 个标准差),P_{97} 代表第 97 百分位数值(相当于离差法的均值加 2 个标准差)。从 P_3 到 P_{97} 包括全部样本的 95%,P_{50} 为中位数,约与均值离差法的均值相当。

2)生长发育曲线图:生长发育曲线图是联合国儿童基金会为改善世界营养状况、预防营养不良、保护儿童生存倡导的四项适宜技术(GOBI)之一。曲线图是通过定期、连续对身高和体重进行测量,以观察、分析身高和体重的增长情况。常用生长发育图,根据不同性别的各年龄组正常儿童横断面的体格生长(体重或身高)调查资料标记在身高、体重图上制成参考曲线(图2-10)。评价某个儿童的体格生长时,要按照不同的遗传学潜力来定位,即某个儿童的体重曲线只要是持续地与图中参考标准曲线平行,他的体重生长速度就是正常的。在连续的生长观察中,如小儿体重下降、不增或增长不足,应分析原因,尽早发现生长迟缓,及时采取措施,促进生长发育。

(3)身体匀称度(两两指数评价):身体匀称度的评价是反映体重、身高、胸围、上臂围

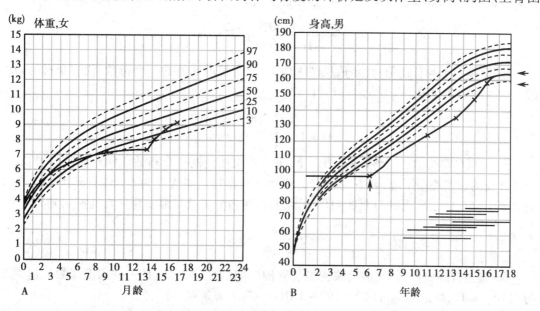

图 2-10

A. 女童体重生长曲线图;B. 男童身高生长曲线图

等指标之间的关系。可用指数法、相关法表示。指数法是根据不同目的和要求判断是否有肥胖或消瘦的倾向。指数法常用于研究工作、教学工作以及体格生长判断有疑难时。相关法可对6项指标不在同一水平时,进行解释,但不能反映儿童的生长速度,也较繁琐。

1)指数法:用数学公式将人体体格生长的几项指标联系起来,判断各部分之间的比例,从而反映体格生长、营养状况和体型、体质。

A. 身高体重指数(Quitelet index):为每厘米身高的重量,此指数随着年龄的增加而加大。

$$\frac{体重(kg)}{身高(cm)} \times 1000$$

B. Kaup指数:Kaup指数用于评价婴幼儿营养状况。将身高的平方设想为小儿的体积,指数值表示一定体积的重量和机体组织的密度。Kaup指数小于15有消瘦倾向;15～18为正常;大于18有肥胖倾向。

$$婴儿用\frac{体重(g)}{[身高(cm)]^2} \times 10$$

$$幼儿用\frac{体重(kg)}{[身高(cm)]^2} \times 10^4$$

C. 身高胸围指数:此指数反映胸围与身高之间的比例关系,与小儿的胸廓发育及皮下脂肪有关。此指数在生后3个月内有一定的增加,以后随年龄的增加而逐渐减少。粗壮型此指数较高,纤细型此指数较低。

$$\frac{胸围(cm)}{身高(cm)} \times 100$$

D. 维尔维克指数(Ververck index):此指数是身高体重指数与身高胸围指数的总和。反映人体的体型、营养状况并与心、肺呼吸功能有关。

$$\frac{体重(kg)+胸围(cm)}{身高(cm)} \times 100$$

E. 坐高与下身长比值:此比值反映人体上、下身长度比值的一个指数,代表身材的匀称性。初生时为2.00;6～7岁为1.27～1.32。

$$\frac{坐高(cm)}{身高(cm)-坐高(cm)}$$

F. 身高坐高指数:此指数也是表示上、下身长度比例的一个指数。随着年龄的增长,上身占身长的比例逐渐下降,而下身所占的比例逐渐增加。新生儿为66.57～66.64;6～7岁为55.91～56.89。它反映身材的匀称程度,对诊断内分泌及骨骼发育异常性疾病尤为重要。

$$\frac{坐高(cm)}{身高(cm)} \times 100$$

G. 胸围臂围比值:此比值反映胸围与臂围之间的比例关系,是一种围度指数。新生儿为3.10～3.17;生后6个月内为2.97～3.01;6～7岁为3.40～3.61。

$$\frac{胸围(cm)}{臂围(cm)}$$

H. 体重指数(body mass index,BMI):又称体块指数,代表体型匀称性。

$$\frac{体重(kg)}{身高^2(m^2)}$$

该指标与体密度法测定的体脂相关性为 0.75~0.8,与血压、血脂、脂蛋白、瘦素浓度及发展为成人肥胖的相关性很强,国际上推荐为确定肥胖症最适用的指标。WHO 制订的体重指数界限值,即 BMI 在 25.0~29.9 为超重,BMI ≥30 为肥胖。我国成人 BMI 界限值是 24.0~27.9 为超重,≥28 为肥胖。小儿 BMI 随年龄性别而有差别,评价时需查阅图表,如 BMI 值在第 85 百分位与第 95 百分位之间为超重,超过第 95 百分位为肥胖。

2)相关法:是将身长分为:①匀称型体型:按身高计算的体重或胸围在均值加减一个标准差范围内。②粗壮型体型:体重、胸围、上臂围的实测值均大于均值加 1 个标准差,或其中 1 或 2 项大于 1 个标准差,其余均在标准范围内。③纤细型体型:体重、胸围、上臂围的实测值均小于均值减 1 个标准差,或其中 1 或 2 项小于 1 个标准差,其余均在标准范围之内。④对下身长进行评价时,凡身长的实测值在标准范围内评为匀称;超过或小于标准范围者评为不匀称。

目前 WHO 积极推荐使用年龄别体重(weight for age)、年龄别身高(height for age)和身高别体重(weight for height)对儿童的生长进行评价,常用于评价群体儿童生长发育和营养状况。

A. 年龄别体重:是反映和评价儿童体格发育与营养状况最敏感、最可靠也是最易获得的指标,主要反映目前或近期的营养状况。年龄别体重过低,超过一定的界值点为低体重,年龄别体重过大,超过一定的界值点为超重。在群体水平上,该指标单独使用不能准确反映存在的营养问题,需要与其他指标联合使用。

B. 年龄别身高:是反映和评价儿童个体发育状况和营养水平较为稳定的指标,主要反映过去、长期、慢性的营养状况。年龄别身高低于一定的界值点称为生长迟缓(stunting)。

C. 身高别体重:是反映近期急性营养状况的敏感指标。身高别体重过小,超过一定的界值点称为消瘦(wasting);身高别体重过大,超过一定的界值点称为超重、肥胖。

单一指标的运用都具有一定的局限性,最全面、最科学的评价方法是将上述三个指标综合运用才能得到比较全面、客观的结果。

第三节　与体格生长有关系统的发育

一、骨骼系统

(一)头颅的生长发育

头颅骨主要由额骨、顶骨、颞骨和枕骨组成。颅骨间的缝隙称为骨缝。颅骨骨缝在出生时稍分开,至 3~4 个月时完全闭合。额骨和顶骨形成的菱形间隙为前囟,出生时对边的中点连线为 1.5~2.0cm,随着颅骨的发育前囟稍为增大,6 个月以后逐渐骨化而变小,一般在 1~1.5 岁闭合,部分儿童 2~3 岁闭合。前囟大小、闭合时间有很大的个体差异;大小、闭合时间异常可能与儿科临床疾病有关,如小头畸形前囟小、闭合也较早;严重活动期佝偻病、脑积水或甲状腺功能减退的患儿,前囟大、闭合常常延迟。前囟张力也是重要临床体征之一,如颅内压升高时前囟饱满,张力增加;脱水或极度消瘦时前囟凹陷。后囟是两块顶骨和枕骨形成的三角形间隙,出生时已近闭合或残留很小,一般在生后 6～8 周完全闭合。测量头围、观察囟门及骨缝的变化可以衡量颅骨的生长发育。

面骨、鼻骨及下颌骨在婴儿期较颅骨发育迟,呈现面部较小、颅骨较大状。随着牙齿的萌出,面骨及鼻骨开始变长,下颌骨向前突出;面骨、鼻骨及下颌骨继颅骨之后加速生长发育,使下颌角倾斜度逐渐减小,垂直直径增加,小儿额、面比例以及面部的形状便逐渐向增长的脸形发展。

(二)脊柱的发育

脊柱由椎骨和连接椎骨的肌肉及韧带组成,是躯体的主要支架,其增长代表脊椎骨的发育。生后第 1 年,脊柱的生长比四肢快,此后四肢的增长快于脊柱。新生儿脊柱是直的;生后 2～3 个月,小儿会抬头时,颈段脊椎前凸出现第 1 个生理弯曲;6 个月会坐时,胸段脊柱后凸,出现第 2 个生理弯曲;1 岁左右能站立和行走时,腰段脊柱前凸,出现第 3 个生理弯曲。随着小儿从卧位向坐位、站立和行走姿态的发展,脊柱便自然形成了三个弯曲,但到 6～7 岁时脊柱的自然弯曲才被韧带所固定。自然弯曲的形成既有利于保持身体平衡,又能减少在活动时对脑部的震动。当坐、立、走或写字、背书包的姿势不正确时,可影响脊柱的正常形态,发生脊柱侧弯。

(三)骨骼的发育

长骨的生长主要由干骺端软骨和骨骺逐步骨化而成。长骨生长结束的标志是干骺端骨骼融合;扁骨的生长主要是扁骨周围骨膜的逐步骨化。通过 X 线检查长骨骨骺端骨化中心出现的时间、数目及干骺端融合的情况,可判断骨骼发育年龄,即骨龄(bone age)。骨龄是一个独立的生长指标,不依赖年龄和生长速度的变化,反映儿童发育成熟度较实足年龄更为准确。同时与体格及性发育相一致,可作为判断性成熟的重要指标。临床上动态观察骨龄的变化对评价个体的生长态势及小儿内分泌疾病疗效有重要意义。如甲状腺功能减退症、生长激素缺乏症、肾小管酸中毒时骨龄落后;中枢性性早熟、先天性肾上腺皮质增生症时骨龄明显超前。骨化中心按年龄出现,并按年龄融合,但出现的年龄差异较大,在诊断骨龄延迟时一定要慎重。骨龄可通过腕骨骨化中心粗略计算,通过骨龄百分计数法和 TW$_2$ 成骨中心图谱相对照进行评定更为精确。

左手腕部是骨龄检查常选的部位,出生时无骨化中心;生后 3 个月左右出现头状骨、钩骨;约 1 岁出现下桡骨骺;2～3 岁出现三角骨;3～5 岁出现月骨及大、小多角骨;5～6 岁出现舟骨;6～7 岁出现下尺骨骺;9～10 岁出现豌豆骨。腕部骨化中心共 10 个,9 岁前腕部骨化中心数约为其年龄加 1。上肢桡骨远端骨化中心于 10 个月时出现,尺骨远端到 6～8 岁时才出现。新生儿或婴儿早期由于股骨远端和胫骨近端骨化中心已形成,如怀疑甲状腺功能减退症,可检查此骨化中心帮助诊断。

二、牙齿的发育

牙齿的发育与骨骼系统有一定关系,但在胚胎发生上不完全相同,故发育不绝对平行。人一生有两副牙齿,即 20 个乳牙和 32 个恒牙。牙齿的发育包括矿化、萌出和脱落三个阶段。出生时乳牙隐在颌骨中,被牙龈遮盖,故新生儿无牙。生后 4～10 个月乳牙开始萌出,2～2.5 岁出齐。出牙的时间个体差异较大,12 个月以后出牙者为萌牙延迟,其原因可为特发性,部分与遗传、疾病有关。乳牙萌出时间和顺序见图 2-11。

6 岁左右开始出第一颗恒牙,7～12 岁恒牙按乳牙长出的先后替换同位乳牙;12 岁左右

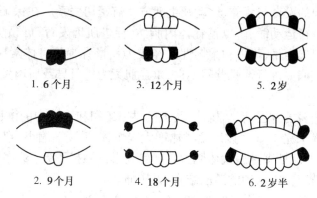

1. 6个月　　　　3. 12个月　　　　5. 2岁

2. 9个月　　　　4. 18个月　　　　6. 2岁半

图2-11　乳牙萌出时间和顺序

出现第二恒磨牙;18岁以后出现第三恒磨牙(智齿),也有终身不出者。恒牙一般于20～30岁出齐。

萌牙虽为生理现象,但部分小儿可伴有流涎、烦躁、睡眠不安甚至低热等不适症状。健康的牙齿与蛋白质、钙、磷、维生素D等营养素,咀嚼运动以及良好的卫生习惯密切相关。

三、脂肪组织、肌肉组织和淋巴系统的生长发育

(一)脂肪组织

脂肪组织的生长发育主要表现为细胞数目的增加和体积的增大。脂肪细胞数目的增加从胎儿中期开始,至生后1岁末达到高峰,以后逐渐减速,2～15岁大约增加5倍。脂肪细胞体积增大的速度自胎儿后期较快,到出生时已经增加1倍,以后渐渐减慢。学龄前期至青春前期脂肪细胞体积的大小增加不明显。全身脂肪组织所占体重百分比的规律是:出生时占体重的16%;生后第一年增至22%;以后逐渐下降,到5岁时仅占体重的12%～15%;直到青春前期体格生长突然加速时,脂肪组织占全身体重的比例也上升。青春期脂肪组织占全身体重的比例有明显的性别差异,女性平均为24.6%,约为男性的2倍,故青春期的女孩大多显得丰满。

人体的脂肪组织有一定的生理功能,但过多的脂肪储存可增加肥胖、高血压、冠心病等慢性疾病的危险性。

(二)肌肉组织

胎儿期肌肉组织发育得较差,生后随着婴幼儿躯体和四肢活动的增加才逐渐发育。1～2个月后婴儿肌张力逐渐下降,肢体可以伸屈放松,3～4个月开始正常,继而运动能力增强,会坐、爬、站、行、跑和跳,使肌肉组织的发育加速,肌纤维增粗,肌肉活动能力和耐力增强。由于婴幼儿皮下脂肪发育较旺盛,肌肉发育比较缓慢,故较难确定肌肉发育的程度;学龄前儿童已有一定的负重能力,肌肉的生长才变得显著;到学龄期、青春期性成熟时,肌肉发育特别迅速,男孩比女孩更为突出。肌肉与年龄变化的关系见表2-2。

表2-2　不同年龄肌肉占体重的百分比

年龄（岁）	肌肉（%）	
	男	女
5	42.0	40.2
7	42.5	46.6
9	45.9	42.2
11	45.9	44.2
13	46.2	43.1
13.5	50.2	45.5
15.5	50.3	43.3

皮下脂肪和肌肉的发育与营养、运动及生活方式有密切关系。在保证营养的基础上,从小婴儿开始就应该进行运动锻炼,以消耗体内脂肪,促进肌肉发育,可预防肥胖并使婴儿变得灵活健壮。目前肌肉力量、耐力和柔韧性已经成为衡量青少年身体素质(physical fitness)的内容之一。某些疾病如进行性肌营养不良、重症肌无力等可导致肌肉发育的异常。

（三）淋巴系统

淋巴系统包括全身的淋巴结、扁桃体、肠道的淋巴组织和血液中的淋巴细胞等。出生时小儿淋巴系统发育尚未完善;2 岁以后扁桃体增大很快,以后逐渐缩小,到 6 岁时又发生第二次生理性增大,故小儿时期多见扁桃体肥大。新生儿淋巴结摸不到,婴幼儿颈部、下颌下、腋下和腹股沟可触及黄豆大小活动的淋巴结,但无压痛。

新生儿的胸腺仅重 10g,2 个月时为 20g,2～5 岁平均 25g,6～11 岁达 30g。12 岁以后逐渐萎缩,到老年可缩小到和新生儿一样。胸腺对免疫活性细胞的产生和运送起重要作用,随着年龄的增长,儿童的免疫反应日趋完善。

四、生殖系统发育

生殖系统的发育从胚胎期就已开始,处于性决定和性分化阶段。正常的性分化是一个有序的发育过程,涉及受精时合子内染色体(遗传)性别的成功确立、由遗传性别确立的性腺(原发)性别、由性腺性别分泌性激素并通过受体调控的生殖器官及表型性别。雌雄生殖腺的发育是性分化的中心环节,它决定个体表型性别的发育。性分化的每个关键期都依赖于机体的内环境(如某些特异基因的表达、激素水平等)和外环境(如种群结构、外界温度等)的影响。任何一个环节出现异常,即可形成性发育异常(disorders of sexual development, DSD)。正常性分化由 Y 染色体上的 SRY(sex determining region of Y,Y 染色体性别决定区)基因启动,并涉及众多其他基因如 SOX9、DAX-1、SF-1、WT1 等复杂调控机制。人胚胎在受精后 6 周开始出现性别的分化,若生殖芽基的髓质增生,便形成睾丸,其中的原始生殖细胞发育成精子;若髓质退化,皮质增生,便形成卵巢,其中的原始生殖细胞则发育成卵子。在生殖腺分化的同时,胚胎体腔内还有两对平行发展的简单管道系统,即华氏管和米勒管。雄性胚胎华氏管分化为附睾管、输精管和贮精囊,而米勒管退化;雌性胚胎则相反,米勒管分化为输卵管、子宫和阴道上部,同时华氏管退化。米勒管的退化有赖于抗米勒管激素(AMH),而华氏管的分化和发育则有赖于胎睾分泌的睾酮。通常认为 Y 染色体在雄性生殖器官发育特别是睾丸发育中具有重要的作用。外生殖器分化和生殖管道一样有"本能"的女性倾向,重要的分化调节物是雄激素。在胚胎 8～12 周的关键时期有雄激素作用才能分化为完全的男性外生殖器。

从出生到青春期前期生殖系统处于静止状态。青春期启动后,在一系列神经-内分泌调控因子的交互作用下引起下丘脑-垂体-性腺轴的发动,性腺发育,性激素分泌,体格生长突增,最后形成具有不同性别特征的有生育能力的男性或女性个体。从外观上可见男、女孩体格生长的明显加速,性器官迅速增大,出现第二性征。按 Tanner 分期,第二性征的发育分 5 个阶段,女性见图 2-12A、男性见图 2-12B。

1. **女性的性发育** 主要表现在乳房发育、阴毛和腋毛的生长及骨盆加宽、体态丰满等。正常乳房开始发育的时期在 9～14 岁;月经初潮通常发生于乳房开始发育后 2 年左右,是女性成熟的标志之一,但并不意味着生殖器官发育成熟。一般在初潮后 1～3 年,约半数的月经周期可以是非排卵性的;随着年龄的增大,排卵性周期开始增多直至完全成熟。阴毛、腋

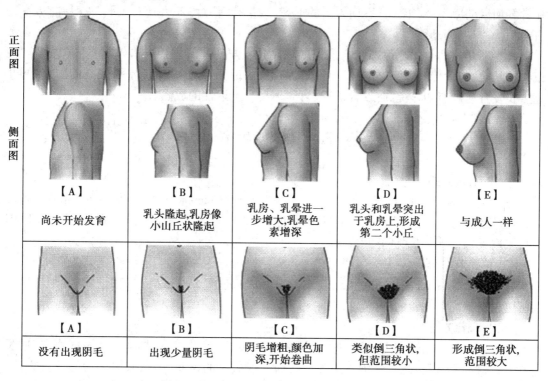

图 2-12A Tanner 分期 女性生殖系统发育

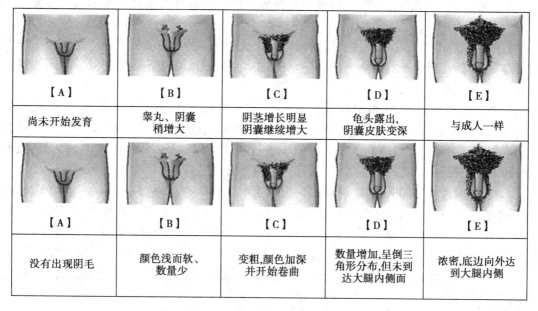

图 2-12B Tanner 分期 男性生殖系统发育

毛生长始于乳房发育不久,长出时间平均为 11 岁,15 岁达到成人型。9~10 岁骨盆开始加宽,子宫逐渐增大,15~16 岁子宫发育达成人水平。

2. **男性的性发育** 正常男孩青春期发育最早的表现是睾丸增大,随后阴囊变松、着色,阴茎增长以及阴毛呈现。男性第二性征发育为阴毛、腋毛、胡须及喉结出现。首次遗精发生在青春期启动后 3~4 年。青春期精子的形态、数量和活力均未达成人水平,一般到 17 岁左右的精子才具成人形态。

青春期开始的年龄与第二性征出现的顺序是女早于男,而且存在较大的个体差异。性成熟的早晚,与遗传、营养和外界环境因素等有关。近百年来,在生活水平较高的国家中,儿童生长发育速度有明显提高;发育落后、营养不良可推迟性的成熟。

第四节　体格生长调查

（一）调查目的

体格生长发育调查(survey of physical growth and development)的目的是研究儿童生长发育的规律及其影响因素,掌握其体格生长发育状况,及时发现偏离和异常情况,并针对原因及早采取干预措施,以保证儿童健康成长。

（二）调查内容

常用的指标有身高、体重、头围、胸围、臂围和坐高等,5 岁以上儿童可加测指距。调查指标可根据不同调查目的进行选择。

（三）调查方法

首先要设计一个调查方案,方案中要明确调查对象、调查指标、抽样方法及样本量、质量控制方案、预期的资料统计分析方法等。根据人群数量的不同,可以采用全面的普查方法,也可用随机抽样的调查方法,或者是两者结合的随机整群抽样的方法。由于整群抽样调查工作集中在一定的地域范围内,对样本调查比较方便,节约费用,所以在实际工作中常常被采用。

资料结果的准确度和可靠性受抽样误差和非抽样误差的影响。抽样误差是调查工作中不可避免的,但选择恰当的抽样方法和适量的样本量可以减少这种误差。根据不同的目的和要求,调查的基本方法有:

1. **横断面调查（cross-sectional study）**　在某一时间段,选择特定的地区、有代表性的对象,进行一次性的大规模群体调查。横断面调查可在短时间内获取所需资料,了解调查人群的生长发育水平和营养状况。横断面调查规模大、时间短,需集中较多测试人员,故调查前应有详细的计划、人员分工和流程,调查项目不宜过多。

2. **纵向调查（longitudinal study）**　纵向调查是一种动态观察法。一般可选择较少的调查对象,在一个比较长的时期进行追踪观察,以找出儿童生长发育的规律,了解影响儿童生长发育的因素,提出控制或消除某些不利因素的措施,促进儿童生长发育。纵向调查是前瞻性的调查,因此要求调查对象始终保持稳定,样本的大小尽可能保持不变或少变。与此同时,调查的方法和技术指标也要保持前后一致,这样所获取的资料才具有较好的可比性。

（四）参照值（标准值）

"标准"是评价个体、群体儿童生长发育状况的统一尺度。一般是通过大规模横断面调查,经统计学处理后得出的结果,为生长发育的参照值或标准值。这类"标准"较客观、准确,但又是相对的,一般 5 ~ 10 年更新一次。随着经济的不断发展和医疗保健水平逐步的提高,标准也在提高。

1. **中国儿童体格生长参照标准**　我国国家卫生计生委(原卫生部)从 1975 年开始,每

10 年组织对中国 9 个城市及其郊区儿童生长发育状况进行抽样调查。2005 年的第四次儿童体格发育调查,选择与前 3 次调查的相同地区,包括北京、哈尔滨、西安、上海、南京、武汉、福州、广州、昆明 9 个市的城区及郊区县,共调查了 7 岁以下健康儿童 138 775 人,其中城区 69 760 人,郊区 69 015 人,男女各半。结果显示中国儿童的生长标准在近 30 年有了明显提高。卫生计生委确定 2005 年中国儿童生长参照标准为中国儿童参考人群值。

2. **美国 CDC 体格生长标准**　1978 年开始推荐美国国家卫生统计中心(NCHS)生长标准作为美国的国家标准。该标准是根据美国一个特定的州,以配方奶喂养并且 4 个月之前就添加辅食的婴儿为样本得出的。2000 年美国 CDC 重新制订了生长标准,其中考虑到母乳喂养因素,但仍采用了不少配方奶喂养的婴儿作为样本,增加了 BMI、修改界值点为第 3 和第 97 百分位以及身长和身高的平滑衔接等内容。是目前世界卫生组织(WHO)推荐的标准之一。

3. **世界卫生组织儿童体格生长标准**　1993 年 WHO 对人体测量学参考标准的使用与解释进行了一次全面审查,结论认为自 20 世纪 70 年代末以来,建议国际使用的美国国家卫生统计中心(NCHS)儿童生长参考标准不能充分反映幼儿期的生长情况,必须绘制新的生长曲线。这一建议得到 1994 年世界卫生大会的支持。作为响应,WHO 于 1997~2003 年进行了多中心生长参考标准研究,以制订新的曲线,用以评估全世界儿童的生长发育状况。多中心生长参考标准研究将一项从出生到 24 个月的纵向随访研究与一项对 18~71 个月幼儿的横断面调查结合起来。最初的生长数据和有关信息来自各种民族背景和文化环境(巴西、加纳、印度、挪威、阿曼和美国)的 8440 名健康的母乳喂养婴幼儿。新标准有多国参与,大样本,随访时间长达两年,其中确保了母乳喂养因素。新标准较以前更全面,也更符合各国儿童的生长发育状况。

第五节　儿童体质评价

一、体质的基本概念

体质是指人机体的质量。体质是在遗传和获得性的基础上,表现出来的人体形态结构、生理功能和心理素质相对稳定的特征。是以人生命活动、工作能力以及运动训练为基础,在形成和发展的过程中,具有明显的个体差异和阶段性。个体体质差异表现在形态发育、生理功能、心理状态、身体素质、运动能力和对环境的适应性以及对疾病的抵抗力等方面。人生命活动的各个阶段(儿童、青少年、中老年等),体质状况既有某些共同特征,也包括从最佳功能状态到严重疾病和功能障碍等不同体质水平的变化。体质可通过改善物质条件和科学锻炼不断增强,包括以下几个方面:

1. **身体发育水平**　即体格、体型、姿势、营养状况和身体组成成分等。

2. **生理功能水平**　即机体新陈代谢水平和各器官系统的效能。

3. **身体素质与运动能力发展水平**　即速度、力量、耐力、灵敏、协调、柔韧等素质和走、跑、跳、投(掷)及攀登等身体活动能力。

4. **心理发展水平**　即本体感知能力、个性、气质和意志等。

5. **适应能力**　即对各种环境的适应能力、对疾病的抵抗力和病伤后的康复能力等。

二、不同年龄阶段体质测试指标

（一）幼儿阶段（2.5岁~6、7岁）

1. **身体形态指标** 身高、体重、胸围（皮下脂肪厚度等指标供选择）。
2. **生理功能指标** 安静状态脉搏、动脉血压（体温等）。
3. **运动能力指标** 20m跑、肩上投沙包（重150g）、立定跳远、纵跳摸高。

（二）小学年龄阶段（6、7岁~11、12岁）

1. **身体形态指标** 身高、体重、胸围、坐高、肩宽、骨盆宽、上臂放松围及紧张围、皮下脂肪厚度等。
2. **生理功能指标** 安静状态脉搏、动脉血压、肺活量（握力、背肌力、肌耐力等）。
3. **运动能力指标** 50m跑、立定跳远、斜身弓体向上（男）、仰卧起坐（女）、立位体前屈、400m跑。

（三）中学年龄阶段（11、12岁~16、17岁）

1. **身体形态指标** 身高、体重、胸围、坐高、肩宽、骨盆宽、上臂放松围及紧张围、皮下脂肪厚度等。
2. **生理功能指标** 安静状态脉搏、动脉血压、肺活量（握力、背肌力、肌耐力、动态功能试验——台阶试验、最大吸氧量测定等）。
3. **运动能力指标** 50m跑、立定跳远、引体向上（男）、仰卧起坐（女）、1000m跑（男）、800m跑（女）、立位体前屈。

三、儿童青少年体质状况评价

（一）体质评价的特点

体质测试可反映儿童青少年体质的状况。评价群体或个体儿童青少年体质时，必须充分考虑其生长发育的一般规律、各类指标的特点以及理想的体格、体型和体质的模式。在测试基本指标时，应考虑指标的特点，如肺活量这些指标和指数是越大越好；而50m跑的指标和指数则是越小越好；还有些指标如血压、脉率、脉压等指标应该在一定的正常范围。在青春发育期之前，男女儿童的体重和指数等级高一些，可视之为优秀的表现，但不宜过分超重；而在青春发育期以后，男子的体重及其指数以中上等为优，要求体格强壮，肌肉发达；而女子则以中下等为优，要求体重轻，脂肪少，体态苗条一些。因而在不同的发育阶段，对不同性别的儿童青少年，其评价观念也应有所不同。

遗传因素对构成体质的各种成分，形态结构，如体格、体型的影响较大，这些指标不可能在短期内，通过主观的努力而使之改变。在评价时对这类指标应给以较小的"权重"；而生理功能、身体素质和运动能力等受环境、营养和体育锻炼等后天因素的影响较大，通过主观努力，加强体育锻炼，可得到明显的改善和提高，因而在综合评价时，对这类指标应给以较大的"权重"。

（二）体质综合评价的方法

一般是通过观察和测量机体的速度、灵敏、力量、耐力等方面进行评价。国内目前通常用体育竞赛性项目进行评价，其方法简单，易于在大面积人群中普测和定期复测。它用"分"、"秒"、"厘米"或频数等时间、长度、频度单位进行测量。这种客观的记录还可用于个体间的比较，不受时间、地点的限制少。

体育竞赛性项目的评分和一些身体形态学或生理学功能指标之间,可以通过统计学方法得到某种特征性的相关关系。由于任何一种估计体质状况的专门测验都有一定的片面性和局限性。因此,在评定机体的生理功能时,不能用此说明生理功能和体质之间特异的相关性。

第六节 体格生长偏离

体格生长偏离(growth deviation)是指儿童体格生长偏离正常的轨道,主要包括低体重、消瘦、肥胖和身材矮小、高大。导致儿童体格生长偏离的原因复杂,包括遗传、营养、疾病、体质和心理因素等。

一、体重的偏离

(一)低体重和消瘦

1. **低体重(underweight)** 儿童的年龄别体重与同年龄、同性别参照人群标准相比,低于体重均数减 2 个标准差;高于或等于体重均数减 3 个标准差,为中度体重低下;低于参照人群的体重均数减 3 个标准差为重度体重低下。此指标反映儿童有营养不良,但单凭此指标不能区分是近期还是长期营养不良。

2. **消瘦(wasting)** 是儿童身高别体重与同年龄、同身高、同性别参照人群标准相比,低于体重均数减 2 个标准差;高于或等于体重均数减 3 个标准差,为中度消瘦;如低于参照人群体重均数减 3 个标准差为重度消瘦。此指标反映儿童近期急性营养不良。

(二)超重与肥胖

肥胖症(obesity)是指能量摄入长期超过机体的消耗,以脂肪形式在体内过度堆积。表现为脂肪组织过度增生。目前全球有 3000 万~4000 万肥胖儿童,2 亿多儿童超重。根据欧美国家的统计,在过去的二三十年中,儿童超重肥胖率增长了 2~3 倍。在美国有 10%~15% 的学龄前儿童超重或肥胖,近十年增幅为 50%~70%。我国儿童肥胖率也呈逐年上升趋势。有资料报道,有的地区在过去的 15 年间男童肥胖率增长了 9.6 倍,女童增长了 4.9 倍。肥胖已成为日益严重的公共卫生问题。儿童肥胖是成人期高脂血症、高血压、糖尿病、冠心病和胆结石等疾病的高危因素。根据病因可分为单纯性肥胖和继发性肥胖。肥胖儿童如无明显病因,称为单纯性肥胖。成因与生活方式密切相关,以营养过剩和运动不足为主要特征,是遗传、不良饮食结构和不健康的生活方式共同作用的结果。目前诊断儿童肥胖常用的指标:①身高别体重:是目前国内常采用的方法;②体块指数:是目前被国际推荐为确定肥胖症的最适用指标。BMI 作为筛查儿童青少年肥胖的指标正得到普遍的接受,但其界值点(参见本章体格生长评价)的选择很重要,应充分考虑不同国家、不同地区儿童青少年体质发育的不均衡性。

二、身高的偏离

(一)矮身材

矮身材(short stature)或身材矮小是指身高低于本民族、本地区、同龄、同性别健康儿童的平均身高 2 个标准差或第 3 百分位以下。导致矮身材的因素甚多,其中不乏交互作用者,亦有不少疾病导致矮身材的机制迄今尚未阐明(表2-3)。

表2-3 儿童矮身材病因

非内分泌缺陷性矮身材
　特发性矮身材(家族性矮小、体质性青春发育期延迟)
　　营养不良性
生长激素缺陷
　垂体发育异常如:前脑无裂畸形、视-中隔发育不良、裂腭、下丘脑错构胚细胞瘤等
　生长激素、生长激素释放激素缺陷
　　特发性生长激素缺乏症机制不明、部分患儿可见垂体发育不良
　　常染色体隐性遗传Ⅰ型
　　ⅠA型GHI基因缺失
　　ⅠB型CHI及其他基因突变、生长激素释放激素受体基因变异
　　常染色体显性遗传Ⅱ型GHI及其他基因变异
　　X连锁遗传Ⅲ型
　　转录因子基因缺陷如 Pitl、Pmpl、HESX-I、LHX3 等基因突变
　生长激素受体缺陷 Laron 综合征
　胰岛素样生长因子Ⅰ(IGF-Ⅰ)缺陷
颅脑损伤
　围产期损伤(臀位产、缺血缺氧、颅内出血等);颅底骨折、放射线损伤、炎症后遗症等
脑浸润病变
　如:肿瘤、Langerhans 细胞组织细胞增生症等
其他
　小于胎龄儿、生长激素神经分泌功能障碍、精神心理性矮身材、染色体畸变、骨骼发育障碍、慢性系统性疾病等

临床通常按体型是否匀称,即身体各部分的比例,尤其是上、下部量的比例是否正常,分为匀称型和非匀称型矮小。

1. **匀称型矮小** 身材矮小但身体各部分比例正常,见于生长激素缺乏症、家族性矮小、体质性青春发育延迟、小于胎龄儿、先天性卵巢发育不全(Turner syndrome,TS)、性早熟以及继发于某些疾病(如营养不良、严重贫血,慢性肝、肾病,青紫型先天性心脏病)的矮小。

(1) 生长激素缺乏症(growth hormone deficiency,GHD):是由于垂体前叶合成和分泌生长激素(growth hormone,GH)部分或完全缺乏,或由于结构异常、受体缺陷等所导致的生长发育障碍性疾病。大多数为特发性(原发性),即患儿下丘脑、垂体无明显病灶,但 GH 分泌功能不足。少数为器质性(获得性),即继发于下丘脑、垂体或颅内肿瘤、感染、细胞浸润、放射性损伤和头颅创伤等。GHD 诊断依据:①身高落后于同年龄、同性别正常健康儿童身高生长曲线的第3百分位数以下(或低于平均数减2个标准差)。②年生长速率<每年7cm(3岁以下);<每年5cm(3岁~青春期);<每年6cm(青春期)。③骨龄落后于实际年龄2年以上。④智力发育正常。⑤匀称性矮小、面容幼稚。⑥2项 GH 药物激发试验 GH 峰值均<10μg/L。⑦血清 IGF-Ⅰ水平低于正常。已确诊为 GHD 的患儿,应行头颅 MRI 检查,以了解下丘脑-垂体有无器质性病变,尤其对肿瘤的诊断有重要意义。

(2) 特发性矮小(idiopathic short stature,ISS):特发性矮小是儿童矮小常见病因之一,占所有身材矮小儿童的60%~80%。对于 ISS 的定义,目前最广泛采用的是身高低于同种族、同性别、同年龄儿童正常参比值的2个标准差以上,且无全身性、内分泌性、营养性疾病或染色体异常,ISS 患儿出生体重正常,生长激素分泌正常。目前将体质性发育及青春期延迟

（constitutional delay in growth and puberty，CDGP）和家族性矮小（familial short stature，FSS）归于 ISS 范畴。ISS 的诊断是排除诊断，确立诊断的最基本条件是必须排除其他疾病引起的生长发育落后以及病理性矮小，需要结合临床、生化、内分泌激素检测和分子生物学检测，以排除某些已知的能够引起矮小的疾病。

FSS 患儿体态匀称，出生时身长体重正常，身高增长速度近似正常儿童或稍缓，身高始终处在低水平，有明显的家族性，与父母的矮身材有关。家族成员中大多为矮身材。骨龄与年龄相称，无第二性征及性器官发育延迟。

CDGP 多见于男孩，有家族性，其父母可有青春期发育延迟的历史。出生身高、体重正常，但生长速度缓慢，特别是青春发育前或即将进入青春发育期时身高增长减慢更明显。性征出现可延迟数年，骨龄落后，智能正常。延迟的青春期启动后，有身高增长的加速和性发育过程。

（3）小于胎龄儿（small for gestational age，SGA）：是指出生体重和（或）身长小于同性别、同胎龄的均值减 2 个标准差。所有人类胎儿中有 3% ~ 10% 出生为 SGA，到 2 岁时多数身高恢复正常；10% ~ 15% 的 SGA 儿童将不会经历出生后的追赶生长而导致矮小。

（4）染色体疾病：由染色体数目异常或结构畸变所引起的染色体病，大多有生长发育的障碍。多表现为身材矮小，发育迟缓。常染色体病以 21-三体综合征最为常见，性染色体病中以先天性卵巢发育不全（Turner 综合征）最常见，患病率为 1/2000 ~ 1/2500 活产女婴。以身材矮小和性发育不全为主要表现，可伴有特殊的体貌特征如颈短（蹼）、肘外翻、盾状胸和后发际低等。染色体核型分析是确诊依据。因生长落后可为 TS 患儿青春期前唯一的临床表现，故青春期前生长落后的女孩应常规行染色体核型分析，以排除本病。

（5）Prader-Willi 综合征（Prader-Willi syndrome，PWS）：是由于 15q11-13 区域 *sNRPN*、*NDN*、*MAGEL2*、*MKRN3* 等印记基因缺失引起的一种综合征。临床主要表现为生长落后、肥胖、肌张力低下、智力发育障碍、低促性腺素性功能减退。甲基化 PCR（MS-PCR）技术可确诊99% 的 PWS。2000 年，FDA 批准基因重组人生长激素（recombination hGH，rhGH）用于儿童 PWS 的治疗。rhGH 治疗对改善 PWS 患儿的生长发育、身体组成、脂肪利用等方面有显著效果。

2. 非匀称型矮小　身体各部分的比例不正常，以短肢型多见，如先天性甲状腺功能减退症、先天性软骨发育不全等；而脊柱骨骺发育不全、黏多糖病则为短躯干型矮小。

（1）甲状腺功能减退症：由各种原因引起的甲状腺素分泌不足均可引起生长发育障碍，尤以先天性甲状腺功能减退症（congenital hypothyroidism，CH）为明显。可造成严重的身材矮小，骨龄落后并伴有智能发育落后。患儿呈黏液水肿面、眼距宽、鼻梁宽平、舌大而宽；精神差，安静少哭，表情淡漠，发育迟缓；皮肤苍黄粗糙；食欲差，腹胀，便秘等。患儿血清 T_3、T_4 降低，TSH 明显增高。影像学检查可见甲状腺发育不全、缺如和异位等。由于近年来新生儿筛查的广泛开展，该病得以早期发现、早期治疗。

（2）先天性遗传代谢病、骨病：此类疾病的患儿有身材比例的异常，在体检的时候，应特别注意测量坐高，以坐高/身高比来衡量身材是否匀称。

1）软骨发育不全（achondroplasia，ACH）：是软骨化骨缺陷而膜性化骨正常的一种常染色体显性遗传病，发生率为 1/25 000 ~ 1/4000。患儿出生时即有明显的身材矮小，主要为四肢短，特别是上臂和大腿最为明显，而躯干正常。并有特殊面容、胸廓扁平、肋缘外翻、腹部前突和臀部后翘等。手短而宽，下肢弯曲，步态摇摆。智力和性发育正常。

2）成骨不全症（osteogenesis imperfecta）：以反复多发性骨折和骨畸形为特点,分先天型（重型）和迟发型（轻型）两种。先天型骨折始于胎儿或新生儿期,严重者可导致宫内多处骨折。患儿身矮,肢体粗短,伴多种骨畸形,颅骨如膜性,常因颅内出血致宫内死亡或早年夭折。迟发型多为染色体显性遗传,病情相对较轻,出生时无明显表现,生后一年出现骨折和骨骼畸形等,常伴短齿、龋齿、脊椎侧弯,胸廓畸形,弯肋,驼背,短颈,下颌前突,倒三角状头面及膜样颅骨等。常有蓝色巩膜,部分有传导性或神经性耳聋。

3. **身材矮小的治疗**　矮身材儿童的治疗取决于其病因。目前可用基因重组人生长激素（recombination hGH,rhGH）治疗导致身材矮小的疾病:生长激素缺乏症（growth hormone deficiency,GHD）,慢性肾功能不全移植前（chronic renal insufficiency pretransplantation）、Turner 综合征（Turner syndrome）、PWS、SGA、ISS、短肠综合征、SHOX 基因缺失、Noonan 综合征（Noonan syndrome）等。rhGH 治疗可有效提高矮身材患者的生长速率,最终成人身高,治疗效果具有剂量依赖效应且存在个体差异,不同疾病的起始治疗剂量亦有所不同。目前,中华医学会儿科学分会内分泌遗传代谢学组建议 rhGH 治疗剂量见表2-4。

表2-4　rhGH 的治疗剂量

疾病	剂量 µg/(kg·d)	U/(kg·d)
生长激素缺乏症		
儿童期	25～50	0.075～0.15
青春期	25～70	0.075～0.2
Turner 综合征	50	0.15
PWS	35～50	0.10～0.15
SGA	35～70	0.1～0.2
ISS	43～70	0.125～0.2
慢性肾功能不全	50	0.15

（二）身材高大

身材高大是指身高高于本民族、本地区、同龄、同性别健康儿童的平均身高 2 个标准差或以上。可与遗传因素有关,病理因素包括垂体性巨人症、性早熟、脑性巨大症、Beckwith 综合征、Marfan 综合征、染色体异常 XXY 和 XYY 综合征及单纯性遗传性巨人症等。

三、头围增长的偏离

1. **小头畸形（microcephaly）**　头围小于同年龄、同性别正常小儿均值减 2 个标准差或低于第 3 百分位,称为小头畸形。头围过小与遗传因素、颅脑疾病和遗传性疾病有关。由于脑发育不全所致的小头畸形的婴儿除有头围小外,多伴有前额狭窄低平、前囟小且闭合较早和精神发育迟滞等表现,约 7.5% 小头畸形的儿童智力正常。

2. **头大畸形（macrocephaly）**　头围大于同年龄、同性别正常儿童均值加 2 个标准差或高于第 97 百分位以上,称为头大畸形,多有遗传因素,患儿双亲或之一有头大。少数由于疾病的影响,如先天性大脑皮质增厚及神经胶质细胞的增生,出生时即有大脑异常增大或生后迅速增大,而且前囟常较大,闭合延迟;颅内压不高,颅穹隆和面部均匀地增大。患儿体格和智力发育均有不同程度的障碍,还有视力及听力障碍,约半数患儿常发生惊厥。脑积水的患儿头围大并伴有增长过快,前囟张力大,严重时双眼可呈"落日征"。某些遗传代谢性疾病,如黏多糖病的患儿也有头大畸形的表现。

四、性发育偏离

1. **性早熟(precocious puberty)** 指女童在 8 岁前,男童在 9 岁前呈现第二性征的发育异常性疾病。性早熟的病因很多,可按下丘脑-垂体-性腺轴功能是否提前发动,分为中枢性(真性)和外周性(假性)两类。病因及分类见表 2-5。

表2-5 性早熟的分类及常见原因

中枢性性早熟	外周性性早熟
1. 特发性	1. 肾上腺疾病
2. 下丘脑病变	肾上腺皮质增生,肾上腺肿瘤
肿瘤:错构瘤,神经母细胞瘤	2. 性腺肿瘤
感染	卵巢颗粒-泡膜细胞瘤
外伤	睾丸间质细胞瘤
3. 先天畸形	3. 外源性
脑积水,视中隔发育不全等	含雌激素的药物、化妆品、食物
4. 其他	4. 其他
先天性甲状腺功能减退症	McCune-Albright 综合征;肝胚细胞瘤等

(1)特发性中枢性性早熟:不明原因的下丘脑-垂体-性腺轴提前发动所造成的性发育提前称为特发性真性性早熟(idiopathic central precocious puberty,ICPP),也称为中枢性或GnRH 依赖性性早熟。国外报道发病率约为 0.6%,国内缺乏确切流行病学资料。女孩多见,女性与男性比例为 4∶1~5∶1。女性性早熟患儿 80%~90% 为 ICPP,男性患儿则相反,80% 以上是器质性的。中枢性性早熟的临床特征是提前出现的性征发育与正常青春期发育程序相似。在青春期前的各个年龄组都可以发病,症状进展程度的个体差异较大。在性发育的过程中,均伴有身高和体重过快的增长和骨骼成熟加速。由于骨骼的过快增长可使骨骺融合较早,早期身高虽较同龄儿童高,但成年后反而较矮小。

1)诊断依据:①第二性征提前出现。②血清促性腺激素水平升高达青春期水平。血清促黄体生成素(LH)基础值可作为初筛,如果>5.0IU/L,即可确定其性腺轴已发动,不必再进行促性腺激素释放激素(GnRH)激发试验。GnRH 可使促性腺激素分泌释放增加,其激发峰值即可作为诊断依据。GnRH 激发试验方法:常规用 GnRH(戈那瑞林)2.5μg/kg 静脉注射,于 0 分钟、30 分钟、60 分钟、90 分钟和 120 分钟时采血测血清 LH 和卵泡刺激素(FSH)浓度。诊断 CPP 的 LH 激发峰值的切割(cut off-point)值取决于所用的促性腺激素检测方法。用放射免疫法测定时,LH 峰值在女童应>12.0IU/L、男童>25.0IU/L,LH/FSH 峰值>0.6~1.0;用免疫化学发光法(ICMA)测定时,LH 峰值>5.0IU/L、LH/FSH 峰值>0.6。③性腺增大:女童在 B 超下见卵巢容积>1ml,并可见多个直径>4mm 的卵泡;男童睾丸容积≥4ml,并随病程延长呈进行性增大。④线性生长加速。⑤骨龄超越年龄 1 年或 1 年以上。⑥血清性激素水平升高至青春期水平。

以上诊断依据中,①、②、③条是最重要而且必备的条件。如果就诊时的病程很短,则

GnRH 激发值可能与青春前期值相重叠,达不到以上的诊断切割值。对此类患儿应随访其副性征发育和线性生长加速情况,必要时应复查以上检测。

2)治疗:CPP 的治疗目的是以改善患儿的成年期身高为核心,还应注意防止早熟和早初潮带来的心理问题。但并非所有的 ICPP 都需要治疗。一般应用 GnRH 类似物(gonadotropin releasing hormone analogue,GnRHa)治疗。GnRHa 能有效抑制 LH 分泌,使性腺暂停发育、性激素分泌回至青春前期状态,从而延缓骨骺的增长和融合,尽可能达到延长生长年限、改善最终成年期身高的目的。GnRHa 应用指征:①骨龄≥年龄 2 岁,但需女童骨龄≤11.5 岁,男童骨龄≤12.5 岁;②预测成年期身高女童<150cm,男童<160cm;③或以骨龄判断的身高 SDS <−2SD(按正常人群参照值或遗传靶身高判断);④发育进程迅速,骨龄增长/年龄增长>1。不需应用 GnRHa 的指征:①性成熟进程缓慢(骨龄进展不超越年龄进展)者对成年期身高影响不大时,不需要治疗;②骨龄虽提前,但身高生长速度快,使身高年龄大于骨龄,预测成年期身高不受损。

GnRHa 应用方法:①剂量:首剂 80~100μg/kg,以后每 4 周 1 次,已有初潮者首剂后 2 周加强 1 次。剂量需个体化,根据性腺轴功能抑制情况(包括性征、性激素水平和骨龄进展)而定。②治疗中的监测:治疗过程中每 2~3 个月应检查第二性征及测量身高;首剂 3 个月末复查 GnRH 激发试验,如 LH 激发值同青春前期值,则表示剂量合适;此后,对女童只需定期复查基础血清雌二醇(E₂)浓度或阴道涂片(成熟指数);男童则复查血清睾酮基础水平以判断性腺轴功能的抑制状况。每 6~12 个月复查骨龄 1 次,女童同时复查子宫、卵巢 B 超。③疗程:为改善成年期身高,GnRHa 的疗程至少需要 2 年。一般建议在年龄 11.0 岁或骨龄 12.0 岁时停药。④停药后的监测:治疗结束后应每 6 个月复查身高、体重和副性征恢复以及性腺轴功能恢复状况。女童一般在停止治疗后 2 年内呈现初潮。

(2)外周性性早熟:亦称假性性早熟或非 GnRH 依赖性性早熟,是非受控于下丘脑-垂体-性腺功能所引起的性早熟,有第二性征发育,有性激素水平升高,但下丘脑-垂体-性腺轴不成熟,无性腺的发育。

(3)部分性性早熟:也称不完全性性早熟。多为单纯性乳房早发育,也可见单纯性阴毛早发育、单纯性早初潮。可能与下丘脑稳定的负反馈机制尚未建立伴有一过性雌二醇增高有关。

2. 青春期发育延迟(delayed puberty)　青春期和性发育开始年龄落后于正常儿童平均年龄 2.5 个标准差以上即为青春期发育延迟。如果男孩在 14 岁时、女孩 13 岁时尚无第二性征发育可考虑该病。按发病机制可分为低促性腺激素性性发育不良(hypogonadotropic hypogonadism)、高促性腺激素性性发育不良(hypergonadotropic hypogonadism)和体质性青春发育延迟等。

(1)**体质性青春发育延迟(constitutional delay of growth and puberty,CDGP)**:是青春期发育延迟最常见的原因之一,它是正常发育的一种变异。诊断要点:第二性征发育晚于正常儿童第二性征平均发育开始时间的 2.5 个标准差以上;有一定的家族遗传倾向;出生时的身长和体重一般都正常,儿童期生长较迟缓,身材较同龄儿矮小,骨龄成熟延迟;体格检查正常,GnRH 兴奋试验 FSH、LH 的反应值与骨龄相适应;当其骨龄接近正常青春期发育年龄时有性征的发育和体格生长的突增;最终身高能够达正常水平。

(2)**先天性卵巢发育不全症**:又称 Turner 综合征,是最常见的性染色体畸变疾病,发病率占活产女婴的 1/2000~1/2500。儿童期身材矮小,典型病例的体格特征:肘外翻、颈蹼、盾甲状胸、乳距增宽、掌骨短小等,有的患儿伴有先天性心脏病。越接近青春期生长发育越迟缓,不仅身材明显矮小,而且第二性征不发育,原发性闭经。Turner 综合征是由于全部或部分体细胞中的其中一条 X 染色体的完全或部分缺失所致。

(3) 先天性睾丸发育不全症:也称 Klinefelter 综合征或简称克氏征,是男性不育中最常见的染色体异常。发病率占活产男婴的 1/1000 ~ 2/1000。克氏征的个体表现为男性,幼年及少年时体征不明显,而到青春发育期出现乳房增大、肩窄、臀宽等女性体态。男性第二性征发育异常,胡须、阴毛及腋毛稀少,多无喉结。外生殖器呈男性型,阴茎正常或短小,睾丸小;大多数身材较同龄儿高;有智力行为异常。

(4) 全身性慢性疾病和严重营养不良所致的青春期发育延迟:患儿有长期罹患心、肝、肾、血液等系统严重疾病的历史以及相应的临床表现。严重营养不良的患儿明显消瘦,皮下脂肪消失殆尽;体格生长和性征发育均延迟。一般原发病经过治疗后减轻,营养状况改善后,青春期发育可以启动,并出现体格和性发育的加速。

(5) 嗅觉生殖系统发育不全综合征(Kallmann 综合征):多为男性,有家族遗传性,是下丘脑及嗅觉中枢发育障碍导致的 GnRH 缺乏伴嗅觉障碍。临床表现除性腺发育不良(小阴茎、小睾丸或隐睾)、性发育落后外,还伴随有嗅觉障碍。

(6) 性幼稚色素视网膜炎多指畸形综合征(Laurence-Moon-Biedl 综合征):男性多见,多在儿童期发病。主要特征为肥胖、性腺发育不良、智力落后、色素性视网膜炎、多指(趾)或并指(趾)畸形。

(7) 肌张力智力性功能低下肥胖综合征(Prader-Willi 综合征):是一个复杂的多系统异常,主要临床特征为新生儿期肌张力低、发育延迟、身材矮小、行为异常、肥胖及下丘脑性性发育不良。男性可有小阴茎、小睾丸或隐睾、睾丸缺如;女性乳房不发育,子宫阴道发育不良。

体质性青春期发育延迟的儿童其青春期会自发启动,在完成整个生长发育过程后多数身高可以达到正常,故一般不需治疗。年龄在 14 ~ 15 岁或骨龄达 12 ~ 13 岁,仍无明显性征出现者可给予小剂量性激素诱导性成熟。男孩:庚酸睾酮 50 ~ 100mg,每月 1 次,3 ~ 6 个月为一个疗程;女孩:雌二醇 0.25mg/d,3 个月为一疗程。

(杨 凡)

第三章

儿童心理发展

心理发展与体格生长是儿童生长发育过程中同等重要的两个方面。体格的生长奠定了心理发展的物质基础,在一定程度上制约着心理发展;而心理发展既依靠生理结构、功能的完善,又受社会、生活环境及教育的影响。源此,使一个软弱无能的新生儿经过一定阶段,逐步发展成为一个能够独立参加社会生活的社会成员。

第一节 儿童心理发展的年龄阶段

儿童个体间因遗传、性别、营养和生活环境等因素的影响,生理和心理会存在较大差异。但是,都遵循着由简单到复杂、由低级到高级、由分化到统一的发展变化过程。他们在遗传和环境因素的共同作用下,通过学习使个体更具有适应性并体现出相应的年龄特征。

一、儿童心理发展年龄阶段的基本内涵

从受精卵开始到胎儿出生至生命成熟、衰老以及个体心理发生、发展的全过程都在彰显不同年龄阶段的特征。儿童不同年龄阶段心理发展的特点和规律,既反映不断发生的量变,也体现一定程度的质变。当某些代表新质要素的量积累到一定程度,则产生一定年龄阶段质的飞跃,从而形成独特的儿童心理发展年龄阶段(age stage of mental development of children)特征。儿童心理发展的年龄特征主要涵盖两个部分和四个方面:

两个部分:①认知发展的年龄特征:包括感觉、知觉、记忆、思维、想象等,其中思维的年龄特征最主要;②社会性发展的年龄特征:包括兴趣、动机、情感、价值观、自我意识、能力、性格等,而人格的年龄特征最为重要。

四个方面:研究生命全过程或儿童个体的认知发展与社会性发展的年龄特征,必须结合以下四个方面的有关问题:①社会生活条件和教育条件;②生理发育;③动作和活动的发展;④语言的发展。

在一定条件下,心理发展的年龄特征相对稳定,但随着社会生活和文化教育等因素的影响,会产生一定的可塑性。因此,儿童的心理发展特点一般表现为:①成熟和学习是其心理发展的重要过程;②具有一定的稳定性和可变性;③与年龄相关联;④发展的不平衡性;⑤发展具有关键期(敏感期),即各种心理功能的成熟与发展敏感期不同(表3-1)。

表 3-1　儿童某些心理发展的关键期

关键期年龄	心理发展内容	关键期年龄	心理发展内容
1~3 岁	口语学习	5 岁以前	音乐学习
0~4 岁	形象视觉	5 岁左右	掌握数的概念
4~5 岁	书面语学习	10 岁以前	外语学习、动作技能的掌握

二、心理发展年龄阶段的划分

划分儿童心理发展年龄阶段是发展心理学研究的一个重要内容,迄今仍未得到适当的解决。例如,婴幼儿期的界定就有 0~1 岁、0~2 岁和 0~3 岁三种观点。心理现象是复杂的,发展心理学家柏曼(Berman,1911)认为划分心理发展年龄阶段,应以生理发育的特点为基础;皮亚杰(Jean Paul Piaget,1896—1980)则认为应根据智慧发展的不同类型作为划分标准,还有些心理学及其他学派将年龄作为一个特殊的自变量(历法年龄、实际年龄、心理年龄、智力年龄等)来划分。一般来说,年龄阶段特征既应该有一定的顺序、限度和阶段性,又应该有因文化背景、个体生理、主体的活动、人格差异等形成的可变性。所以,仅仅从某一发展维度划分儿童心理发展年龄阶段的整体特征,是有一定片面性的。所以,划分的儿童心理年龄阶段特征,应体现其生理发育水平、语言发展水平、智力发展水平和人格发展特点,还需要有主导的生活事件和主导的活动形式。据此,儿童心理发展可划分为以下四个年龄阶段:

1. **0~3 岁年龄阶段（心理学称为婴幼儿期）**　即婴幼儿,是人类智慧发生和开始发展的时期,主要表现为动作发育、语言发展和思维的萌芽。

2. **3~6 岁年龄阶段（心理学称为幼儿期）**　系学龄前儿童,此期儿童的感觉、知觉、记忆、思维、语言、动作及人格都会出现质的飞跃。

3. **6~10、11 岁年龄阶段**　指学龄期儿童,他们从幼儿园到小学,社会交往更为广泛;在学习的过程中,自觉运用道德准则、建立同伴和师生等社会关系的能力逐渐形成。

4. **11、12 岁~17、18 岁年龄阶段**　青少年期,一般指中学生。这个阶段正处于青春发育期,是一个过渡时期。这个年龄阶段儿童的心理状态很不稳定,但可塑性很大,也是心理成熟前动荡不定的时期。

第二节　0~3 岁儿童的心理发展

生命的最初三年(出生至生后 3 岁儿童)是人类智慧发生、发展的重要时期。

一、神经系统发育

神经系统的发育和成熟是儿童心理发展的物质基础,并与体格生长相互影响、相互促进。

（一）脑发育

脑发育是指其形态发育和结构功能不断完善、成熟的过程。在胎儿期,神经系统的发育已经优先于其他系统。

（1）大脑(cerebrum):是集各种功能为一体的最高中枢,也是发育成熟所需时间最长的器官。孕 5 周时,大脑即可分出前、中、后脑及两半球;大脑皮质在胎儿第 8 周开始形成;16 周后皮质外板发展迅速,内板相对较缓慢,由此在大脑表面形成了许多皱折和沟回(sulcus); 孕 25~28 周中枢神经系统基本结构已形成(图 3-1)。

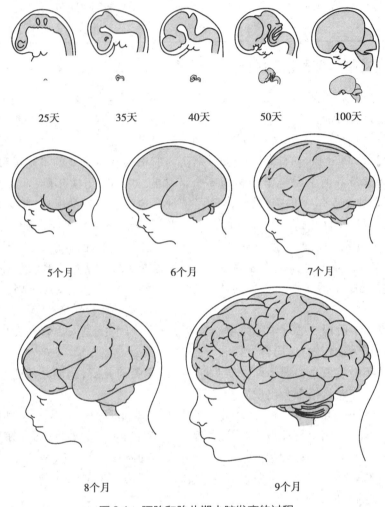

图 3-1　胚胎和胎儿期大脑发育的过程

出生时,新生儿大脑皮质下的组织和一级皮质区组织已经成熟,但较复杂的二、三级皮质区尚未成熟,生后开始迅速生长和发育,尤其在 2 岁内(脑发育的关键时期)。新生儿脑体积虽然只有成人的 1/3,但已拥有和成人相同的脑神经细胞(140 亿个左右);此时大脑的沟回较浅、大脑皮质(cerebral cortex)较薄、细胞分化较差、树突(dendrite)和轴突(axonic synapse)也少而短,功能还不够完善,中脑、脑桥、延髓、脊髓发育相对较好,可基本保证生命中枢的功能。随着大脑皮质神经细胞间的树突和轴突迅速扩增,脑形态和功能的发育也逐渐成熟。1 岁时,树突和轴突扩增的密度超过成人,但第 2 年则开始出现"修剪"现象,即经常使用的得以保留,不用或少用的则被淘汰。大脑的"修剪"现象不是所有区域都出现,不同区域、不同部位发生修剪的时间也不同,"修剪"现象一直持续到青少年期。修剪使树突和突触得到"塑造",以形成更有效的工作网络。

脑重量的增加代表脑实质生长,主要是神经细胞体积的增大和与之相连的树突、轴突的增多、加长,以及神经髓鞘的形成和发育。出生时脑重约为350g,相当于体重的10% ~12%(成人仅2%);6个月达600g左右,9个月约为700g(成人的1/2);2.5 ~3岁可至900 ~1010g(约为成人的75%);此后发育渐缓,6 ~7岁时,脑重增加到1280g(成人的90%);9岁时约1350g;12岁时约1400g,达成人水平。

大脑神经纤维髓鞘化是脑细胞功能成熟的重要标志,各个部位形成的早晚不同,如脊髓神经髓鞘在胎儿第16周即开始形成,锥体束在胎儿第20周开始至生后2岁形成,而新生儿脑内感觉运动通路已基本髓鞘化,但白质尚未髓鞘化。由于婴幼儿传导通路的髓鞘化较晚,联合区及其联系系统的成熟也很晚,所以兴奋也容易泛化。3岁末,大脑皮质的传导通路基本都已髓鞘化,确保神经兴奋的迅速传导。

(2) 小脑(cerebellum):维持身体平衡,协调运动,调节肌张力。出生时小脑发育较差;2 ~3岁发育尚未完善,因此随意运动不够准确,共济运动也较差;6岁时小脑发育达成人水平。

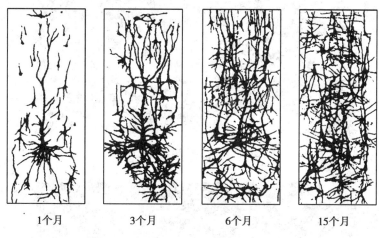

图3-2　生后1 ~15个月大脑皮质神经元

(3) 脊髓(cerebellum):胚胎期已开始发育,出生时形态结构已较完善,2岁时近似成人。婴幼儿脊髓与身长的比例较成人相对长,胎儿期达骶管,新生儿期达第二腰椎下缘,4岁时至第一腰椎。神经纤维在胎儿第28周即开始从白质向皮质深入,但为数很少;出生后大脑皮质神经细胞间的突触数量迅速扩增,2岁时神经纤维开始向水平、斜线和切线方向延伸,形成网状结构,使神经系统的联系、传导作用随着大脑形态及结构的不断发育,而逐渐成熟、完善(图3-2)。

(4) 神经纤维髓鞘:神经纤维髓鞘化(myelinization)是有隔绝作用的脂肪鞘(髓磷脂,myelin)包裹神经纤维的过程。中枢神经系统各部位髓鞘化形成的时间略有不同。胎儿第16周脊髓神经髓鞘开始形成;其次是感觉神经(视和听神经髓鞘在生后1 ~2个月形成);锥体束在胎儿期第20周开始至生后2岁形成;皮质本身则较迟,故儿童神经精神发育较其他功能晚;6岁末所有皮质传导通路都已髓鞘化(图3-3)。髓鞘化是脑成熟的重要标

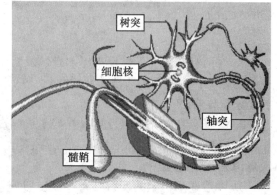

图3-3　神经纤维髓鞘化

志,它使神经兴奋迅速传导得到保证。

（二）神经反射

新生儿一出生,就有吮吸、觅食、起坐后仰(图3-4)、拥抱(图3-5)、握持、牵拉(图3-6)、踏步(图3-7)、颈紧张,在帮助下爬行(图3-8)等先天性(非条件)反射,伴随神经系统的不断发育,这些先天性的神经反射有的逐渐减弱或消失,有的可终身存在,还有的则形成各种各样的条件反射,从而使婴幼儿能更快更好地熟悉并适应环境。

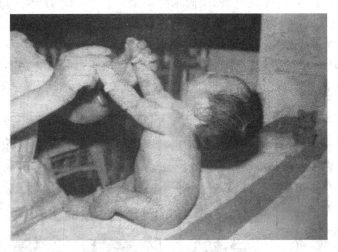

图3-4　当新生儿起坐时头后仰

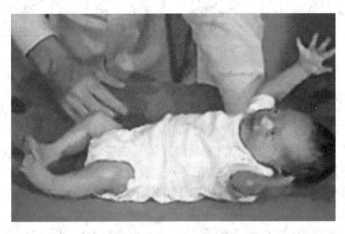

图3-5　拥抱反射

1. **暂时存在的先天性反射**　由脊髓及脑干的低级中枢控制,如吮吸反射、拥抱反射、握持反射等。在一定年龄阶段将会消失,如在该消失的年龄不消失,或两侧持续不对称,提示神经系统异常。

2. **终身存在的先天性反射**　在接受大脑皮质高级中枢控制的同时,由脑干部位的低级中枢所控制,如角膜反射、吞咽反射、瞳孔对光反射,这些反射出生即有并终生存在,如减弱或者消失,提示神经系统有病变。

3. **生后逐渐稳定的反射**　有些浅反射(提睾反射、腹壁反射)和腱反射(二头肌、膝腱、跟腱)等都具有终身性。出生时这些反射呈弥漫性,随着年龄的增长逐渐稳定,如提睾反射

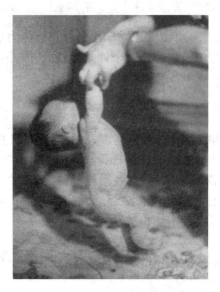

图3-6　牵拉反射

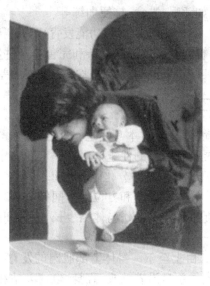

图3-7　踏步反射

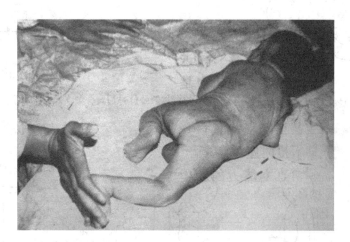

图3-8　在帮助下向前爬行

在生后4~6个月才明显;腹壁反射到1岁后才比较容易引出。这些反射如果减弱或者消失提示神经、肌、神经肌结合处或小脑病变。恒定的一侧反射缺失或亢进都有定位意义,如锥体束损害可有反射亢进和踝阵挛。

4. **生后逐渐建立的反射**　直立反射(中枢在脑干)、平衡反射(中枢在大脑皮质)是在生后3~4个月和6个月相继出现的终身存在的反射。如果该反射出现延迟或不出现,提示中枢神经系统异常。

5. **生后可存在一段时间的病理反射**　巴宾斯基征阳性提示锥体束有损害,2岁以内的婴幼儿可呈现阳性,但无临床意义。

6. **条件反射的形成**　生后9~14天的新生儿出现第一个条件反射(conditioned reflex),即被母亲抱起时,出现吸吮动作;2个月开始逐渐形成与视、听、味、嗅、触觉等感觉相关的条件反射;3~4个月出现兴奋性和抑制性条件反射;2岁以后不但可以利用第一信号系统形成条件反射,还可以利用第二信号系统形成条件反射。条件反射可帮助儿童建立较好的生活习惯,如睡眠、进食、排便训练等。

2~3岁时皮质抑制功能发育成熟。随着条件反射的形成和累积,其综合分析能力逐渐提高,智力发展也渐趋复杂和完善。条件反射形成的快慢和稳定性个体差异较大,因此不能根据某一点来说明儿童未来智力发展的差异。

二、动作发育

动作(action)本身不是心理活动,但与心理活动的发展有着密切联系,并对婴幼儿的心理发展具有明显的促进作用。一定的动作技能,可帮助其逐渐认识自我和客体,从而产生自我意识和主客体的分化。3岁前,儿童依靠感知获得的信息,在自发动作的协调下,才能使其大小、形状、深度和方位等空间知觉得以发展。因此,动作发育对婴幼儿的认知发展有很大的促进作用。动作与体格生长、大脑和神经系统的发育密切相关。

(一)动作发育的规律

1. **由上至下**　身体上部肌肉的发育,如颈部、肩部和上肢先于身体下部,任何一个婴幼儿的动作总是沿着抬头、翻身、坐、爬、站和行走的方向发育。

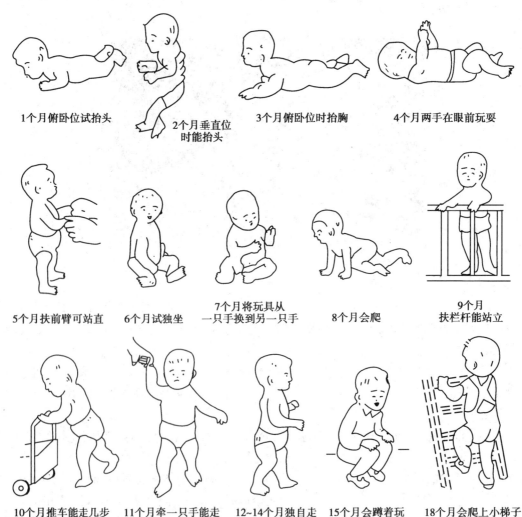

图3-9　婴幼儿动作发育

2. **由近至远** 头和躯干的发育先于臂和腿,臂和腿又先于手指和脚趾;上肢是先能抬肩和上臂,继而是肘、腕,手指摘取小物体的动作最晚。

3. **由大到小** 婴幼儿的动作是从大肌肉、大幅度的粗动作开始,逐步向手的小肌肉精、细动作发展。

4. **正向先于反向** 婴幼儿是先会抓握东西,然后才会放下;先从坐位拉着栏杆站起,然后才会从立位时坐下;先学会向前走,然后才会向后倒退。

（二）全身大动作及精细动作发育

1. **大动作（gross motor）** 指抬头、翻身、坐、爬、站、走、跳。它是人类最基本的姿势,是移动能力的基础,也是神经系统调节原始反射、立直反射及平衡反射的综合复杂活动(图3-9)。

2. **精细动作（fine motor）** 是手的拇指与其余四指对立的抓握,并在感知觉、注意等心理活动的配合下所完成的动作。婴幼儿通过手动觉和视知觉的协调,认识外界事物的属性,从而产生直觉行动思维。这是人类思维发生的第一步。随着年龄的增加,手的随意运动不断发育,目的性也不断增强,为其认知和智力发展奠定了良好的基础。儿童神经精神发育过程见表3-2。

表3-2 儿童神经精神发育过程

年龄	粗、细动作	语言	适应周围人物的能力与行为
新生儿	无规律,动作不协调	哭叫	铃声使全身活动减少
2月龄	直立位及俯卧位时能抬头片刻	发喉音	能微笑,有面部表情,眼随物动
3月龄	仰卧位变为侧卧位;用手摸东西	咿呀发音	头可随看到的物品或听到的声音转动180°,注意自己的手
4月龄	扶着髋部时能坐,俯卧位时可两手支持抬起胸部;抓握拨浪鼓	大笑出声	抓面前物件,玩手,见食物表示喜悦,有意识笑或哭
5月龄	两手各握一玩具	发单音节	伸手取物,能辨别人声,喜照镜
6月龄	独坐不稳;摇玩具		区别生、熟人,拉衣服,玩足
7月龄	自由翻身,独坐稳,玩具可换手	发出"ba,ba"、"ma,ma"等唇音	听懂自己名字,自喂饼干
8月龄	会爬(或后退、打转),可卧位到坐位或坐位到卧位,可扶站,会拍手	重复大人所发的简单音节	注意观察大人的行动,开始认识物体
9月龄	扶站,会从抽屉中取出玩具	能懂部分成人语言,如"再见"等	见妈妈会伸出要抱,可玩简单游戏
10~11月龄	独站片刻,扶椅或推车能走几步,拇指、食指拾物	开始用单词	模仿成人动作,招手"再见",抱瓶自喂
12月龄	独走,弯腰拾东西,会将圆圈套在木棍上	能叫出物品名字,如灯、碗,指身体部位	有喜恶情绪区别,穿衣合作,用杯喝水
15月龄	走得好,能蹲着玩,能叠两块方木	能说出几个词和自己的名字	能表示同意或不同意
18月龄	爬台阶,有目的地扔皮球	能认识和指出身体各部分	知两便,听懂成人部分吩咐,会自己进食

续表

年龄	粗、细动作	语言	适应周围人物的能力与行为
2 岁	双脚跳,准确用勺或筷子进食	说 2~3 字的短句	完成简单吩咐,如拾起地上的物品,能表达不同情感
3 岁	跑,骑三轮车,会洗手、脸,穿、脱简单衣服	说短歌谣,数数 1~5,用代名词"我"	看图识物,知性别,产生自尊心、同情心,知羞
4 岁	爬梯子,会穿鞋	唱歌	画人 3 部分,思考简单问题,好发问
5 岁	单腿跳,会系鞋带	识简单字	辨认颜色,数 1~10 数,知道物品用途及性能
6~7 岁	参加简单劳动、剪纸、泥塑、结绳等	讲故事,描述事情,写字	能数 1~50 数,做简单加减法,喜独立自主

三、语言发展

语言(language)是表达思维和意识的心理过程,也是人类特有的高级神经活动。语言涉及认知、感觉、运动、心理、情感和环境,而且要借助于听觉、发音器官和大脑功能发育的正常。因此,语言是婴幼儿全面发展的重要标志。语言的发育还与性别(女孩较男孩早,会说50 个词女孩平均为 18 个月,男孩则为 22 个月)、生后的教养以及是否经常与婴幼儿进行交流密切相关。语言发展的进程包括准备和发展两个阶段。

(一)语言的准备阶段(出生至 12 个月)

此期是语言前期,婴儿运用听觉和一套完整的发音器官,开始对语音的刺激(活跃、生动的情景;亲切之情;单独的语音)产生定向反射。10~11 个月时,开始"懂得"词义。婴儿对语音刺激的反应是一个从感知音调逐渐发展到感知词义的过程。我国心理学家吴天敏、许政援等认为,婴儿出生后第一年的语言发展可分为三个阶段:

1. **简单发音阶段(0~3 个月)** 新生儿出生后的第一声啼哭,就表示能运用完整的发音器官进行反射性的发音,但哭声是未分化的。1 个月后的哭声开始分化,会用哭的方式表示身体状态和需要(疼痛、饥饿等)以得到成人的注意。3 个月开始咿呀学语,能发出"啊"、"咿"等喉音,或类似于后元音的 a、o、u、e 等,这些声音不具备信号意义,但反复发声产生的听觉刺激、喉部本位感觉可使婴儿从中获得快感,也为言语的发生准备了条件。

2. **连续发音阶段(4~8 个月)** 4~5 个月时已经出现辅音中的唇音 p、m、b,以及少量的双音节音,并进入牙牙学语阶段。这段时间,类似于妈妈、爸爸的"ma-ma"、"ba-ba"等双音节和多音节的音量明显增多,8 个月左右牙牙学语达到高峰,伴有辅音和元音组合,能听懂成人部分语言,并作出相应的反应(如说再见,举起小手进行摇动;说灯,抬头看灯等),与此同时,进入语言的理解阶段。

3. **连续的不同音节阶段(9~12 个月)** 这个时期婴儿能发出大量不同多音节的音,特别喜欢与人交往。部分 9 个月的婴儿已经能说第一批具有特定意义的词;喜欢模仿成人的语音,能将自己的语音和某些特定事物联系在一起;10 个月时,有些已能有意识地叫妈妈、说再见等,1 岁末的词汇量在 20 个左右。

(二)语言的发展阶段(1~3 岁)

12~18 个月为语言初期,对成人语言的理解能力迅速发展,连续音节、近似词的音节增多，开始能使用单词表达自己的愿望或与他人进行交往，如"抱抱"表示"妈妈抱抱我"、"车车"表示"妈妈我要小车"，这种以词代句的短句，意义不明确，词性也不确切，故称为单词句或乱语（隐语）。

18~36个月是语言积极活动阶段，也是语言表达的关键期。在继续理解成人言语的基础上，儿童主动性言语迅速发展，表达能力进一步提高，言语结构也变得复杂，为其思维的发展提供了重要条件。此期儿童会说2~3个词组成的简单句，如"妈妈坐"、"妈妈饿"等。语义比单词句明确，但结构不完整。此时词汇增加到数百个，模仿能力更强，交流的内容也增多。他们喜欢与成人交谈、听故事，并能理解其中简单的内容，但言语表达多情境性，缺乏连贯性；有时能用自己说出的词调节自己的行为，如"小红（自己的名字）要"、"小红拿"等。这种有意识行为的发生，表明在语言概括和调节的作用下，儿童的直观行动思维在向具体形象思维转化。随着语言和思维的发展，儿童独立行动的倾向开始产生，在日后的活动中，逐渐明白自身的存在，言语的发展促进了自我意识的发生与发展。3岁末，已能使用最基本的词汇和句型，句子结构也基本符合语法原则，能初步掌握本民族语言，成为一个颇具表达能力的"谈话者"。

四、认知发展

（一）新生儿

从受孕到出生，整个胎儿期为个体的心理发生准备了自然的物质基础。新生儿的吮吸、觅食、握持等70多种本能（无条件）反射，保证了新生儿内部器官与外界条件的最初适应，也为其度过这个特殊时期以及今后的生存提供了前提。因此，新生儿期是个体心理开始发生的时期。

出生后的新生儿已经具有指向人类社会的自然倾向，如他的内源性微笑（图3-10），反映其生理需要得到满足；而受到不良刺激作用时（饥饿、疾病、大小便等）就会哭，表示痛苦，并以此吸引成人对其关注的敏感性。新生儿这些自然倾向是一种最原始、最基本的信号，表明他在社会关系中的积极参与，也是和成人交流、传递信息、建立联系的重要适应方式。

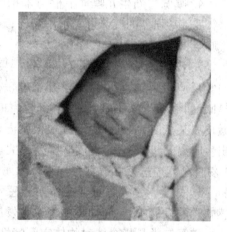

图3-10　出生两周新生儿的微笑

（二）感知觉发展

感觉（sensation）是脑对客观事物个别属性的直接反应，即对客观事物最简单的物理属性（如颜色、形状、大小、软硬、光滑和粗糙等）和化学属性（气味、味道等）以及机体最简单的生理变化（疼痛、舒适、凉热、饥、渴、饱等）的直接反应。知觉（perception）是通过视、听、嗅、触等感觉器官，对事物的整体，经过大脑的处理加工而形成的直接反应。感觉和知觉既有区别，又是紧密联系在一起的心理过程，故统称为感知觉或感知。在婴幼儿的认知能力中，感知觉发育最早，而且最快。他们借助感知能力去认识客观世界，认识自我，这为其心理发展的完善和个性的形成奠定了基础。

1. **视觉**　外界的信息80%来自于视觉（vision）。新生儿的视感应功能一出生就具有，并可以进行某些视觉活动（如眨眼反射、瞳孔反射等），但视觉的调节功能很差。出生后的前半年是视觉迅速发育的敏感期，此时如果出现发育异常可引起视力丧失。

视觉的调节能力随着年龄的增长逐渐成熟。2~4周婴儿的两眼能凝视光源，追随物体达中线;2个月时能追视水平方向运动的物体;3~4个月时会用眼睛积极寻找成人,能像成人那样改变晶状体的形状,呈现双眼视觉。双眼视觉的出现,使婴儿控制手部动作的能力增强,较准确抓住挂在上方的玩具,并通过这种行动,觉察不同距离的物体;5个月时追视物体的准确度可达75%;6个月眼睛晶状体的调节功能达成人水平,可通过改变体位来协调视觉,出现眼手的协调动作;8~9个月开始出现视深度感觉,能较长时间看3~3.5m内人物的活动;12~18个月视力为0.2,辐辏动作更好,视觉调节功能基本完善,但视深度感觉仍较差;2~3岁能识别物体大小、距离、方向和位置,可区别垂直线与横线,视力达0.5。视觉发育还表现在颜色视觉方面,1个月时就能区分蓝色、紫色、黄绿色与灰色;2个月时能区分黄色与红色;4个月婴儿的色觉已和成人相似,喜欢清晰、鲜明的基本色,尤其是红色和蓝色。部分2岁的幼儿已能识别并匹配几种颜色,2.5岁时基本都能匹配红、白、黄、黑、绿等8种颜色;3岁左右开始能说出颜色名称。

2. **听觉**　新生儿的听觉(audition)发育已较好,表现在对声音的注意、定位和语音的辨别上,如与胎内相似的声音,对新生儿有一定的安抚作用。婴儿对说话的声音特别敏感,尤其是高音调的女性声音。2个月婴儿能辨别声音的方向,即头能向有声音的方向转动;6个月已能辨别音乐中不同的旋律、音色和音高等,并初步具备协调听觉与身体运动的能力。

3. **味觉**　是新生儿出生后最发达的感觉,如尝到甜的,出现微笑、吮吸动作;尝到苦味,就伸舌头、吐唾沫,表示拒绝;4~5个月的婴儿味觉非常敏感,可拒绝吃不喜欢的味道的食物。人类的味觉系统在婴幼儿期和儿童期最发达,以后逐渐衰退。

4. **嗅觉**　新生儿嗅觉中枢与末梢已基本发育成熟,如闻到母乳香味会积极寻找乳头。1个月后对强烈的气味可表示不愉快;7~8个月可辨别出芳香的气味,第2年即能识别各种气味。

5. **皮肤感觉**　包括痛觉、触觉、温度觉和深度觉。痛是机体的一种保护性功能,新生儿痛觉反应较迟钝,2个月后才开始敏锐;女婴疼痛较男婴敏感。新生儿触觉发育较好,尤其是眼、前额、口周、手掌、足底等部位,如触及口唇即引起吮吸动作;7个月有定位能力,当刺激皮肤某点时,手可准确地抚摸被刺激的部位。新生儿的温度觉较敏锐,尤其是冷刺激,如出生时离开母体,环境温度骤降就啼哭。3个月时已能区分31.5℃与33℃水温的差别。2~3岁时已能通过接触辨别各种物体的属性,如物体的软、硬、冷、热等。

6. **知觉**　是人脑对直接作用于感觉器官的各种客观事物属性的整体反映。在婴幼儿感知觉的发展中,空间知觉的发生和发展是其中一项重要指标。

空间知觉是指个体对物体空间特性的反映,包括大小、形状、距离、体位和方位等。空间知觉主要是凭借视觉、听觉、动觉、平衡觉的协同作用,并辅以习得的经验而形成的,视觉在空间知觉中占主导地位。新生儿以反射性活动为特点,很少证实有知觉行为。研究表明,出生10天的新生儿已有三维度空间知觉(如把东西移向新生儿的脸,他会做出非常准确的、协调的防御动作)。2~3周的婴儿能认识人脸的基本形状,并偏爱与人脸相似的图形。10~12周有一定程度的"大小恒常性",能分辨简单的形状;5~6个月能边用眼睛看,边用手抚摸、摆弄物体,通过眼、手协调动作的配合,逐步辨明物体的准确位置、大小,从而建立物体具有恒常性的观念。研究显示2.5岁的幼儿,80%以上能够判断物体的大小,并用语言表达出来。深度知觉是客观事物在三维空间中提供的信息,它能使人脑感知物体的厚度和物体与我们的距离。深度知觉是以视感知为主,并与动觉协同作用的结果。视觉悬崖(visual cliff)试验(图3-11)表明婴儿(6个月前)已经有了深度知觉。深度知觉随着年龄的递增而不断发

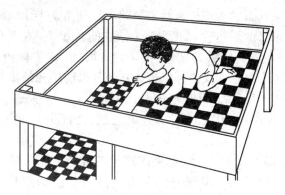

图 3-11 视觉悬崖

展,生后 1 年内发展最快,3 岁儿童已能辨别上、下方位。

时间知觉是个体对时间的延续性和顺序性的感知能力。时间知觉具有主观性、相对性和非直观性的特点,既看不见,也摸不着。婴幼儿对时间的感应没有相应的感觉器官,只是动觉和视觉的联系。所以,婴幼儿的时间知觉仅仅处于萌芽状态,如天黑了要睡觉、天亮要起床等。

感觉和知觉既有区别,又是紧密联系在一起的心理过程,故统称为感知觉或感知。在婴幼儿的认知能力中,感知觉发育最早,而且最快,他们借助感知能力去认识客观世界及自我。因此,感知觉的发育为婴幼儿心理发展的完善和个性的形成奠定了基础。

观察是知觉的高级形态,是有目的、有计划,比较持久的知觉过程,也是一种相对主动、社会化的过程。因此,应该注重培养儿童的观察能力,让其多看、多听、多摸以了解物体的属性、形状、用途和事物间的内在联系,这对儿童认识客观世界具有重要意义。

（三）注意发展

注意(attention)是指人心理活动的指向并集中于一定的人或物。注意不是独立的心理过程,而是心理活动的一种属性或特征,起维持某种心理活动指向性和集中性的作用。如"注意看"是视觉对事物的指向和集中;"注意听"是听觉对声音的指向、集中;"注意记"是心理活动对记忆材料的指向和集中。所以,注意在人的心理活动中非常重要,它是人细致观察、良好记忆、创造性想象、正确思维的重要条件。

新生儿在觉醒状态对巨响、强光刺激所产生的无条件定向反射,是一种原始状态的无意注意。6 个月内的小婴儿其注意主要表现在视觉方面,如 3 个月后喜欢注视熟悉人的脸。凡是形象鲜明、新颖和变化的事物都能自然而然地引起小儿的注意,对感兴趣的事物,集中注意的时间较长。1 岁左右有意注意开始萌芽,注意时间一般不超过 15 秒;2~3 岁注意力能集中 10~12 分钟。

婴幼儿期的有意注意稳定性较差,不但易分散和转移,而且注意的事物和时间都很有限。注意对儿童认知的发展十分重要,可通过玩具、游戏和有趣味及适合年龄特点的活动促进有意注意发展。

（四）记忆的发展

记忆(memory)是人脑对客观现实的反映,即将过去的经验通过识记、保持、再认和回忆的方式在大脑中反映出来,是比感知觉更为复杂的心理现象。

研究表明,出生 3 天的新生儿反复听一个词直到习惯化,他不会再有转头倾听的反应;

如果再呈现新的词,新生儿就会再次把头转向声源。2~3个月能用眼睛去寻找从视野中消失的玩具,表明有短时记忆。3~4个月出现对人或物的认知,5~6个月认知较明显,如能辨认自己的母亲与陌生人。随着年龄的增长,再认能力增加。1岁以内的婴儿能再认几天以前的事情,2岁可延续到几个星期,3岁可以再认几个月以前感知的事物;再现在1岁左右出现,2岁时再现潜伏期只有几天,3岁时延长至几个星期。一般来说,运动性记忆出现最早(生后2周左右),其次是情绪性记忆(6个月左右),最后出现的是形象性记忆(6~12个月)和词的逻辑性记忆。

记忆出现的第一个高峰在1~3岁,此期间产生符号的表征和延缓模仿,再现和模仿能力迅速发展,机械记忆能力剧增。随着语言的发展,1岁以后的幼儿得以用符号进行表征,从而产生了符号表象和回忆。如"苹果"一词的符号表象或一个黄色象征苹果的圆圈在大脑中就可以激活关于苹果的具体表象;婴幼儿喜欢做藏东西的游戏、帮助成人找东西,这都表明再现和回忆能力的进一步发展。皮亚杰认为延缓模仿的出现是婴幼儿由感知运动阶段向前运算阶段过渡的开始,也是记忆能力逐渐走向成熟的表现。

记忆和注意密切相关,可通过生动的玩具、游戏和易于理解的儿歌、打比喻、讲故事等方法,在提高有意注意的同时增强其记忆能力。

（五）思维和想象的发展

思维(thinking)是客观事物在大脑中概括、间接的反映,是借助语言来实现的人的理性认识过程。儿童思维的发展要经过直觉行动思维、具体形象思维(concrete thinking)和抽象概括的逻辑思维(abstract logical thinking)三个阶段。

婴幼儿的思维属于皮亚杰的感觉动作期,是在语言发展的基础上,在活动的过程中,逐渐掌握事物之间一些简单的联系而产生的,因此思维具有直觉行动性特点,即离不开具体的感知和动作(直接接触的外界事物和自身动作在进行时,可产生思维;感知和动作中断,思维终止)。婴幼儿的直觉行动思维,缺乏计划性和预见性,也不具有概括性,如绘画时不是想好了再画,而是边想边画;把有胡须的人统称"爷爷";把不同的汽车都叫"车"。直觉行动思维虽然是以感知和行动占优势,但这是婴幼儿有意注意、有意记忆、观察、理解、推理和想象的开始,也是人意识的萌芽。所以,应尽量调动儿童的感觉器官,使其对周围一切感兴趣,从而不断丰富他们对自然环境和社会环境的感性认识和经验,引导儿童自己去发现和探索问题,并运用感知的经验去思考和解决问题。这对其智能潜力的开发十分重要。

想象(imagine)是对已有表象进行加工改造,形成新形象的过程。即在刺激的影响下,将过去感知的旧经验(旧表象)经过加工,重新组合产生新形象的过程。想象是思维的一种特殊形式,具有生动和间接概括认识事物的特点。新生儿无想象;1~2岁仅有想象的萌芽;2~3岁是想象发展的最初阶段,如模仿妈妈喂娃娃吃饭、画个圆圈称其为"太阳"等,这些原始的想象游戏是婴幼儿在回忆的基础上所产生的。此期的想象仅限于模拟成人生活中的某些动作,没有创造性成分,比较零散,内容也非常简单、贫乏。

五、情绪发展

近半个世纪以来,"精神健康"问题越来越受人们的关注。虽然儿童时期各种精神卫生问题与成人期精神障碍的直接关系,并未能完全明确。但儿童期的各种情绪、行为问题会在不同程度影响其学业、人格健康及今后成就发展。婴幼儿在与成人不断交往的过程中,通过成人的面部表情进行体验,产生社会性微笑、依恋、分离焦虑、怕生、害羞、嫉妒和自豪等情绪。与此同时,情绪的社会化也促进了婴幼儿的人际交流和社会关系。

情绪(emotion)是人们对事物情景或观念所引起的主观体现和客观的表达,通过某种外在或内在的活动以至行动表现出来。情绪是一种原始、简单的感情,如喜、怒、哀、乐等。一般来说,情绪的好坏取决于机体生理需要的满足和健康状况。情绪比较短暂而外露、易观察,需要得到满足,则引起积极的情绪体验,表现为愉快、高兴;需要得不到满足,会引起消极的情绪体验,表现出愤怒、恐惧、不高兴等。情感是人所特有的一种高级、复杂的情绪。情感是建立在情绪基础上的一种内心体验。情绪和情感都具有社会性,在日常生活中并无严格的区别。

行为主义创始人华生认为新生儿存在三种基本的情绪反应——爱、恐惧和愤怒,但这一理论并未得到随后一系列研究的证实。加拿大心理学家布里奇斯(K. M. Bridges)在观察62个婴幼儿的情绪反应后,于1932年提出:新生儿的情绪只是一种弥散性的兴奋或激动,这种兴奋或激动约在3个月时分化出痛苦和快乐。随后,痛苦分化为愤怒、厌恶、恐惧和嫉妒;快乐分化为高兴、喜悦和喜爱(图3-12)。

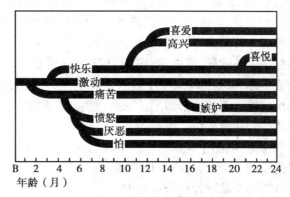

图3-12 婴幼儿情绪的分化

我国心理学家孟昭兰经多年的研究提出,人类在种族进化的过程中,由遗传获得愉快、兴趣、惊奇、厌恶、痛苦、愤怒、惧怕和悲伤等基本情绪,其发生具有一定的时间和诱因;既有一般规律,又有个体差异(表3-3)。

表3-3 婴幼儿情绪发生的时间、诱因及情绪表现

情绪表现	出现最早时间	诱 因	经常显露时间	诱 因
痛苦	出生后	身体痛刺激	出生后	
厌恶	出生后	异味刺激	出生后	
微笑	出生后	睡眠中,内部过程节律反应	出生后	
兴趣	出生后	新异光、声和运动物体	3个月	
社会性微笑	3~6周	高频人语声(女声),人的面孔出现	3个月	熟人面孔出现,面对面玩
愤怒	2个月	药物注射痛刺激	7~8个月	身体活动受限
悲伤	3~4个月	治疗痛刺激	7个月	与熟人分离
惧怕	7个月	从高处降落	9个月	陌生人或新异性较大的物体出现(如带声音的运动玩具)
惊奇	1岁	新异物体突然出现	2岁	同前
害羞	1~1.5岁	熟悉环境中出现陌生人	2岁	同前
轻蔑	1~1.5岁	欢乐情况下显示自己的成功	3岁	同前
自罪感	1~1.5岁	抢夺别人玩具	3岁	做错事,如打破杯子

研究认为,新生儿只有愉快和不愉快两种情绪反应,都与生理需要是否得到满足相关联。随着需要的变化和认知能力的发展,引起婴幼儿情绪动因的内容及表达方式越来越丰富。笑是婴儿的第一个社会行为(社会性微笑),通过笑引起他人对自己作出积极的反应。2~3个月后婴儿开始出现微笑,特别是对视觉刺激,亲密的照料者(通常为母亲)出现时,发出的微笑更多,这标志有选择性的社会性微笑开始。社会性微笑是情绪社会化开始的重要标志,对儿童心理发展具有很好的促进作用。3~4个月出现愤怒、悲伤;5~7个月开始有惧怕;6~8个月时出现害羞、对陌生人的焦虑,开始形成对抚养者的依恋,产生分离时悲伤。儿童的分离包括躯体分离(如与家长分床睡、父母上班或外出、上托儿所、住院等)和心理分离(从内心认同自己,将自己作为一个个体与家长区分开)。心理分离是儿童个体化、独立性发展的开始,躯体分离可促进儿童的心理分离。6~8个月时,婴儿会竭力寻求与其熟悉的看护者尤其是父母的接近,抗拒分离。当面临分离时,表现出哭闹、寻找等焦虑性行为,即分离焦虑。与此同时,儿童对陌生人表现出明显的警惕或恐惧,即陌生人焦虑。分离焦虑和陌生人焦虑分别在14~18个月和8~10个月间达到高峰。研究认为分离焦虑和陌生人焦虑的出现标志着依恋的形成。依恋与焦虑是儿童早期社会性和情绪发展的中心部分。对母亲的依恋为儿童提供了安全的基础,依恋有助于儿童采纳与父母相同的价值观和与之相应的鼓励行为,有助于儿童适应社会环境,也为父母日后对儿童的影响及其个性的发展奠定了良好的基础,这种影响有着长期的效应。因此,应该让婴幼儿的焦虑体验减少到最低限度,而让舒适安全感增加到最大限度。

依恋(attachment)是婴幼儿寻求并企图在躯体上与另一个体(母亲或其他亲近的照顾者)保持亲密联系的一种倾向,6~7个月最为明显,表现为微笑、啼哭和咿咿呀呀、吮吸及身体接近、依偎和跟随等。依恋的建立受外部环境和儿童自身素质的影响。儿童与父母尤其是与母亲的依恋是一种长期稳定而深刻的关系,任何关系都难以替代。母亲是建立安全型依恋的关键因素,它能使儿童从依恋者获得最大的舒适、愉快和安全感;能够产生人际交往的积极、主动、自信,大胆探索周围世界的精神,使变通性和适应性增强。

随着自我意识的增强和社会化进程,生后第二年迅速发展出更多的情感,1岁时见到新奇的物体时可呈现出惊奇,1.5岁左右发展出不安、羞愧、内疚、嫉妒、自豪、操作性焦虑等;2岁左右能清楚地表达骄傲和同情,至此,成人所有的基本情绪、情感,儿童都已经具有。

六、个性和社会性的发展

个性(personality)一词,是由拉丁语persona而来,原指演员带的假面具,以后引申为指能独立思考、有自己行为特征的人。个性是每个人处理环境关系的倾向性,是比较稳定的心理特征的综合,包括思想方法、情绪反应和行为风格等。个性又称人格,是由遗传和环境所决定的现实和潜在的行为模式的总和。因此,不同的人有不同的个性,主要表现在兴趣、能力、气质和性格等方面。

(一)兴趣

兴趣(interest)是人的认识需要的情绪表现。兴趣在活动过程中起很大作用,能使人积极地寻找满足认识需要的途径和方法。稳定的兴趣能充分显示一个人的个性特征。儿童兴趣的特点具有暂时性、不稳定性。

(二)能力

能力(ability)是制约人们完成某种活动的质量和数量水平的心理特征。能力在活动中体现,在活动中发展。能力有一般能力和特殊能力。一般能力指从事任何活动都需要的,如学习活动需要的感知能力、理解力、记忆力和思维能力等。特殊能力指需要多种能力的结合,不是哪一种能力所能胜任的,如音乐家必须具有听觉记忆力、曲调感、节奏感和音乐想象力等。

(三)气质

气质(temperament)是人生来就具有的心理特征,又称禀赋,主要表现在心理活动的强度与稳定性(情感的强度、意志的强度、知觉速度和思维灵活性等)及心理活动的指向性(倾向于外部事物还是倾向于内心世界的自我体验)等。气质研究最有影响的托马斯(Alexander Thomas)和切斯(Stella Chess)在1956年发起的、持续30多年的追踪研究(New York Longitudinal Study,简称NYLS)发现,婴儿在出生后几周就表现出明显的个体差异,即啼哭、安静和动作等方面都有各自独特的表现,据此提出儿童气质包括活动水平、节律性、分心、探究与退缩、适应性、注意广度和持久性、反应强度、反应阈限和心境的性质九个维度。

1. **活动水平(activity level)** 活动的频度和速度。

2. **节律性(rhythmicity)** 指生物节律是否规则(睡眠、进食和排泄等)。

3. **分心(distractibility)** 是否易受外界刺激的影响,而分散了他对原有行为活动的注意。

4. **探究与退缩(approach and withdrawal)** 儿童对于新的经历的立刻反应是接受还是拒绝。

5. **适应性(adaptability)** 对环境变化的适应是很快、中等,还是长久不能适应。

6. **注意广度和持久性(persistence)** 注意广度指儿童在同一时间内能够清楚地觉察或认识客体的数量;持久性指注意维持在同一对象上的时间。

7. **反应的强度(intensity of reaction)** 对刺激产生反应的激烈程度,包括正性情绪和负性情绪。

8. **反应的阈限(threshold of responsiveness)** 引出一个可以分辨的反应所需最小的刺激量。不管他的反应是阳性还是阴性,也不管其反应的强度。

9. **心境的性质(quality of mood)** 指儿童占优势的情绪反应。即友好、愉快、阳性心境表露的数量与不友好、不愉快、阴性心境表露的数量之比。

托马斯和切斯又根据儿童气质的九个维度,将气质分为易养、难养和启动缓慢三种主要类型。

1. **易于抚育型(easy to take care)** 饮食、大小便、睡眠都有规律;心境比较愉快、积极;乐于探究新事物,在新事物与陌生人面前表现出适度的紧张,对环境的变化容易适应。这类儿童大约有40%。

2. **难于抚育型(difficult to take care)** 活动没有什么节律,而且不容易预测和把握;对新环境反应退缩、很难适应,对新环境或陌生人很敏感,反应强烈,往往很紧张,如哭闹不止等。这类儿童大约占10%。

3. **启动缓慢型(slow-to-warm-up)** 行为表现居易于抚育儿童和困难儿童之间,属于慢性子。他们对环境的变化也不容易适应,在陌生的人与物面前反应也退缩;不容易兴奋,而且反应的强度比较低;对环境刺激的反应比较温和、抑制;心境比较消极。这类儿童约占15%。

另外,还有35%左右的儿童兼有这三种气质类型中的两种或三种特点,即混合型。儿童气质的9项特征与三大类型表现见表3-4。

表3-4　儿童气质类型

儿童类型	活动水平	节律性	分心	探究与退缩	适应性	注意广度和持久性	反应强度	反应阈限	心境性质
易于抚育型	较适中	很有节律	多变	积极探究	很适应	高或低	低或适度	高或低	积极的阳性的
启动缓慢型	多变	多变	多变	最初有退缩	慢慢地适应	高或低	适度的	高或低	消极的阴性的
难于抚育型	多变	多变	多变	退缩	慢慢地适应	高或低	强烈的	高或低	阴性的

气质是婴儿自发行为与环境相互作用的过程中情绪或行为的个体特点,对儿童日后心理发展具有较大影响。儿童随着年龄的增长,环境因素的复杂化,其行为、情绪的表现也愈来愈多样化。不同气质的儿童在成长过程中会出现不同的表现。所以,气质对于儿童行为的定型及在特定环境中塑造出各种不同的个性特征,一直起着重要的作用。

（四）性格

性格(character)是人对客观现实稳定的态度和习惯的行为方式,是具有核心意义的心理特征。性格并非由先天决定,而是在长期生活环境和社会实践中逐渐形成的。性格一旦形成就具有相对的稳定性,但也有一定的可塑性。心理学家Erikson的"心理社会发展"学说(psychosocial development)认为,性格形成的中心是冲突(conflict)。一直受周围人肯定、积极评价的儿童往往会产生一种满意感、自信感;而经常受到否定的、消极评价的儿童容易产生一种自卑感、孤独感。随着年龄的增长,儿童内在的动力与外界的环境造成一系列的矛盾,如果解决了矛盾,便形成积极的性格;如果解决不了,则形成消极的性格。因此,Erikson认为儿童性格发展必须经历5个阶段:①信任感-不信任感(婴儿期);②自主感-羞愧及怀疑(幼儿期);③主动感-内疚感(学龄前期);④勤奋感-自卑感(学龄期);⑤身份感-身份混淆(青春期)。

婴幼儿的性格尚未定型,正处于Erikson认为的信任感-不信任感和自主感-羞愧及怀疑阶段。因此,0~1岁主要是培养婴儿的信任感,应及时满足其生理需要(如吃、抱等),使其产生信任感;如果婴儿的需要得不到满足,就会使他产生对人和世界一种不信任感和不安全感,而这种积极或消极的影响可以延及以后的阶段。1~3岁要发展其自主性,此期儿童的饮食、大小便均具有一定自理能力;又能听懂成人的一些语言,认知范围在扩展,幼儿可以感到自己的力量,感到自己有影响环境的能力,此时培养其独立能力非常重要。如果家长对幼儿的行为限制、批评或惩罚过多,可使儿童产生一种羞耻感或者自认为无能的怀疑感。

父母对孩子的教育态度可影响儿童性格的形成。"权威"的教育主要是采用过多的指示、命令、威胁和惩罚,可使儿童发脾气,不听从管教,为所欲为,固执,缺乏自信心及自尊心等;而"民主"的教育方法则是遇事多采用征求孩子意见的口吻,在许可的前提下尊重孩子的意见,这种教育方法可以培养儿童的独立、大胆、机灵,善于与别人交往、协作,有分析思考能力。

儿童个性心理特征和个性倾向决定其适应社会环境的方式和处事态度。日后虽然能对其中一些不良个性特征加以改造,但很难起到质的变化,除非客观环境、亲身经历有极大转折或变化,否则已经形成的行为是很难改变的。

（五）社会行为发展

动作的发育使婴幼儿对自己的行动产生认识,随着对自我行动调控的发育,逐渐产生独立性、自主性。研究显示,1~2个月婴儿已能将自己的躯体与周围物体区分开,将自己的哭声与其他婴儿区分开,但这并不是真正的自我认识。儿童"自我"（"我是谁"、"我是什么样"等）概念的形成是随其心理发展,将自己慢慢作为思考对象而逐渐构建起来的。1岁前的婴儿没有自我概念;此后开始区分自己的动作和动作的对象,如懂得自己的手脚是自己身体的一部分,但这仅仅是一种自我感觉;1岁左右坚持要自己吃饭、指出自己身体的几个部分、知道自己名字,这是自我意识开始发展的表现;21个月左右大多数幼儿能认识镜子里的映象是自己,如照镜子时会摸自己被标记了的鼻子。随着对自主性的追求,2~3岁幼儿经常说"不",来反抗家长,开始学会拒绝成人的帮助和要求,处处想显示自己的力量。在活动中开始把自己当作主体来认识,但他们并不能将主体"我"和受"我"支配的动作、情绪等心理活动分离开来,常常用自己的名字代表"我",如"红红自己吃"、"爸爸抱红红"等。随着言语的发展,2岁左右的幼儿开始使用第一人称代词"我",如说"打针不疼,我不哭"。从称呼自己名字变为称自己为"我",这是幼儿将自己从作为客体转变为主体来认识的重要标志,也表示自我意识的发展产生了质的飞跃。此后,他们逐渐会恰当地评价和支配自己的认识活动、情感态度和动作行为,由此逐渐形成自我满足、自尊心、自信心和独立性等性格特征。

皮亚杰指出,1岁末的婴儿已经出现利他倾向和分享反应,如12个月的孩子会把自己的玩具递给另一个孩子;18个月的幼儿看到另一儿童哭,他也会跟着哭,或者吸吮自己的手指,看上去好像焦虑不安、难过的样子,这就是移情的雏形。这类反应在18~24个月最为明显、频繁和多样化。2岁左右社会性游戏不断增多,逐渐超过单独游戏,表明幼儿同伴关系开始建立。在游戏中,幼儿与同伴之间亲近、共享,并积极进行情感交流;与此同时,愉快感受和情绪刺激给同伴也带来更大的快乐。亲眼目睹他人痛苦以及把自己的感情和别人的感情连接起来,这是利他行为产生的基础。随着自我意识的进一步发展以及成人的不断教育,幼儿对自己的行为是否符合社会道德准则渐渐产生了体验,如受到表扬时,高兴、满足和自豪;受到批评或斥责时,便产生羞愧、难受、内疚和气愤的情感体验。但是,由于其生活范围狭窄,生活经验缺乏和认识及意识水平的限制,他们的道德感仅仅处于萌芽,道德体验还很肤浅、短暂。因此,要经常提醒、鼓励和要求儿童,使他们的道德体验在萌芽、易变阶段,及时得到正确的教育和指导,为日后的道德判断及道德行为奠定良好基础。

第三节　3~6岁儿童的心理发展

3~6岁的儿童（又称学龄前儿童）绝大多数已经到幼儿园,是开始有目的、有组织地培养良好卫生习惯、学习习惯和道德品质的阶段。此期儿童的体格生长速度相对减缓,但认知能力、语言功能、思维和人格发展都出现了质的飞跃,并达到了一个新的水平。

一、神经系统的发育进一步完善、成熟

3～6、7岁儿童的神经系统较婴幼儿期进一步发展,突出表现在大脑结构的完善和功能的成熟上。6、7岁时脑重已达1280g左右,相当于成人的90%。在此期间,神经纤维继续增长,并向斜线、切线方向延伸,形成的网状结构更加复杂和完善。与此同时,神经纤维髓鞘化加速进行,6岁末几乎所有皮质传导通路都已髓鞘化。神经纤维的髓鞘化保证了神经兴奋沿着一定道路迅速传导,而且更加精确。

6、7岁儿童大脑皮质的发育已相当成熟,表现在与外界保持平衡的α脑电波活动显著增多,而与之对抗的θ波明显减少;兴奋和抑制的神经过程也渐趋平衡,如新生儿每天平均睡眠时间为22小时,3岁时约14小时,而7岁只需11小时。大脑发育的不断完善和成熟,为学龄前儿童智力活动迅速的发展和接受教育提供了可能。

二、认知的发展

3～6、7岁儿童的认知特点是依靠具体的形象或表象来进行,它既不同于婴幼儿是通过动作直接产生的感知,也不同于年长儿童是通过内化、可逆来改变现实的具体运算而感知。它是认知的前运算阶段,即承上启下的衔接期。因此,此期儿童的认知具有相对的具体性、自我中心性和刻板性。

(一)感知觉发展

3～6、7岁儿童通过游戏与成人交往,因此视觉和听觉的发展越来越占主导地位。此期儿童已具有辨别细微物体和远距离物体的能力;形状知觉迅速发展,3岁时可以临摹几何图形,5岁已能正确认识图形,区别斜线、垂直线和水平线;既能区别各种颜色,还能按颜色的名称选择颜色;6岁左右视深度感知已充分发育,不会因视深度判断不正确而撞到东西。

空间知觉较为复杂,需视、听和运动等多种分析器的配合。3岁儿童仅能辨别上下方位,4岁能辨别前后,5～6岁开始能以自身为中心辨别上、下、前、后四个方位。由于左右方位具有相对性,此期儿童辨别能力尚不够准确,经常会将字符左、右颠倒,如分不清"d"与"b"、"p"与"q"、"9"与"6",以对方为中心判断左右一般要到7～8岁才能完全掌握。儿童时间知觉的发育相对较晚,4岁左右时间概念开始发展,但水平很低,既不准确,也不稳定,常常需要和具体的生活活动相联系,如早晨起床、晚上睡觉;5岁左右能区别今天、明天、昨天,并能正确运用早上、晚上的时间概念;6岁左右可以区别上午、下午、晚上和前天、后天、大后天,四个季节的认知也逐渐开始。由于学龄前儿童抽象思维发展能力还不够全面,对更小或更大的时间单位,如几点钟、几分钟或几个月、几年,还很难把握。

(二)注意和记忆的发展

随着语言迅速的发展和神经系统不断的成熟,3～6、7岁儿童的记忆开始全面发展,有意注意虽然有所增强,但仍以无意注意为主,如能将注意指向一定对象,并保持一定的时间,但范围还不够广,稳定性也较差,易分散,而且常常带有感情色彩,即熟悉、理解、有兴趣、能激起强烈情绪的体验容易记住。5～7岁时有意注意约为15分钟;7～10岁20分钟左右;10～12岁可达25分钟;12岁以后30分钟。

3～6、7岁儿童的记忆是以形象记忆和机械记忆为主,即只能按事物表面的物理性质对

事物进行分类、编组,而不能根据事物的本质特征来概括。随着年龄的增长,生活内容的增多,以及理解、语言和思维能力的增强,有意识的逻辑性记忆逐渐发展。3 岁儿童可再现几星期前的事情;4 岁可再现几个月前的事情;5 岁以后能运用重复、联想或喃喃自语等简单的方法帮助记忆。由于认知能力与生活经验所限,其逻辑记忆的能力还较差,记忆的内容和效果往往取决于事物的外部特征能否使他感兴趣。其记忆特点是记得快,忘得也快,并带有很大的无意性,极易受成人语言的暗示。积极的情绪状态,可帮助记忆收到良好效果。为此,应该让儿童在快乐的活动中体验学习的兴趣,以提高有意注意,增强记忆能力。

（三）思维和想象的发展

随着集体生活和实际活动的展开,3 岁左右儿童的独立性开始增强,但动作还受视觉映象或表象的调节。所以,只有在动作完成后,才能用语言表达出来。4～5 岁时可边做动作边言语;6 岁左右能在做动作之前,先用语言表达准备做什么、如何做。这表明学龄前儿童正在向具体形象和抽象逻辑性思维的方向发展,即处于皮亚杰的前运算期,具体表现在对概念的掌握和判断推理的逻辑过程。

1. **对概念的掌握**　学龄前儿童最初掌握的概念是他经常接触的、具体的实物,如"什么是狗",狗就是他每天看见的那条大黄狗;而后才能在概括的基础上指出某一实物较为突出的特征,如"什么是狗","狗是会汪汪叫的"。本期末,已经能概括实物若干特征的总和,"什么是狗","狗有尾巴、有四条腿、会咬人"等,但还不能区分本质与非本质特征,如"狗是动物"。数的概念包括理解数的实际意义(如"3"是指 3 个物体)、顺序及组成与分解,由于数的概念较实物抽象,因此掌握也较实物概念晚。此期儿童已经能口头数数、按物说数、按数取物、说出物体的总数、掌握数的实际意义(即概念),开始体现从具体形象思维向抽象概括性思维发展的过程。

2. **判断推理能力开始发展**　由于学龄前儿童知识、生活经验和认识水平有限,他们在判断推理时,常常以表面现象、非本质联系为依据。物体浮沉实验:要求儿童说出石头、针和火柴"为什么会沉、浮"? 开始看到石头沉下去,火柴杆浮在上面时,会说"石头大,火柴小";再看到实验者把一根比火柴小的缝衣针丢到水里而沉下去时,他又说"因为针小所以沉下去了"。他们觉察不到自己前后矛盾的现象,主要是出于认知的直觉性和经验的贫乏,即对事物之间的关系还不能形成抽象的逻辑概念。6～7 岁儿童开始萌发抽象概括的逻辑性思维,随后逐渐能够运用概念、判断和推理的形式对事物的本质进行认识,使思维具有一定的目的性、方向性和灵活性。

3 岁左右的儿童其想象内容仍然非常贫乏、简单,缺乏明确的目的性,集中表现为象征性游戏(办家家、开汽车等)和带有些创造性色彩的游戏(搭积木、主题角色游戏等);5～6 岁儿童感性知识不断丰富,有意想象和创造性想象的内容不断发展,想象的情节和新颖程度也有所增加,逐渐符合客观逻辑。写作、绘画、手工、朗诵、唱歌等是儿童想象力发展的基本技能,可以通过续讲故事、补画面、提出问题等手段培养儿童想象力的发展。此期儿童想象的主题易变,画画时一会儿画小人,一会儿画飞机;想象有时与现实分不清,经常将自己想象的事情或自己的愿望当成真实的事情,具有夸大性,易被成人误认为是在说谎。

三、语言发展

儿童在游戏、学习和自我服务的实践中,与成人的交往范围日益扩大,言语能力也随之迅速发展。3~6、7岁儿童的发音基本正确,词汇量日益增加,语言也由不连贯到比较连贯,并出现较复杂的语言形式。

(一)最佳的语音学习期

随着大脑功能的不断完善和听觉及发音器官的成熟,3~6、7岁儿童的发音构建渐趋稳定,是语音学习的最佳时期。3岁左右儿童的语言70%~80%可被听懂,但在急于表达自己想法时,常出现口齿不清、发音含糊或口吃,这些现象可间断出现或持续几个月,应避免指责,耐心疏导,绝大多数会转为正常;4~5岁语音基本正确;6~7岁基本能掌握本民族的全部语音。

(二)词汇量迅速增加,开始掌握语法结构

词汇是语言交流的基础。3岁时已能掌握1000个词汇,4岁时1700多个,5岁时2200~3000个,6岁为3500多个。动词、形容词及副词等词类的运用显著增加,与此同时开始使用"可是"、"如果……那么"等因果关系的虚词,但连接词、介词、助词、语气词和实词中的数词、代词掌握得较晚,使用也较少。指示代词与人称代词具有明显的相对性,它随语言环境、交谈者的角色(说话者、受话者、第三者)变化而变化。因此,需要具备相当的语言能力和随时调整、理解转换参照点的能力。而4~5岁儿童在语境变化时,常常会错误理解或说错。

语句学习的特点是先理解后产生。学龄前儿童在词汇量不断增多的同时,语法结构也有了相应的发展。但3~4岁儿童由于理解能力所限,使用复合句的数量还很少;随着人际交往的增多,使用复合句的比例也逐渐增加,5~6岁已能运用复合句说一些较复杂的语句,逐渐学会使用代词、形容词、副词等修饰语。句子结构的完整性和内容表达都有所增强。

(三)表达能力进一步增强,语言发展基本完善

3岁是儿童学习口语的关键期。这时的儿童喜欢与成人交谈、听成人讲故事,并能理解其内容,但语言的表达多情境性,缺乏连贯性。随着集体生活的开展,独立性的增强,在实际生活中也开始将自己看过、听过、体验过的和意图告诉小朋友或成人,从而使他们的独白性言语得到发展。3岁前的婴幼儿大多是对话式的语言,表达式的独白言语很少;3~4岁时语言表达还带有很浓的情境性,需要成人猜测、想象才能理解;4~5岁时表达能力迅速提高,情境叙述逐渐被连贯的叙述所替代;6~7岁的儿童,连贯性语言已取得主导地位,能讲故事、复述简单的事情,表达自己的思想和愿望,并自由地与他人交谈、争辩、评论事件甚至说谎。

学龄前儿童在游戏或学习、劳动过程中,常常出现自言自语的现象。这是外部言语向内部言语过渡的一种形式,是一种没有发育成熟的内部言语。俄罗斯心理学家柳布林斯卡娅对自言自语研究后提出,内部言语可分为游戏言语(playing speech)和问题言语(problem speech)。游戏言语是儿童在独自游戏时,一面动作一面嘀咕;言语较完整,并有丰富的表现力。问题言语是儿童在遇到困难或问题时的自言自语,常表示困惑、怀疑或惊奇;言语较简单、零碎。一般来说,3~5岁儿童的游戏言语较多,5岁后问题言语增加,7岁后随着内部语言(无声语言、默语)的迅速发展,自言自语的现象逐渐减少,带之而起的是积极的独立思考。

四、活动的发展

活动主要包括游戏、学习及生活服务性劳动,学龄前儿童活动的主要形式是游戏。

（一）游戏活动

随着儿童身体功能发育和生活环境的变化，集体生活需要他们从事一些力所能及的社会活动。他们渴望同其他人进行感情交流，模仿身边的成人，积极参与的愿望产生了游戏动机。游戏活动既能使儿童的认知、情感、意志、人格、道德获得较快的发展，又可促进身体运动器官的健康发育。在此阶段，儿童运用、控制大肌肉的能力已经完善，走、跑、跳、钻、爬、攀登、平衡等动作的协调要领和技巧基本掌握。手部小肌肉的发育相对缓慢，精细运动还不够灵敏，使用筷子、穿脱衣服和鞋袜、系鞋带等动作在逐渐掌握中；6岁左右的儿童已经可以剪纸、泥塑、结绳等，这些手工活动有效地促进了手部肌肉灵活性的发育。

游戏对于儿童来说，就是工作。游戏是儿童自由、快乐的行为，不管是自发游戏，还是教学游戏，都要有一起玩的同伴和他们感兴趣的道具——玩具。在幼儿园里，对于不同班次（小、中、大班）或年龄阶段，游戏也会有不同特点，如小班的游戏常常是一些内容简单的模仿性游戏；中后期会有一些具有社会意义和教育意义的主题，如3～4岁常玩"过家家"；4～5岁用泥巴、积木建房屋、架桥梁，开汽车等；5～6岁的游戏中会出现"抓强盗"、"打鬼子"等情节。如医师看病的游戏，小班儿童只会"量体温"、"打针"；中班会安排一个人当"医师"，一个人当"护士"，还有一个当"患者"，可反映鲜明的主题和角色；而大班就会进一步表演出"医师"对"患者"无微不至的关心和照顾，初步彰显儿童崇高的精神和道德风貌。

随着年龄的增长，游戏内容的性别差异逐渐出现和发展，如女孩喜欢以布娃娃为主题，男孩则喜欢以枪冲锋杀敌为主题；游戏的组织和形式也在发生变化，即从个体向集体发展，从模仿性游戏发展到角色游戏、规则游戏，最后上升为表演游戏和幻想游戏，并向学龄期特有的竞赛性游戏过渡。

（二）学习及生活服务性活动

通过有目的、有组织的学习及生活服务性活动，可使学龄前儿童得到最基本的社会技能训练，为进入小学学习奠定基础。儿童对学习的认识是逐渐发展的，从离不开游戏的学习方式逐渐分化，如最初只对学习过程感兴趣，而后逐渐能支配自己的行动，对学习的结果产生兴趣。过难、过多或枯燥的学习内容，可影响儿童的积极性，使其对学习产生厌倦和恐惧。因此，安排学习内容应与其心理发展水平相适应。

适度的劳动训练也是儿童学习活动的重要内容。在成人的指导及帮助下，进行力所能及的自我服务，如起床后自己穿衣、洗脸、刷牙；帮助老师扫地、抹桌子；从事拔草、浇花、喂养兔子等一些简单的集体劳动，既能促进儿童感知、观察和思维能力的发展，又能协调身体各组织器官的发育，还能促进良好个性品质及高尚道德情操的形成。

五、情绪、个性和社会性的发育

社会化是儿童习得规矩、标准及文化价值观的重要过程，贯穿终身。儿童社会化在不同的文化背景下，有着不同的类型；既是教育产物，也是教育服从于特定社会要求的必然结果。学龄前儿童的社会化是人一生影响最深远、可塑性最强的时期。儿童早期社会化的目的是使其能够学会、掌握适应本民族文化和本国社会环境的社会技能。心理学家鲍尔拜认为，儿童社会化的最初和首要的是情绪社会化。儿童情绪社会化的进程，是生物属性与社会属性相互作用的结果。因此,儿童情绪发展的重要因素是父母赋予儿童气质所蕴含的浓厚感情特性。

(一)情绪体验逐步丰富

3～4岁儿童的情绪控制能力还较差,有时会莫名其妙地发脾气,有时又破涕而笑,但稳定性及对情感的控制力较之幼儿有所加强,如对父母、老师的依恋感变得更加稳定。此期儿童的高级情感体验有了初步发展,能根据成人的教育把同伴或自己的行为与行为规范相比较,从而产生积极或消极的道德体验(信任感、安全感、同情感、友谊感、荣誉感等)。与此同时,自我意识、社会行为也不断成熟。他们不仅能在外部行动上与成人或同伴交往,还能通过内心去体验,从而意识到自己在社会关系中的角色和地位。6～7岁时,成年人的情绪他们基本都能体验。

(二)个性特征初步形成

3岁左右的学龄前儿童开始产生主动感-内疚感,在兴趣爱好和能力等方面开始出现个体差异。这个阶段是主动性及获得性别角色发展的重要时期。在不受父母直接控制的情况下,如果儿童还能像受父母直接控制那样来引导自己的行为,就产生行为的主动性。如果家长经常嘲笑儿童的活动,儿童对自己的活动就会产生内疚感。如果在学龄前期不能建立合适的性别角色,将产生过度的内疚,以致影响其今后性格的发展。

(三)自我意识进一步发展

3～4岁儿童对自我的描述仍以外部特征(年龄、性别、喜欢的东西等),作为主要内容。自我体验已经在生理性体验(愉快和愤怒)的基础上,逐渐向社会性体验(委屈、自尊、羞怯)发展;自我评价有很大的依从性(完全依赖、听信成人);评价内容也只是用好与坏、乖与不乖等一些外部行为来评价。韩进之研究的"幼儿自我评价发展的依从性、个别性及多面性"表明,4岁是儿童自我评价发展的转折年龄,初步能够运用道德准则来评价别人和自己行为的好坏,如我是个好(坏)孩子,但评价带有一定的情绪性。5～6岁时成人暗示作用逐渐减弱,能在一定程度上意识自己的外部行为和内心体验,并较恰当地评价和支配自己的认识、行为和情感;有意义的自尊感,高级社会性体验逐渐增强。在成人的教育下,开始懂得"讲文明、守纪律、爱劳动"的孩子是好孩子的道理,对他人的评价也开始采取一分为二,并逐步向内心品质评价发展;由于自我意识发展还很有限,所以评价的能力和水平还很低,对自己的评价往往过高。

自我调控能力是一个较稳定的属性,随年龄的增长和成人不断提出的要求而逐渐增强。自我调控能力与日后的社会适应和行为方式有很大关系,缺乏调控力的儿童上学后容易产生适应不良、冲动、攻击和反社会等问题。因此,幼儿园的集体环境,要求儿童遵守各种规章制度、游戏规则、与小朋友和睦相处、建立平等伙伴关系,可促使儿童自我调控情绪和行为的能力进一步发展,并通过这些活动逐渐获得忍耐、自制、坚持等积极意志品质。

(四)道德规范逐渐加强

每个社会、每个民族都通过早期社会化进程,将本社会、本民族最基本的文化价值观和国民性格传输给下一代。道德涉及三部分:①道德认知:指儿童对是非、善恶行为准则及其执行意义的认识。不同的德育内容对儿童自我价值观和个性倾向的形成起着不同的导向作用。皮亚杰认为0～5岁儿童的道德认知是无律的,没有什么道德标准,道德价值也十分混乱。这个阶段的儿童容易接受一致性的东西,道德观念在很大程度上来自于家长的作用,如果家长尊重别人,那孩子对他人的态度也是很尊重;如家长自私、苛刻、武断、缺乏合作性,那么孩子就体会不到人与人之间的相互关系,不能从自我为中心提升到与人分享;如家长言行不一或者社会提倡的与家里要求的有分歧,儿童就会感到茫然,不知道应该遵守哪个,则会出现"不被接受的行为"。②道德情感:进入幼儿园后,老师、同伴逐渐成为他们重要的交往对象,在与同伴的交往中,练习社交技能、学习与他人平等合作和协商的方式、体验亲社会行为及利他精神(小朋友哭时,拿玩具给小朋友以安慰;小朋友受伤时会表示同情)。在此基础上,同伴的友谊关系不断发展,使一些侵犯性的行为得以控制和减少。③道德行为:在幼儿园里老师强调秩序井然,要求儿童学会约束自己的行为并控制各种过激情绪的表达;要求个体与集体保持一致,如果出现不一致则需调整自己的行为。

儿童早期社会化的道德培养主要表现在公而忘私、集体为重、重忍耐、求统一和守纪律等方面。教师逐渐成为儿童心目中比父母更重要的人物,儿童会依据教师的不同奖惩、强化而调整自己的行为。因此,在许多场合下,教师的表扬或批评更能起到改变儿童道德行为的作用。

第四节 学龄期儿童的心理发展

6～10、11岁年龄阶段的儿童开始接受正规、系统的学习教育,这与学龄前儿童的学习有本质的区别。在角色转换的过程中,会产生一系列矛盾,但随着矛盾的解决,儿童的心理发展也将进一步。

1. **活动的发展** 儿童入小学后,学习成了他们的主导活动。家庭和社会对儿童也提出了更明确、更高的要求。在这个时期,儿童刚入学,对学习制度、组织纪律、学习方法等动力尚未定型,其心理发展处于一个崭新的阶段。学校的正规学习促使儿童要注意力集中,记忆清晰而稳定,并逐步发展有目的、系统的观察力和抽象的逻辑思维能力,所以既要在教育的环境中掌握系统的科学文化知识,进行社会实践活动,又要承担一定的社会义务。因此,学习对其心理发展起至关重要的作用,尤其是意志的培养、道德观的建立及个性的健全发展。此阶段初期应注意学习习惯的培养;童年后期虽然有了一定学习习惯,但还需要成人不断督促和进行强化训练。

2. **认知的发展** 童年期的认知,既有量的快速发展,也有质的变化。在感知觉发展的基础上,其观察力不断提高;有意注意力进一步发展;记忆更加准确、持久;思维水平逐渐从具体形象向抽象逻辑过渡;创造性的想象也在不断丰富。高年级小学生的注意、记忆、思维、创造性想象能力与低年级相比,有了质的飞跃,其转折的关键期是在三、四年级。

3. **言语的发展** 小学生学习和掌握读、写、听、算的书面言语和技能,随着年级的增加而逐步提高,具体表现为词汇量继续增加及语句和语法复杂形态的使用。

4. **个性和社会性的发展** 小学儿童在成人的教育和学校集体生活的熏陶下,逐步形成对自己、对他人、对集体及对外界事物相对稳定的基本态度。心理学家 Erikson 认为,在教师给学生传授知识、指导其克服各种不良习惯,以适应学校学习要求的时候,如果学生勤奋学习,取得成就,得到表扬和奖励,勤奋感会进一步发展;如果在学习和生活中,常遭受失败、落后或批评,则很容易形成自卑感。因此,教师是解决"勤奋感与自卑感"这一矛盾的关键人物。美国心理学家鲍伦德(D. Baumrind)研究父母教养方式与儿童个性关系时提出:①管束:可影响儿童的目标活动,减少依赖性、侵犯性和顽皮行为等;②希望:是成熟的要求,让儿童在智力、社会性或情绪上以高标准来行动;③沟通:与儿童进行清晰的交流,即用说理、询问意见等方式,让儿童顺从;④关怀:父母用爱、照料、同情和表扬温暖儿童,使儿童拥有成就感,并以感谢的方式使儿童感到父母时刻在关心着自己。

如果父母通过管束、希望、沟通和关怀,尊重儿童,并给儿童一定自主权,家庭氛围一定和谐,孩子也一定能形成活泼、乐观、开朗、独立、自信、探索、喜欢交往和富于合作的优良个性和品质。

第五节　青少年期儿童的心理发展

11、12 岁~17、18 岁年龄阶段的儿童,正值青春期,是心理成熟前动荡不定的时期,可塑性仍较大;心理卫生问题也较多,容易出现品德不良,是发生精神疾病的高峰阶段。

1. 躯体和生理的剧变,促进心理发展　青少年的身体功能接近成人,身体外形接近甚至超过成人,性的发育更让青少年出现成人感,在社会地位、社会参与、人际关系等方面都要求独立和具有尊严。因此,他们积极体验和不断验证个人性别特征和性别的吸引力,不断思索自我和他人、自我和社会的关系,并希望能从中确定自我的态度和人生的价值观,这一过程称为"自我同一性"的获得期。

2. 认知发展趋于成熟　青少年知觉的有意性、目的性及观察水平有了很大提高。18 ~ 35 岁记忆力最好;注意的集中性和稳定性进一步加强;思维变化是其认知发展的核心。皮亚杰认为,11 ~ 15 岁的青少年,其思维能力进入了形式运算思维阶段或形式运思期(formal operational stage),其思维更富有灵活性,系统解决问题以及假设性演绎推理能力进一步提高。因此,他们喜欢丰富、奇特的幻想,喜欢别出心裁、标新立异,具有较强的求知欲和探索精神,独立学习能力明显增强。

3. 情绪与情感发展渐趋稳定　随着认知能力的发展和生活经验的不断丰富,青少年情绪、情感的表现形式不再单一;较为明显的外露性情绪,随着自我控制、自我调节能力的提高逐渐减少;内心体验不断加深和延缓,隐蔽性也在增加。青少年是人生道路一个重要转折时期,何林渥斯(Hollingworth,1928)认为,他们的性已经成熟、世界观正在形成、想从家庭的羁绊中解放出来、面临通过自身的努力去选择职业。因此,他们的情感充满矛盾,并呈现出明显的两极性,在自我调节和控制能力趋于稳定的同时,有时仍会表现出比较明显的激情。

4. 自觉的意志品质逐渐增加　青少年初期,意志发展还不能脱离半幼稚、半成熟的特点。自觉的意志品质虽然有所增加,但还不能正确鉴别其良莠优劣,所以轻率的意志行动较优柔寡断更为突出。随着学习对意志品质要求的增高和成人感的发展,青少年逐渐能服从于一个长远的目标,其动机更具有概括性和社会意义。因此,对青少年的意志培养要注意动机、正确观念的教育,启发青少年的觉悟,提高意志品质的自觉性;有意创设困难情景与艰巨条件,以激发、锻炼其克服困难的主动性和自制力。

5. 社会性发展 此阶段主要是发展身份感。Erikson 认为一个人对自己体格、智能和情绪等品质感到满意,有明确的意志和目标,并预知这些品质能得到亲人的认可时,达到了个人身份建立的标准。青少年的体格、认知能力和社会的要求都在变化,如果感情问题、伙伴关系、职业选择和道德价值等问题处理不当,即可产生身份紊乱。

青少年的自我认识、自我评价能力发展到了一个新的阶段,产生强烈的自立愿望,开始疏远父母而更乐于和同龄人交往,寻找志趣相投、谈得来的伙伴。同伴成为他们交流内心秘密的对象,他们十分重视同龄人对自己的评价和看法,开始时将同龄人的评价和成年人的评价同等对待。在行为上反对父母对他们的干涉和控制,不愿意接受现成的观念和规范,希望通过自己的体验来总结自己的观点。青少年的自我评价和自我体验的发展为自我控制的发展奠定了基础。随着年龄的增大,生活经验与社会经验的不断丰富,其心理的独立性不断增强,开始体现以内部动力为主的特点,但其稳定性和持久性还不够理想。到了高中的青年,开始更多地关心和思考自己的前途、理想等问题,也开始意识到自己责任的重要。这对自我调节和控制能力的发展起到了一定的促进作用,使他们能比较稳定而持久地控制自己。道德属于社会意识形态的范畴,是一种社会现象。少年期的道德认知还比较具体,行为也较单一。随着道德实践的增多,认知能力的提高,道德认识不仅在数量上有所增加,而且越来越概括,逐渐形成抽象性的道德原则或道德观。

青少年的心理发展及其特点更带有社会性,即取决于社会和政治环境的影响较多。如果处在不良的生活环境下,容易出现心理缺陷,产生不良的品德和行为;但在有利的条件下也可以变好。因此,需要学校、家庭和社会积极配合,共同努力,恰如其分地解决青少年的心理卫生问题,以促进其更好地完成社会化,并以新的角色进入社会,成为社会真正的一员,为发展到成年期做好准备。

第六节 儿童神经心理发育评定

儿童神经心理发育评定是对其感知、运动、语言等心理过程及个性心理的各种能力进行评定,以判断发展的水平。任何一种评定都有其目的性和适应范围。因此,选用某种评定必须根据需要认真取舍,而且要由经过专门训练的专业人员进行操作,不可盲目滥用。心理测验(psychological test)是一种使心理现象量化的技术,即将心理行为表现的客观现象进行标准化测量。

一、心理测验

(一)选用心理测验的基本原则

①根据目的的选择:心理测验量表繁多,应根据应用目的、要求选择;②选用可靠的:选择的测验应经过标准化,并具有较好的信度和效度。我国常用的儿童发育筛查与心理测评量表见表3-5。

表3-5 我国常用的儿童发育筛查与心理测评量表

评定名称	适用年龄	我国应用情况
发育量表		
丹佛发育筛查测验(DDST)	2个月~6岁	我国修订,区域常模
格塞尔发育诊断量表(GDDS)	4周~3岁	我国修订,区域常模
贝利婴幼儿发育量表(BSII)	2个月~2.5岁	我国修订,全国常模
智力测验		
韦氏学前儿童智力量表(WPPSI)	4~6.5岁	我国修订,全国常模
韦氏儿童智力量表(WISC)	6~16岁	我国修订,全国常模
麦肯锡儿童智能量表(MSCA)	2.5~8.5岁	我国修订,全国常模
瑞文渐进模型测验(RPM)	5~16岁	我国修订,全国常模
图片词汇测验(PPVT)	4~9岁	我国修订,区域常模
绘人测验	5~9.5岁	我国修订,区域常模
智力测验40项	7~12岁	我国修订,区域常模
中小学团体智力筛查选测验	小学3年级至中学高中2年级	
适应性行为量表		
儿童适应行为评定量表	3~12岁	我国修订,全国常模
婴幼儿-初中学生社会生活能力量表	6个月~15岁	我国修订,全国常模
儿童社会适应行为评定量表	3~4岁	我国编制,区域常模
成就测验		
广泛成就测验	5岁~成人	
人格测验		
明尼苏达多项人格测验	14岁~成人	
艾森克人格个性问卷	7岁~成人	我国修订,全国常模
夏洛测验	5岁~成人	我国修订,全国常模
儿童统觉测验	4岁~成人	我国修订,全国常模

（二）智商、发育商

1. **智商**(intelligence quotient，IQ) 是智能商数的简称。智商以智龄(mental age，MA)为基础。智龄是指智力发育达到某个年龄的水平,可用心理测验测定。但是,仅仅用智龄表示儿童智力水平是有一定缺陷的。因为在儿童的心理测验中,智龄可高于或低于实际年龄(chronological age,CA),此时智龄就不能直接反映实际年龄中不同的智能水平。例如,3岁小儿MA=2,表示智龄落后1岁;12岁小儿MA=11,智龄也落后1岁。实际上,3岁和12岁小儿的智力虽然都落后1岁,但其智力发育水平是不同的,可用MA表示却一样。于是,在1916年美国斯坦福大学Terman教授修订Stanford Binet(S-B)时提出,IQ用MA与CA的百分比来表示[IQ=(MA/CA)×100],所得的结果称为比值。

不同年龄儿童可能有相同的 IQ,但其意义却不相同。而在实际应用时发现,由于 IQ 分布的标准差不稳定,不同年龄的 IQ 无法比较。1960 年,Wechsler 在编制智力测验量表时提出了离差智商的概念,即用一种标准记分法(standard score)表示 IQ。离差智商是在标准化过程中将每一组年龄组的得分均数折为 100,标准差为 15:

$$IQ = 100 + 15 \times \frac{得分 - 均值}{得分标准差}$$

离差智商是以某人在同龄群体中的相对位置来代表此人的智力水平。这样,就可以进行不同年龄儿童离差智商的比较。采用心理测验方法不同,其标准差也不同(如斯坦福–比奈量表的标准差为 16)。

2. **发育商(developmental quotient,DQ)** 婴幼儿处在中枢神经系统和感知、运动、语言发展迅速而更趋完善的时期。因此,用发育测验来评价其神经心理的发展,以了解被测儿童神经心理发展所达到的程度,测验结果由发育商来表示。DQ = DA/CA×100。发育商只表示该儿童在该阶段的智能发育水平,既不能在发育正常与异常间划出明显的界线(只表示离均值越远,偏离越大),也不是心理发展水平的唯一标准。

(三)心理测验方法

儿童心理测验依其用途和作用分为筛查性测验和诊断性测验。筛查性测验是用简单的试验项目,在较短的时间内把神经心理发育可能有问题的儿童从人群中筛查出来,有较高的可靠性,但不能测出智商,也不能作为智力低下的诊断。诊断性测验是用周密严谨的方法和测验项目测出智龄和智商,费时较多,主试人员必须经过训练。

1. **筛查性测验**

(1)丹佛发育筛查测验(Denver developmental screening test,DDST):1967 年,美国儿科医师 WK Frankenberg 和心理学家 JB Dodds,在美国丹佛市制订了从左下到右上,梯形的 DDST(表 3-6)。1975 年再次修改。

【目的】早期发现 2 个月 ~6 岁小儿智力发育问题;对精神发育疑有问题的儿童予以证实或否定;对有高危因素的儿童进行发育监测。

【工具】直径 10cm 的红色绒线球 1 个;10 块方积木(边长 2.5cm,红 7 块,黄、绿、蓝各 1 块);小铃铛 1 个;瓶口直径 1.5cm 的透明无色玻璃瓶 1 个;小糖丸若干粒;有柄拨浪鼓 1 个;小皮球 1 个(直径 7 ~10cm);红铅笔 1 支;白纸 1 张。

【内容】国内修订的 DDST 共 104 项(原著 105 项),分四个能区:①个人社会技能(personal-social skill):测查人际关系和自我帮助行为,如与大人逗笑、找东西;②精细运动与适应性动作(fine motor-adaptive):测查小儿眼手协调等运动能,如拾物;③粗大运动(gross motor):测查小儿坐立、行走和跳跃等能力;④言语(language):测查小儿的言语和接受表达功能,如理解大人指示、用言语表达自己的要求等。

DDST 筛查表中每个测查项目用横条表示,每一横条的两端分别代表 25% 与 90% 的正常儿童可以通过该项目的百分比(图 3-13)。表中凡是横条内标有"R"的项目,表示该项目可通过询问家长获得结果(report);横条内注有阿拉伯数字"1,2,3,…"是提示该项目,测试时需参考 DDST 筛查表注解。表的顶线与底线均有年龄标记。

【测验步骤】①准确计算出儿童的年龄(早产儿应减去早产周数,过期产不作调整),并

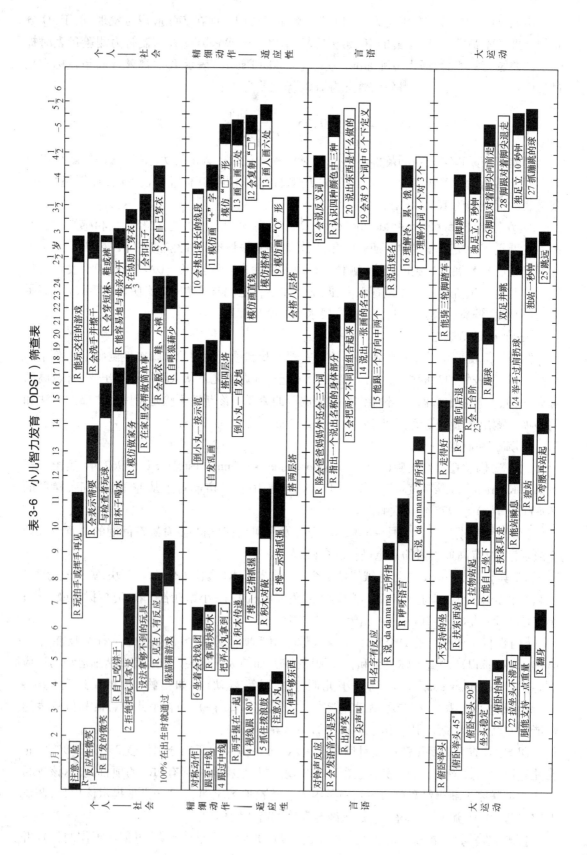

表3-6　小儿智力发育（DDST）筛查表

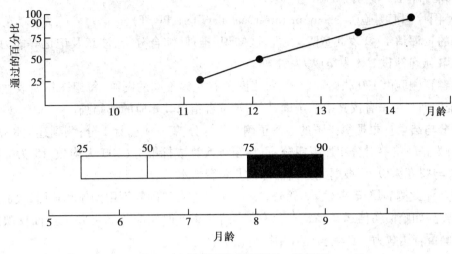

图 3-13 DDST 横条示意图 站得好

在筛查表上下线的相同年龄标记处画出被测小儿年龄线;②每个能区的项目测查,应由易到难进行;③测查可从年龄线左侧的三个项目开始,然后向右依次试测,直到连续三个项目不能通过为止。每个项目可重复 3 次,并将结果标记在该项目横条上。异常或可疑者应复测 1 次,如结果仍不正常,应做诊断性检测,以确定是否发育异常。

【评分与结果】每个项目按通过(P)和不能通过(F)二级评分,尚有不合作(R)和无机会完成(NO)。R 和 NO 在计算总分时不考虑,最后将各能区通过的项目数累加,据此判断儿童智力发育属正常、可疑还是异常。

异常:①2 个或 2 个以上能区中有≥2 项的"F";②1 个能区有≥2 项"F",同时另 1 个或 1 个以上能区有 1 项"F"和该区年龄线上项目均为"F"。可疑:①1 个能区有 ≥2 项"F";②1 个或 1 个以上能区有 1 项"F",同时该能区年龄线上项目都为"F"。无法判断:结果中"NO"的项目太多。正常:无以上情况。

【特点】DDST 容易理解与操作,评分和解释方便;需要时间 10~30 分钟。1981 年,Frankenberg 对 DDST 再次修改,为节省检查时间,精简了测查项目,即先测查年龄左侧的 3 个项目,4 个能区共测 12 个项目。如 12 个项目全部通过,评定结果为正常;若 12 个项目不是全部通过,在切年龄线上的项目全部测查完后,再进行评定。

(2)绘人测验(draw-a-person test):1926 年,美国心理学家 Goodenough 提出,绘人法可以作为一种智力测验,并进行了标准化。

【目的】评估 5~9.5 岁儿童一般认知水平。

【内容】要求儿童根据自己的想象画一个人物的全身像。

【评分与结果】国内采用改良的日本小林重雄评分法,根据画像的完整性、协调性和各部位的组合情况对 73 个具体内容进行评分。每个内容分为通过与不通过二级评分,将通过的分数相加得粗分,粗分可以转换成量表分,最后换算成智商,据此评估儿童的认知水平。

【特点】绘人测验作为一种心理发育筛查,对儿童具有一定吸引力,易为其所接受,实施方便,评分也不难掌握。此测验与其他智力量表(如韦氏儿童智力量表)相关系数在 0.5 以上,与推理、空间概念、感知能力的相关性较显著。但绘人测验的智商相对粗糙,不能反映儿童各方面能力特征和差异。

（3）图片词汇测验（peabody picture vocabulary test,PPVT）：

【目的】评估4~9岁儿童听觉、视觉、知识、推理、综合分析、注意及记忆等能力。1981年 PPVT-R 版可测试2.5岁至成人。

【内容】测验由120张图片组成，每张图片有4幅不同的图画，每组图按所表达的词义由易到难排列。主试者读其中一个词，要求被试者指出其相应的那幅画。

【评分与结果】根据每张图的应答正确与否评分，答对1张计1分；测到连续8张中有6张答错时为止。将答对分相加得粗分，再将粗分换算成标准分（100为均数，15为标准差），此分意义与智商相似，可根据此分高低评估儿童智力水平。

【特点】此测验属于一般智力筛查，需15分钟左右。因其不用操作和言语，故适用于某些特殊情况，如脑损伤伴运动障碍、言语障碍的儿童。但此测验结果并不全面反映智力水平，主要侧重言语智力。此测验已在中国应用。

（4）学前儿童能力筛查（简称"50项"）：

【目的】了解4~6岁儿童一般智力发育，亦可作为儿童能否入学的参考。

【内容】50项分为问题和操作两大类共50项测验题。包括自我认识能力13项，如指出身体部位、说明姓名、家庭地址等；运动能力13项，如独脚站、并足跳、穿衣裤、打活结、用筷等；记忆能力4项，如复述数字、句子、故事内容等；观察能力6项，如指出图画缺损部分；思维能力9项，如左右概念、日期概念、三件事物的联系等；常识5项，如认识颜色、指出动物名称和食物来源等。

【评分与结果】根据答案的正确与否给以计分，每题答案正确给1分，将所得的总分查表得出 IQ 值，以此值评估儿童智力正常（可入学）、异常（不能入学）和可疑（基本可入学）。

【特点】本测验可于20~25分钟完成。测验项目简单易行，评分标准易掌握，有较好的信度与效度，可供临床医师、儿童保健医师及幼教工作者使用。

（5）瑞文测验联合型（combined Raven's test,CRT）：英国的 JC Raven 于1938年研制了该非文字的智力测验。20世纪80年代引入我国，并进行了全国常模修订。

【目的】评估一个人的观察力和清晰的思维能力。可作个别测试，也可以进行团体测试。

【内容】由 A、Ab、B、C、D、E 6个单元，共72幅标准型渐进矩阵图构成。每个测试题由一张抽象的图案或一系列无意义的图形构成一个方阵，要求被测试人从呈现在下面的6小块（或8小块）供选择的截面中选择一块正确的匹配给整体结构图片。

【评分与结果】答对一个得1分，最高为72分。将通过的分数相加得原始分，再根据儿童的实际年龄转换成量表分，计算出 Z 值、百分位和 IQ。

【特点】本测验适用年龄范围在5~75岁；对有语言障碍或语言交流不方便的儿童，可以用手势或移动图片来表示；也适合各种跨文化的研究比较。

2. **诊断性测验**

（1）贝利婴幼儿发育量表（Bayley scales of infant development,BSID）：1933年，美国加州柏克利婴幼儿发育研究所的儿童心理学家 N. Bayley，对"加州1岁婴幼儿量表（1930年发表）"进行了修订，并取名为"贝利婴幼儿量表"，1969年发表第一版，1993年、2006年再次修订。我国目前使用的是根据 1969 年版本进行的中国修订版。

【目的】评估 2 ~ 30 个月婴幼儿的心理发展水平;确定是否有发育迟缓及发育偏离正常水平的程度。

【内容】包括:①心理量表(mental scale)163 项,测查感知觉准确性、言语功能、记忆和简单解决问题的能力,如对铃声的反应、用言语表达要求、用棍子够取玩具;②运动量表(motor scale)81 项,测查粗大和精细运动能力,如行走拾物等;③婴幼儿行为记录(infant behavior)24 项,观察记录小儿在测查过程中表现出的社会化、协作性、胆怯、紧张和注意等行为。

【评分与结果】每个条目分通过和未通过二级评分。将各量表的条目通过数累加,分别得出运动量表粗分及精神发育量表粗分,查表得总量表分。据此判断儿童心理发育水平和偏离常态的程度。其常模量表分均数为 100,标准差为 16。

【特点】此量表评估婴幼儿心理发育水平相对较全面、精确,但方法较复杂,需专业培训。每次测验 45 ~ 60 分钟完成。

(2) Gesell 发育量表(Gesell developmental scales,GDS):美国著名心理学家 Gesell 于 1916 年开始系统研究儿童行为模式和发育变化的阶段性,在 1940 年正式提出"格塞尔发育量表"。国内 1983 年修订,并广泛使用。

【目的】评价和诊断婴幼儿神经系统发育的完善情况及功能成熟情况。

【内容】儿童生长发育是连续的,并具有一定顺序和规律。因此,每个年龄阶段的行为都会显现出特殊的飞跃进展。Gesell 据此选择 4 周、16 周、28 周、40 周、52 周、18 个月、24 个月和 36 个月,用作反映小儿生长发育阶段和成熟程度,并称这些年龄为"枢纽龄"(key ages)。与此同时,将这些年龄阶段新出现的行为作为检查项目与诊断标准。测验内容包括适应性行为、大运动、精细运动、语言和个人社会行为 5 个方面。

【评分与结果】根据测验结果得出每个区的成熟年龄水平,然后代入发育商数(DQ)公式中得出 DQ 值。一般情况下,适应性的成熟水平可代表总的发育水平。如 DQ 在 75 以下,表明有发育落后。

【特点】此量表适用于 0 ~ 3 岁婴幼儿。具有较强的专业性,能准确地诊断小儿的发育水平。测查项目较多,所以需要专业人员来进行。检查和评价约需 1 小时。

(3) 斯坦福-比奈量表(Stanford-Binet intelligence scale,S-B):1905 年法国心理学家 Binet 编出世界第一个智力测验量表,1913 年被美国 Stanford 大学 Terman 修改后为 Stanford-Binet 量表。以后又经多次修订,1986 年再修订并重新标准化,简称 S-B4。我国目前使用的是 S-B 第 1 版修订本。

【目的】评价 2 岁幼儿至 18 岁青少年的一般智力水平;对精神发育迟滞进行诊断和程度分类。

【内容】1986 年版本与以往版本完全不同,其由 4 个分量表、15 个分测验组成。4 个分量表分别是:①言事推理(verbal reasoning):包括 4 个分测验,测查词汇、理解、言语关系等能力;②抽象/视觉推理(abstract/visual reasoning):包括 4 个分测验,测查临摹和图案分析推理等能力;③数量推理(quantitative reasoning):包括 3 个分测验,测查计数、心算和逻辑运算等能力;④短时记忆(short-term memory):包括 4 个分测验,测查数字记忆、句子记忆和物体记忆等记忆功能。此量表每一年龄段设一组难度相近的测验项目,年龄越大测验项目难度越大。

【评分与结果】1986 年的量表评分与旧版差别很大。首先将各分测验的项目评分相加得粗分,再将粗分转换成分测验的年龄量表分(均数为 50,标准差为 10),最后换算出 4 个综合后的分量表分和一个总量表分(均数为 100,标准差为 16),总量表分作为总智力水平的估计值。4 个分量表分反映言语、抽象思维、数量和记忆等方面的能力水平。

【特点】此量表享有很高的声誉。适用年龄范围较广,从幼儿一直到成年。测验项目排列灵活,较易引起儿童兴趣和动机,相对韦氏智力测验时间较短。有人认为旧版本偏重词语类项目,不便进行能力结构分析,1986 年新版已改进了这个问题。国内有用日本修订的田中一比奈量表。

(4)韦氏学前儿童智力量表(Wechsler preschool and primary scale of intelligence,WPPSI)和韦氏儿童智力量表(Wechsler intelligence scale for children,WISC):Wechsler 智力量表是国内外使用最为广泛的儿童智力测定量表。我国于 1986 年分别在北京和长沙完成了对 WPPSI 和 WISC 的修订。1991 年在长沙又对 WISC-R 做了进一步修订,称中国韦氏儿童智力量表(C-WISC)。

【目的】WPPSI 适用于 4~6 岁学龄前儿童,WISC 用于 6~16 岁儿童。测查一般智力水平、言语智力水平、操作智力水平和各种具体能力(如知识、计算、记忆和抽象思维等),是智力评估和智力低下诊断的重要方法之一。

【内容】韦氏学前儿童智力量表包括 2 个分量表及 11 个分测验。言语分量表(verbal scale)包括常识测验、词汇测验、算术测验、理解测验、背诵语句测验及类同测验;操作分量表(performance scale)包括动物房测验、图画补缺测验、迷津测验、几何图形测验和木块图案拼凑测验。韦氏儿童智力量表(WISC)的结构与韦氏学前儿童智力量表(WPPSI)相同,包括 2 个分量表和 12 个分测验,且大部分测验内容相似,仅难度不同而已。

【评分与结果】将各分测验累加得粗分,再把分测验的粗分转换为量表分,最后将量表分相加后查表可得总智商(FIQ)、言语智商(VIQ)和操作智商(PIQ)。总智商为受试者总智力的估计值,分测验量表分反映受测者各方面能力的强弱。一般人群智商的平均范围在 85~115 分之间(平均数为 100 分,标准差为 15),115 分以上为高于平均智力,70 分以下则考虑智力低下;如两类测验的智商相差 15 分以上,应作进一步检查以深入了解儿童的能力。

二、社会适应行为评定

对儿童行为的评估,传统的方法是以临床观察分析为主。近 30 年来出现了大量评估儿童行为的评定量表(rating scale)。目前用于儿童的行为评定量表种类繁多,其条目少则 10 条,多则达 600 条;分量表有 1~33 项;可以评估具体的行为(如攻击性行为),也可以是评估抽象的(如性格及社会功能);可以评估单一症状(如抑郁),也可以是概括的(如外向性障碍)。其量表分可以表示损害的严重程度,也可以表示能力的高低;有的量表可以用于筛查,也有的用于诊断;按使用者来分,包括父母用、教师用、儿童自评及观察者用(医师、社会工作者、伙伴及其他人)。

(一)Brazelton 新生儿行为评定量表(neonatal behavioral assessment scale,NBAS)

新生儿正处在进行生理调节以适应外界环境的时期,表现出对复杂行为的抑制和习惯的形成。新生儿是环境刺激的被动接受者,其接受刺激的意识状态是进行行为检查的神经学基础。新生儿对所有刺激的反应都取决于进行中的状态,对其行为的解释也离不开状态。新生儿运用状态以维持其对内外刺激反应的控制,状态的应用亦反映新生儿自我条理化的潜力。

【内容】NBAS 包括 28 项行为和 18 项反射,行为项目包括 4 个方面:①相互作用:非生物视觉定向、听觉定向和视觉定向,生物性视觉定向、听觉定向和视觉定向,醒觉状态,怀抱反应、安慰性、微笑等;②状态控制:对光、咯咯声、铃声、针刺重复刺激,使自己安静活动、建立速度、激动高峰、激惹性、状态稳定性等;③运动能力:一般肌张力,运动成熟性,运动活动性,手到口能力,防御运动,拉成坐位;④生理应激反应:震颤、惊跳、皮肤颜色稳定性。18 项引出反应包括足抓握、手抓握、踝阵挛、巴氏征、站、自动走、放置、侧弯、爬、眉间反射、紧张性头眼偏斜、眼球震颤、张力性颈反射、拥抱反射、觅食(加强)、吮吸(加强)、左右侧的上肢及下肢被动运动。另外还有 9 个项目任意选择。

【评分】28 项行为项目,每项有 9 个分度(可根据标准给分)。18 项反射按 3 点分度:①反应低下;②反应中等;③反应增强。0 为未引出,X 为未查。大多数分度的中点为正常值,最后还有评论。

【特点】NBAS 是作为相互作用行为的估价,可早期发现脑损伤引起的行为异常,并有针对性地进行监测,尚可预测婴幼儿后期的性格和中枢神经系统的情况。NBAS 在国内已开展。

（二）Achenbach 儿童行为筛查量表（child behaviour checklist, CBCL）

在众多的儿童行为量表中,由美国心理学博士 Achenbach 及 Edelbrock 研究及修改的儿童行为量表是应用较广泛、信度和效度都较好的一种。主要用于筛查儿童的社交能力和行为问题。有 3 套大同小异的量表,一套由父母填写(即 CBCL),一套由教师填写（teacher report form, TRF）,另一套由青少年自评（the youth self-report, YSR）。此外,还编制了由观察者在观察儿童后填写的直接观察报告表（direct observation form of the child behaviorchecklist）用于 2~3 岁幼儿的父母用 CBCL 等。形成了一套用于不同年龄、性别,从不同角度观察评定儿童的较完整的体系。此处仅介绍父母用量表（CBCL）,适用于 4~16 岁儿童及青少年。

【内容】分为三部分:①一般项目:包括姓名、性别、年龄、父母职业、填表人……。②社会能力:包括 7 大项:参加运动情况;参加活动情况;参加课余爱好小组(团体)情况;课余爱好及家务劳动;交友情况;与家里人及其他小伙伴相处情况;在校学习情况(4~5 岁组不计此项)。这部分内容又被归纳为 3 个分量表,即活动情况(包括 I、II、IV 项);社交情况(第 III、V、VI 项)及学校情况(第 VII 项)。将这 3 个分量表从左到右排列在横轴上,把各分量表的总分从少到多按百分位数从小到大排列在纵轴上,则构成儿童社会能力剖析图(social competence profile)。③行为问题:包括 113 项,要求父母根据儿童最近 6 个月内的表现填写。这是量表的主要部分。作者按不同年龄、性别分组进行因素分析,共得 6 个常模,即 4~5 岁、6~11 岁、12~16 岁男女组常模。每个常模包含 8~9 个因子(即分量表)。每一分量表包含 113 项里的若干项,有时同一项可出现在不同的分量表之中。各分量表既可用罗马数字表示(例如因子 I、因子 II),也可以用临床综合征的名称来代表。如 6~11 岁男孩的常模包括:分裂症样、抑郁、不合群、强迫-冲动、躯体化诉述、社交退缩、多动、攻击性行为、违纪行为等9个分量表。这些名称并不意味着临床诊断。

此外,出于对儿童行为问题进行简单的两分法划分的需要,将113项进行再次因子分析,提取了两个因子,即内向性行为问题及外向性行为问题。将内向特征最明显的分量表排在横轴的最右边(例如6~11岁男孩为Ⅰ~Ⅴ因子),将外向特征最明显的分量表排在横轴的最左边(如6~11岁男孩子的Ⅳ、Ⅷ、Ⅶ),将既不属于外向,也不属于内向的置于中间(如6~11岁男孩的Ⅵ因子),即构成了行为问题剖析图。

【评分】①社会能力评分:社会能力部分Ⅰ~Ⅳ项需要分别评价参加的项目数及数量、质量;Ⅴ项包括小伙伴个数与玩的次数;Ⅵ项包括与父母、兄弟姐妹、小朋友相处情况及独处情况;Ⅶ项包括学校成绩(按与同班同学比较的水平4级评价,即失败——0分,低于平均成绩——1分,相当于平均成绩——2分及高于平均成绩——3分),以及是否为特殊班级、是否留级、有无学校问题等。将各项目分相加即得活动情况、社交情况和学习情况3个分量表分。分数愈高表明儿童在这方面的能力愈强。将3个分量表分相加,即为社会能力总分的粗分。以6~11岁组男孩为例,如粗分16分,相当于T分39分。凡社会能力总分低于此分者,即怀疑存在社会能力问题。T分可以由查表获得。②行为问题评分:每一项行为问题按三级评分,即0——无此症状,1——有时出现或有一点儿,2——经常出现或很明显。将各分量表的项目分数相加,即得该量表的粗分。得分愈高表明问题愈明显。将各单项分相加即得行为问题总分。以标准化常模的90百分位(6~11岁男孩粗分为40)作为划界分(相当于T分63),凡得分高于此分者,即认为可能存在行为问题,需进一步检查。分析时应将社会能力和行为问题综合考虑。

【特点】该量表内容较全面,信度、效度较高。上海于1988~1991年在全国22个城市进行CBCL中国标准化取样,取得了Achenback儿童行为量表的中国常模以及用规格化评定套板作为工具。目前CBCL作为儿童行为问题的筛查工具已在我国推广使用。但其内容太多,评分方法复杂,需经专门训练才能掌握。在美国已有电脑自动计分系统,可以弥补此缺陷。

(三)Conners父母症状问卷(parent symptom questionnaire, PSQ)

本问卷主要用于评估儿童行为问题,特别是儿童多动症,适用于3~17岁儿童。

【内容】该量表已经几次修订,目前常用有焦虑、冲动-多动、心身问题、学习问题和品行问题等5个因子,48项条目的1978年修订版本。

【评分】按4级评分:0分——没有;1分——偶尔出现;2分——经常出现;3分——非常多。将各分量表的单项分相加,除以该分量表的条目数,即得到该分量表分。任何一个分量表分高于同年龄、同性别儿童平均值加2个标准差,即认为有该项问题。

【特点】本量表主要用于多动症。而对评估外向性障碍(攻击性行为、多动)较内向性障碍敏感。量表的项目较适中,父母仅需5~10分钟即可完成。

(四)婴幼儿-初中学生社会生活能力量表

自1971年修订了智力低下的定义后,规定智力低下的诊断与分级必须结合适应性行为评定结果进行综合评价。适应性行为指人适应外界环境赖以生存的能力,其评定标准有两个:①个人独立的程度;②满足个人和社会义务及要求的程度。国内目前多采用日本S-M社会生活能力检查(修订版),经再标准化,即婴幼儿-初中学生社会生活能力量表。

【内容】全量表共 132 项,按起始年龄分 7 部分:①6 个月 ~1 岁 11 个月(第 1 ~19 项);②2 岁 ~3 岁 5 个月(第 20 ~41 项);③3 岁 6 个月 ~4 岁 11 个月(第 42 ~63 项);④5 岁 ~6 岁 5 个月(第 64 ~80 项);⑤6 岁 6 个月 ~8 岁 5 个月(第 81 ~96 项);⑥8 岁 6 个月 ~10 岁 5 个月(第 97 ~113 项);⑦10 岁 6 个月以上(第 114 ~132 项)。按年龄选择起始年龄项目进行检查。各年龄阶段包括 6 个行为能力:①独立生活能力(self-help),包括进食、脱穿衣服、料理大小便、个人与集体清洁卫生状况等;②运动能力(locomotion),包括走路、上阶梯、过马路、认识交通标志等;③作业(occupation),包括抓握物品、画、剪图形、解系鞋带等;④交往(communication),包括叫名转头、说话,懂简单指令、交往、打电话等;⑤参加集体活动(socialization),包括做游戏、值日、参加文体活动等;⑥自我管理(self-direction),包括想自己独干、不随便拿别人东西、控制自己不提无理要求。

【评分】受检儿童每通过一项计 1 分,根据年龄与总分查表得标准分。按标准分将儿童适应行为分为:极重度低下(≤5 分);重度低下(6 分);中度低下((7 分);轻度低下(8 分);边缘(9 分);正常(10 分);高常(11 分);优秀(12 分);非常优秀(≥13 分)。

【特点】本量表适用于 6 月龄婴幼儿至 14 ~15 岁初中学生社会生活能力的评定。可用于临床智力低下的诊断,凡标准分≤9 分者再做智力测验,特别对不合作的儿童更为方便,也可用于此年龄阶段儿童社会生活能力的筛查。

三、人格测验

(一)儿童气质评定量表

20 世纪 50 年代开始,托马斯(Alexander Thomas)和切斯(Stella Chess)持续 30 多年的追踪研究(New York Longitudinal Study,NYLS)发现,婴幼儿在出生后就明显表现出不同类型的气质特征。与此同时,研制出婴幼儿和儿童气质量表。目前,国内使用的是 1977 年由西安进行标准化的中国常模。

【内容】Thomas 和 Chess 编制的婴幼儿和儿童气质量表,1977 年由西安进行标准化,成为中国常模,包括:中国婴幼儿气质量表(CITS,适应于 4 ~8 个月婴幼儿);中国幼儿气质量表(CTTS,适应于 1 ~3 岁幼儿)和 4 ~7 岁、8 ~12 岁四个年龄阶段。各个年龄段的气质量表,所属的条目均可归纳为 9 个因子(维度):活动量、规律性、趋避性、适应度、反应强度、坚持度、情绪本质、坚持度、注意力分散度和反应阈。Thomas 认为其中前 6 个因子对婴幼儿期的亲子关系和社会化进程有决定性影响。

【评分】量表由家长填写,按几乎从不、极少发生、不常见、常见和很常见 5 个等级评分。再根据 9 个维度的得分情况,划分出五种气质类型:容易抚育型(E 型)、抚育困难型(D 型)、启动缓慢型(S 型)、中间近容易抚育型(1-E 型)和中间近抚育困难型(1-D 型)。

【特点】气质是婴幼儿自发行为与环境相互作用的过程中情绪或行为的个体特点,对儿童日后心理发展具有较大影响。不同气质的儿童在成长过程中会出现不同的表现。所以,气质对于儿童行为的定型及在特定环境中塑造出各种不同的个性特征,一直起着重要的作用。

(二)儿童人格问卷(personality inventory for children, PIC)

【目的】评估 3 ~16 岁儿童人格特征,主要涉及多种异常心理活动或行为特征,如抑郁、焦虑、多动和社会性等。

【内容】PIC 由 16 个分量表组成,包括 12 个临床量表、3 个效度量表和 1 个校正量表。临床量表由抑郁、焦虑、多动等分量表组成,效度量表包括掩饰(L)、效度(F)和防御(D)。PIC 是由受试儿童父母回答的他评问卷。

【评分】先将各分量表各条目得分相加得粗分,再将分量表转换成 T 分,根据 T 分是否高于 70 和综合分量表分高低特征发现儿童的异常心理特征。

【特点】适用年龄范围广(3 ~ 16 岁),反映多方面异常心理特征,信息量大,适用于临床,但反映正常儿童心理特征较少。条目数较多,填写费时,因由父母填写,受父母对儿童的观察、了解及父母本身的文化、个人观点、社会背景和个人偏见等因素影响。

（三）艾森克个性问卷（Eysenck personality questionnaire, EPQ）

由英国伦敦大学心理系和精神病研究所艾森克教授（H. J Eysenck）和夫人（B. G. Eysenck）于 20 世纪 40 年代末开始拟定,1952 年正式发表,1959 年第一次修订、1985 年再次修订。龚耀先教授于 1983 年组织全国 28 个协作单位进行了标准化,并发表中文版手册。

【目的】测量 7~15 岁儿童和 16 岁以上成人的人格特征。

【内容】我国修订的 EPQ 分儿童和成人两套版本。儿童 EPQ 共有 88 项问题,包括 E（内外向,25 项）、N（情绪稳定性,23 项）、L（效度量表,22 项）和 P（精神质,18 项）4 个分量表。

【评分】以 E 为横轴,N 为纵轴,便构成外向-情绪不稳、外向-情绪稳定、内向-情绪不稳和内向-情绪稳定 4 种人格类型,这分别相当于古代的胆汁质、多血质、黏液质和抑郁质。4 个分量表的各个项目混合排列,受试者对每个项目选择回答"是"或者"不是",计算出各量表的粗分,然后在性别、年龄相应的 T 分表上换算成 T 分,再在量表剖析图上作分析。

一般来说,E 分极高代表外向、E 分极低代表内向;N 分极高代表情绪不稳定性、N 分极低的人情绪缓慢,通常是平静,不紧张;P 分高的儿童古怪、孤僻,是麻烦儿童;L 分高表示被试者有掩饰、自身隐蔽等情况。

【特点】此量表具有较好的结构效度,其中以内外向维度和神经质维度最为确定;实施方便,既可作自陈量表,也可以做团体测验;由于其条目较少,反映的信息量也相对较少,难以对患者进行全面的人格评估。

第七节　婴幼儿精神行为症状的早期识别

儿童精神发育偏离,是一个与儿童心理发展普遍性和特异性相关的问题。早期的精神偏离在临床上很难判断,因为正常和异常之间并没有一条截然的分界线。但是,了解并与正常儿童比较,既可以早期发现偏离问题,又可以估计问题向正常或异常发展的可能进程。

婴幼儿精神状况评估是在传统对成人和较大儿童精神状况检查的基础上,根据婴幼儿的特点编制的,可以帮助家长、医师系统地观察婴幼儿的社交和情绪状态、与父母的关系和对其他人的反应等。

一、儿童精神症状的特点

精神活动方面的异常表现称为精神症状,是脑功能紊乱的表现,即认知、情感意志和行为方面的异常。评定儿童精神活动的表现是否正常,必须以儿童不同年龄阶段的生理、心理特征为基准,同时还要结合儿童生长所处的家庭社会环境、文化背景、风俗习惯等作为评定参考。一般来说,儿童精神疾患的临床表现与儿童的发育水平、生活经历的体验以及环境、教育等均有密切的关系。此外,儿童精神活动异常往往会以突出症状为表现,如语言功能障碍、运动和行为异常、感知觉障碍、抽动和意识障碍等。年幼儿童的精神症状较为单一、贫乏。随着年龄的增长,心理行为的发展,其精神症状也逐步呈现复杂化、多样化。由于儿童时期形象性知识多于抽象性的理论知识,所以一般精神症状以行为改变、感知障碍多见。

二、婴幼儿精神症状的检查(观察)

(一)外观

体型、营养、衣着、卫生、发育成熟情况;有无头、面、躯体、皮肤形态异常。

(二)对环境的反应

1. 对环境和陌生人的反应 探究、呆板、哭、把脸藏起来、好奇、兴奋、淡漠、焦虑。

2. 适应性

(1)探究:何时、怎样探究人脸、玩具、陌生人。

(2)对环境变化的反应:当检查者与之玩时、拿走玩具时、离开时有什么反应。

(三)自我调节

1. 精神状态调节 婴幼儿从深睡到觉醒到大哭时的知觉状态;在从事检查时的变化;情绪转变的模式(是平稳还是剧烈);被安抚和自我安抚的能力;平息警觉状态的能力(这些内容有的在幼儿也可应用)。

2. 感觉调节 对声音、视觉目标、气味、光和触摸的反应(迟钝或过敏),反应的形式(淡漠、回避、害怕、兴奋、攻击或明显行为改变);有无过分寻求某种感觉现象。

3. 不寻常的行为 1岁以后仍用口接触、猛烈撞头、嗅物体、转圈、用手拍打、弹手指、身体摆动、足尖走、盯着光或转动的物体,说话重复、固定或用词古怪,对物品和人的古怪行为,拔头发、反刍、屏气。

4. 活动水平 总的活动水平及变化情况,如:父母抱着时不停扭动、在座位上或地板上安静地坐着、不停地要走、爬桌子、探究房间、在6~8个玩具之间踌躇不定。

5. 注意广度 集中注意于一种活动的能力,注意保持的平均时间和最长时间;有无注意涣散,婴幼儿期观察注视或追随物体,注意自己的手、脚和脸,用手和口探索物体所持续的时间。

6. 对挫折的忍耐力 尽管失败仍坚持困难作业的能力;如果容易受挫,对挫折的反应(攻击、哭、发脾气、退缩、回避)。

7. 攻击性 表达方式,控制攻击或喜好攻击的程度,表现恰当的自信心。

(四)运动

肌肉强度、肌力、姿势、异常运动(抽动、抽搐)头面部的整体协调情况(面部、口、舌、眼的运动）、进食、吞咽、注视,有无过度流涎。

1. 整体运动的协调性

（1）婴幼儿:俯卧、控制头部、打滚、坐、站。

（2）幼儿:走、跑、跳、爬、单足跳、踢、扔球、抓球。

2. 精细运动协调性

（1）婴幼儿:抓住、放开、把东西从一只手递到另一只手、对指抓东西敲击、扔东西。

（2）幼儿:对指抓、堆积木、乱画、用剪刀剪,通过观察儿童怎样处理难题、制作盒子、玩球和运用玩具锤子、玩小汽车、玩有连接部分的玩具来判断精细运动和视运动的协调能力。

（五）言语和语言

1. 语言产生　音质、速度、节律、语调、发音是否清晰、音量。

2. 语言感受　对他人语言和行为方面的反应(服从指令,指出"某某在哪儿",理解方位词、代词,包括听力,特别是在语言迟缓的儿童,要注意其对巨响、说话声、细微的声音的反应)。

3. 语言表达　词汇量、词组、句子、过分概括(如用小猫代表动物)、代词颠倒、模仿语言(立即或延迟模仿)、异常的或古怪的用词、语言难懂;交往能力;发声、呀呀语、模仿、体态语言(点头、摇头)、照顾者对婴幼儿交流表达的理解能力、能否有效交流。

（六）思维

婴幼儿的思维可通过发音、游戏来体现。观察有无持续语言、联想不连贯。当儿童表现持久的代词颠倒、语言艰涩难懂、较大幼儿及学龄前儿童有较多的模仿语言应考虑精神性障碍(包括广泛性发育障碍),注意幼儿常将幻想和现实相混淆,常有奇怪的想法。记录有无:

1. 特殊恐怖　害怕某种物体、担心被丢失或与母亲分离。

2. 噩梦和睡惊　2～3岁儿童有时能回忆梦的内容,有时儿童将梦与现实混淆。

3. 分离状态　突然发作的退缩、注意力不集中、意识恍惚,有时与癫痫小发作、抑郁、孤独症、耳聋不易区分,了解创伤史及既往史有助于诊断。

4. 幻觉　极罕见,见于中毒或器质性障碍,以幻听及幻触多见。

（七）情感

由于语言的限制、缺乏表达情感的词汇,儿童情感的评估更困难。儿童常用退缩行为来反映情感(从回避、胆怯、厌烦到焦虑、抑郁),可从以下方面评估:

1. 表达方式　面部表情、言语、姿势。

2. 表达范围　喜好,特别是亲子关系。

3. 反应性　对情境、谈论的内容、游戏、他人参与的反应。

4. 情绪反应　持续的时间、引起情感反应的因素,特别是亲子关系。

5. 情绪反应的强度　影响因素,特别是亲子关系。

（八）游戏

在婴幼儿,游戏是采集病史的基本手段。幼儿的游戏对评价认知水平、象征能力和情感表达十分有意义,较大幼儿,了解游戏的主题有助于评价;注意与不同照顾者之间的区别,与母亲及检查者之间的区别。

1. **游戏形式**

（1）感觉运动游戏：

1）0~6个月：用口接触、敲击、丢和投掷玩具或其他东西。

2）6~12个月：探索物体的特征：移动、撕扯、拨弄。

（2）功能性游戏：12~18个月：了解和探索物品的使用功能（推汽车、拿梳子梳头发、把电话放在耳朵上）。

（3）早期象征性游戏：18个月~3岁：假装自己吃饭、睡觉，假装"喂妈妈"吃饭，用一个东西模仿另一个（如用钟当汽车），假设一个活动的结果（如煮饭、吃饭）。

（4）复杂的象征性游戏：30个月~较大幼儿：计划和表演戏剧性游戏，使用假想的物体，让其他儿童加入游戏、分配角色。

（5）模仿、解决问题。

2. **游戏内容** 幼儿选择玩具、使用玩具常反映其情绪。

（九）**认知**

通过以上内容，特别是游戏、言语和象征能力、解决问题能力，粗评儿童的认知水平，观察有无受损、延迟或早熟。

（十）**人际关系**

1. **对父母** 儿童是否保持与父母目光、躯体的接触，有无主动回避与父母接触；幼儿是否从照顾者身上挣脱；婴幼儿被抱着喂食、坐在照顾者的膝上的舒适和放松程度；注意身体、语言的影响，敌意，离别和相聚时的反应，使用转移物品（毛毯、玩具、照顾者的东西）时的反应，儿童对不同照顾者之间的差异，如有否特殊依恋关系。

2. **对检查者** 正常幼儿在面对陌生人时常显示踌躇，特别是6~8个月婴幼儿，检查者可以观察一段时间，在开始检查前，让熟悉者抱着他或拿一些有趣的东西吸引他，观察儿童在开始的拘谨后表现如何，是否时间太长或完全不能接触，对陌生人和对父母有无区别，是否无区别地寻求注意、是否过度保守或焦虑；照顾者不在身边时儿童能否继续接受检查，当受到检查者表扬时，是否能追求成功。

3. **依恋行为** 观察表达情感、寻求安慰、要求和接受帮助、合作、探索、控制行为的情况，当照顾者离开后再出现时的"重逢反应"。有无与年龄不相称的表现（害怕、依附、过度顺从、高度警觉、冲动、活动过度及违抗）；有无紊乱的探索行为、无区别地向任何人寻求安慰。通过精神状况检查，记录儿童的正常能力和异常发现，以便确定是否需要进一步检查。

（石淑华）

第四章

儿童营养与膳食

营养对儿童体格生长及心理行为发育具有非常重要的作用。良好的营养及喂养知识能促进儿童的生长发育,而营养摄入不足或不均衡,可导致儿童营养障碍、感染各种疾病,甚至影响智力发育。因此,儿童时期营养问题应引起足够的重视。

第一节　儿童营养与健康

从受孕到生后 2 年是儿童生长发育的关键阶段,如体格生长经历第一个生长高峰;神经系统发育处于优势地位,既是认知发育的关键时期,又是人类高级情感及社会交往能力萌芽及快速发展的重要阶段。在此期间,人体重要器官的生长发育依赖于充足而均衡的营养,这不仅包括能量、蛋白质的摄入,还涉及许多必需微量营养素。如果必需营养素缺乏常常可影响重要器官的生长和发育,也可间接影响免疫功能及抗感染能力。越来越多的研究表明,在此期间,营养和代谢等诸多因素,对儿童乃至成人期的健康将产生深远的影响,而早期营养不足造成的损害在 2 岁以后将无法逆转。

一、营养与体格生长

婴儿期是生后体格生长的第一个高峰时期,1 岁末体重将增加至出生体重的 3 倍,而身长则增加约 25cm,因此单位质量的营养需求远高于其他时期。通常 4 月龄婴儿摄入能量的30% ~35% 用于支持体格生长;随着年龄的增长,生长速度减慢,用于体格生长的能量逐渐下降,1 岁左右儿童用于体格生长的能量才 5% 左右,到 3 岁时此值下降到 2%。因此,能量摄入不足对于生长发育的损害在婴儿期更为常见和明显,即使是营养素的轻微缺乏也会对后期体重或身高产生累积性影响。已证实,母孕期及生后早期营养素缺乏可引起体重、身高等体格生长指标增长不足或不增;感染发生概率增加;发病率及死亡率增加等短期可见的影响。

二、营养与免疫功能

营养不良是继发免疫缺陷最常见的原因。严重的营养缺乏对宿主的防御机制具有极大的损害,如影响细胞免疫功能、中性粒细胞杀菌力、补体系统、分泌性 IgA 反应性等;这些损害在早期营养不良者中影响较大而且持久。目前已证实,很多的维生素或微量元素等特殊的必需营养素缺乏对免疫功能也有重要影响,如锌和维生素 A 的缺乏常常导致反复感染的发生。我国国家卫生计生委(原卫生部)于 2002 年开始给边远贫困地区小于 5 岁儿童大剂量补充维生素 A,对改善该地区儿童维生素 A 营养、降低感染性疾病发病率和死亡率起了重要作用。WHO 在 2005 年发表了新修订的腹泻管理推荐指南,强调所有患儿在腹泻发生时及早补充锌,有助于黏膜修复和缩短腹泻病程。

三、营养与脑发育

有实验证实:在生命早期能量和(或)必需营养素供给的减少对体格生长、器官结构和功能发育,尤其是对中枢神经系统发育具有长期及重大影响。虽然目前尚缺少特定营养素对婴儿和儿童期脑发育影响的研究资料,但实验室及流行病学研究发现,早期蛋白质-能量营养不良通常会伴有其他营养素缺乏,在影响体格生长的同时也会干扰脑功能发育,从而导致认知发育异常。微量营养物质的缺乏同样可给儿童健康带来短期和长期影响,如铁缺乏已成为世界性公共健康问题,尤其是在发展中国家,其患病率可高达 40% ~ 60% 。研究显示,早期发生贫血的儿童可能对体格生长没有影响,却可造成认知和行为缺陷,而且这种影响通常不可逆转;即使到学龄期,贫血虽得到纠正,但其学习能力仍然较差。生命早期发生轻度碘缺乏,即使在生后接受了治疗,也可导致 IQ 值下降 5 ~ 7,由此而产生的学习能力受损和生长能力下降,最终会转化为影响收入的经济学指标。而早期营养干预对学业和经济生产力具有持续的良性作用,例如,在危地马拉的一项研究显示,3 岁前服用具有高度营养饮食的补充剂的男孩成年后,具有更高的阅读理解和非言语认知能力,而且获得的时薪较平均水平高 46% 。

四、营养与代谢

2005 年我国部分城市疾病死因分析显示,慢性非传染性疾病,如心脑血管疾病、内分泌及代谢病,约占全部死因的 41.6% 。因此,对成年期慢性非传染性疾病引起的不良效应研究已成为热点。近二十余年来,国内外学者通过流行病学调查发现,孕期营养、出生体重等生命早期营养状况与成年后血压、血脂、血糖及胰岛素敏感性,以及肥胖、骨质疏松乃至肿瘤等疾病发生率具有相关性,并基于循证研究的结果提出了关于人类疾病起源的新概念——DOHaD(Developmental Origins of Health and Disease),即"健康与疾病的发育起源"或"代谢程序化(metabolic programming)"。这一概念在 1974 年由 Dorner 首先提出,以后因 Barker 等人发表的流行病学调查结果得到广泛认可。他们的回顾性调查结果显示,出生体重及 1 岁时的体重分别与成人期发生的高血压、糖尿病和冠心病的危险性存在显著的相关性。因而提出假设:孕母或者胎儿的营养不良导致的胎儿生长受限可能增加出生后发生慢性疾病的危险性。最近的研究结果表明,低出生体重儿在出生后出现快速"追赶生长"现象可能是产生损害的原因之一。其机制可能是由于生命早期的营养不足使个体更适合于低能量环境,如果将其置于高能量环境,以后患病的风险则增加。但是,当胎儿营养供应的变化不大时,机体的"妥协"则可能不会立即通过表型的改变显现出来,从而表现为代谢和神经内分泌生理方面的变化,这些变化使个体对将来诱发肥胖的环境特别敏感。1959 ~ 1964 年,我国发生严重自然灾害期间出生的儿童,普遍经历了食物缺乏及营养不良。调查发现,与 1964 年出生的女性比较,1959 ~ 1961 年出生的女性步入中年后,体质指数(body mass index,BMI)显著增高,患超重和肥胖危险性分别增加了 28.9% 和 46.5% 。此调查证明了早期营养不良对成人期慢性疾病的影响。然而,也有研究表明孕期营养能量过剩不仅会导致孕妇体重增长过多及巨大儿娩出,也会增加不良妊娠结局的发生;巨大儿与成年期胰岛素抵抗、2 型糖尿病发生率增高有关。因此,处于出生体重两个极端者,未来发生代谢综合征的危险性均高于正常出生体重儿。探讨上述现象发生的机制以及代谢程序的研究,通过妇产科和儿科学工作者的努力,将可能有效防止母亲孕期和婴儿期疾病发生的风险,并由此促进人群的长期健康。

此外,喂养方式与肥胖病发生的研究从另一方面证实了营养对代谢的重要性。系统综述和 meta 分析发现,母乳喂养具有微弱但是明确预防肥胖的作用,而这种预防作用与社会阶层和生活方式无关。其原因可能与生后 1 岁内母乳喂养婴儿生长速度相对比较慢,以及母乳中的蛋白质含量相对比较低有关。流行病学的调查结果显示,在儿童早期热量、脂肪和碳水化合物摄入量正常的情况下,过多的蛋白质摄入与早期体内脂肪的规程以及 BMI 升高有非常密切的关系。因此有人提出“早期蛋白质假说”,认为人工喂养儿摄入蛋白质含量过多的配方乳,可能导致今后发生肥胖病的危险性增加。

由此可见,儿童期营养与健康息息相关。早期营养不良将给儿童带来不可逆转的近期和远期危害。近期危害表现为体格和认知发育迟缓,患病率和死亡率增加;远期危害表现为智力落后,学习和工作能力下降,罹患心血管疾病、糖尿病、高血压等慢性病的风险增加。目前,改善儿童营养状况尤其是早期营养状况,是各国面临的共同问题。因此,世界卫生组织在 2004 年有关健康的全球战略草案中特别强调孕产妇和早期婴儿的营养与健康的重要性。2008 年的《柳叶刀》杂志专题讨论孕产妇和早期儿童低营养状态对人一生健康的影响及其应对策略。我国国家卫生计生委(原卫生部)于 2012 年公布的《中国 0 ~ 6 岁儿童营养发展报告》中指出“生命早期 1000 天,决定孩子一生的营养与健康状况”。因此,儿童营养促进应当从孕期开始,从出生到青春期结束,贯穿于整个生长发育时期,重点为生命早期。

第二节　儿童营养需求

儿童需要合理的营养素以支持正常的生长发育。2000 年中国营养学会将营养素分为:能量(energy)、宏量营养素(macronutrients)(蛋白质、脂肪及碳水化合物)、微量营养素(micronutrients)(矿物质及维生素)和其他膳食成分(other dietary elements)(膳食纤维、水)。

人体需要的各种营养素都需要从每天的饮食中获得,若某种营养素长期摄入不足或摄入过多都可能产生相应的营养不足或过多的危害,其危险性与摄入量间存在明显关系(图 4-1)。

为了帮助个体和人群安全地摄入各种营养素,避免可能产生营养不足或过多,营养学家根据有关营养素需要量,提出了适用于各年龄、性别及生理状态人群的膳食营养素参考摄入

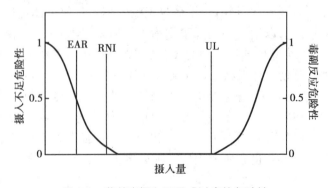

图 4-1　营养素摄入不足或过多的危险性

量(dietary reference intakes,DRIs),并对如何应用这些参考值来评价膳食质量和制订膳食计划提出了建议。DRIs是一组每日平均膳食营养素摄入量的参考值,它是在推荐营养素供给量(recommended dietary allowance,RDAs)的基础上发展起来的,包括以下4项内容:

1. 平均需要量(estimated average requirement,EAR) 能维持基本生命活动的某种营养素的需要量。当摄入量达到EAR水平时,可以满足某一特定性别、年龄及生理状况群体中50%个体对该营养素的需要;对个体可以满足自身50%需要,缺乏的可能性为50%。EAR是制订推荐摄入量的基础。就儿童而言,EAR通常能够维持正常生长发育并防止出现特定营养素的缺乏。

2. 推荐摄入量(recommended nutrient intake,RNI) 能满足某一特定性别、年龄及生理状况群体中,绝大多数个体(97%~98%)需要量的摄入水平,通常RNI = EAR + 2*SD*。RNI可用于评价群体或个体的营养摄入情况,但并不能就此得出个体对某营养素摄入充足、不足或过量的结论。

3. 适宜摄入量(adequate intake,AI) 当某种营养素的个体需要量研究资料不足,无法获得EAR时,可以通过观察或实验获得健康人群某种营养素的摄入量,即AI,来代替RNI。虽然AI与RNI均可用做个体摄入量的目标值,但AI可能高于RNI,且不如RNI准确,故在使用时应更加谨慎。

4. 可耐受最高摄入量(tolerable upper intake,UL) 是平均每日可摄入该营养素而无风险的最高量,当摄入量超过UL时,可能会损害机体健康。需要注意的是,UL并不是一个建议的摄入水平。但许多的营养素目前尚缺乏制订UL的资料,所以没有UL并不意味着过多摄入这些营养素没有潜在的危险。

需要指出的是机体摄入的食物和营养素的量每天都不尽相同,这里使用的"摄入量"是指在一段时间,譬如几周或几个月期间内的平均摄入量。作为常规,需要量是用一种摄入率单位表示,如mg/d或mg/(kg·d),但这并不表示每天的需要量必须摄入。另外,DRIs是应用于健康人的膳食营养标准,而不是用于急性或慢性疾病患者的营养治疗标准,也不是为以前患过营养缺乏病的人而设计的营养补充标准。

一、能量

能量是维持人体生命活动最重要的营养成分之一。生命过程其实就是一个能量摄入、储存与消耗的动态过程。在理想状态下,机体能量的消耗与从食物中获得的能量恰好相等,达到能量平衡。体重是衡量能量代谢的敏感指标,当能量摄入等于能量消耗时,机体维持原有状态与功能;当能量摄入多于能量消耗时,剩余的能量以脂肪组织的形式储存在体内,表现为超重与肥胖;当能量摄入少于能量消耗时,机体动员、使用体内储备能量,表现为体重逐渐减轻,体形消瘦。

能量的统一计量单位为焦耳(Joule,J)或卡(calorie),通常以千卡(kilo-calorie,kcal)作为能量摄入与消耗的通用单位。两者间的转换关系为1kcal = 4.184kJ。碳水化合物、蛋白质及脂肪是体内主要的供能营养素,在氧化生成水和二氧化碳的过程中,释放能量,供机体利用。碳水化合物、蛋白质及脂肪在体内实际产能分别为16.8kJ(4kcal)/g、16.8kJ(4kcal)/g和37.8kJ(9kcal)/g。

成人的能量摄入主要用于维持基础代谢(basal metabolism,BM)、体力活动消耗、排泄及食物热效应;而儿童还需要较多的能量用于支持生长发育,故儿童单位质量的能量需要量较成人多。

（一）基础代谢

基础代谢是维持基本生命活动所需的最低能量，即人体在清醒、安静、空腹（进食后12～14小时），室温适宜（18～25℃）时维持呼吸、心跳、体温、循环、腺体分泌、肌肉的一定紧张度等生理过程所消耗的能量。在单位时间内每平方米体表面积所需的基础代谢能量称为基础代谢率（basal metabolic rate，BMR）。人体基础代谢所需能量受年龄、性别、体表面积、生长发育、内分泌及神经活动等影响。儿童基础代谢率较成人高10%～15%，一般占总能量的50%，并随着年龄增长、体表面积的增加而逐渐减少。如婴儿期是一生中代谢最活跃的阶段，故每天平均需能量230.12kJ/kg（55kcal/kg），7岁时每天所需约183.92kJ/kg（44kcal/kg），12岁时约需125.52kJ/kg（30kcal/kg）。各种器官能量的消耗与该器官大小及功能相关，在基础代谢中所占的比例也随年龄的不同有所不同。与成人相比，婴儿脑重占体重比例大，其代谢率也较成人高；婴幼儿期脑代谢占总基础代谢的1/3，而成人期则减少到1/4；肌肉活动耗能在婴儿期较少，仅占8%，成人期则占30%。婴幼儿期基础代谢的消耗基本无性别差别。

（二）生长发育

在儿童时期，能量摄入还要支持正常的生长发育，这部分能量所需是儿童所特有的。机体每增加1g新组织，约需消耗20.92kJ（5kcal）的能量；每增加1g蛋白质约需能量25.08kJ（6kcal）；每增加1g脂肪需要能量50.21kJ（12kcal）。生长发育所需能量与生长的速度成正比，即随年龄增长逐渐减少，如0～3月龄时约35%的能量用于支持生长发育，1岁时约5%，到青春后期则基本为0。能量供应不足可使生长发育速度减慢，甚至停滞。

（三）活动

除基础代谢外，活动是人体能量消耗的主要构成部分。活动量及强度越大，消耗能量也越多。用于活动的能量波动较大，是儿童能量平衡中最易发生变化的一部分，与儿童身体大小、活动强度、持续时间、活动类型等均有密切关系。婴儿一般每天需62.8～83.7kJ（15～20kcal）/kg，但好哭、多动的婴儿可高出2～3倍；而安静、少哭婴儿可减少1/2；年长儿自由活动增多、强度增加，需要消耗的能量也增多；12～13岁每天可达125.5kJ（30kcal）/kg。当患有能量-蛋白质营养不良时，儿童为维持重要器官代谢功能，常表现出活动减少。

（四）食物热效应

食物热效应（thermic effect of food，TEF）也称食物特殊动力作用（specific dynamic action，SDA），是指进食后机体用于消化食物、吸收、运送、储存以及代谢所利用营养素消耗的能量。摄入不同食物消耗的能量各不相同：蛋白质最多，为自身产能的20%～30%；脂肪最低，为2%～4%；碳水化合物约为6%。进食混合食物后，能量代谢值较原来的基础代谢率增高10%左右。婴儿摄取食物和蛋白质相对较多，故这方面消耗能量也较大，占总能量的7%～8%，年长儿吃混合饮食占5%左右。

（五）排泄物中能量损失

每天摄入的食物不能完全消化吸收的产能营养素及其代谢产物，随大小便排出体外，这部分丢失的能量一般不超过总摄入量的10%，婴儿每天为33.44～45.98kJ（8～11kcal）/kg。腹泻时此项能量丢失增加。

2000年中国营养学会制订的婴儿期能量需要量约397.1kJ（95kcal）/（kg·d），1岁以后按每天计算（表4-1）。

表 4-1　不同年龄、性别儿童的能量和蛋白质的 RNIs 及脂肪供能比

年龄/岁	能量#				蛋白质		脂肪占能量百分比/%
	RNI/MJ		RNI/kcal		RNI/g		
	男 M	女 F	男 M	女 F	男 M	女 F	
0 ~	0.4MJ/kg		95kcal/kg		1.5 ~ 3g/(kg·d)		45 ~ 50
0.5 ~							30 ~ 35
1 ~	4.60	4.40	1100	1050	35	35	
2 ~	5.02	4.81	1200	1150	40	40	30 ~ 35
3 ~	5.64	5.43	1350	1300	45	45	
4 ~	6.06	5.83	1450	1400	50	50	
5 ~	6.70	6.27	1600	1500	55	55	
6 ~	7.10	6.67	1700	1600	55	55	
7 ~	7.53	7.10	1800	1700	60	60	25 ~ 30
8 ~	7.94	7.53	1900	1800	65	65	
9 ~	8.36	7.94	2000	1900	65	65	
10 ~	8.80	8.36	2100	2000	70	65	
11 ~	10.04	9.20	2400	2200	75	75	
14 ~	12.00	9.62	2900	2400	85	80	25 ~ 30
18 ~							20 ~ 30

注:各年龄组的能量的 RNI 与其 EAR 相同(凡表中数字缺如之处表示未制订该参考值)

　　不同年龄各项能量消耗见图 4-2。需注意,能量的需要存在个体差异,即使是体重、年龄、性别一致的婴幼儿,其能量需要也不尽相同,应根据具体情况酌情加减。

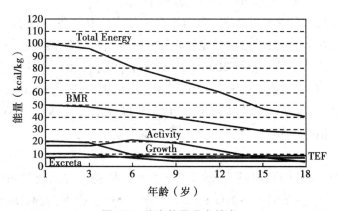

图 4-2　儿童能量分布特点

注:Total energy 为总能量;BMR 为基础代谢率;Activity 为活动;
Growth 为生长;Excreta 为排泄;TEF 为食物热力作用

二、宏量营养素

（一）蛋白质

蛋白质（protein）是构建组织和细胞的基本物质，与各种形式的生命活动密切相关，是生命存在的物质基础。食物中的蛋白质主要用于机体的组织、器官构成和组织修复；通过构成多种重要生理活性物质的成分，参与调节生理功能；在体内降解成氨基酸，经脱氨基作用生成的 α-酮酸，经三羧酸循环氧化分解，同时释放能量，是人体能量来源之一。

蛋白质的基本构成单位是氨基酸，虽然自然界中氨基酸有 300 多种，但组成人体蛋白质的氨基酸只有 20 种。在这 20 种氨基酸中，一部分可在体内合成，称为非必需氨基酸；另一部分则不能合成或合成速度不足，必须由食物供给，称为必需氨基酸。儿童除需要与成人相同的 9 种必需氨基酸（赖氨酸、色氨酸、蛋氨酸、苯丙氨酸、亮氨酸、异亮氨酸、苏氨酸、缬氨酸和组氨酸）外，半胱氨酸、酪氨酸、精氨酸和牛磺酸等亦为儿童期的条件必需氨基酸，即对特殊人群需外源性供给。

人体所需蛋白质来源于多种食物，凡其蛋白质中各种必需氨基酸的构成比例（称为氨基酸模式）与人体蛋白质的氨基酸模式接近的食物，其必需氨基酸在体内的利用率就高，称为优质蛋白，如动物蛋白、大豆蛋白；反之则低，如植物蛋白。鸡蛋蛋白质的氨基酸模式与人体蛋白质的氨基酸模式最为接近，在比较食物蛋白质营养价值时常用做参考蛋白（reference protein）。当食物蛋白质中一种或几种必需氨基酸含量相对较低，导致其他必需氨基酸在体内不能被充分利用而使蛋白质营养价值降低，这些含量相对较低的氨基酸称为限制性氨基酸（limiting amino acid），如赖氨酸为谷类蛋白的限制性氨基酸。多种食物蛋白质混合食用，其所含有的必需氨基酸取长补短、相互补充，从而可提高蛋白质的利用率，这种现象称为蛋白质互补作用（protein complementary action）。例如小麦、米、玉米等蛋白缺乏赖氨酸，而豆类则富含赖氨酸，故两类食物搭配即可补充蛋白质赖氨酸的不足。食物加工，如豆制品的制作可使蛋白质与纤维素分开，亦可提高蛋白质的利用率。

蛋白质的生理需要量受经济条件、生活水平及饮食文化背景的影响。蛋白质长期摄入不足会减少组织增长和修复，导致生长发育迟滞、组织功能异常，甚至威胁生命；蛋白质摄入过多则可能增加肾溶质负荷。根据 2000 年中国营养学会修订的中国居民膳食指南，合理的膳食中，蛋白质供能应占总能量的 8%～15%，蛋白质的 RNI 为 $1.5～3g/(kg \cdot d)$；1 岁后蛋白质 RNI 逐渐减少，直至成人的 $1.1g/(kg \cdot d)$。婴幼儿生长旺盛，保证蛋白质的供给量与质量非常重要，因此食物中应有 50% 以上的优质蛋白质。

（二）脂类

脂类（lipid）是脂肪（fat）和类脂（lipoids）的总称。脂肪由甘油与脂肪酸构成，类脂包括磷脂、糖脂和固醇类。脂肪约占脂类的 95%，大部分分布于皮下、大网膜、肠系膜等脂肪中。脂类是人体必需的宏量营养素之一，是机体的第二供能营养素；也是构成人体细胞的重要成分，如细胞膜、神经髓鞘等；此外，尚与多种生理功能，如促进脂溶性维生素吸收、维持体温、促进碳水化合物代谢及内分泌作用等有关。

人体不可缺少而又不能自身合成、必须由食物供给的多不饱和脂肪酸称必需脂肪酸（essential fatty acid，EFA）。n-6 系列中的亚油酸和 n-3 系列中的 α-亚麻酸是人体的 2 种必需脂肪酸。此外,n-3 系列和 n-6 系列中许多脂肪酸,如花生四烯酸、二十碳五烯酸(EPA)、二十二碳六烯酸(DHA)等都是人体不可缺少的长链多不饱和脂肪酸,人体可以利用亚油酸和 α-亚麻酸来合成。必需脂肪酸对细胞膜功能、基因表达及防治心脑血管疾病和生长发育等有重要作用。研究发现,EPA 具有降血脂、预防动脉粥样硬化和防止心肌缺血的作用;而DHA 占大脑总脂肪含量的 24%～37%,对维护脑功能和视敏度有重要作用。必需脂肪酸的缺乏会影响机体的新陈代谢,如 n-3 脂肪酸缺乏可造成学习能力下降、视力异常;而 n-6 脂肪酸缺乏则可引起生长停滞、皮肤疾病、生育受阻以及脂肪肝等。

除食用油脂含约 100% 的脂肪外,动物性食物和坚果类食物也含有丰富的脂肪,其中植物油及坚果类含有较多的多不饱和脂肪酸。亚油酸普遍存在于植物油中,亚麻酸在豆油和紫苏籽油中较多,鱼贝类含有丰富的 EPA 和 DHA;而动物脂肪饱和脂肪酸与单不饱和脂肪酸含量较多;动物内脏,尤其是脑中含有较多的胆固醇。

目前研究已证实,脂肪摄入量和脂肪酸组成(如脂肪摄入量过高,尤其是饱和脂肪酸摄入量过高)与多种慢性病有关,如肥胖、心血管疾病,甚至是某些肿瘤。因此,在制订合理膳食计划时,既要考虑膳食脂肪摄入量,又要考虑膳食脂肪酸组成。在儿童时期,由于大脑快速发展,神经纤维的髓鞘化,故对脂肪的需求量高于成人。2000 年中国营养学会建议婴儿期脂肪所提供的能量应占总能量的 45%(35%～50%);随着年龄的增长,脂肪占总能量比例下降,年长儿为 25%～30%,我国尚未对脂肪酸的供给量提出建议;2001 年美国提出,n-3 多不饱和脂肪酸宜占总能量的 3%～10%;n-6 多不饱和脂肪酸占 0.2%～1.2%。

(三)碳水化合物

碳水化合物(carbohydrates)又称糖类,包括单糖、双糖、低聚糖和和多糖,是人类获取能量最经济、最主要的来源,其在体内释放能量较快,是神经系统和心肌的主要能源,也是肌肉活动时的主要燃料,对维持神经系统和心脏的正常供能、增强耐力、提高工作效率都有重要意义。此外,碳水化合物也是构成细胞和组织的重要成分。细胞含糖类 2%～10%,分布在细胞膜、细胞器膜、细胞质以及细胞间质中;脑和神经组织含大量糖脂,主要分布在髓鞘上,还可与脂肪酸或蛋白质结合成糖脂、糖蛋白和蛋白多糖,成为具有重要功能的物质,参与细胞的多种生理活动。核糖及脱氧核糖又是构成核酸的重要成分。

膳食中碳水化合物的主要来源是粮谷类和薯类食物;其次是食糖作物,然后依次是根茎作物、水果、蔬菜、豆类及乳制品。婴儿,尤其是 6 月龄内婴儿的碳水化合物主要是乳糖,其次为蔗糖和淀粉。膳食中碳水化合物比例过少,可造成膳食蛋白质浪费、组织蛋白质和脂肪分解增强以及阳离子的丢失等;比例过高,则引起蛋白质和脂肪的摄入减少,造成不良后果。研究证明,膳食碳水化合物所占总能量比值>80% 或<40% 都不利于健康。由于体内其他营养素可转变为碳水化合物,因此其适宜需要量尚难确定,临床常以其可提供能量的百分比表示。2000 年中国营养学会修订的碳水化合物适宜摄入量中指出,2 岁以上儿童碳水化合物所产的能量应占总能量的 55%～65%。

均衡膳食中宏量元素供给应平衡,比例适当,否则易发生代谢紊乱。为满足儿童生长发育的需要,首先应保证能量供给,其次是蛋白质。调查研究发现,蛋白质、能量营养充足的平衡膳食可满足儿童生长需要的微量营养素,即平衡膳食能满足所有微量营养素的需要,不需另外补充。

三、微量营养素

（一）维生素

维生素是维持人体正常生理功能所必需的一类有机物质,其主要功能是调节人体的新陈代谢及生长发育,不产生能量。虽然维生素的需要量较少,但因大多数在体内不能合成或合成量不足,故必须由食物提供。维生素的种类很多,化学结构与生理功能各不相同,根据其溶解性可分为脂溶性(维生素 A、D、E、K)和水溶性[维生素 C、维生素 B_1(硫胺素)、维生素 B_2(核黄素)、烟酸(尼克酸、维生素 PP)、维生素 B_6(吡哆素)、叶酸、维生素 B_{12}(氰钴胺素)、泛酸、生物素]两大类。

脂溶性维生素的特点是:主要改变复合分子及细胞膜的结构,为高度分化组织的发育所必需;分子特异性不高,均有前体;由于易溶于脂肪和脂肪溶剂中,故可储存在体内,不需每天供应;脂溶性维生素排泄缓慢,缺乏时症状出现较迟,但过量易致中毒。

水溶性维生素的特点是:主要参与辅酶的形成,有高度的分子特异性,没有前体,除了碳、氢、氧以外,还常常含有氮、硫、钴等元素;因易溶于水,其多余部分可迅速从尿中排泄,不易储存,故需每天供给;缺乏后症状迅速出现,过量时一般不易发生中毒。

人体维生素不足或缺乏是一个渐进过程,当膳食中长期缺乏某种维生素,最初表现为组织中维生素的储备下降,继而出现生化代谢和生理功能异常,引起组织学上的缺陷,最后出现各种临床症状。某些维生素的边缘性缺乏(亚临床缺乏),如亚临床维生素 A 缺乏,并不一定出现临床症状,但可引起机体不适或对疾病的抵抗力下降等,应引起医生的重视。此外,对于脂溶性维生素,还应特别注意摄入过多也会对健康产生有害的作用。

常见维生素的 RNI(AI)主要功能和食物来源见本章末表 4-2。对婴儿而言,维生素 A、D、C、B_1 是容易缺乏的微营养素,供给量分别是 400μgRE/d、10μg/d、40mg/d、0.3mg/d。

（二）矿物质

人体内除了碳、氢、氧、氮以外的元素统称矿物质(无机盐),可分为常量元素和微量元素两大类。在体内含量大于体重的 0.01% 的元素为常量元素,占人体总量的 99.5%。包括钙、磷、镁、钠、氯、钾、硫等。常量元素主要参与构成人体组织成分,如骨骼、牙齿等;维持水电解质平衡;调节神经肌肉兴奋性;参与酶的构成,激活酶的活性等。在体内含量小于体重的 0.01% 的元素为微量元素。根据科学研究,到目前为止,已被确认与人体健康和生命有关的必需微量元素有 18 种,即铁、铜、锌、钴、锰、铬、硒、碘、镍、氟、钼、钒、锡、硅、锶、硼、钼、砷等。微量元素虽然在体内含量低,但具有十分重要的生理功能,如为酶、维生素必需的活性因子;构成或参与激素的作用;参与核酸代谢等,其中铁、碘、锌为容易缺乏的微量营养素。

矿物质不能在体内生成,必须由食物和水供给,在新陈代谢的过程中也不会消失,必须通过各种途径(皮肤、黏膜、粪、尿等)排出体外。常量元素和微量元素在体内都有适宜的浓度范围。在一定范围内有益于人体的正常生理活动和保持健康,摄入量缺乏或过多都会导致疾病的发生和发展。儿童时期由于消化功能发育不完善,对这些物质的消化吸收比较差,较易出现矿物质、微量元素缺乏,导致新陈代谢失常和生长发育滞后。如低钙导致婴儿手足搐搦症、佝偻病;铁缺乏引起贫血;碘缺乏导致甲状腺功能减退症等。各种矿物质的 RNI(AI)主要功能和食物来源见表 4-3。

表 4-2　常量和微量元素的 RNIs 或 AIs

年龄(岁)	钙Ca AI /mg	磷P AI /mg	钾K AI /mg	钠Na AI /mg	镁Mg AI /mg	铁Fe AI /mg	碘I RNI /μg	锌Zn RNI /mg	硒Sc RNI /μg	铜Cu AI /mg	氟F AI /mg	铬Cr AI /μg	锰Mn AI /mg	钼Mo AI /mg
0 ~	300	150	500	200	30	0.3	50	1.5	15(AI)	0.4	0.1	10		
0.5 ~	400	300	700	500	70	10	50	8.0	20(AI)	0.6	0.4	15		
1 ~	600	450	1000	650	100	12	50	9.0	20	0.8	0.6	20		15
4 ~	800	500	1500	900	150	12	90	12.0	25	1.0	0.8	30		20
7 ~	800	700	1500	1000	250	12	90	13.5	35	1.2	1.0	30		30
						男 / 女		男 / 女						
11 ~	1000	1000	1500	1200	350	16 / 18	120	18.0 / 15.0	45	1.8	1.2	40		50
14 ~	1000	1000	2000	1800	350	20 / 25	150	19.0 / 15.5	50	2.0	1.4	40		50
18 ~	800	700	2000	2200	350	15 / 20	150	15.0 / 11.5	50	2.0	1.5	50	3.5	60

注:凡表中数字缺如之处表示未制定该参考值

表4-3　脂溶性和水溶性维生素的 RNIs 或 AIs

年龄(岁)	维生素A V_A RNI /μgRE	维生素D V_D RNI /μg	维生素E V_E AI /mgα-TE*	维生素B_1 V_B1 RNI /mg	维生素B_2 V_B2 RNI /mg	维生素B_6 V_B6 AI /mg	维生素B_12 V_B12 AI /μg	维生素C V_C RNI /mg	泛酸 pantothenic acid AI /mg	叶酸 folic acid RNI /μgDFE	烟酸 niacin RNI /mgNE	胆碱 choline AI /mg	生物素 biotin AI /μg
0 ~	400(AI)	10	3	0.2(AI)	0.4(AI)	0.1	0.4	40	1.7	65(AI)	2(AI)	100	5
0.5 ~	400(AI)	10	3	0.3(AI)	0.5(AI)	0.3	0.5	50	1.8	80(AI)	3(AI)	150	6
1 ~	500	10	4	0.6	0.6	0.5	0.9	60	2.0	150	6	200	8
4 ~	600	10	5	0.7	0.7	0.6	1.2	70	3.0	200	7	250	12
7 ~	700	10	7	1.0	1.0	0.7	1.2	80	4.0	200	9	300	16
11 ~	男700 女700	5	10	1.2	1.2	0.9	1.8	90	5.0	300	12	350	20
14 ~	男800 女700	5	14	男1.5 女1.2	男1.5 女1.2	1.1	2.4	100	5.0	400	男15 女12	450	25
18 ~	男800 女700	5	14	男1.4 女1.3	男1.4 女1.2	1.2	2.4	100	5.0	400	男14 女13	500	30

注:凡表中数字缺如之处表示未制订该参考值

*:α-TE 为α-生育酚当量

四、其他膳食成分

（一）膳食纤维

膳食纤维是指不被人体消化吸收的多糖类碳水化合物与木质素,主要来自植物的细胞壁,包括纤维素、半纤维素、木质素、果胶、树胶等。按其来源分为不可溶性(纤维素、半纤维素和木质素)和可溶性(果胶、树胶、燕麦糖)两类。膳食纤维具有许多重要的生理功能,如吸收大肠水分,软化大便,增加大便体积;吸附螯合胆汁酸、胆固醇等有机分子及肠内有毒物质,通过促进肠蠕动使其排出体外等,是维持人体健康必不可少的重要营养素之一。

膳食纤维主要来源于植物性食物,如谷、薯、豆类、蔬菜及水果,谷物是膳食纤维最主要的来源,全谷粒和麦麸等富含膳食纤维,而精加工的谷类食品则含量少。婴幼儿可从谷类、新鲜蔬菜、水果中获得一定量的膳食纤维。当膳食纤维摄入不足及缺乏时会导致心脑血管和肠道代谢等方面的多种疾病,如代谢综合征、便秘及某些癌症(如结肠癌、乳腺癌)都与膳食纤维摄入量不足有关;但摄入过多则会产生饱腹感,致使能量摄入不足。我国目前尚未提出明确的膳食纤维推荐摄入量标准。中国营养学会于 2000 年推出的 DRIs 中,暂定摄取膳食纤维的适宜推荐摄入量为:中等能量摄入 10MJ(2400kcal)的成人膳食纤维的适宜摄入量为 30g/d;对于儿童尚无数据,但婴儿 6 月龄后应逐渐增加食物纤维素。美国 FDA 推荐儿童膳食纤维的适宜摄入量为:2 岁内 5g/d,2 岁后按其年龄加 5 ~ 10g/d 计算,20 岁后为 20 ~ 35g/d。

（二）水

水是人类赖以维持最基本生命活动的物质,参与构成身体成分,作为各种物质的溶媒,参与营养素在体内的转运和代谢,并构成细胞赖以生存的外环境。所有的新陈代谢和体温调节等活动都必须有水的参与才能完成。人体内水分含量随年龄增长逐渐减少,新生儿体内含水量为体重的 70% ~ 75%,随着年龄的增长,机体水逐渐减少,10 ~ 16 岁后,减至成人水平,为 60% ~ 65%。缺乏和长期饮水不足,可引起体内失水,当体内损失 10% 的水分即可导致严重的代谢紊乱,损失 20% 的水分即可死亡。正常情况下,机体不会出现水中毒,但在疾病情况下,如肾脏疾病、充血性心力衰竭以及输液不当时可能发生。水过量时亦可致代谢紊乱,严重时可引起颅内压增加,甚至死亡。

体内水的来源包括饮水、食物中的水和内生水三部分。水的排出以肾脏为主,约占60%,其次是经肺、皮肤和粪便。正常情况下,水的摄入量与排出量处于动态平衡中,以保持体液的恒定性。水的需要量受代谢情况、年龄、体力活动、环境温度、膳食、疾病和损伤等多种因素影响,故个体间水需要量的变化很大。婴儿由于新陈代谢旺盛以及摄入蛋白质和矿物质较多,对水的需求量也相对较大。美国及加拿大公布的水和电解质摄入推荐量标准:0 ~ 6 月龄婴儿,母乳的平均摄入量约为 780ml/d,根据母乳中约 87% 的含水量计算的水摄入量约为 680ml/d,纯母乳喂养的婴儿不需要额外补充水分;对于 7 ~ 12 月龄的婴儿,母乳的平均摄入量约为 600ml/d,由母乳提供的水分为 520ml/d,加上添加辅食和饮品提供的水分约320ml/d,此阶段婴儿的水摄入量约为 840ml/d。我国目前尚未对儿童的需水量做出推荐。

第三节 学龄前、学龄期儿童和青春期营养与膳食

整个生长发育期的儿童均需要充足而均衡的营养支持,但在不同的年龄阶段需要考虑

的重点各有不同。早期营养与喂养的目标是通过培养良好的进食行为习惯,保证儿童目前及将来的健康。只有熟悉各年龄期生长发育及营养的特点,才能更好地进行营养及喂养咨询指导。

一、婴幼儿营养与膳食

婴儿期是生后体格生长的第一个高峰期,1周岁时体重为出生时的3倍,身长是出生时的1.5倍,头围在第一年内增加10～12cm。即使是幼儿期,其体格生长虽有减慢,但相对于整个儿童时期仍然较快。与此同时,心理行为在婴幼儿时期迅速发展。为适应婴幼儿期的快速发育,必须提供丰富的营养满足需要。然而,由于婴幼儿消化功能尚未成熟,进食技能发育不完善,轻微的喂养不当即可导致腹泻、营养不良、贫血及消化紊乱等疾病。因此,对于婴幼儿膳食安排,需要特别关注。详细的营养及喂养指导参见第五章婴幼儿喂养。

二、学龄前期儿童营养和膳食

学龄前期儿童生长速度减缓,各器官持续发育并逐渐成熟,足量供给其生长发育所需的营养、帮助其建立良好的饮食习惯是此期营养与膳食的关键。

学龄前期儿童膳食已基本与成人相同,但主食中粮食的摄入量较成人少。此期能量需求每天供给5.9～7.5MJ(1400～1800kcal),蛋白质45～55g,碳水化合物需要量较婴幼儿高,逐渐成为能量的主要来源。学龄前儿童骨骼生长迅速,对矿物质尤其是钙的需要量大,其他微量元素如锌、铁和维生素也须供给充足。

学龄前期儿童已具有良好的运动技能,能很好地使用餐具及杯子,并能坐在餐桌前与成人一同进餐。由于生长速度减慢,他们对于进食的兴趣常无法预料,可能表现为暂时性对进食不感兴趣。此期由于注意力容易分散使其用于进餐的时间减少;尽管如此,仍应鼓励他们参与家庭进食(15～20分钟)。

学龄前期儿童活动范围增大,他们对进餐时的周围环境更感兴趣,尤其是在非家庭环境中进餐时。通过互动交流及观察其他小朋友或成人进餐,学龄前期儿童对在哪里、何时、吃什么、吃多少有了自己的看法。随着这些自主意识的增强,儿童出现食物选择性,同时进食量会受到很多环境因素的影响,如就餐时间、烹调方法以及其他人的进食行为等。

在学龄前期,多数儿童进餐频率逐渐接近成人,通常是3次正餐和几次点心。虽然儿童每餐的摄入量可能不同,但每天的总能量摄入基本保持一致。儿童可因食物中能量及营养素密度不同而调整进食量,但他们尚不具备选择均衡膳食的能力。因此,学龄前期儿童需要成人选择并提供多种多样与其进食技能发展相适应的营养性食物,必要时还需进行进食示范。

学龄前期膳食安排特点如下(图4-3):

1. **保证能量和蛋白质的摄入**　蛋白质占总能量的12%～14%,脂肪占30%～35%,碳水化合物占50%～60%。要保证充足优质蛋白质和不饱和必需脂肪酸的供给,脂肪应有1/2来自植物。碳水化合物和饱和脂肪酸不宜过度,以免引起肥胖。学龄前期儿童各类营养素摄入量参阅表4-2、4-3。

2. **食物种类多样化,重视营养素平衡**　以谷类食物为主,每天饮奶,常吃大豆及其制品;同时注意荤素菜搭配、粗细粮交替;不宜多吃坚硬、油炸和刺激性食物,少吃零食和甜食。

3. **食物制备基本同成人**　口味仍以清淡少盐为主,不宜添加各类调味品。提高烹调技

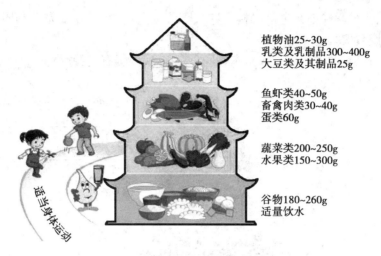

植物油25~30g
乳类及乳制品300~400g
大豆类及其制品25g

鱼虾类40~50g
畜禽肉类30~40g
蛋类60g

蔬菜类200~250g
水果类150~300g

谷物180~260g
适量饮水

图4-3　学龄前期儿童膳食宝塔

术,注意色香味形的变换,调动儿童的进食兴趣。

4. **餐次安排**　每天4次,早、中、晚三次正餐加一次午后点心。早餐应吃饱,午餐吃好,晚餐不多吃,三餐进食热量的分配分别:早餐20%～25%,午餐30%～35%,午后点心10%～15%,晚餐25%～30%。

5. **养成良好饮食习惯**　在许可的范围允许儿童选择食物,避免挑食、偏食等不良饮食行为。进一步培养自我服务意识、就餐的文明礼貌和口腔卫生。

6. **适量运动**　食量应与体力活动平衡,保证体重正常增长。

三、学龄期儿童营养与膳食

学龄期儿童生长发育的速度逐渐趋于稳定,营养需求相对减少;但在小学后期,儿童生长可能进入突增时期,对营养的要求又会增高。通常,7～9岁每天能量需供给7.1～8.4MJ(1700～2000kcal);10～12岁8.4～9.2MJ(2000～2200kcal)。蛋白质的需要量随活动强度的增大和肌肉发育的程度而增多,其供能应占总能量的12%～14%,7～10岁为每天60～65g,10～13岁为70～75g,仍要保证优质蛋白质的供给。

学龄期儿童的记忆力、逻辑推理能力、阅读、写作及数学技能迅速增加。在此阶段,普及基本营养概念及知识较易取得成功。然而,在宣教上应注意技巧,如不单纯强调蔬菜水果的营养及健康价值,通过告诉儿童享受其味道,可能对其增加对蔬菜水果的接受度更有帮助。在这一时期,儿童开始出现与同龄伙伴进行比较的意识,如比较体重及体型,甚至是对体重、体型异常的同伴开玩笑。无论是正面或负面,朋友及家庭之外的人都能影响儿童对食物的态度及选择,从而影响儿童的营养状况。电视也是影响儿童进食的重要因素,此期儿童一般每天看2小时左右的电视。研究发现,看电视时间越长的儿童,摄入高能量食品的可能性越大,如比萨饼、含盐零食、饮料等。因此,与较少看电视的儿童相比他们更易出现肥胖。

在上学期间,学龄期儿童至少有一餐不在家里进餐,这使他们对于食物选择的自由度增加;在校的午餐或零食的选择也可影响饮食质量。随着儿童独立性增强,他们进食"快餐食品"的机会增加,因此无法保证健康饮食。完全禁止此类食品并不可行,但成人应对此进行限制,通常1～2次/周。

由于男女性别、活动强度及进入青春期早晚的不同,这个阶段儿童对营养需求的个体差异较大。此外,虽然学龄期儿童可以接受绝大部分成人饮食,但并不完全等同于成人,需要更多地关注其膳食安排。

学龄期儿童膳食的安排与成人基本相同(图4-4),但仍有其特点:

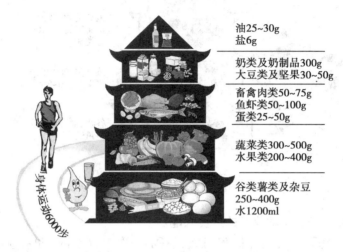

图4-4 中国居民膳食宝塔图

油25~30g
盐6g

奶类及奶制品300g
大豆类及坚果30~50g

畜禽肉类50~75g
鱼虾类50~100g
蛋类25~50g

蔬菜类300~500g
水果类200~400g

谷类薯类及杂豆
250~400g
水1200ml

1. **膳食应平衡** 应保证足够的能量和蛋白质摄入,并根据季节及供应情况做到食物种类多样,搭配合理,以提高食物的营养价值。多供给乳类和豆制品,还要保证优质蛋白质和钙的供给。学龄期儿童各类营养素摄入量参阅表4-2、4-3。

2. **餐次安排适当** 每天4次,除三餐外,上午课间应增加一次点心。三餐能量分配为:早餐20%~25%,点心10%~15%,午餐35%,晚餐30%。早餐不仅吃饱,还应吃好。课间餐除给面包、糕点、包子等干食外,最好能供牛乳或豆浆一杯,既可补充水分,又可供给能量和优质蛋白质。晚餐不宜吃得过饱,以免摄入过多影响睡眠,并导致肥胖。

3. **培养良好的饮食习惯** 继续培养餐桌礼仪;注意饮食卫生,做到进食前洗手;不挑食、不偏食,不暴饮暴食,不吃零食,饮用清淡饮料,控制食糖摄入。进餐时细嚼慢咽,既可锻炼牙齿功能,又可促进颌骨发育。

4. **重视户外活动** 此期学习压力增大,部分儿童户外活动时间减少,故应调整饮食和增加户外活动,以减少超重及肥胖的发生。

四、青春期营养与膳食

青春期体格生长加速,出现身高增长的第二个高峰,同时生殖系统发育逐渐成熟。体格生长加速使得青春期儿童对营养的需求也相应增多。通常认为,青春期对营养素和能量的需要量一般不低于从事轻体力劳动的成人。然而,由于种种原因,青春期儿童特别容易发生能量平衡失调和某些营养素的缺乏,这不仅会阻碍身体的生长发育,推迟青春期,而且其不良影响还会延续到成人阶段。

需要注意的是,青春期是营养需求增加,但体格活动相对减少的特殊阶段。此期除了关注进食障碍,如神经性厌食、神经性贪食及暴饮暴食障碍外,对于肥胖、运动相关营养的健康问题意识也应增强。

青春期儿童膳食的安排与成人基本相同(图4-4),但有其特点:

1. **保证能量和蛋白质的供给** 青春期的能量需求较成人高25%～30%,故推荐能量摄入应达2500～2600kcal/d。能量的主要来源是谷类,摄入量应较儿童时期大大增加,一般每餐应达150～200g。青春期儿童正处于迅速发育时期,对蛋白质的需求高,故应提供足量、优质蛋白质。一般认为由蛋白质提供的能量应占总能量的12%～15%,且动物蛋白或豆制品应占1/3～1/2。膳食中蛋白质、脂肪、碳水化合物供能比以1.1:1.5:5合适;每天应供给蛋白质约80g。

2. **提供充足的微量营养素** 青春期对微量营养素的需求亦增长,应摄入富含钙和磷的蔬菜、豆类、海产品和乳类。在北方和户外活动少的寒冷季节,应考虑补充适量的维生素D制剂。经常摄入含铁丰富的食品如肉类、蛋类、鱼类,以防止缺铁性贫血的发生。青春期性腺器官发育达到高峰,锌的供给也十分重要。肉类含锌量高,故每天应摄入一定量的肉食。碘供给不足易发生甲状腺肿。故应经常食用含碘量较多的紫菜、海带、海鱼、虾等海产品。青少年各类营养素每日需要量参见表4-2、4-3。

3. **合理平衡分配膳食** 每天三餐,三餐比例适当。早餐提供能量应占全天总能量的25%～30%,午餐占30%～40%,晚餐占30%～40%。养成吃营养早餐的习惯,切忌晚餐过饱、睡前零食、暴饮暴食或盲目节食。

4. **充足的户外活动** 体育锻炼对于改善健康状况及维持理想体重具有重要作用。推荐每天至少进行60分钟的运动,也可通过每天3～6次,每次10分钟的中等强度的短时间锻炼积累。此外,户外活动还能接受一定量的紫外线,有利于体内维生素D的合成,保证骨骼健康。

第四节　儿童营养评估

儿童营养状态反映了营养素摄入与需求间的平衡,以及失平衡后所致后果。营养评估(nutritional assessment)是评价儿童营养状况以维持正常生长和健康的方法。

对于群体儿童和个体儿童,评价营养的方法、目的并不完全相同。群体儿童营养状况(<3岁)的评价主要是通过体格生长水平调查进行横断面描述。调查结果与该地区或国家的经济、文化状况有关,可为政府制定决策时提供数据,但不涉及任何病因。而个体儿童营养状况评价主要是了解是否存在营养不良,病因及程度等问题,以采取相应的干预措施。

个体儿童营养评估具体措施包括人体测量、膳食调查、临床表现,必要时还应进行某些特定实验室检查;同时,将获得的个体资料与已建立的参考值比较,以得出客观的推荐意见及作出临床营养治疗评价。

一、人体测量及评价指标

人体测量学是通过获得不同年龄阶段可比较的测量数据,运用统计学方法,对人体特征进行数量分析的研究方法,广泛应用于评价儿童生长及健康状态。通过与同性别、同年龄的参照值进行比较,帮助判断生长和发育过程中的可能由营养缺乏或过剩导致的异常情况。

对于体格生长的准确评价需要恰当的生长参照值、精确的测量、准确的年龄计算以及对结果的合理解释。临床上对个体儿童的生长与营养评价,建议选择我国根据2005年九省市儿童体格发育调查数据制订的中国儿童生长标准。对于群体儿童的营养评价,尤其是5岁以下儿童,为了进行国际比较,也可采用WHO标准。

人体测量指标常用不同的统计学方法及标准进行描述和评价,包括百分位数法、Z 评分、中位数百分比。对于生长评价,单次测量仅用于筛查具有营养风险的儿童,及决定是否需要进行更深入的评估;而连续生长监测更为重要,在比较不同时间获得的测量值时,需注意可能会因方法及设备的不同造成评价的偏异。营养状况筛查,常用的体格评价指标及判断标准见表4-4。人体测量及生长评价方法,详见第二章体格生长发育。

表4-4 营养状况筛查的常用指标及其判断标准

常用指标	均值离差法	百分位数法	Z 值
生长迟缓/矮小:			
年龄的身长(高)	$\bar{X}-2SD$	<P3rd	<-2
低体重:			
年龄的体重	$\bar{X}-2SD$	<P3rd	<-2
消瘦:			
身长的体重(<2 岁)	$\bar{X}-2SD$	<P3rd	<-2
年龄的体质指数(≥2 岁)		<P5th	
超重:			
身长的体重(<2 岁)	$\bar{X}+2SD$	≥P97th	≥2
年龄的体质指数		≥P95th	
超重危险:			
年龄的体质指数		P85th ~ P95th	

二、膳食调查

膳食摄入不足或过量是造成营养低下和营养过剩的常见原因,可导致体格生长受到影响或出现临床缺乏或过量的表现,以及生化指标的改变等。膳食调查是采集被调查对象在一定时间内,通过膳食所摄取的能量和各种营养素的数量和质量,以此来评定该调查对象正常营养需要能否得到满足及满足程度。膳食调查通常采用的方法有食物记录法(称重法)、食物回顾法、食物称重记账法及食物频率数法等。

(一)称重法

又称食物记录法,是运用各种测量工具对食物量进行称重或估计,从而了解该家庭或集体食堂当前食物消耗的情况,由调查对象或带养人在一定时间内完成。通常按季节、食物供给的不同每季度调查一次,调查时间以一周为宜,最短不少于 3 天。优点是准确细致,能获得可靠的食物摄入量;但此法只能得到全家或集体人均的摄入量,且实际操作较繁杂,不适合大规模调查。称重法多用于集体儿童膳食调查,也是个体膳食调查较理想的方法。

具体调查步骤包括:①记录每餐各种食物和调味品的名称。②逐日逐餐称取每餐所用食物的生重、烹调后的熟重、用餐结束时再称出剩余食物的重量;最后计算出各种食物的实际消耗重量(熟重)。实际消耗量(熟重)= 烹调后熟重-熟食剩余量。③换算生熟比例,计算公式为生食物重量/熟食物重量 =生熟比;根据生熟比计算出每种食物熟食量相于生食物重量,即实际消耗食物生重=实际消耗食物熟重/生熟比。④精确统计每餐用餐人数。⑤将调查期间所消耗的食物按品种分类、综合,求得每人每天的食物消耗量;平均摄入量=每种食物实际消耗量(生重)/总人数;⑥按食物成分计算出每人每天各种营养素的摄入量。

(二)食物回顾法

属于食物询问法,是目前最常用的一种回顾性膳食调查方法,是通过询问调查对象或家长,回顾儿童 24 小时、48 小时或数天内所有食物和液体的摄入情况,包括食物的性状和大致重量、实际摄入的数量,或食谱,并对其摄入量进行计算和评价的一种方法。为使所收集的资料和数据尽量准确完整,通常需配备一些食物模具或图谱,指导被调查者或其监护人能够准确描述摄入量。食物回顾法具有省时、依从性高等优点;但其有效性有赖于儿童或带养者的记忆,尤其是进行 48 小时或更多天的回顾。当食物摄入不足时,回忆的摄取量比称重的摄取量倾向于偏高;当摄入量充足的时候,倾向偏低。食物回顾法适用于个体调查及特殊人群的调查,不适宜年幼儿童使用,因为他们每天的膳食内容差异非常大。

(三)食物称重记账法

是由调查对象或研究者称量记录一定时期内的食物消耗总量,研究者通过检查这些记录并根据同一时期进餐人数,计算每人每天各种食物的平均摄入量。此方法可以调查较长时期的膳食,如 1 个月或更长。该方法适于家庭调查或托幼机构、中小学校的膳食调查。若食物消耗量随季节变化较大,不同季节内的多次短期调查结果则比较可靠。其优点在于操作较简便、适用于大样本调查;但调查结果只能计算全家或集体人均的摄入量,难以分析个体膳食摄入情况。

具体调查步骤包括:①记录食物消耗量,即调查前称、量家庭结存或集体食堂库存的食物,然后详细记录每天购入的各种食物和每天各种食物的废弃量;在调查结束后称量剩余食物。②登记用餐人数并根据主食的消耗量折算总人日数:总人日数=早餐就餐人数×早餐餐次比+中餐就餐人数×中餐餐次比+晚餐就餐人数×晚餐餐次比。根据中国的膳食习惯,三餐食物消耗量比例分别为 1/5、2/5、2/5。③计算平均每人每天食物消耗量,即调查期间消耗的食物总量/总人日数。④按食物成分表计算出每人每天各种营养素的摄入量。

(四)食物频数法

是通过问卷形式,了解被调查者每天、每周、每月甚至每年所食各种食物的次数或种类来评价膳食营养状况的一种方法,包括定性、定量和半定量的食物频率法。食物频数法能了解一定时间内食物的平时摄入量,常用于研究既往膳食习惯和某些慢性疾病关系的流行病学调查中。主要优点是能够迅速得到平时食物摄入种类和摄入量,反映长期营养素摄取模式;但由于需要对过去的食物进行回忆,故准确性差。

每种膳食调查方法都有不足和局限,并且很难真正对食入量及质量进行准确评价。因此,在某些情况下,应几种方法结合,以提供更全面和准确的膳食评价。常用的膳食调查方法的优劣及应用范围见表 4-5。

通过详细的膳食调查,经食物成分表或营养软件运算和分析,再与相应性别、年龄组的每日膳食能量和 DRIs 进行比较,评价出被调查者的膳食是否平衡以及需要解决的问题。膳食调查对于个体膳食评价来说是比较其日常摄入量和需要量;而对群体的评价主要是评估人群中摄入不足或摄入过多的流行情况。膳食调查结果评价包括:

1. **总能量供给** 每天摄入总能量达到推荐的同龄儿供给量的 85% 为正常,低于 70% 为不足;长期超过推荐量的 50% 可引起肥胖。

表4-5　常用膳食调查方法的应用范围和优缺点比较

调查方法	优点	缺点	应用
称重法	准确	费时、费力,不适用于大规模调查	个体、群体
记账法	简单易行,省时、人、物	时间短,不够准确,代表性有影响	托幼机构、学校
食物回顾法	简单易行,省时、人、物	主观、回忆偏倚,不太准确	个体
食物频数法	应答率高、经济、方便;可长期调查	量化不准确,容易过度估计摄入量,遗漏	个体,调查食物与某些慢性疾病的关系

2. 蛋白质摄入量与优质蛋白质的比例　蛋白质摄入量应达推荐的同龄儿供给量的80%以上,优质蛋白质应占总蛋白的50%。

3. 脂肪来源　必需脂肪酸供给不低于1%～3%的总脂肪量。

4. 宏量营养素供能比例　因年龄不同而变化。婴儿蛋白质、碳水化合物和脂肪的比例应为8%～15%、45%～55%、35%～45%,年长儿则为8%～15%、55%～60%、25%～30%。

5. 膳食能量分布　早、中、晚三餐和点心供能量之比,早餐为25%～30%,午餐35%～45%,点心占10%,晚餐25%～30%。

三、临床评价

严重的营养缺乏易于被发现,而轻度、慢性或亚急性营养素缺乏的临床征象常无特异性,很容易被忽视。详细的病史及对提示某种营养素缺乏或过剩的表现、体征应尽量详细记录,并由人体测量、膳食调查及生化检测结果证实。因此,临床医生必须非常熟悉每种营养素的参考摄入量及由于缺乏或过剩所致的临床征象。WHO专家委员会建议:特别要注意以下的临床体征,如头发、面色、眼、唇、舌、齿、龈、面(水肿)、皮肤、指甲、心血管系统、消化系统和神经系统等。部分营养不足造成的临床表现见表4-6。

表4-6　营养不足所致临床表现

检查部位	临床征象	可能的营养不足
全身	低体重、生长迟缓	↓能量
	水肿、活动水平下降	↓蛋白质
头发	发色改变、干枯、易断	↓蛋白质
皮肤(全身)	干燥、角化	↓维生素 A
	日光性、压力性、外伤性皮炎	↓烟酸
	水肿	↓蛋白质
	瘀斑、紫癜	↓维生素 C
	外阴、阴囊皮炎	↓维生素 B_2
	全身性皮炎	↓锌、必需脂肪酸
皮肤(面部)	口周、肛周红疹	↓锌
	鼻唇沟脂溢性皮炎	↓维生素 B_2

续表

检查部位	临床征象	可能的营养不足
	满月脸、广泛性色素脱失	↓蛋白质
皮下组织	丰满	↓能量
	菲薄	↓能量
指甲	勺形、反甲	↓铁
眼睛	结膜干燥、角膜软化、毕脱斑	↓维生素 A
	角膜周围充血	↓维生素 B_2
唇	口角炎	↓维生素 B_2、铁
	口角干裂	↓B 族复合维生素
龈	肿胀、出血	↓维生素 C
	齿龈发红	↓维生素 A
牙齿	龋齿	↓氟
	着色	↓铁剂
	牙釉质斑点、凹凸不平	↓氟
	牙釉质发育不全	↓维生素 A、D
舌	舌炎	↓烟酸、叶酸、维生素 B_2、维生素 B_{12}
骨骼	软骨症	↓维生素 C、D
	颅骨软化、方颅、骨骺增宽	↓维生素 D
	骨压痛	↓维生素 C
肌肉	肌肉质量下降	↓蛋白质、能量
	小腿疼痛	↓维生素 B_1
神经系统	眼肌麻痹	↓维生素 B_1、维生素 E
	反射减弱	↓维生素 E
	共济失调、感觉丧失	↓维生素 B_{12}、维生素 E
内分泌及其他	甲状腺功能减退	↓碘
	糖不耐受	↓铬
	味觉改变	↓锌
	伤口愈合延迟	↓维生素 C、锌

应注意的是,在体检中发现的许多体征,其病因并不唯一。例如,维生素 C 缺乏并非皮下出血的唯一原因,凡可影响毛细血管脆性的疾病均可造成这种表现;再如,水肿可能是蛋白质、维生素 B_1 缺乏,也可能是肾性、肝性等多种因素引起。同时,多种营养素缺乏往往同时存在,发现某一种营养素缺乏的表现时,应考虑是否伴有其他营养素缺乏的可能。

四、实验室评价

儿童营养评估很大程度上依赖于人体测量、临床表现及膳食调查结果。在某些情况下，特定实验室生化检查可起到关键作用：①诊断亚临床营养素缺乏；②提供证实营养低下或过剩的临床证据；③为营养干预的监测提供基线值，尤其是在预防再喂养综合征时非常重要。由于营养缺乏症的各种临床症状和体征常无特异性，通常需要根据疾病和饮食史的线索，确定实验室检查项目。临床工作中应该高度关注能量、蛋白质、各种营养素和免疫指标的测定。

（一）能量摄入评价

能量是维持儿童正常生长发育的重要营养素之一，因此，在营养评价时应重点关注，尤其是对患有营养不良或肥胖症的儿童。能量的摄入可通过膳食调查进行估算，并与 DRIs 比较，以了解能量摄入是否满足儿童生长需要。对于生长发育呈现"追赶"现象的儿童，应适当增加能量需要量以满足生长发育需要。

（二）血清蛋白测定

是临床评价蛋白质营养状况的常用指标，其灵敏度受半衰期、代谢库大小的影响。目前临床常用的指标有白蛋白、前白蛋白和视黄醇结合蛋白，其中白蛋白是评价蛋白营养状况的最常用生化指标，持续低白蛋白血症是判断营养不良的可靠指标之一。一般而言，连续多次的蛋白质测定要比单独一次检测更能反映实际情况，检测的间隔时间应根据蛋白质的半衰期而定（表4-7）。血清白蛋白半衰期较长，不易发现边缘性蛋白营养不良；前白蛋白和视黄醇结合蛋白的半衰期短，故对体内蛋白质储备评价的敏感性更高，在疾病稳定期或长期营养支持时则是较理想的动态观察指标。

表4-7 常用反映体内蛋白质储备的血清蛋白质特点

	半衰期	正常值
白蛋白	18～20 天	婴儿：29.0～55.0g/L
		儿童：37.0～55.0g/L
前白蛋白	2～3 天	新生儿：70.0～390.0mg/L
		1～6 个月：80.0～340.0mg/L
		>6 个月～4 岁：20.0～360.0mg/L
		>4～6 岁：120.0～300.0mg/L
		>6～19 岁：120.0～420.0mg/L
视黄醇结合蛋白	12 小时	<9 岁：7.8～10.0mg/L
		≥9 岁：13.0～99.0mg/L

（三）其他营养素指标

对于存在营养风险的儿童，在诊断原发病的同时还应对相关的维生素和矿物质的营养状态进行评价。目前临床上已常规开展其他营养素指标，包括血清总胆固醇、血前总甘油三酯（三酰甘油）、游离脂肪酸和磷脂；锌、铜、铁、硒等微量元素；维生素 B_{12}、叶酸、维生素 D_3、维生素 A、维生素 E 和 β-胡萝卜素等的测定。

（四）简易免疫功能检测

营养与免疫间的关系已得到广泛证实。当长期蛋白质-能量营养不良时,可表现为血清免疫球蛋白(如 IgA、IgG、IgM)和外周血总淋巴细胞计数下降,迟发性皮肤过敏试验反应低下等。

综上所述,营养评估需结合体格测量、临床表现、饮食信息及生化检查结果进行综合判断。因每一单项评价反映的可能是营养状态的不同方面,故均不能获得令人满意的敏感性和特异性。临床上确定是否存在营养相关问题及需进行的检查可参考表4-8。

表4-8　确定营养问题及相关检查的方法

评估	膳食调查	临床评估	体格测量	生化指标
1. 常规评估:所有儿童均应进行。若有问题应进行深入评估	饮食史采集(食物金字塔/食物频率),维生素、矿物质补充	病史、体检、性成熟、用药情况	体重、身长、头围、身长的体重、BMI	血红蛋白、红细胞平均体积、总胆固醇、低密度脂蛋白
2. 详细评估:对于在筛查中发现有慢性营养风险的人群及有特殊健康护理需要的儿童	称重法,食物回顾法、记账法、食物频数法、进食技能发展评价	更深入的检查(如皮肤、头发、指甲)、成年身高预测等	Z 值,皮褶厚度,上臂围	白蛋白、前白蛋白、总蛋白、淋巴细胞计数
3. 进一步评估:存在急慢性营养不良或慢性疾病患者监测	院内观察,项目同前	骨矿化、骨龄,双能 X 线	身高增长速度	特殊的维生素、矿物质,电解质水平或酶、迟发皮肤过敏反应

（胡　燕）

第五章

婴幼儿喂养

生命早期的营养状况与个体后期的健康和疾病密切相关。全球 50% ~ 70% 儿童期腹泻、麻疹、疟疾和下呼吸道感染可归因于营养不良;生命早期暴露于营养不良环境,还与成年期糖尿病、心血管疾病和肿瘤等诸多疾病相关。适合婴幼儿的喂养对保证儿童获得充足的营养,以最佳状态生长发育,降低儿童期患病率、死亡率和成年期某些慢性非传染性疾病风险都起至关重要的作用。研究表明,出生后 6 个月内缺乏母乳喂养,尤其是缺乏纯母乳喂养,是婴儿期乃至整个儿童期患病和死亡的重要危险因素,这种影响会因不恰当的辅食添加而加剧。母乳喂养不足,造成的影响持续终身,包括不良学业表现、降低劳动能力以及智力和社会性发展受损等。

第一节 母 乳 喂 养

母乳是婴儿健康生长和发育最理想的食品和营养来源。母乳喂养(breastfeeding)是人类繁育过程的基本生理功能之一,是人类哺育下一代最理想的喂养模式,是母亲健康的重要指标,更是儿童的权利。世界卫生组织(WHO)与联合国儿童基金会(UNICEF)共同发布的婴幼儿喂养全球策略(Global Strategy for Infant and Young Child Feeding,GSIYCF)明确指出,婴儿应当在生命最初 6 个月内接受纯母乳喂养以实现其最佳成长、发育和健康;此后,为满足其不断发展的营养需求,在接受母乳喂养的同时,婴儿应接受营养充足、安全的补充食物直到 2 岁或 2 岁以上。母乳喂养是母亲应该,也只有母亲能够为婴儿做的最好选择。除自身患有疾病之外,自婴儿出生开始的纯母乳喂养是完全可能的。

一、母乳喂养的定义与现状

(一)母乳喂养的定义

母乳喂养是指采用母乳进行婴幼儿喂养。婴幼儿喂养情况多种多样,2007 年 WHO 在美国华盛顿召开了"婴幼儿喂养行为评估"专家研讨会,会议为包括母乳喂养在内的六种婴幼儿喂养行为下了明确定义(表 5-1)。纯母乳喂养(exclusive breastfeeding)被定义为:在婴儿生命最初的 6 个月内不喂给除母乳之外的任何食物或饮料,甚至水,但婴儿能够摄入口服补液盐、滴液和糖浆(维生素、矿物质和药物)。

主要母乳喂养(predominant breastfeeding)指婴儿的主要营养来源为母乳(包括由乳母分泌的母乳作为主要营养来源),但婴儿也会摄入其他液体(水或水基饮料、果汁)、口服补液盐、滴液或糖浆(维生素、矿物质及药物),包括因当地文化礼教常规而给儿童补充的特定液体。母乳喂养除了有其营养价值外,还有诸多其他健康益处,如有利于建立亲子依恋,有利于婴儿正常菌群的定植等。因此,婴儿应通过直接吸吮获得母乳,但在某些特殊情况下(如母亲由于工作地点太远,日间无法哺乳或母亲感染艾滋病等),可以考虑将母乳挤出喂哺、由他人代为哺乳或由母乳银行提供人乳进行喂哺。

表 5-1　世界卫生组织婴儿喂养定义(WHO,2008)

喂养方式分类	要求婴儿摄入	允许婴儿摄入	婴儿摄入
纯母乳喂养(exclusive breast-feeding)	母乳(包括挤出或来自他人)	口服补液盐、滴液和糖浆(维生素、矿物质和药物)	除母乳外任何其他食物
主要母乳喂养(predominant breastfeeding)	母乳(包括挤出或来自他人)作为主要的营养来源	其他液体(水或水基饮料、果汁)、仪式用液体及口服补液盐、滴液或糖浆(维生素、矿物质及药物)	任何其他食物(尤其是动物乳和食物性饮料 food-based fluid)
混合喂养(complementary feeding)	母乳(包括挤出或来自他人)、固体和半固体食物	任何其他食物,包括动物乳和配方奶等在内	无
母乳喂养(breastfeeding)	母乳(包括挤出或来自他人)	任何其他食物,包括动物乳和配方奶等在内	无
奶瓶喂养(bottle-feeding)	从奶瓶中摄入任何液体(包括母乳)和半固体食物	任何其他食物,包括动物乳和配方奶等在内	无

(二)母乳喂养的现状

20 世纪 40 ~ 50 年代,随着乳制品业的兴起,世界各国母乳喂养率急剧下降;20 世纪 80 年代以来,随着人们对母乳喂养重要性的认识和为促进母乳喂养所做的各种努力,母乳喂养率已有所回升。根据联合国儿童基金会 2013 年《世界儿童状况》(*The State of The World's Children*),2007 ~ 2011 年,全球(除外中国)新生儿出生后 1 小时内的开奶率为 42% ,0 ~ 6 月龄纯母乳喂养率为 39% ,2011 年 2 岁时的持续母乳喂养率为 58%。

在中国,纯母乳喂养率一直未得到明显改善,从地域分布上看,大城市纯母乳喂养率低于小城市,城市低于农村。根据我国 2008 年卫生服务调查数据,我国新生儿出生后开奶时间在 0.5 小时以内的占 27.0% ,0.5 ~ 24 小时的占 41.5% ,24 小时以后开奶的占 27.7% ,根本未进行母乳喂养的占 3.9%。城市和农村出生的婴儿开奶时间大致相同,城市地区 24 小时后开奶及从未进行母乳喂养的比例比农村高。0 ~ 6 月龄儿童纯母乳喂养率为 27.6% ,城市和农村分别为 15.8% 和 30.3% ;12 ~ 15 月龄儿童继续母乳喂养率为 37.0% ,城市和农村分别为 15.5% 和 41.8%。为了大力提倡母乳喂养,我国将每年 5 月 25 日定为"母乳喂养宣传日"。

二、泌乳的生理机制和母乳的成分

要达到《中国儿童发展纲要》中提出的生后 6 个月内的婴儿纯母乳喂养率达到 50% 的目标,需要包括医疗保健系统在内的社会各界积极参与。其中,妇幼保健相关人员在母乳喂养的管理和促进中起重要作用。因此,了解泌乳生理学、母乳的成分以及母乳喂养的益处是非常必要的。

（一）乳汁的形成和分泌

1. 乳腺的发育　乳腺的功能单元是腺泡。每个腺泡由许多泌乳细胞（在催乳素的作用下分泌乳汁）组成小囊状结构。腺泡中央有一根导管称小乳腺管，用于输送泌乳细胞分泌的乳汁。在泌乳细胞周围围绕的肌上皮细胞，在催产素的作用下，不断收缩使乳汁喷射入乳腺导管。乳腺管的分布像树枝一样，每6～10根小乳腺管汇聚到较大乳腺导管（输乳管），开口于乳头（图5-1）。

在青春期，卵巢逐渐发育成熟，雌激素和孕酮的释放增加。这两种激素周期性交替分泌，共同促进青春期乳腺发育。乳腺小叶在孕酮周期性的作用下逐渐发育，并在月经初潮后的12～18周内发育

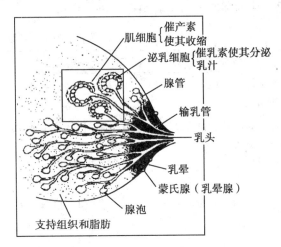

图5-1　哺乳期女性的乳房

成熟。随着乳腺导管系统的成熟，泌乳细胞不断发育，乳头增大，乳晕变深，围绕乳腺管周围的纤维及脂肪组织也日益增加。在妊娠期，雌激素继续刺激乳腺腺体发育，孕酮则促使乳腺小管上皮细胞扩增，腺管延长；黄体及胎盘激素（胎盘催乳素和绒毛膜促性腺激素）的分泌为将来泌乳作好了准备（图5-2）。

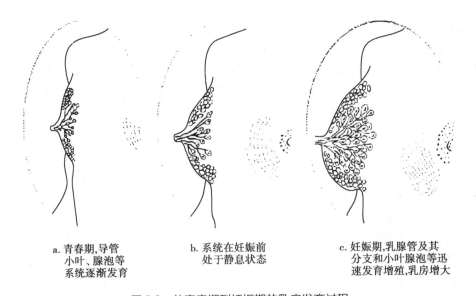

a. 青春期，导管　　　　b. 系统在妊娠前　　　　c. 妊娠期，乳腺管及其
　 小叶、腺泡等　　　　　 处于静息状态　　　　　 分支和小叶腺泡等迅
　 系统逐渐发育　　　　　　　　　　　　　　　　　 速发育增殖，乳房增大

图5-2　从青春期到妊娠期的乳房发育过程

2. 乳汁的分泌和排出　胎儿娩出后，母体雌激素及孕酮血浓度迅速下降，而催乳素（procaine）水平上升；另一方面，通过婴儿反复吸吮乳头和乳晕区，刺激神经通路传至脑垂体前叶，促进催乳素分泌，催乳素经血液达到乳房，促使泌乳细胞分泌乳汁，为乳汁排出作好准备（图5-3）。哺乳约30分钟后，催乳素在血液中浓度达到高峰，乳房为下次哺乳而产乳汁。

婴儿反复吸吮乳头同时也刺激神经垂体催产素（oxytocin）分泌，催产素经血液到达乳

房,使泌乳细胞周围的肌细胞收缩,将已存储在乳腺泡内的乳汁压向导管,到达乳窦,引起射乳,称为射乳反射(letdown reflex),也称催产素反射(oxytocin reflex)(图5-4)。射乳反射是典型的神经内分泌反射,是乳汁分泌排出的重要机制。一些其他刺激,例如见到孩子或想到孩子的可爱之处,听闻婴儿哭泣、性兴奋和联想婴儿喂哺,也能够促进催产素分泌,引发射乳反射,使乳汁溢出;而一些负面的情绪反应和不良的身体状态,如焦虑、压力、疼痛和对成功哺乳的疑虑等,会抑制催产素的分泌,影响射乳反射。催产素的另一个重要作用是使母亲产后子宫收缩,有助于减少出血,但在产后最初几天,喂奶时可使子宫收缩疼痛并有血液排出,疼痛可能很剧烈。对于一些乳汁分泌不足的母亲,可以尝试通过热敷乳房、刺激乳头、轻柔地按摩或拍打乳房及按摩的方法,促进催产素分泌。按摩方法:首先母亲取坐位,向前弯曲,双臂交叉放在桌边,将头枕于手臂上,然后脱去上衣,使乳房松弛、下垂,让助手在脊柱两侧向下施行按摩;按摩时双手握拳,伸出拇指,用双拇指用力点压、移动,并兼做小圆周按摩运动。在向脊柱下移的同时再自颈部移到肩胛骨,持续按摩 2~3 分钟(图5-5)。

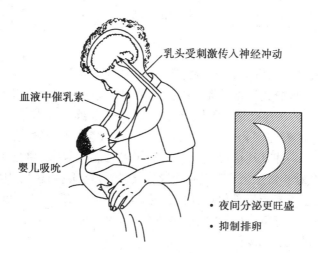

图 5-3　垂体前叶催乳素分泌

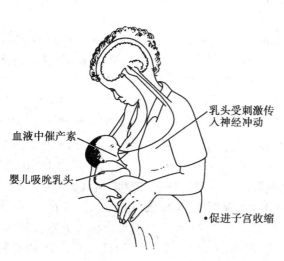

图 5-4　射乳反射(催产素反射)

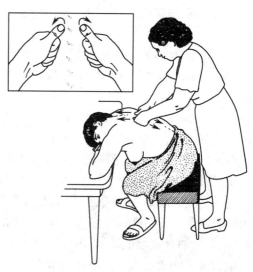

图 5-5　按揉母亲的后背以刺激射乳反射

　　由于乳汁本身也能分泌一种多肽抑制因子,如果大量乳汁存留在乳房内,抑制因子就会抑制泌乳细胞分泌乳汁,但可通过上述反射及时排空乳房,抑制因子被排除,乳房就会分泌更多的乳汁。这也是人体的一种自我保护机制,避免因乳房过度充盈而受损害。参与乳房发育及泌乳的激素见表5-2。

表5-2　参与乳房发育及泌乳的激素

激素	泌乳过程中功能	泌乳阶段
雌激素	乳腺管生长	乳腺分化,月经来潮
孕酮	腺泡发育	月经初潮后或妊娠期间
生长激素	终端芽苞发育	乳腺发育
胎盘催乳素	腺泡发育	妊娠期
催乳素	腺泡发育及乳汁分泌	妊娠期和哺乳期(妊娠晚期至断乳)
催产素	乳汁排出:肌上皮肌细胞收缩,射乳	开始泌乳启动到断乳

(二)乳汁的成分

　　人乳是设计精美的天然资源,是绝大多数6个月内健康婴儿所需要的唯一食物。乳汁不仅用于哺育婴儿,其成分还可帮助婴儿抵抗感染和预防某些慢性疾病。

　　1. **乳汁的合成**　乳汁合成是非常复杂的过程,但是理解其基本机制对进一步了解外界因素,如营养状况、营养补充剂和药物使用以及疾病状态等如何对哺乳或乳汁成分产生影响至关重要。简单而言,一些乳汁成分,如乳糖,在泌乳细胞中合成,再分泌入乳腺管;水、钠、钾和氯化物等通过被动扩散随意穿过腺泡细胞膜进出腺泡细胞;乳汁中的脂肪可来自母体血液中的甘油三酯,也可来源于乳房新近合成的脂肪酸,脂肪通过与载脂蛋白结合而形成可溶性乳脂肪球,分泌入乳腺管;从母体血液中获取的免疫球蛋白IgA和其他一些血浆蛋白则进入乳腺腺泡,随后进入乳腺导管。

　　2. **乳汁的成分**　乳汁的成分可因婴儿年龄、分娩时胎龄、母亲营养状况、是否正处于月经期和乳房感染等情况而异,甚至在每一天内、每一次喂哺时,都可能发生变化。随着实验技术的发展,已经有200多种母乳营养成分被检测出来,它们的营养和非营养作用正在受到关注。

　　随哺乳期不同,母乳可以分为初乳(colostrum)、过渡乳(transitional milk)、成熟乳(mature milk)和晚乳(extended milk),各个阶段的母乳具有各自的生物学成分和特性。初乳指产后5~7天内所分泌的乳汁,量较少,质稠色微黄,最初2~3天婴儿从每次喂哺中仅能获得2~10ml(1.5~2茶匙)的初乳。初乳提供2427~2929kJ/L(580~700kcal/L)能量,与成熟乳相比,其比重高,蛋白质含量多,碳水化合物和脂肪相对较少。初乳中乳清蛋白和酪蛋白的比例约80:20,蛋白质主要是分泌型免疫球蛋白IgA和乳铁蛋白,成熟乳中的蛋白质含量相对较少。单核细胞(是从母亲获得白细胞的一种,主要用于免疫防护)浓度在初乳中最高。初乳中的钠、钾和氯等含量也高于成熟乳。应尽量让新生儿摄取初乳。产后7~14天初乳逐渐向成熟乳转化称为过渡乳。此期乳汁产量渐增,免疫物质和蛋白质含量下降,而脂肪、乳糖的含量增加,因此所含热量增加。产后2周至7~8个月的母乳称为成熟乳,此时乳清蛋白和酪蛋白的比例下降为55:45。晚乳指产后7~8个月以后的母乳,蛋白质、脂肪和碳水化合物的比例变化不大,但是维生素和矿物质等营养成分均逐渐下降。初乳与成熟乳的基本营养成分比较见表5-3。人乳与牛乳的成分比较见表5-4。

表5-3 100ml初乳和成熟乳的营养成分

成分	初乳	成熟乳	成分	初乳	成熟乳
能量（kcal）	55	67	钙（mg）	28	30
脂肪（g）	2.9	4.2	钠（mg）	48	15
乳糖（g）	5.3	7	维生素A（μg 视黄醇当量）	151	75
总蛋白质（g）	2	1.1	维生素B_1（μg）	2	14
分泌型 IgA	0.5[a]	0.1	维生素B_2（μg）	30	40
乳铁蛋白	0.5	0.2	维生素C（μg）	6	5
酪蛋白	0.5	0.4			

来源：Adapted from Prentice A. Constituents of human milk. Food and Nutrition Bulletin 17（4），The United Nations University Press. December 1996

表5-4 人乳和牛乳成分比较（1 液态盎司）*

营养成分	单位	成熟乳	牛乳	营养成分	单位	成熟乳	牛乳
水	g	26.95	26.94	核黄素	mg	0.011	0.052
能量	kcal	22	19	烟酸	mg	0.055	0.027
能量	kJ	90	78	泛酸	mg	0.069	0.114
蛋白质	g	0.32	0.96	维生素B_6	mg	0.003	0.011
脂肪	g	1.35	0.99	叶酸，DFE	mcg_DFE	2	2
碳水化合物	g	2.12	1.46	维生素B_{12}	mcg	0.02	0.14
总膳食纤维	g	0.0	0.0	维生素A，RAE	mcg_RAE	19	14
糖	g	2.12	1.6	维生素E（α-生育酚）	mg	0.02	0.02
矿物质				维生素D	IU	1	16
钙	mg	10	34	维生素K（叶绿醌）	mcg	0.1	0.1
铁	mg	0.01	0.01	脂类			
镁	mg	1	3	饱和脂肪酸	g	0.619	0.569
磷	mg	4	26	4:00	g	0.000	0.023
钾	mg	16	40	6:00	g	0.000	0.023
钠	mg	5	13	8:00	g	0.000	0.023
锌	mg	0.05	0.11	10:00	g	0.019	0.023
铜	mg	0.016	0.008	12:00	g	0.079	0.023
锰	mg	0.008	0.001	14:00	g	0.099	0.091
硒	mcg	0.6	1.1	16:00	g	0.283	0.000
维生素				18:00	g	0.090	0.253
维生素C，总抗坏血酸量	mg	1.5	0.0	单不饱和脂肪酸	g	0.511	0.000
				多不饱和脂肪酸	g	0.153	0.000
硫胺素	mg	0.004	0.014	胆固醇	mg	4	0.000

续表

营养成分	单位	成熟乳	牛乳	营养成分	单位	成熟乳	牛乳
氨基酸				缬氨酸	g	0.019	0.057
色氨酸	g	0.005	0.022	精氨酸	g	0.013	0.022
苏氨酸	g	0.014	0.043	组氨酸	g	0.007	0.022
异亮氨酸	g	0.017	0.049	丙氨酸	g	0.011	0.031
亮氨酸	g	0.029	0.079	天门冬氨酸	g	0.025	0.071
赖氨酸	g	0.021	0.042	谷氨酸	g	0.052	0.193
蛋氨酸	g	0.006	0.022	甘氨酸	g	0.008	0.022
胱氨酸	g	0.006	0.005	脯氨酸	g	0.025	0.102
苯丙氨酸	g	0.014	0.044	丝氨酸	g	0.013	0.032
酪氨酸	g	0.016	0.045				

来源：Adapted from USDA Nation Nutrient Database for Standard Reference, Release 22, 2009

*1 液态盎司=28.41ml, 为美制液量

母乳成分在每一次喂哺过程当中也会发生变化。开始分泌的乳汁较稀，蛋白质高而脂肪少，称为前乳(foremilk)；随着哺乳时间的延长，乳汁逐渐黏稠，蛋白质逐渐减少而脂肪增加，最后分泌的乳汁蛋白质低而脂肪高，称为后乳(hindmilk)。因此，每次哺乳应该持续足够长的时间，哺空一侧乳房后，再哺另一侧乳房，以保证婴儿能够摄入足够的水、各种营养成分和能量。乳汁主要成分如下：

(1) 水(water)：作为人乳中的主要成分，在乳汁中的比例相对恒定，约为87%。水是乳汁其他成分的重要载体，让乳汁中的糖类、蛋白质、免疫球蛋白、钠、钾、柠檬酸盐、镁、钙、氯和可溶性维生素悬溶其中。母乳和血浆等渗，这种生物学特性能够保证即使在炎热天气，婴儿也不需要额外喂水或其他液体来维持水合作用。

(2) 能量：尽管乳汁提供的能量(energy)随着脂肪(其次是蛋白质和碳水化合物)含量改变而发生变化。一般情况下，100ml人乳大约提供272kJ(65kcal)的热量。与人工喂养婴儿相比，母乳喂养婴儿摄入的能量相对更少，可间接预防婴儿期的肥胖。这种差异是否与乳汁成分、母乳喂养量、吸吮乳房和人造奶嘴间的能量消耗差异或是其他因素有关尚不明确。

(3) 脂类(lipids)：是人乳中除了水分以外，含量最多的成分(成熟乳含3%~5%)，约提供人乳1/2的热量。临床医生通常用每100ml的母乳能提供279kJ(66.7kcal)的热量来计算婴儿一天能量的摄入。然而，乳汁的脂肪含量可依婴儿年龄和每次喂哺阶段的不同发生变化。如前乳含蛋白质高而脂肪少(分别为11.8g/L和17.0g/L)，脂肪供能比为39.7%~46.7%，随着哺乳时间延长，乳汁中的蛋白质渐减而脂肪增加，后乳蛋白质低而脂肪高(分别为7.1g/L和55.1g/L)，此时脂肪的供能比增至60.7%~80.1%。因此，婴儿每次哺乳如只吸吮两侧乳房最初分泌的乳汁，可引起能量摄入不足。此外，人乳中的脂肪酸含量和构成，可随母亲膳食的改变而变化。当母亲膳食摄入丰富的多不饱和脂肪时，乳汁中含有更多的多不饱和脂肪酸；当母亲采用极低脂肪膳食，但保证足量的碳水化合物和蛋白质的摄入时，乳房合成的中链脂肪酸则增加。

1) DHA：二十二碳六烯酸(docosahexaenoic acid)，俗称脑黄金，是一种对人体非常重要的多不饱和脂肪酸，属于Omega-3不饱和脂肪酸家族中的重要成员。科学研究已经证实，

DHA 对于婴幼儿的大脑和视网膜等神经系统的发育十分重要。人乳中的 DHA 水平随着母亲 DHA 营养补充剂的使用而增加,并且在妊娠后几个月发生聚积。母乳似乎对早产儿(胎龄未满 37 周)尤其重要,可能与早产儿母乳中含有更高浓度的 DHA 有关,对足月儿生长发育的促进作用也已经被证实。挪威一项研究表明,孕期补充鳕鱼鱼肝油的母亲,其母乳喂养的儿童在 4 岁时的智商(IQ)要显著高于人工喂养的儿童。鱼肝油含有高浓度 DHA,也含有大量的维生素 A 和 D,应用时应谨慎。

2) 反式脂肪酸:母亲从膳食中获得的反式脂肪酸(trans fatty acids)可反映在母乳成分中。在一些发达国家,如加拿大的食品中,反式脂肪酸的含量受到严格控制,可相应降低母乳中反式脂肪的含量。美国妇女乳汁反式脂肪浓度与加拿大相似,比欧洲和非洲国家妇女乳汁中低。在我国,目前对加工食品中反式脂肪的允许含量尚无明确规定,但应尽量限制妊娠期和哺乳期妇女反式脂肪的摄入。

3) 胆固醇(cholesterol):是细胞膜的基本组成成分,是细胞生长和复制所必需的物质。乳汁中胆固醇的浓度通常在 0.26 ~ 0.52mmol/L,在一天中常常会发生波动。与人乳代乳品喂养相比,母乳喂养的婴儿摄入胆固醇更多,血清胆固醇水平也会更高,这与以后生命各期较低的血胆固醇水平有关。

(4) 蛋白质:与其他哺乳动物乳汁相比,成熟人乳中蛋白质(protein)含量相对较低(0.8% ~ 1.0%)。乳汁蛋白质的浓度受婴儿年龄的影响要大于母亲蛋白质的摄入量和血清蛋白质含量的影响。由于调节基因表达和引导蛋白质合成的激素会随时间发生改变,和乳汁的其他成分比较,蛋白质含量的变动会更大。尽管人乳蛋白质含量相对较低,但具有重要的营养和非营养价值。蛋白质及其消化产物,如肽类具有一系列抗病毒和抗菌的作用;人乳中的酶类也可能通过促进抗炎症反应为机体提供保护。乳清蛋白和酪蛋白是人乳中两种主要蛋白质,由初乳的 80∶20 下降为成熟乳的 55∶45。

1) 酪蛋白:无论足月产还是早产,酪蛋白(casein)都是成熟乳的主要蛋白质。酪蛋白、钙磷酸盐和其他离子(如镁和柠檬酸盐)作为一个集合体存在,使乳汁呈现白色。酪蛋白的消化产物酪蛋白磷酸肽使钙以可溶形式存在,有利于吸收。

2) 乳清蛋白:乳汁中的酪蛋白经酸和酶作用发生沉淀,而乳清蛋白(whey protein)则始终溶于水中。乳清蛋白包括乳汁、血清蛋白、酶、免疫球蛋白和其他一些成分。某些矿物质、激素和维生素结合蛋白也被认为是乳清蛋白的成分,其中包括乳铁蛋白,主要参与铁的转运,促进铁的吸收,并有抑菌作用。乳清蛋白中的酶具有促进消化和抗菌作用。

3) 非蛋白氮:乳汁氮含量的 20% ~ 25% 是非蛋白氮(nonprotein nitrogen),包括尿素和核苷酸等,其含量在不同哺乳阶段含量有所差异。某些非蛋白氮被婴儿用于合成非必需氨基酸,有些则被用于生成具有生物活性的蛋白质,如激素、生长因子、自由氨基酸、核苷酸和肉碱等。人乳中的核苷酸对个体生长和抵抗疾病都起重要作用。

(5) 碳水化合物(carbohydrate):乳糖是人乳主要的碳水化合物,其次还包括单糖(如葡萄糖)、寡糖、多糖以及与蛋白质和脂类共价结合的糖蛋白及糖脂等。乳糖可促进钙的吸收。寡糖是含 2 ~ 10 单糖单位组成的中等长度的碳水化合物,其一端为乳糖结构。寡糖可以游离形式存在,也可与蛋白质结合成糖蛋白,与脂类结合成脂蛋白,或者和其他结构结合成糖蛋白和糖脂等"糖复合物"。目前发现有超过 130 种的寡糖以功能性物质的形式存在于人乳中,它们作为乳汁中第二大类碳水化合物,在低渗环境下提供能量,刺激肠道双歧杆菌繁殖,抑制大肠埃希菌和其他条件致病菌生长,同时阻止病原微生物黏附肠道,预防感染和腹泻。

寡糖以共轭和非共轭的形式结合成多糖。

（6）脂溶性维生素（fat-soluble vitamins）：

1）维生素 A：初乳维生素 A 的含量大约是成熟乳的两倍。人乳中的维生素 A 是以 β-胡萝卜素形式存在，由于初乳中 β-胡萝卜素浓度较高，使其颜色呈现橙黄色。成熟乳中的维生素 A 为 $75\mu g/dl$ 或 $280IU/dl$，足以满足婴儿的需要。

2）维生素 D：维生素 D 存在于人乳的脂类和水的悬浮体中。大多数的维生素 D 以 25-$(OH)_2$ 维生素 D 和维生素 D_3 形式存在。人乳中维生素 D 水平与母亲膳食和日照有关。有报道指出母亲接受充足日照可使乳汁中维生素 D_3 含量增加十倍。当日照不充足时，母亲需补充多少维生素 D 才能保证母亲和婴儿正常的维生素 D 水平还不明确。

3）维生素 E：人乳中每克脂肪含有 $40\mu g$ 维生素 E（生育酚），因此，乳汁总生育酚含量与其脂肪含量有关。从初乳到过渡乳，再到成熟乳的过程中，α-生育酚含量逐渐降低，β-生育酚和 γ-生育酚含量则在整个哺乳期内保持稳定。人乳中的维生素 E 含量足以满足足月儿的需要，其主要用于保持肌肉的完整性和对抗红细胞溶血（破坏血细胞）。有报道指出早产儿母乳维生素 E 含量与足月儿母乳一样，甚至更高，但仍无法满足早产儿的需要。

4）维生素 K：人乳维生素 K 的含量为 $2.3\mu g/dl$。根据维生素 K 依赖凝血因子的水平推断，大约有 5% 的母乳喂养婴儿由于维生素 K 缺乏产生风险。目前已有关于在出生时未给予维生素 K 补充的纯母乳喂养婴儿，出现维生素 K 缺乏的案例报道。

（7）水溶性维生素：人乳中的水溶性维生素（water-soluble vitamins）包括维生素 C、维生素 B_2、烟酸、维生素 B_6 和生物素等，其水平可反映母亲膳食摄入量或营养剂补充的量。由于母亲水溶性维生素摄入不足而导致母乳喂养儿缺乏的临床问题十分少见。维生素 B_6 是人乳中的最容易缺乏的水溶性维生素，它直接反映母乳膳食摄入水平。

维生素 B_{12} 和叶酸（folic acid）在人乳中与乳清蛋白质结合，因此与其他水溶性维生素相比，其含量相对稳定，不易受母亲膳食影响；而激素、婴儿年龄等与母亲膳食相比，更易影响人乳中维生素 B_{12} 和叶酸含量。尽管随着母乳喂养时间的延长，母亲血清和血细胞中叶酸水平降低，但乳汁中叶酸含量增加。母亲胃旁路手术、患甲状腺功能减退症、严格的素食主义者、严重贫血或一般的营养不良，都会导致乳汁中维生素 B_{12} 水平降低或缺乏。

（8）矿物质：人乳中的矿物质（mineral）主要用于维持乳汁渗透压。肺泡细胞控制单价离子分泌，以使其和乳糖平衡，保持人乳处于等渗状态。

乳汁中矿物质含量与子代的生长速率有关，人类儿童的生长速度远低于乳牛等动物幼仔。因此，人乳中矿物质含量也远低于兽乳。除了镁以外，产后 4 个月内，人乳中的矿物质含量逐渐减少。人乳较低的矿物质含量减轻了肾脏负担，是母乳喂养的一大优势。人乳矿物质还拥有另一个重要特性，即生物利用度高。人乳中某些矿物质，如镁、钙、铁和锌等，以适宜的比例"打包"存在，可以被高效利用。例如，人乳中锌的生物利用度为 49%，但牛乳及其他母乳替代品中，其利用度仅为 10%。尽管母乳中铁的含量相对较低，但纯母乳喂养的婴儿极少会发生贫血。有研究表明，纯母乳喂养达 6.5 个月的婴儿与纯母乳喂养 5.5 个月的婴儿相比，发生贫血的概率更低。

锌（zinc）对人类生长的重要作用早已被认识。与牛乳及其他母乳替代品相比，人乳中的锌与蛋白结合，生物利用度大大提高。出生几个月后，婴儿对锌的摄入量及需要量逐渐下降，即使在乳母锌摄入量较低的情况下，婴儿体内的锌仍能保持平衡。但当乳腺细胞存在锌摄取障碍时，会导致乳汁锌浓度降低，在这种情况下给婴儿补充锌制剂有效。

微量元素(trace minerals)(铜、硒、铬、锰、钼、镍和氟等),在人体内的含量极低,但对个体生长发育是不可缺少的。一般来说,人乳中的微量元素(除氟外)不会因乳母的膳食或补充药物营养剂而改变。对于6个月以内的婴儿,氟的膳食营养素参考摄入量(DRI)为0.1mg/d。自来水中氟对乳母和孩子都是安全的,大多数居住在氟化水地区的婴儿不需要额外补充氟制剂。

3. 乳汁供给和需求

(1)母乳分泌量:一个健康乳母每天分泌乳汁量可达800～850ml,足够6个月以内婴儿营养的需要。乳母的日泌乳量并不恒定,受多种因素影响。通常认为,婴儿喂哺的频率、时间和强度控制母亲乳汁分泌量。除此之外,研究发现,乳汁合成量与婴儿的需求量和胃容量有关,即乳房中乳汁排空是乳汁合成的信号,绝大部分的母亲能产生足够的乳汁以满足婴儿的需求。婴儿对母乳的需求量与其体重、年龄和乳汁的能量密度密切相关,母亲泌乳量随着儿童的月龄、数量(单胎还是多胞胎)和婴幼儿的吸吮刺激而增加。产后1～2天乳汁分泌量很快增加,第2周每天可分泌400ml,随后的几个月内日平均乳汁分泌量约为600ml,到4～5个月时,每天可达750～800ml。一般情况下,乳汁的日合成速率仅为其最大速率的64%,表明乳汁合成量可以根据需要而大大增加。如单胎母亲与双胞胎的母亲相比,后者的乳汁合成能力要远高于前者。在母亲食物不足的情况下,母乳的质量会优先于数量得到保证。

(2)女性乳房大小与乳汁分泌:女性乳房的大小并不决定乳腺组织的数量,而是主要取决于腺泡和导管周围的支持组织和脂肪组织的多少,因此日泌乳量与乳房大小无关。大乳房和小乳房包含同样数量的腺组织,所以它们能够产生足够的乳汁。哺乳前,乳汁储存在腺泡和导管中;哺乳时,乳晕下面的乳窦扩张,暂时存放乳汁。乳房较小,乳腺管扩张受限,可影响乳汁储存量。因此,乳房较小的女性,其总泌乳量与乳房较大的女性相同,但是由于乳汁储存量受限,她们可能需要更频繁地喂哺婴儿以达到相同的喂哺量。

(3)喂养频率与乳汁分泌:母乳喂养次数不能少于6次/日。乳房根据乳汁排空的情况和程度,对婴儿乳汁的需要量作出反应。如果乳房中乳汁残余量较多,乳汁合成速度会相应减慢以避免乳房肿胀;如果乳房完全排空,乳汁将会加速合成以满足乳汁供给。因此,按需喂哺、频繁吸吮是促进乳汁分泌的最好方法。目前关于乳汁供需关系的确切机制尚不明确,可能与一种被称作哺乳反馈抑制(feedback inhibitor of lactation,FIL)的蛋白质有关。FIL蛋白是一种活性乳清蛋白,能抑制乳汁的分泌,它能根据乳汁中各种成分的浓度对其进行抑制。但这种蛋白质只影响乳汁量,不影响乳汁的成分。

三、母乳喂养的优点

(一)对婴幼儿的益处

1. **营养优势** 人乳成分的营养价值已经得到广泛认识,其营养成分全面,比例恰当,是婴儿营养的最佳来源。①蛋白质:母乳蛋白质含量约为牛乳的1/3,以乳清蛋白为主,酪蛋白含量少;乳清蛋白在胃酸作用下形成的乳凝块细小,柔软呈絮状,有利于婴儿吸收;母乳必需氨基酸比例适当,牛磺酸较高,是牛乳的10倍,与神经系统和视网膜等的发育密切相关。②脂肪:母乳的脂肪含量与牛乳相当,但含脂肪颗粒小,并且含有乳脂酶,比牛乳中的脂肪更易消化吸收,且含有丰富的必需脂肪酸、长链多不饱和脂肪酸及卵磷脂和鞘磷脂等,有利于中枢神经系统和大脑发育;母乳中的天然胆固醇,也是婴儿大脑和神经系统的发育以及维生素D生成必不可少的。③糖类:母乳富含乳糖,不仅促进乳酸杆菌生长,有效抑制大肠埃希菌的生长,还有助于钙、铁、锌的吸收。④矿物质:母乳中的矿物质含量明显低于牛乳,但钙磷比例适宜,钙、铁和锌的利用率高。与牛乳相比,母乳较低的蛋白质和矿物质含量,减轻了婴儿肾脏负担,从而有效保护尚未发育成熟完善的肾功能。⑤水:母乳的水分含量充足,且呈等渗状态,因此纯母乳喂养的婴儿无需添加其他形式的食物或水就可以满足其需要。

2. **免疫优势** 富含免疫物质是母乳的一个突出优势,有助于增强婴儿抗感染能力。母乳中的免疫物质有:①分泌型免疫球蛋白:母乳含有 sIgA、sIgG、sIgM、sIgE 和 sIgD 等多种免疫球蛋白,其中 sIgA 占 90%。sIgA 和 sIgM 通过阻止病原体定植和限制通过黏膜屏障抗原的数量,发挥对婴儿的保护作用;sIgA 能对抗肠道病毒、巨细胞病毒、单纯疱疹病毒、呼吸道合胞病毒、风疹病毒、逆转录病毒和轮状病毒;sIgM 则主要对抗巨细胞病毒、呼吸道合胞病毒及风疹病毒。②免疫活性细胞:人乳中含有的免疫活性细胞的成分,包括巨噬细胞、中性粒细胞、T 淋巴细胞、B 淋巴细胞和上皮细胞等。巨噬细胞能够吞噬并杀死细菌和真菌,产生补体蛋白、溶菌酶、乳铁蛋白和免疫球蛋白 A、G;T 淋巴细胞和 B 淋巴细胞为消化道提供保护,抵抗外来生物体的感染;对急性期感染、过敏反应、坏死性小肠结肠炎、肺结核以及新生儿脑膜炎均可发挥保护作用。上述免疫活性细胞,在初乳中的含量最高,成熟乳中的含量相对较低。③双歧杆菌因子:是一种含氮多糖,能促进双歧杆菌生长,降低肠道 pH,抑制腐败菌的生长。同时刺激机体产生抗体并增强抗体的吞噬作用。④乳铁蛋白与结合蛋白:乳铁蛋白是一种能与三价铁离子结合的乳清蛋白,通过与需要游离铁离子参与繁殖的病原微生物竞争铁,以抑制病原微生物的代谢与繁殖;人乳中的结合蛋白则通过与铁和维生素 B_{12} 结合,阻止婴儿胃肠道病原菌摄取这些营养素来抑制其繁殖,这也可能是母乳喂养儿与替代喂养婴儿肠道菌群差别的原因之一。⑤溶菌酶:是一种由上皮细胞、中性粒细胞和单核巨噬细胞产生的低分子单链蛋白,在母乳中的含量比牛乳中高 300 倍以上,可通过水解细胞壁中的乙酰氨基多糖而使致病菌溶解,抗肠道细菌和革兰阳性菌,发挥杀菌抗感染作用。⑥人体脂肪酸及人乳消化产物(寡糖、神经节苷脂及多糖)等也能抵抗病原微生物;甘油三酯的水解产物及脂肪球能对抗大肠埃希菌 $O_{157}:H_7$、空肠弯曲菌、李斯特菌属和产气荚膜杆菌;单酰甘油酯能够溶解病毒、细菌及原虫;多糖(糖蛋白、糖脂、黏多糖和寡糖)能够直接杀灭病原体从而预防感染。有研究显示,核苷酸能增加人体对金黄色葡萄球菌和白色念珠菌的抵抗力,提高对疫苗的应答能力。

此外,人乳中的生长因子和激素,如胰岛素能促进婴儿胃肠道的成熟。上述免疫物质在婴儿体内构成了有效的防御系统,保护婴儿尤其是新生儿,免遭病毒、细菌等病原微生物的侵袭。

3. **认知和情感优势** ①促进认知发展:对母乳喂养(尤其是母乳喂养持续时间)与认知水平(IQ)的研究表明,母乳喂养儿有明显的认知优势,即使在调整了家庭环境因素的影响后,母乳喂养组儿童的认知能力仍显著高于对照组儿童,并与喂养持续时间成正相关。这种认知差异在母乳喂养和替代喂养的早产儿身上也有体现。这可能与母乳中的脂肪酸对儿童神经生理发育的重要促进作用有关。②增进母婴感情:母乳喂养不仅仅是一个营养过程,也是母婴之间最直接和最深层次的情感交流过程。母亲通过与婴儿的肌肤接触、眼神交流、微笑和语言以及爱抚等动作,增强母婴之间的情感交流,使婴儿获得满足感和安全感,有助于促进其心理和智力发育。

4. **其他** ①减少过敏发生:牛乳中的蛋白质与人乳蛋白质之间存在一定的差异,再加上婴儿肠道功能发育尚不成熟,故牛乳蛋白被肠黏膜吸收后可作为过敏原而引起过敏反应。

②降低儿童死亡率：在发展中国家，每年有 1 千万的儿童死亡，其中有 60% 是可预防的。提高母乳喂养的次数每年能够挽救约 130 万儿童的生命；持续母乳喂养与恰当的辅食添加，能使另外 60 万儿童免遭死亡。在 WHO 和 UNICEF 共同倡导的婴幼儿喂养全球策略，再次提醒国际社会儿童喂养（包括母乳喂养）对儿童健康的重要性。③降低某些急、慢性疾病的患病率：在某些婴儿患病率和死亡率高、卫生条件差、水源不安全的国家，通过母乳喂养降低婴儿患病率已取得显著效果。即使在拥有现代化保健系统、安全饮水和良好卫生条件的美国及其他发达国家，母乳喂养也能明显降低婴儿患病率。美国的一次人口普查显示，母乳喂养儿咳嗽和哮喘的概率降低 17%，呕吐减少了 29%。除能降低急性病发生率外，母乳喂养还能保护婴儿免遭某些慢性病（如乳糜泻、炎症性肠病、成神经细胞瘤）的侵袭，而且随着母乳喂养量的增加而增强。例如，混合喂养的婴儿的耳部感染率比纯母乳喂养婴儿高出 60%；随着母乳喂养时间延长，上述急慢性疾病的风险也随之降低，如断奶后的几个月乃至几年的时间内，患过敏和喘息性支气管炎的风险都显著降低。④止痛效果：母乳似乎对婴儿有止痛作用。给正在母乳喂养的婴儿进行静脉穿刺，其疼痛感似乎会减轻。因此，在对婴儿进行微小的侵入性操作时，喂养母乳可能有助于减轻其不舒适的感觉。此外，母乳喂养还存在一些尚有争议的优点，如降低成年期肥胖和糖尿病的风险等。

（二）对母亲的益处

母乳喂养的母亲在激素分泌、生理和心理方面都占优势。母乳喂养可以迅速增加催产素分泌，促使子宫收缩，减少产后出血，有助于子宫复旧。分娩后，大多数哺乳母亲（尤其是纯母乳喂养的母亲）的周期性排卵推迟，从而延长生育间隔，但其避孕效果还不能作为一种手段进行推广。与非母乳喂养的母亲相比，母乳喂养母亲每天大约多消耗 2092kJ（500kcal）的热量用于产生乳汁，因此，母乳喂养可以帮助母亲更快恢复孕前体重。母乳喂养开始的时间早、持续的时间长，有助于降低母亲罹患乳腺癌、卵巢癌和风湿性关节炎等疾病的风险。

（三）社会经济优势

母乳喂养最突出的社会经济优势是降低婴儿的医疗护理成本。母乳自然产生，无须购买，故母乳喂养与替代喂养相比可节省大量资源；乳母温度适宜，任何时间、地点都可直接喂哺，十分方便；母乳几乎无菌，儿童不易发生感染。美国科罗拉多州一项全国性的妇幼营养补助项目结果显示，母乳喂养儿的医疗成本比替代喂养儿低 175 美元；每 1000 个非母乳喂养儿，其总就诊次数、总住院天数和总开处方数比母乳喂养儿分别增加 2033 次、212 天和 609 次。此外，母乳喂养母亲因为婴儿患病而导致的旷工时间少，家庭和公司因此导致的劳动力损失也随之降低，如母乳喂养母亲因儿童生病需旷工一天的概率，比非母乳喂养的母亲低 2/3。

四、成功母乳喂养的要素和方法

健康足月新生儿出生就具备吸吮、觅食和吞咽等反射。这些与生俱来的反射能保证婴儿获得足够的食物、能量和营养，也是成功哺乳的重要前提。观察发现，18 周的胎儿已开始表现出吸吮动作，34 周时胎儿具备摄入母乳所需要的足够的吸吮节奏和幅度。胎儿 28 周时形成吞咽反射，可以防止将食物吸入肺部引起窒息。上述非条件反射让婴儿能够协调地进行吸吮和吞咽，保障呼吸道通畅。

（一）树立母乳喂养的信心

母亲树立哺喂母乳的信心，并获得家人支持是实现成功母乳喂养的关键。母亲应该认识到母乳喂养是一个自然的过程,是大自然赐予母亲的伟大权利,健康的孕妇都具备哺乳能力。当然,母乳喂养也是一个学习的过程,通过不断学习,掌握母乳喂养技巧,能够更好地实施母乳喂养。

（二）乳房的准备

妊娠早期乳房和乳头会开始疼痛,在妊娠3个月后渐渐减轻。与此同时,乳房和乳头开始增大并持续整个孕期。在妊娠晚期前,可用毛巾擦拭乳头,能提高乳房和乳头韧性和承受能力,有助于耐受婴儿的吸吮;到妊娠晚期,乳晕腺和皮脂腺会分泌油脂润滑乳头和乳晕,不建议再继续用毛巾擦拭乳头,避免清除油脂的保护作用。此时,应采用国际母乳会(La Leche League)推荐的方法,对乳房进行按摩,来适应未来哺乳的需要。某些女性因为乳头基部的肌肉组织和下面的肌肉组织粘连,可能出现乳头扁平或内陷的情况,会影响未来成功哺乳。此时,可采用霍夫曼技术(Hoffman technique)来消除粘连,具体做法是:把大拇指分别按在乳头两侧的底部,保持压紧力度向外推送拇指,顺时针移动拇指位置,重复上述动作。这个动作可以拉伸乳头,松弛粘连肌肉(图5-6)。

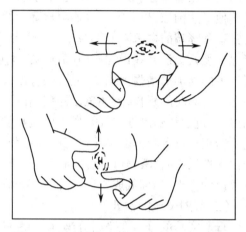

图5-6　霍夫曼技术（Hoffman technique）

（三）母乳喂养的正确姿势

适当的姿势对成功哺乳至关重要,不当的哺乳姿势会引起乳头疼痛、损伤以及乳房组织的损伤,导致喂哺失败。母亲可能需要借助垫子、枕头或脚凳等物品,让自己在舒适的状态下进行哺喂。常见的哺乳姿势主要有以下几种:

1. **摇篮式（cradle hold）**　最适合顺产的足月婴儿,剖宫产母亲可能觉得这种姿势对腹部的压力过大(图5-7A)。

2. **橄榄球式（football or clutch hold）**　喂哺法最适合于剖宫产母亲,可避免婴儿压到母亲的腹部,减少压力和疼痛。另外,如果婴儿很小,或乳头含接比较困难(如乳房较大、乳头扁平),这种姿势也可以帮助婴儿更好地含接乳头。橄榄球式喂哺还适合双胞胎的母亲(图5-7B)。

3. **交叉摇篮式（cross-cuddle hold）**　可能更适合早产儿和衔接乳头有困难的婴儿,能较好地控制婴儿头部,也是最简便、易学的姿势,是母亲最常用的姿势(图5-7C)。

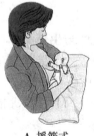
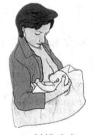
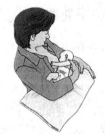

A. 摇篮式　　　　　　　B. 橄榄球式　　　　　　　C. 交叉摇篮式

图5-7　母乳喂养的姿势

无论母亲用何种体位哺乳,都应遵循抱婴儿的四个要点:①婴儿的头和身体呈一直线;②婴儿身体贴近母亲;③婴儿头和颈得到支撑;④婴儿的脸贴近乳房,鼻子对着乳头。

（四）帮助婴儿正确含接乳头

婴儿如果含接乳头(latching on)不好,可使母亲感到疼痛。婴儿饥饿时,为了尽快吃到乳汁,会用力吸吮、向外牵拉乳头。当婴儿的嘴与乳头皮肤含接不良时,乳头可因长期不正确的摩擦而引起皲裂,导致母乳喂养失败。

正确的哺喂姿势是:母亲一侧脚稍搁高,抱着婴儿于斜坐位,婴儿脸向母亲,头、肩枕于哺乳侧的上臂肘弯处,母亲用另一手掌紧贴于乳房下的胸壁上,食指托住乳房,拇指在乳房上方,让婴儿的嘴正对着乳头,并用乳头触碰其嘴唇,此时婴儿会张开嘴含住乳头及乳晕,这个过程叫含接乳头。注意母亲手指不要太靠近乳头,避免婴儿混淆手指和乳头。良好的乳头含接包括:①婴儿的嘴张大,含住整个乳头和大部分乳晕;②婴儿上唇露出的乳晕比下唇露出的多;③下唇向外翻;④婴儿的下颌贴到乳房。图5-8 显示的是良好的乳头含接和不良乳头含接的情况。在喂哺时应避免乳房紧贴婴儿鼻孔,而影响呼吸;哺乳之前不能让乳头处于上翘状态,以防止婴儿的不当吸吮导致乳头损伤。

正确哺乳时,婴儿接触乳房后就会开始吸吮,母亲能够听到吞咽声;动作由快、浅转为慢而深,并处于放松状态。如果仅仅含着乳头,而未含着乳晕,婴儿为了吃到乳汁而努力吸吮,用力向外牵拉乳头,母亲不但感觉疼痛,还可导致乳头皲裂。因此,应及时咨询医生并学习正确的哺喂姿势,帮助婴儿进行良好的乳头衔接,确保母乳喂养成功。

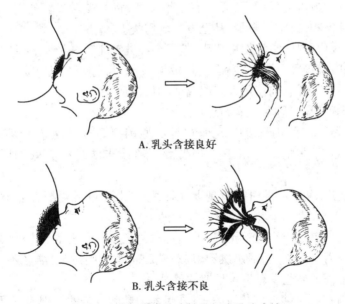

A. 乳头含接良好

B. 乳头含接不良

图5-8　良好的乳头含接和不良乳头含接

（五）母乳喂养注意事项

乳母的健康和营养状况直接影响乳汁的质量。乳母生活规律,心情愉快,睡眠充足,摄入营养丰富、平衡的膳食有助于乳汁的分泌;乳母应避免饮酒、吸烟和接触有害物质;注意个人卫生;如需服用药物,应根据医嘱进行。

1. **开奶时间**　分娩后给新生儿第一次哺喂母乳的时间称为"开奶"。正常新生儿一出生即具备吸吮能力,早期乳汁分泌量较少,新生儿的吸吮有利于促进乳汁分泌增加。研究发现,开奶越早越好,健康的母亲在产后1小时即可开奶。

2. **喂哺前的准备** 喂哺前应用温开水清洁乳头,并轻轻挤出乳腺导管中残留的乳汁。然后根据不同的情况,选择不同的喂哺姿势,使母亲和婴儿都处于最舒适的状态。

3. **每次喂哺时间** 吸吮有力的婴儿常在3~5分钟内即将1/2乳汁吸入,每次喂哺时间一般在15~20分钟左右。应尽可能地让婴儿吸空一侧乳房,再喂哺另外一侧。如果喂哺时间不够长,可能会导致婴儿摄入较多的前乳,而后乳摄入不足。前乳中高浓度的乳糖可能会导致腹泻;后乳含脂肪较多,摄入少可能导致能量摄入不足。为了避免婴儿在吸空一侧乳房之前睡着,可以轻抚其脚、头部,进行语言交流和声音刺激,使其保持清醒。

喂哺完毕后,应将婴儿竖起直抱,头依母肩,用手轻拍婴儿下背部,将哺喂时吸入的空气排出,防止溢乳。随后宜让婴儿保持右侧卧位,有助于乳汁进入十二指肠。

4. **哺乳次数** 婴儿应按需进行哺乳。90%以上健康婴儿出生后数周即可建立自己的进食规律。开始时1~2小时哺乳一次,以后2~3小时一次,逐渐延长至3~4小时一次;3个月后夜间睡眠延长,夜间喂奶可省去一次,每天喂乳6次左右;6个月以后,随着辅助食品的添加,哺乳次数相应减少至每天3~4次。哺乳的间隔时间和哺乳时间的长短,应视婴儿体质及吸吮能力而定。

5. **避免给新生儿添加糖水、乳类或使用人工奶嘴** 新生儿是伴着水、葡萄糖和脂肪储存而诞生的。最初几日,少量初乳完全能满足需求,无须添加任何饮料和母乳替代品。哺乳前若给婴儿添加糖水或母乳代用品,婴儿有了饱腹感,将减少对母乳的渴求,不能有力地吸吮,导致乳胀、乳汁淤积,使泌乳减少,甚至发生乳腺炎。

此外,喂糖水或代乳品,常常使用奶嘴,这可使婴儿产生乳头错觉,对吸吮母亲乳头不再感兴趣,甚至拒绝吸吮母乳(橡皮奶嘴出奶孔较大,新生儿期吸之很容易产生依赖性),影响乳汁分泌。所以不提倡哺乳前使用人工奶嘴或加用任何饮品。

(六)母乳喂养常见问题和处理方法

1. **"母乳不足"** 停止母乳喂养最常见的原因是母亲认为乳量不足,影响婴儿的生长发育。事实上,很多情况是由于婴儿吸吮不够或未能进行有效的吸吮,导致"母乳不足"。

如果哺乳前乳房膨胀,哺乳时能听到婴儿连续吞咽声,哺乳后婴儿安然入睡,且睡眠时间较长,体重增长正常,表示母乳已经满足婴儿的需要。

母乳不足的征象包括:母亲挤奶时挤不出奶;婴儿在喂哺完后,还经常哭闹(排除疾病、大小便等情况),含着奶头不放;喂奶次数过频;哺喂持续时间过长;婴儿不经常排便且排便量少。这些征象可提示婴儿没有摄入足够的母乳。

(1)婴儿没有得到足够母乳的原因:母乳喂养因素和母亲的心理因素是最常见的原因,还可能是母亲的生理状况和婴儿的状况所致(表5-5)。

(2)处理:针对原因,采取措施:①如果母亲认为婴儿没有获得足够母乳,需要分析母亲担心的原因,帮助母亲树立信心;②通过询问全面喂养史,了解母亲担心的问题;③了解母亲营养及膳食摄入情况;④了解周围其他人对母乳喂养的看法及对母亲造成的压力;⑤观察母乳喂养以检查喂奶姿势和含接是否正确。

2. **婴儿拒绝母乳喂养** 拒绝母乳的婴儿可能表现为:含着乳头,但不吸吮或吞咽;其原因可能是生病、疼痛或服用镇静剂;母乳喂养有技术性困难;环境改变使婴儿不安;或者仅仅是表面拒绝,而非真正拒绝(表5-6)。

表5-5　婴儿没有得到足够母乳的原因

常见原因		不常见原因	
母乳喂养因素	母亲：心理因素	母亲：生理状况	婴儿的状况
开奶迟	信心不足	服用避孕药、利尿剂	疾病
固定喂奶次数	忧虑,紧张	妊娠	畸形
喂奶次数不够	不愿母乳喂养	严重营养不良	
夜间不喂	孩子拒绝母乳	饮酒	
喂奶时间短	疲劳	吸烟	
含接不良		胎盘滞留(罕见)	
用奶瓶或奶嘴		乳房发育不良(极罕见)	
喂辅食			
喂其他液体(水、茶)			

表5-6　婴儿拒绝母乳喂养原因

原因分类	具体原因
疾病、疼痛或镇静剂作用	感染
	脑损伤
	伤口疼痛(吸引器、产钳)
	鼻塞
	口腔痛(鹅口疮、长牙)
母乳喂养技术上的困难	奶瓶喂养、安慰奶嘴
	吃不到足够的奶(含接不好)
	哺乳位置不正,孩子头后部受压
	母亲摇晃乳房
	限制母乳喂养时间
	吸吮协调困难
环境变化引起婴儿不愉快(尤其在3~12个月大时)	与母亲分离(母亲上班时)
	新看护人,或看护人太多
	家庭环境的改变
	母亲生病
	母亲患乳腺炎
	母亲来月经
	母亲气味变化
表面上拒奶	新生儿寻找乳房
	4~8个月婴儿分心
	1岁以上自动断奶

　　处理:分析原因,采取相应措施。坚持母亲与孩子亲密接触,如和婴儿睡在一起、保持跟婴儿足够的皮肤接触;当母亲感到有泌乳反射时也可进行喂哺;还可以将母乳挤到婴儿口中,如果需要,可用杯子给婴儿喂母亲挤出的乳汁;应避免轻易采用人工喂养,避免使用奶

瓶、橡皮奶头及安慰奶嘴等。

3. 乳汁淤积的处理 因输乳管阻塞、排乳不畅或婴儿未能吸空分泌的乳汁,致使乳汁淤积在乳房内,称为乳汁淤积。乳汁若长时间淤积,易发生乳腺炎。因此,如果哺乳时乳房内的乳汁未被吸空,应用吸乳器或手挤法,将乳房排空;乳房有乳块硬结时,局部可用热毛巾湿敷,帮助其消退。

成功母乳喂养不仅仅是母亲的个人意愿和行为,而是赖于家庭和社会的支持。然而,许多妇女,尤其在城市,几乎得不到相关的支持和帮助,如缺乏获取正确母乳喂养技巧的咨询及指导,职业女性在产后恢复工作后没有继续实施母乳喂养的条件等,都可能导致母乳喂养的失败或提前终止。因此,需要家庭和社会提供支持环境和维护儿童的权益,才能成功实施母乳喂养,使儿童健康得到促进。

第二节 替代喂养

6个月以内的婴儿由于各种原因不能进行母乳喂养时,完全采用配方乳、各种兽乳(牛乳、羊乳、马乳)或其他食物代乳品(豆粉等)喂哺婴儿,称为替代喂养(人工喂养)。替代喂养虽不如母乳喂养好,但如果选择合适的优质代乳品,调配合适,注意消毒,也可满足婴儿生长发育所需。同母乳喂养一样,乳类作为辅食的一部分喂养儿童至2岁或更长时间也会对儿童有益。替代喂养必须是可接受、可行、可担负得起、可持续并且是安全的。

一、替代喂养的几种情况

(一)母亲疾病状态

母亲是传染病携带者,如母亲患有结核、肝炎(活动期)、艾滋病或其他急慢性传染病。研究表明,母亲如感染艾滋病或HIV呈阳性,或肝炎正处于活动时期,母乳喂养可增加婴儿感染的机会,一般不宜再考虑母乳喂养;母亲患有严重心脏病、肾脏病、高血压和糖尿病等疾病,必须服用药物,这些药物可能通过乳汁为婴儿所吸收,故不宜进行母乳喂养;另外,哺乳会过度消耗母亲营养,不利于身体康复,甚至加重母亲的疾病,也不宜再进行母乳喂养。此外,当母亲身体极其虚弱、营养不良或产时失血过多,经过调养和加强营养身体仍然极其虚弱,泌乳量很少,无法满足婴儿生长发育需要,需进行替代喂养。

(二)儿童疾病状态

对于一些患有先天遗传代谢性疾病而无法耐受母乳的婴儿(如乳糖不耐症、半乳糖血症、乳类蛋白过敏、苯丙酮尿症、枫糖尿症等),需要在医生的指导下选择特殊婴儿配方奶粉进行替代喂养,否则可能会因为机体无法代谢乳汁中的某些成分而对儿童造成严重健康危害。乳糖不耐受和半乳糖血症婴儿要选用去乳糖的奶粉;对乳类蛋白过敏的婴儿可选用以大豆为蛋白质来源的配方奶粉;苯丙酮尿症婴儿要用限制苯丙氨酸的奶粉;枫糖尿症婴儿需选用不含亮氨酸、异亮氨酸和缬氨酸的配方奶粉。对于吸吮功能欠佳的早产儿或婴儿也可考虑进行替代喂养。

二、替代喂养的代乳品选择和调配

(一)配方奶喂养

越来越多的研究证据显示,兽乳所含的营养素并不适宜用于6个月内婴儿喂哺,为此,除外紧急情况,首先选用配方奶进行替代喂养。配方奶喂养有其特定优势,如配方奶粉中添加了婴儿所需的大部分营养素,营养搭配尽可能接近母乳;只喂配方奶,婴儿无感染 HIV 的风险;母亲不在或生病时,家庭中其他成员也可以喂养婴儿。但是,与母乳不同,配方奶粉中不含有能保护婴儿防止感染的抗体;婴儿更容易患严重的腹泻、呼吸系统感染和营养不良;每次喂哺需要花费时间新鲜制备;费用昂贵;母亲可能很快就能再次怀孕等。

(二)其他可供食用的奶制品喂养

属于"可选择食用"的奶制品包括各种全脂奶粉、新鲜兽乳、罐装浓缩奶,以及一些配方奶食品。

1. **家庭制备兽乳的优缺点**　家庭制备的兽乳没有传播 HIV 的危险,可能比商业配方奶便宜,如果家里有产乳的动物则会更容易得到;家庭中其他成员也可以进行喂养。全脂奶粉或是新鲜兽乳,蛋白质和一些矿物质的含量高,不易消化,可增加婴儿尚未发育成熟肾脏的排泄负担;也不包含婴儿所需的所有营养素和能保护婴儿防止感染的抗体;其他的不足同配方奶喂养。

2. **家庭制备乳品的方法**

(1) 家庭自制乳品的配方:由于兽乳蛋白质和矿物质含量过高,需加工处理及调整各种成分,以达到适宜的比例。表 5-7 是家庭加工乳品的配方,注意每个配方都需要用水来稀释,并添加糖(需准确称重)。

表5-7　家庭自制乳品配方

乳品	配　　　　方
新鲜牛奶	40ml 奶+20ml 水+4g 糖=60ml 自制配方奶
山羊奶	60ml 奶+30ml 水+6g 糖=90ml 自制配方奶
骆驼奶	80ml 奶+40ml 水+8g 糖=120ml 自制配方奶
	100ml 奶+50ml 水+11g 糖=150ml 自制配方奶
绵羊奶	30ml 奶+30ml 水+3g 糖=60ml 自制配方奶
水牛奶	45ml 奶+45ml 水+5g 糖=90ml 自制配方奶
	60ml 奶+60ml 水+6g 糖=120ml 自制配方奶
	75ml 奶+75ml 水+8g 糖=150ml 自制配方奶
浓缩奶	根据标签指示加入凉开水配制成同鲜奶一样的浓度,然后稀释并加入糖配制。不同品牌的浓缩奶可能有所不同。典型的制作配方如下: 32ml 浓缩奶+48ml 水=80ml 正常浓度奶品 再加 40ml 水+8g 糖=120ml 自制配方奶
全脂奶粉	根据标签指示加入凉开水配制成同鲜奶一样的浓度,然后稀释并加入糖配制。不同品牌奶粉可能有所不同。典型的制作配方如下: 10g 奶粉+80ml 水=80ml 正常浓度奶品 再加 40ml 水+8g 糖=120ml 自制配方奶

(2) 添加微量营养素:家庭加工动物奶时,除了稀释,加糖和煮沸外,还要添加微量营养素(表5-8)。

表5-8 家庭加工制作动物奶需添加的微量营养素

种类	名称	量	种类	名称	量
矿物质	锰	7.5μg		维生素 C	10mg
	铁	1.5mg		维生素 B_1	50μg
	铜	100μg		维生素 B_2	80μg
	锌	205μg		尼克酸	300μg
	碘	5.6μg		维生素 B_6	40μg
维生素	维生素 H(生物素)	2μg		叶酸	5μg
	维生素 A	300IU		泛酸	400μg
	维生素 D	50IU		维生素 B_{12}	0.2μg
	维生素 E	1IU		维生素 K	5μg

二、替代喂养方法和注意事项

（一）用奶瓶进行替代喂养

应按婴儿年龄及生理特点，调制乳品或乳制品的量和浓度。用奶瓶喂哺时，奶头的开口大小要视婴儿的吸吮和吞咽能力而定。喂养时母婴均应处于舒适的位置，婴儿是饥饿、清醒、温暖和干净的，将婴儿抱起到胸部使其呈半坐位，奶瓶乳头须充满乳汁以防婴儿吞入空气。每次哺乳时间15～20分钟，喂完后抱起竖直、拍背同母乳喂养。喂奶次数同母乳喂养。配制奶液和喂完后应将用具清洗干净并用开水煮沸消毒。每次喂奶前应试奶温；可将乳汁滴几滴在手背或手腕处，试试奶温，以不烫手为宜。

（二）奶杯的喂奶方法

将手洗净，让婴儿坐在母亲的膝上使其保持直坐或半坐姿势。将一次喂哺的奶放入杯中，将奶杯放在婴儿的下唇上，倾斜奶杯使奶汁刚好能碰到婴儿的嘴唇，但不要将奶汁倒入婴儿口中，让婴儿自己慢慢喝；婴儿吃饱后，会闭上嘴巴不再喝奶。计算婴儿24小时摄入的奶量，而不是一次的奶量。喂哺前应试试奶温，可将奶滴几滴在母亲腕部内侧，以不烫手为准。哺乳时间一般在10～20分钟之间，按婴儿的年龄和体格强壮程度而定。喂完后将婴儿抱直，头依母肩，拍背，让喂哺时吞入的空气溢出，这对6～7个月前的婴儿非常重要。

（三）替代喂养注意事项

1. **选择适当的代乳食品** 出生后至6月龄间完全由母乳替代品喂养的婴儿，宜选用含蛋白质较低（12%～18%）的配方奶粉；6月龄后可提供含蛋白质较高（大于18%）的配方奶粉，并应逐渐添加营养丰富安全的补充食物。对乳类蛋白质过敏的患儿，可选用以大豆作为蛋白质的配方奶。新鲜牛奶要经煮沸消毒、稀释及加糖调配后食用。

2. **奶量按婴儿体重计算** 每天每千克体重需牛奶100ml，如婴儿6kg重，每天就应吃牛奶600ml，每3～4小时喂1次奶；奶粉的浓度应按配方奶的说明配制，不能过浓，也不能过稀。为了有利于身体对高脂蛋白的消化吸收和大便通畅，两顿奶之间必须补充适量的水。

3. **重视奶具消毒** 所用的奶瓶、奶嘴必须每天消毒，可以清洗后，高温蒸煮10分钟左右；也可以使用专门的奶具消毒用具，奶具消毒至少应坚持到儿童满1周岁。

因母乳不足或母亲工作及其他原因不能按时给婴儿哺乳时,加喂乳制品、代乳品等其他食品作为母乳补充物或每天代替 1~2 次母乳喂养,称为部分母乳喂养。方法包括:补授法,即每次哺乳后加喂一定量的配方乳粉,此法较好;断奶代授法,即一天内有 1~2 次(或数次)完全以配方乳粉喂哺,此法可使母乳分泌量减少,甚至很快中断泌乳。

第三节 补 充 喂 养

作为全球公共卫生建议,《婴幼儿喂养全球策略》指出:婴儿应当在生命最初的六个月内接受纯母乳喂养以实现最佳的成长、发育和健康。此后,为满足其不断发展的营养需求,婴儿应当在接受母乳喂养的同时摄入营养充足、安全的补充食物直到 2 岁或以上。

一、补充喂养的定义和重要性

当母乳喂养不再足以满足婴儿的营养需要时,就应当在儿童的饮食中添加补充食品。婴儿 6 个月后,单纯由母乳提供的热量和营养已经难以满足其生长发育需要,婴儿必须从其他食物中摄取营养,此时必须逐渐引入谷类、蔬菜、水果和肉禽蛋类等非乳类食物,即补充喂养(complementary feeding),所添加的各种非乳类食物即补充食品(complementary food)。从纯母乳喂养或单纯乳类喂养,逐步过渡到添加各类补充食物,最后到能与家人共同进餐,进食普通家常食物,是一个重大的转变时期,称"补充喂养阶段"或"转乳期"。补充喂养阶段通常指 6 月龄至 18~24 月龄的阶段,这也是婴儿非常脆弱的时期。许多婴儿从这一阶段开始出现营养不良,不恰当的补充喂养,是世界范围内 5 岁以下儿童营养不良的一个重要原因。据 WHO 估计,在低收入国家,每 5 名儿童中就有 2 名儿童发育迟缓。

适时引入补充食品,满足婴幼儿不断增长的营养需求,让婴幼儿逐渐适应不同的食物,促进其味觉发育,锻炼咀嚼、吞咽、消化功能,有利于培养儿童良好的饮食习惯,避免挑食、偏食。同时,随着年龄的增长,适时添加多样化的食物,能帮助婴幼儿顺利实现从哺乳到家常饮食的过渡。

喂养方式的变化过程(从被动的哺乳逐渐过渡到幼儿自主进食),也是婴幼儿心理和行为发育的重要过程。喂食、帮助孩子自己吃饭以及与家人同桌吃饭等过程,不仅可促进小儿精细动作和协调能力的发育,还有利于亲子关系的建立和孩子情感、认知、语言和交流能力的发育。

二、补充喂养的方法

高质量的补充食品应达到以下要求:①富含能量、蛋白质和微量营养素(尤其是铁、锌、钙、维生素 A、维生素 C 和叶酸的食物)。②是清洁和安全的,未受致病病原菌和有害/毒化学物质的污染,不含可能导致儿童窒息的坚硬成分,如小骨头块等。③避免加入过多的盐或辣椒;温度、质地适中,儿童容易食用。④此外,好的辅食应该是儿童喜爱吃的、家庭经济可承担的、易于制作的当地食物。

(一)开始辅食添加的最佳年龄

当婴儿不能从母乳中得到足够的能量和营养素的时候,就应该开始添加辅食。这个时间通常是 6 月龄。研究表明,母乳提供的能量和营养素在 6 月龄前能够完全满足婴儿需要,但随后与婴儿需要量相比开始出现差距,并随儿童长大而逐渐增大。从婴儿本身发育水平看,6月龄前,婴儿还不能完全控制舌头的运动,常把食物推出口腔;6月龄时,婴儿口腔的神经肌肉逐渐发育完善,能够更好地控制舌头、口腔并开始做上下"咀嚼"运动,乳牙逐渐萌出,对新的口味表现出浓厚兴趣,消化系统已经具备很强的消化功能;此时,婴儿能够自己拿食物,也喜欢将东西放入口中。因此,对于大多数婴儿而言,满6个月是开始添加辅食的好时机。

过早或过迟添加辅食都是不可取的。过早添加辅食是非常危险的,其原因是:①辅食可能"取代"母乳,减少婴儿母乳摄入量,母亲产乳也会随之减少;②婴儿从母乳中获得的抗感染因子减少,如添加辅食使用的器皿不洁净,导致儿童罹患感染和腹泻的危险性增高;③为了便于婴儿食用,添加的辅食往往是水状或稀糊状(如稀粥或汤等),能量和营养素含量远远低于母乳,无法满足儿童的需求,可导致营养不良;④如果添加过迟,儿童得不到足够的能量和营养素,可能导致生长发育迟缓、营养不良和微营养素缺乏。因此,过晚进行辅食添加,对儿童生长发育同样不利。

(二)补充食品的种类

面粉、淀粉或大米等是第一种被添加的辅食,用它们制作成粥类喂养婴儿是世界上很多地区传统的共同选择。这些主食吸收水分膨胀,制作过程中如果放的水不足,粥会过于黏稠,婴儿难于食用,因此会加入较多的水,但是,过多的水分会稀释食物中的营养成分,使粥的营养密度降低,加之婴儿的胃容量较小(8个月时胃容量约为200ml),稀的食物和液体很容易将胃充满,导致一天虽然喂多次,但是仍然不能满足儿童营养的需要。粥类食物的制作:①避免添加过多水分,保证足够的黏稠度(以能够停留在勺子里,不会立刻流下为宜);②全部或部分用牛奶代替水;③加入营养丰富的其他食物,如奶酪、奶粉、坚果或花生酱、芝麻酱等。加入这些食物不仅可以强化营养,还可以柔软黏稠的粥,使其易于婴幼儿食用。

植物油(如豆油)、脂肪能量密度高,可以为儿童提供额外的热能,同时还可以提供维生素A和D等。除提供能量外,脂肪所含的必需脂肪酸对于儿童的脑、眼以及血管等器官的发育也是必需的。对于6个月以上非母乳喂养的儿童,鱼、花生酱和植物油是必需脂肪酸的良好来源,但过量添加油脂等高热量食物,可能增加肥胖风险。因此,若儿童生长良好,一般不需要额外添加食物中的油脂。

糖和蜂蜜也富含能量,在需要时可以少量地加入食物中以增加能量。

动物性食物,如肉类、禽类、水产类和奶制品等,营养丰富,儿童应该每天或尽可能吃动物性食物。肉类和动物内脏(肝脏、心脏和血制品)、奶制品(牛奶、酸奶和奶酪)和蛋类等都是蛋白质的重要来源。其中,肉类和动物内脏、禽类和蛋类以及动物血制品中的铁含量丰富,且易于吸收,是铁和锌的最好来源。蛋黄富含维生素A、铁元素,但铁的吸收率较低;全脂牛奶制作的食品可为婴幼儿提供大量的维生素A;奶制品和摄入含骨食物(小鱼、罐头装的鱼和捣碎的鱼)是钙的良好来源。

豆类、坚果和种子是优质蛋白质的重要来源,也富含丰富的脂肪和热能,同时也是铁的良好来源。豆类食物含有植酸,会干扰铁、锌和钙的吸收,新鲜的豌豆和大豆等豆类食物,还含有一些其他抗营养成分而影响营养素的吸收。浸泡和彻底煮熟可以破坏和减少上述植酸等抗营养成分。坚果和种子可以烘烤后捣成酱食用。注意不可将未磨碎的豆类或种子类食物给儿童喂食,这可能造成误吸和气管异物等严重后果。此外,利用蛋白质互补作用,将豆类与谷类共同进食(豆子与米饭),或在豆类中加入奶制品或蛋,可以改善机体对营养素的利用。

（三）补充喂养的方法

每添加一种补充食品应给予5~7天的适应期,如适应再添加另一种。第一种添加的辅食通常是强化铁的米粉类,既可以减少过敏的发生,又可以补充铁。随后可以添加水果、蔬菜,最后添加动物类食品。有些食物可能需要多次尝试,才会被婴儿接受,应仔细观察添加前后的反应,出现异常反应时应暂停该食物,待恢复正常后,再次进行尝试(表5-9)。天气炎热和婴儿患病时,也应暂缓添加新品种。

补充喂养食物的质地开始时可呈稠泥状,利于吞咽;随后可以适当增粗、变硬,以训练婴儿的咀嚼能力。喂养量应由少到多,儿童需要一段时间来适应新食物的口味和质地,家长应从每天给2~3小勺的食物开始,随后逐渐增加。喂养频率可从每天2次逐渐增至每天3次,并给予多种食物(表5-9)。

表5-9　6~24月龄补充食品质地、喂养频率和喂养量

年　龄	食物质地	喂养次数	每餐的量
满6个月时,开始添加辅食	稠粥、糊状的食物	每天2次,并经常喂母乳	2~3勺*
7~8个月	稠粥、泥糊状的食物	每天3次,并经常喂母乳	每餐逐渐增加到2/3碗*
9~11个月	切得很碎或泥糊状的食物,以及小儿能用手抓的食物	每天3餐,再加1次零食,并继续喂母乳	每餐3/4碗
11~24个月	家常食物,必要时切碎或捣碎	每天3餐,2餐间加1次点心,共2次点心	每餐1碗

注:* 每勺为10ml,每碗或每杯为250ml

若小儿为非母乳喂养,除以上食物外,每天喂1~2杯牛奶(或羊奶)并增加1~2餐。

（四）促进食物中铁的吸收

儿童年龄越小,生长发育速度越快,对铁的需要量越高。铁缺乏是婴幼儿期常见的一种营养性疾病。6个月以内的足月儿,出生时其体内足够的储存铁可以满足其自身需要,但在6个月后会耗尽,因此需要通过恰当的食物添加来弥补。动物肝脏、血、瘦肉、鱼肉等都是富含铁的食物,吸收率也较高。大豆的铁含量也较高,但是植物性来源的铁吸收率通常较低。为了促进铁的摄入和吸收,可以进食以下食物:少量动物的肉或内脏、禽类、鱼和其他海产品,同时进食富含维生素C的食物,如西红柿、绿菜花、番石榴、芒果、菠萝、番木瓜、橙子、柠檬和其他柑橘类水果。

锌是帮助儿童生长和保持健康的重要营养素,与铁存在于相同食物中。因此,吃富含铁的食物也可以获得锌。

维生素A是保证儿童眼睛和皮肤健康及抵抗感染所必需的。母乳喂养儿童可以从母乳中获取大部分所需的维生素A,但随着儿童年龄增长,母乳提供的维生素A出现不足,需要其他食物如动物内脏(如肝脏)、奶及奶制品(如黄油、奶酪和酸奶)以及人造黄油、配方奶粉和其他强化维生素A的食品(如营养强化面粉、强化婴儿米粉及婴幼儿营养包)等进行补充。深绿色蔬菜和黄色蔬菜及水果能够很好地满足儿童多种微量营养素的需要,也包括维生素A。如每天少量的胡萝卜、红薯或其他蔬菜,就能够满足儿童一天维生素A的需要量(图5-9)。维生素A为脂溶性维生素,可以在儿童的身体中储存几个月,因此急性维生素A

缺乏在人群中罕见。但是,某些疾病状态,如麻疹,会消耗大量的维生素 A,需要及时进行补充。

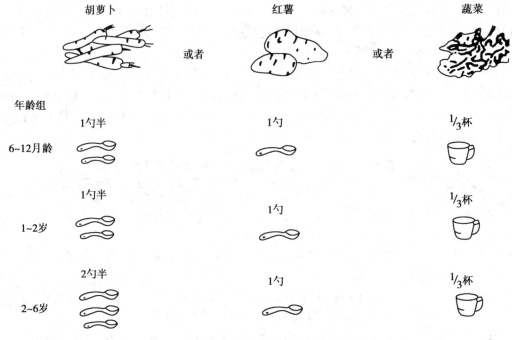

图 5-9 不同年龄阶段深色蔬菜供给量示意图

纯母乳喂养的婴儿可以从母乳中获得所需的全部液体,无须额外添加液体。开始补充喂养后,儿童需要额外补充水分来完成食物代谢。

6~24 月龄儿童每天需要 2~3 杯(250 毫升/杯)水,在气候炎热时每天需 4~6 杯水。这些水可以加到粥或其他食物中,但每天要给几次洁净水以确保儿童不口渴。果汁饮料由于含糖过多,导致机体需要更多的水分来处理额外的糖,还会增加肥胖风险,应避免用果汁代替水的补充。碳酸饮料(苏打)不适合儿童饮用;非母乳喂养儿童,应适当增加液体供应;若儿童发热或腹泻,也需给予额外的液体以补充丢失的体液。

幼儿虽然大部分已经断乳,但其消化代谢功能仍不成熟,乳牙仍在陆续萌出,咀嚼能力、消化吸收功能还不完善;此期应是以乳类为主食向以谷类为主食,加蛋、肉、鱼、菜等混合的家庭膳食过渡的时期。因此,在食物的选择、烹调和膳食安排上应注意幼儿的特点,保证得到充足的营养,以促进其生长发育。幼儿膳食应遵循以下原则:①供给足够的能量和蛋白质。②食物多样化。③制备应注意碎、细、软、烂的特点;烹调应采用清蒸、煲炖和红烧,口味宜清淡。④进餐次数和用餐时间:一般每天 5 次,早、中、晚三次正餐,加上、下午点心各一次,每次用餐时间在 20~30 分钟。⑤培养良好的饮食习惯。

三、食品安全和贮存

安全的食品制备、存储与供给有助于将病原体污染风险降至最低,保证儿童健康。制作和储存婴幼儿辅食时应该注意饮食卫生。家中所有制作的食品均应煮熟、烧透。家中自制饮食要按量烹制,不吃剩饭菜。没有冷藏的食物很容易变质。不购买、食用"三无"的包装食品。对各种免费发放的救灾食品,在食用前注意检查一下食品的保存要求与保质期,不符合保存条件要求的食品和超过保质期的食品不要食用。不购买未经消毒处理、包装的液态奶。不食用病死的动物食品。不到卫生条件没有保障的临时性摊贩点上买食品。尽可能不参加各种聚餐。生吃的蔬菜、水果要用清洁的水充分洗净。另外,儿童补充食品应注意味道清淡,少用或不用盐、糖。对于 1 岁以内的婴儿,母乳及辅食中的盐和糖已经足够,无须额外添加。

四、喂养技术

养育者和家庭承担着对儿童健康生长发育所需的食物、卫生保健、交流和情感支持等喂养照料的责任。良好的喂养照料行为有助于儿童进食习惯的培养和合理膳食的摄入。不同的家庭可能使用不同的喂养方式:①主要由看护人负责喂养,她决定孩子何时进食、怎样进食以及进食量。②让儿童自己进食,看护人相信孩子饿了自己自然会吃;同时也认为当孩子停止吃东西时,说明他已经吃够了。③积极的喂养,看护人对孩子进食的提示和信号做出反应,并加以鼓励和表扬。

所谓积极的喂养行为,是指帮助儿童进食,对儿童饥饿和饱腹的提示和信号反应敏感;喂养时缓慢和耐心,给以鼓励,但不强迫;喂养时和儿童交谈,并有眼神的接触。儿童需要尝试食物的味道和口感,学习如何进食,如怎样有效地把食物放进嘴里,怎样使用筷子,如何咀嚼食物、搅动食物以及吞咽食物等。怎样使用勺子以及怎样从杯子里喝东西。鼓励养育者应该为儿童提供学习的机会和条件建立,逐渐建立规律的进餐时间,避免嘈杂的环境干扰,减少儿童分心,创造愉快进餐的氛围。

与此同时,养育者需用微笑、眼神的接触以及鼓励的话语,来对孩子做出积极的反应,如喂养时缓慢而耐心;搭配不同的食物,食物的味道和口感要多样,以鼓励孩子进食;当孩子停止进食时,要等待,然后再次给予食物;给予可以用手抓的食物以便孩子能自己吃;当婴儿不愿意吃某种食品时,可以改变方式,不要强迫进食。喂养也是亲子交流的过程,是学习和关爱的时候。愉快的喂养时间,有助于儿童更好地进食,要在儿童清醒和愉快时进行喂养,儿童处于困乏或者心烦意乱的状态,会影响喂养质量。

第四节　辅食营养补充

相比较碳水化合物、蛋白质、脂肪和水等宏量营养素而言,人体对维生素和矿物质等微量营养素的需要量少,且在食物中的含量肉眼不可见,容易受到忽视,也更容易出现缺乏问题。婴幼儿对于微量营养素的相对需要量较成人多,加之生理发育阶段和饮食结构的特点,使得全球范围内,无论是发达国家还是发展中国家,都存在婴幼儿微量营养素摄入不足的问题。辅食营养补充成为解决这一问题,尤其是贫困人群婴幼儿的营养问题的一项重要策略。

一、辅食营养补充

(一)辅食营养补充的重要性

我国多数家庭,特别是广大农村地区,在婴幼儿辅食添加过程中,普遍采用谷类为主,包括米粥、面糊、馒头和面条汤等,缺乏动物类和蔬菜类食物。长期不恰当的辅食添加和食物多样性不足,会导致婴幼儿低体重、生长迟缓、贫血等一系列营养不良问题。贫困和缺乏科学喂养及儿童健康的基本知识,是导致不恰当辅食添加的重要原因。改善婴幼儿辅食添加已成为今后一个时期婴幼儿喂养和营养改善的重要课题和措施。

随着社会经济的发展,儿童保健工作的深入和人们认知水平的提高,中度和重度营养不良发生率已有明显下降,但轻度营养不良和微营养素缺乏仍是儿童期常见健康问题。6~24月龄婴幼儿的贫血发生率城市和农村均高达30%~40%,6~12个月为高峰,以后随着年龄的增加虽有所下降,但仍处在较高的水平。这些营养问题的发生,与6个月后婴幼儿辅食质量差和添加不合理有密切关系,其不但影响儿童的体格发育,还可影响儿童的智力和认知能力的发育。研究还表明,儿童早期的营养不足可以对儿童以后的健康和发育产生长远的影响。辅食营养补充是改善婴幼儿辅食添加的有效措施。

近10余年来,国内外营养学家研究表明,通过强化食品、辅食营养补充等方法,改善辅食的营养成分,可减少儿童低体重、生长迟缓及贫血的发生,促进儿童的体格和认知发育。要解决广大地区婴幼儿的营养问题,最根本的策略是改变父母喂养婴幼儿的习惯和婴幼儿辅食的制作方法,以及改善农村地区儿童食品的供应。实现这个策略是一个复杂的社会经济工程,需要长期的努力;同时也取决于社会经济的发展。为了尽快改善农村婴幼儿的营养状况,在短期内可以发挥作用的一个重要措施是采用辅食营养补充品,如辅食营养素补充食品,即婴幼儿营养包。实践证明,辅食营养素补充食品是解决辅食喂养不合理的一个有效和低成本的方法,可以在辅食添加的方式改变之前,通过改善现行的家常制作的婴幼儿辅食的营养成分,达到改善婴幼儿营养的目的。

(二)辅食营养补充的定义和标准

辅食营养补充是指将高密度的营养成分(多种维生素和矿物质等)添加到婴幼儿辅食中,用以改善辅食的营养成分,满足婴幼儿的营养需求,从而达到保障和促进儿童健康和生长发育的目的。

辅食营养补充是改善儿童早期营养的一个新的概念。为推广辅食营养补充,国家标准化管理委员会和国家卫生计生委(原卫生部)于2008年发布了《辅食营养补充品通用标准》(GB/T 22570-2008),对辅食营养补充品的基本原则、技术要求和与生产相关的问题做出了规定。《辅食营养补充品通用标准》的颁布为辅食营养补充品的研发和推广提供了法规依据。

专门用于辅食营养补充的产品通称为“辅食营养补充品(complementary food supplements,CFSs)”。国家标准化管理委员会和国家卫生计生委(原卫生部)在《辅食营养补充品通用标准》中将辅食营养补充品定义为:辅食营养补充品是用于在6~36月龄婴幼儿辅食中,添加含高密度多种微量营养素(维生素和矿物质)的补充品,其中含或者不含食物基质和其他辅料。常用产品剂型包括:①微量营养素强化补充食品(nutrient-dense food supplements),是以蛋白食物为基础添加营养素的产品;②微量营养素可碎片(foodlets),即便携、易碎、易分散片剂;③涂抹料(spreads),是以脂质为基底营养素补充物,如营养黄油(nutributter);④营养素粉末撒剂(sprinkles),即没有食物基质的营养素粉末。我国根据是否使用食物基质,将其分为辅食营养素补充食品、辅食营养素补充片和辅食营养素撒剂三大类。

二、婴幼儿辅食营养包

国际上应用较为普遍的CFSs产品包括两类:一类是微量营养素强化补充食品,另一类是营养素粉末撒剂。前者的研发和推动主要在中国,并已经被广泛使用,俗称婴幼儿辅食营养包,简称营养包(Yingyangbao,YYB)。

（一）成分

婴幼儿辅食营养包是辅食营养补充食品的主要形式,是在以大豆粉(或乳粉)为原料的食物基质中添加铁、锌、钙、维生素 A、维生素 D、维生素 B_1、维生素 B_2、维生素 B_{12} 和叶酸构成的粉状物,各种营养素的含量见表5-10。

表5-10　婴幼儿辅食营养包各种营养素的含量及婴幼儿的推荐摄入量

营养素	每天份（每袋12g）	0.5~1岁		1~3岁	
		RNI（或AI）	%	RNI（或AI）	%
蛋白质（g）	3				
维生素 A（μg）	250	400	62	500	50
维生素 D（μg）	5	10	50	10	50
维生素 B_1（mg）	0.5	0.3	167	0.6	83
维生素 B_2（mg）	0.5	0.5	100	0.6	83
维生素 B_{12}（μg）	0.5	0.5	100	0.9	56
叶酸（μg）	75	80	94	150	50
钙（mg）	200	500	40	600	33
铁（mg）	7.5	10	75	12	63
锌（mg）	5	9	56	9	56

（二）食用方法和食用量

1. 冲调方法　将一袋营养包由撕口处撕开,倒入碗中;将 2~3 大汤勺晾凉的温开水慢慢倒入碗中,用勺子搅拌成泥糊状,以营养糊稠到能停留在勺子中为最好。

2. 食用方法

（1）直接食用:冲调好的营养包可以直接使用,尤其是不满 1 岁的婴儿。

（2）搭配辅食:将调好的营养糊加入温热的牛奶、稀饭、面条、玉米糊等辅食中,搅拌均匀,进行喂养。营养素添加量需根据儿童的食量决定,保证儿童能够完整摄入强化营养的辅食,避免浪费。

3. 食用量　每天 1 袋,可以一次吃完;刚开始添加时,6~12 个月的婴儿可以分 2~3 次摄入。注意不能用营养包代替母乳及辅食。

4. 保存方法　置于室内阴凉干燥处保存,避免虫鼠啃咬。一次未用完的营养包一定要封口存放,撕开的营养包应当日吃完。

（三）服用后可能出现的问题和处理方法

根据家长的观察和反馈,婴幼儿添加营养包后,由于儿童不适应新口味,可能拒食,或出现腹泻、大便颜色变黑、小便变黄等情况。

1. 儿童拒食的问题　首先要告诉家长给儿童喂营养包的好处;同时要让家长知道,儿童对食物没有特别的爱好,接受一种新食物要有一个过程,等适应后就会接受。第一次喂食时,不要看见儿童不吃,就认为他不爱吃,从而放弃;可以通过改变添加方法让其接受,如放进儿童爱吃的食物里,或者将一包营养包分散在儿童2~3餐中,让其慢慢接受。

2. **添加营养包后发现儿童腹泻** 应当认真寻找原因,如儿童是不是生病,服用之前有没有吃生冷、不洁净的食物等。因此,腹泻并非与服用营养包有直接关系,应该等儿童好了之后再尝试着喂。

3. **出现大便变黑或小便变黄** 这可能与营养包中部分营养素未被身体完全吸收有关,但不会对儿童的身体造成任何影响,无须处理。

4. **极个别儿童食用营养包后可能出现过敏反应问题** 食用营养包后,出现腹痛、呕吐、腹泻和皮疹等疑似过敏者,应停止食用,并及时去医院诊治。这可能是大豆所致,应帮助分析原因,询问儿童是否有豆类过敏的家族史,此后应禁止食用。

(张建端)

第六章

儿童各年龄期的特点与保健

在不断生长发育的过程中,各个年龄阶段儿童的生理、心理和社会能力等特点是不尽相同的。根据不同时期的特点进行保健工作,可促进儿童健康成长。

第一节　胎儿期的特点与保健

保证胎儿在宫内进行良好的生长发育,健康娩出,需要通过对母亲孕期的系统保健才能达到。

一、胎儿的特点

从受精卵开始,到各组织、器官形成,以至出生,胎儿要经过胚卵期(受精后2周内)、胚胎期(胎龄2~8周)和胎儿期(受精后8周~出生),共40周。

1. 胚胎致畸敏感期(critical period)　胚卵期是受精卵不断分裂、长大的过程;胚胎期是内、中、外三个胚层及各组织器官形成的关键阶段,如果此期孕母受到不良因素影响,使胎儿正常分化的器官受到干扰,可导致轻微损伤乃至各种异常或畸形,故又称胚胎敏感期(图6-1)。

2. 胎儿生长发育迅速　胎儿中、后期各组织器官进一步分化,孕16周后其生理结构基本同新生儿;妊娠后3个月的胎儿生长发育非常迅速。

二、保健要点

胎儿与母亲实为一体,欲使胎儿健康,不能忽视孕母保健。胎儿保健属出生缺陷的Ⅰ级预防范畴,重点要预防遗传疾病与先天畸形;再者是防止早产及宫内生长发育迟滞。

(一)预防遗传疾病与先天畸形

1. 预防遗传疾病　应避免近亲结婚;有遗传疾病家族史者,在孕前应进行遗传咨询;一旦怀孕,可通过遗传咨询和产前诊断,预测风险率,以决定胎儿是否保留。

2. 避免孕母感染　在胚胎和胎儿各器官形成期,如孕母患病毒性感染,如风疹(rubella virus,RV)、巨细胞病毒(cytomegalovirus,CMV)、流行性感冒病毒、肠道病毒以及弓形体病(toxoplasma)等,可将病原传递给胎儿,阻滞其生长发育,引起流产或导致多种畸形。这些畸形包括先天性心脏病、白内障、小头、聋哑、智力低下等。妊娠早期感染的致畸率可高达50% ,而后致畸率逐渐下降至10%左右。

3. 避免化学物质的污染　苯、汞、铅及有机磷农药等化学毒物,可引起孕妇急、慢性中毒,导致胎儿生长发育障碍,发生先天性畸形。烟、酒、毒品均可影响胎儿发育,如孕母慢性

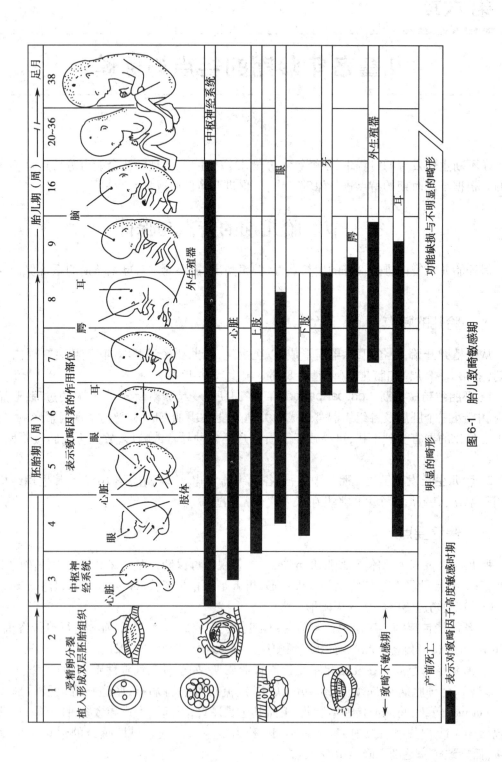

图 6-1 胎儿致畸敏感期

酒精中毒可致胎儿发生中枢神经系统障碍(智能低下)、颜面畸形(小头、鼻短、人中短、上唇薄、下颌后缩);孕母被动吸烟,可影响发育。

4. 避免放射线照射　胎儿对放射线十分敏感,尤其在胎龄 16 周以前,可引起神经系统、眼、骨骼系统等畸形,甚至导致死亡。因此,孕母应尽可能避免接触各类放射线,特别在妊娠早期。

5. 慎用药物　有些药物可通过胎盘进入胎儿体内,由于胎儿排泄功能差,解毒能力低,容易引起中毒而妨碍生长发育。药物对胚胎、胎儿的影响与用药的孕周及药物种类有关。受精卵在着床阶段对药物很敏感,轻微的损害可导致胚胎死亡(流产),器官形成期的胚胎可能发生畸形。3 个月后除性激素类药物外,一般药物不再致畸,但可影响胎儿的生长与器官功能。如孕早期母亲服四环素可影响胎儿牙齿、骨骼和脑的发育;乙酰氨基酚是治疗感冒药物的成分,可造成胎儿肾损伤、肾衰竭、先天性白内障;大量可的松类激素可致胎儿腭裂、无脑儿等畸形;链霉素损害胎儿第Ⅷ对脑神经;卡那霉素可导致听觉障碍;抗甲状腺药物可致胎儿克丁病;抗癫痫药物可致唇裂、腭裂、先天性心脏病,因苯妥英钠可造成体内叶酸缺乏而致畸,故孕妇患癫痫病必须服药者应补充叶酸;长效磺胺可使胎儿血游离胆红素增高引起胆红素脑病;抗代谢药物或免疫抑制剂也可导致各类畸形。

(二)防止早产

早产儿很多功能未成熟,生活能力差,出生后容易发生窒息、颅内出血、感染等疾病而导致死亡。早产儿在围产儿死亡中约占 50%,所以在胎儿保健中预防早产是十分重要的。发生早产的原因很复杂:孕母营养不良、过度疲劳、精神紧张等可引起早产;孕母患急慢性病(心、肾、肝病及高热、急性感染、外伤等)、妊娠并发症(妊娠高血压综合征、前置胎盘)、孕母生殖道疾病(子宫肌瘤、子宫畸形、胎盘功能不良等)和胎儿畸形、羊膜早破、多胎等均可导致早产。

三、保健措施

1. 创造孕母良好的生活环境　孕妇正在经受着对其身心影响很大的生理、心理及家庭等一系列变化,其心理状态和情绪的变化可加剧或减轻孕期疾病的发生发展过程,从而影响疾病的严重程度和妊娠的转归。良好的情绪对胎儿营养的吸收、激素的分泌、器官的发育、生理平衡都非常有利。因此,孕妇需要来自丈夫、家庭亲友、同事、社会的支持、帮助和关心,这有助于建立积极的心态面对怀孕的紧张情绪与压力。与此同时,还要注意劳逸结合、适当运动,以避免妊娠期合并症,流产、早产、异常产的发生。

2. 合理营养　胎儿中、后期生长发育十分迅速,特别是最后 3 个月。此期孕母的营养对保证胎儿生长发育和储备产后泌乳所需能量是非常重要的。孕期母亲营养不足不仅影响自身的健康,还可导致胎儿异常。如碘缺乏可导致流产、死胎、先天异常、甲状腺功能减退、神经运动损伤和新生儿死亡增加;缺锌易造成习惯性流产、子痫、胎儿生长受限、畸形、死胎等;孕后期缺钙有导致新生儿(胎儿性)佝偻病和低血钙的可能;缺铁可引起孕母贫血,发生胎儿早产、低出生体重(表 6-1),增加母体感染的机会(母体因感染产生应激反应,应激刺激促皮质激素释放激素的合成,促皮质激素释放激素浓度增加是早产的主要危险因素),母体严重贫血既可引起胎儿缺氧,发生宫内窘迫、窒息,还可增加母亲死亡率。

表6-1 孕母贫血与低出生体重儿的关系

孕妇血红蛋白（Hb）[g/L（g/dl）]	低出生体重儿（LBW）出生率（%）
75（7.5）	42.0
75～88（7.5～8.8）	32.0
>90（>9.0）	12.7
>100（>10.0）	7.6

因此,妊娠后期特别要重视孕母饮食的质和量,应加强铁、锌、钙、维生素 D 等重要微量营养素的补充。孕母后 3 个月的营养对保证胎儿生长和贮存产后泌乳所需能量非常重要,每天主要营养素需要量为:能量 10.5MJ（2500kcal）,蛋白质 60～70g,钙 1.2g,铁 18mg,维生素 C 80～100mg,维生素 A 1800μg（6000IU）,维生素 D 15μg（600IU）。保证孕母营养应做到膳食平衡,避免摄入过多。

3. 治疗孕母慢性疾病 母亲健康对胎儿影响极大。母亲患有慢性疾病,如糖尿病、甲状腺功能减退（或亢进）、结核病、心肾肝疾病等应在怀孕前积极治疗,因这些疾病可影响胎儿健康。糖尿病的孕母因血糖过高常产生巨大儿,易造成难产,又可引起胎儿器官异常;甲状腺功能减退除引起婴儿克丁病外,还可致牙齿、骨骼、隐睾等畸形。患慢性疾病的妇女一旦怀孕,应定期进行产前检查,并在医生指导下治疗,必要时终止妊娠。

4. 建立健全产前检查、产前诊断制度 建立健全产前检查制度,对孕母和胎儿的健康都非常重要。一般的产科临床常规检查,就可筛查出一些特殊情况。当特殊情况被筛查出来后,对明确定为高危妊娠者,还需进行必要的特殊检查或产前诊断,并进行连续性的监护,直至分娩。

5. 提高接产质量、正确处理各个产程 科学接生（接生者具有高超的技术和严谨的作风）是保证胎儿安全娩出、母婴健康的基本条件。在产前检查中被确定为高危妊娠者,需产科和儿科密切配合,进行分娩监护,正确处理高危因素:①预防并及时救治胎儿缺氧、窒息;②防止产伤;③避免产妇用药对胎儿的不良影响;④预防产时感染。

第二节 新生儿期的特点与保健

新生儿期是婴儿期的特殊阶段,是从完全依赖母体生活的宫内环境到宫外环境生活的过渡期。因此,刚刚出生的新生儿需要经过一段时间的调整才能适应宫外环境。新生儿期,特别是生后一周内的新生儿发病率和死亡率极高,如婴儿死亡中约 2/3 是新生儿,1 周内的死亡占新生儿死亡数的 70% 左右。故新生儿保健重点是预防出生时的缺氧、窒息,低体温、寒冷损害综合征和感染。新生儿期特点、保健要点及措施,详见第七章新生儿保健。

第三节 婴幼儿期的特点与保健

婴幼儿期（婴儿期与幼儿期的合称）是儿童体格生长最快,机体各组织器官继续发育趋于成熟的阶段。此期对营养的需求量高,食物逐渐由流质转变为半固体、固体,并有一个断奶的过渡时间。因此,必须供给足够的营养素,预防营养不良、贫血、佝偻病和腹泻病的发生。婴幼儿心理行为发展迅速,第二信号系统迅速发育,与年长儿和成人的接触增多,在正确的教养下,可以培养坚强的性格、意志和养成卫生、劳动习惯。此期儿童机体的抵抗力不强,仍要进行传染病的预防。

一、婴幼儿的特点

1. **体格生长迅速**　婴幼儿期的体格生长是一生中最快的时期,尤其是婴儿。在生后头3个月最为迅速,3个月体重的增加约等于后9个月体重的增加,即12月龄时婴儿体重约为出生时的3倍(9kg);3岁时4倍于出生时体重。身高(长)的增长规律与体重相似,前3个月身长增长11~12cm,约等于后9个月的增长,1岁时身长比出生时增加50%;3岁时增加2倍。头围、胸围也迅速发育。

2. **营养需要与消化功能不匹配**　婴幼儿生长速度快,新陈代谢旺盛。所以,需要的能量与营养素相对比成人高,食物的种类和性质变化也多,但其胃肠道的消化、吸收功能尚未成熟,如喂养不当,易患消化功能紊乱、腹泻、营养不良、佝偻病、贫血等。出生时铁的贮备到生后6个月左右常常耗竭,因此,铁是婴儿期最易缺乏的营养素之一。铁营养状态不良不仅影响婴儿大脑发育,还影响发育阶段的认知能力,如易激惹或对周围事物缺乏兴趣,并影响注意及记忆调节过程,同时还可降低机体免疫功能,造成反复感染。

3. **认知功能快速发展**　婴幼儿期是神经精神发育的"黄金时期",其动作、语言、感知觉、认知功能和社会适应能力的发展都非常迅速。儿童这一阶段心理行为产生的一系列变化,将奠定人一生的基础。全身动作,特别是学会独立行走、手的精细动作以及咀嚼动作发育的完善,对扩大儿童的认知范围、协调感知和动作的关系,以及发展语言和思维具有重大意义。儿童口头语言发生和发展的关键时期在生命的头3年,从完全不会说话到能够掌握1000个左右的词(3岁末)与成人进行初步的语言交际,是婴幼儿全面发展的重要标志。从无辨别的社会反应(0~3个月)到具有特定的依恋对象(6个月以后,直到2~3岁)是婴幼儿探索环境、认识他人的过程,以此开始逐渐了解自我,其社会性行为亦开始发展,道德行为与观念也开始萌芽。另外,以气质为主要表现形式的心理发展,即个体差异在婴儿期就有了最初表现。

4. **主动免疫不成熟**　婴儿从母体获得的被动免疫逐渐消失,主动免疫逐渐形成,但尚未成熟。因此,易患感染性疾病。儿童计划免疫的实施,使各种传染病可以通过预防接种得到有效的预防。然而,许多疾病(急性呼吸道感染、腹泻)目前还缺乏有效的预防措施,所以婴幼儿期感染性疾病的发病率和死亡率仍然较高。

二、保健要点

促进儿童早期综合发展是婴儿期保健的重点,包括婴儿的营养、卫生保健、情感关爱、生活技能培养及智力开发。家庭是婴儿期保健的主体,父母育儿水平与父母接受科学知识的能力密切相关。

1. **合理喂养、均衡膳食**　应根据婴幼儿的生长发育特点及营养需求,在质和量两个方面一定要保证供给,特别要满足热能和蛋白质的需要。母乳是婴儿摄取营养的纯天然食品,出生后6个月内应该全靠母乳喂养,特别是初乳丰富的sIgA可以保护肠黏膜,抗多种细菌、病毒感染,预防肺炎、腹泻的发生;后6个月要合理添加辅食,逐渐为断母乳(6个月~2岁)的营养作准备。随着婴儿的长大,母乳中的热能以及其他营养成分已不能满足婴儿生长发育的需要,尤其是铁,其他矿物质也不够充足;而乳汁的分泌量也逐渐减少;此时的婴儿也开始对乳汁以外的食品产生兴趣。当辅助食品达到一日 3 次时,即可以完成离断母乳,但应保持每天进食配方奶(牛奶、豆浆)250～500ml。6 个月左右应该开始添加辅助食品,添加的原则和顺序,详见第五章婴幼儿喂养的有关内容。

在指导合理喂养的过程中,要提醒家长观察婴儿的粪便,它可以帮助家长及时判断添加的某种食品,婴儿肠胃是否适应、是否过量等。如果添加的食品不适宜,可引起婴儿消化功能紊乱或腹泻,还可能发生食物过敏。婴儿食物过敏常表现为皮肤、消化道和呼吸系统症状;其中以皮肤改变为主,如湿疹和风团;有时婴幼儿对食物过敏的反应仅表现一种保护性拒食行为。常见的致敏食物有牛奶、鸡蛋,其次为花生、大豆、鱼和橘子。因此,每当添加一种新的食品时,就应该注意观察婴儿的消化功能。

幼儿在 2～2.5 岁以前,乳牙尚未出齐,咀嚼和胃肠消化能力较弱,因而食物宜细、软、烂,要为他们安排好平衡膳食。还要培养良好的进食习惯,参见第十章儿童生活安排与体格锻炼的有关内容。

2. **促进感知觉、语言、运动和情感及社会性发展**　感知觉是人类认识客观事物最基本、最原始的过程,一切高级的心理活动,如记忆、思维、想象等都是在感知的基础上产生的。因此,积极促进婴幼儿感知觉的发展,对其心理健康具有重要作用。婴幼儿的感知觉是在日常生活的实践中,通过自身体验而发展起来的。所以,要结合婴幼儿的特点及一天生活内容帮助、训练他们运用感觉器官观察周围环境、感受情感的需要,以促进其心理健康发展。

3. **体格锻炼、培养良好生活习惯**　体格锻炼能增强人身体各器官系统的功能,使婴幼儿对周围环境的适应能力提高。充分利用自然环境(日光、空气和水),结合婴幼儿日常生活安排,有计划、有目的、因地制宜地进行体格锻炼,是增强其身体素质的一项主动措施,详见第十章儿童生活安排与体格锻炼的有关内容。

4. **免疫接种**　由于婴幼儿自身免疫力不成熟而低下,所以是各种传染病的易感人群。为了保护婴幼儿身体健康,必须切实按照国家卫生和计划生育委员会制定的全国计划免疫工作条例规定的免疫程序,为婴幼儿完成基础免疫和加强免疫。婴幼儿的免疫与免疫接种详见第十一章的有关内容。

5. **伤害预防**　事故伤害是 1～4 岁儿童的第一位死因,因此,要采取积极措施进行防范。婴幼儿生性好动,好奇心强,但其动作发育还不够完善,生活经验又缺乏,故容易发生意外。如幼儿已可自由行走,但不宜让幼儿独自外出或留在家中,以免发生事故;监护人应注意避免幼儿活动环境与设施中有致幼儿烫伤、跌伤、溺水、触电的危险因素。伤害的预防详见第十五章儿童伤害有关内容。

6. **常见病多发病的预防**　对影响婴幼儿生长发育和健康的常见病多发病,如佝偻病、缺铁性贫血、营养不良、急性呼吸道感染、腹泻等疾病要采取有效的措施进行控制和防治,推广适应基层医疗保健机构和家庭的简易技术,如小儿急性呼吸道感染标准病例管理、腹泻病口服补液疗法等,以降低病死率,增强儿童体质。

三、保健措施

(一)健康教育与促进

母亲(或家长)是儿童保健服务的中心,家庭是儿童保健服务的主要场所,几乎所有的儿童保健措施都需要通过家长才能真正贯彻落实到儿童的身上。因此,婴幼儿的保健工作在很大程度上要取决于家长科学育儿的理念及掌握的知识。所以,要通过多种渠道和方式把婴幼儿保健的知识、内容、方法和技术传授给家长,然后通过家长来保护孩子的健康。

(二)生长发育监测

生长发育监测(growth monitoring)是一种适合于家庭和社区儿童保健人员使用的婴幼儿保健措施。它是利用一张绘有 0～2 岁正常儿童体重曲线的生长发育监测图(第二章儿童体格生长发育评价),由家长或社区儿童保健人员定期为婴幼儿称量体重,再把历次的体重值标记在监测卡上,以观察婴幼儿体重曲线的增长趋向,从而判断婴幼儿的营养状况,使家长和社区儿童保健人员能及时发现异常,早期采取干预措施,达到预防营养不良、增强儿童体质的目的。

(三)定期健康检查、预防常见病

根据婴幼儿生长发育特点,实行儿童定期健康检查,可系统地了解其生长发育和健康状况,及早发现缺陷和疾病,以早期进行矫治和治疗。

1. **定期健康检查的时间和次数**　根据年龄越小、生长发育越迅速的规律,小于 6 个月的婴儿每 1～2 个月检查一次,大于 6 个月的婴儿,每 2～3 个月一次;1～2 岁幼儿每 6 个月检查一次;3～6 岁儿童每年检查一次,这种定期健康检查简称"四二一"体检。

2. **定期健康检查的内容**　①健康状况询问:包括出生史、喂养史、生长发育史、预防接种及疾病史等。②体格生长测量与评估:测量指标包括身高、体重、头围、胸围、上臂围、腹部皮下脂肪厚度等。也可根据当地情况及项目,选取检查指标,但至少要测量身高、体重;再根据测量数据,评估儿童体格生长状况。③血红蛋白测定:在 6 个月、1 岁、2 岁、3 岁各测一次,有条件的可加测血清铁蛋白和红细胞内游离原卟啉或锌卟啉,对铁缺乏症作出诊断。④精神神经发育检查(早期筛查神经精神问题):婴幼儿的神经精神发育十分迅速,而正常和异常之间并没有一条截然的分界线。因此,早期的神经精神偏离在临床上很难判断。通过神经精神发育筛查,可评估婴幼儿中枢神经系统的功能发育,早期发现智能发育偏离正常的现象,及时分析诸因素(遗传或环境因素),及早进行训练、矫治,以促进智能发育潜能的发挥。常用的方法,如丹佛智力筛查测验(DDST)、贝利智力测验等,可 6 个月或一年筛查一次。⑤全身各系统的体格检查:根据需要而定。⑥其他辅助检查:健康检查中发现的异常情况,应做相应及时的辅助检查。

3. **健康检查的结论与指导**　根据健康检查的资料,对婴幼儿的生长发育水平和健康状况作出正确的评估,并向家长说明婴幼儿的健康和发育情况,还要对其在喂养、教养和预防疾病等方面的问题进行指导,然后交代下次复诊或健康检查的时间;如发现偏离或者疾病要及时进行矫治。

(四)加强高危儿管理

对在定期检查和生长发育监测中发现的体弱儿童进行专案管理的方法称体弱儿管理。体弱儿的管理范围可根据各地的服务能力来确定:中、重度营养不良;中、重度贫血;活动期佝偻病;先天性心脏病;低出生体重儿;早产儿和生长发育监测中体重不增的儿童。有条件的地区可纳入精神发育迟滞、反复感染和轻度贫血等。

体弱儿管理应建立专案登记和病历记录册(卡),确定随访检查日期和检测指标以及痊愈标准。体弱儿管理一般通过健康门诊和家庭访视进行。在社区保健机构的儿童保健室建立体弱儿一览表。一览表可用布制作成多个小方格,每个方格是个小口袋,可存放体弱儿卡片。卡片按体弱儿预约的随访日期与社区(居委会)排列,每次随访检查完后,将卡片插入下一次随访的月份栏内。凡是未按时来检查的体弱儿一定要再次通知到家长,便于保健人员随时掌握体弱儿检查、康复的动态,做到有计划地安排工作。

（五）鼓励家长积极参与婴幼儿早期发展的实施策略

家庭是儿童早期社会化的主要场所,家庭生活约占儿童期全部生活时间的2/3。儿童智力和个性的发展、社会行为的获得,最关键的几年(0～3岁)是在家庭中度过的。因此,父母作为儿童的重要抚养者,对于儿童的各方面发展都起着不可替代的作用。在家庭环境中,父母的教育观念和教养方式反映在他们对儿童的教养行为中,并且通过与儿童的交往对儿童心理和行为的发展产生影响;与此同时,儿童的行为和自身特征又会对父母的教养行为产生作用,于是父母与儿童就会形成一定的亲子互动模式。近期研究发现,儿童2岁时,母亲在其教养行为中的责任心能预测儿童后期（6岁）认知的非冲动性与延迟满足能力。父母在儿童心理发展的过程中,其参与程度与促进孩子最优化的发展息息相关,参与包括情感投入和行动投入。情感投入是爱孩子、关心孩子,和孩子做心理上的沟通;而行动投入指积极参与有利于孩子的各种活动,例如和孩子一起玩游戏,带孩子出去玩,孩子长大以后也会效仿其父母带着自己的孩子出去旅游,参加各种有利于身心发展的活动。

再者,婴幼儿的生长发育较快,但其独立生活能力差,因此从婴儿期就要开始结合他们一天生活的每一个环节,给予良好生活习惯的刺激,促使其建立如独立睡眠习惯、进食技能(咀嚼吞咽食物能力、自己用勺、用杯)等有益于独立能力、控制情绪能力和社会适应能力的条件刺激,这是重要的早期全面发展内容。具体措施,参见第九章儿童早期发展的有关内容。

（六）预防接种

1岁以内接种的卡介苗、脊髓灰质炎、百白破、麻疹、乙型肝炎等7种基础免疫疫苗已基本完成,但每种菌苗或疫苗接种后所产生的免疫力只能维持一定的年限,故要根据每种菌苗或疫苗接种后的免疫持续时间,按期进行加强免疫,如1.5～2岁幼儿进行白百破疫苗强化接种等。还可根据传染病流行病学、卫生资源、经济水平及家长自我保健需求接种乙脑、流脑、风疹、腮腺炎、水痘、肺炎、B型流感等疫苗。具体措施,参见第十一章免疫与免疫规划有关内容。

（七）伤害预防

1～5个月的婴儿,因意外事故而死亡的80%是窒息,主要是因为吐奶、含着奶头睡觉;因此婴儿吃饱奶后要取侧卧位,睡觉前不能含着奶头。其次是注意收拾好一些小东西(如药丸、豆类、纽扣等),防止婴幼儿误入口中或塞入鼻孔、耳孔,3岁以下儿童尽量不食瓜子、花生等食物,预防异物吸入引起窒息。随着年龄的增大,幼儿的活动范围扩大,发生事故的可能性比婴儿期大,而且事故的原因也比较复杂,因此要采取积极的措施预防。不要让孩子单独行动;开水、药瓶、火、煤气、针、刀、剪要放在孩子拿不到的地方;电源要安在孩子摸不到的地方;窗户要有插销和护栏;床栏杆的插销在儿童上床后要插好。

防止食物中毒。要经常教育婴幼儿不要随地捡东西放入口中,以防食物中毒。在农村要加强农药的管理,不要将农药放在儿童容易拿到的地方。喷过农药的农田、菜地、果园,要设立明显的标志,在1周内严禁儿童入内玩耍。盛装农药的容器(袋、瓶等)不要乱放,更不能将容器用作其他用途。在冬季要注意预防煤气中毒;夏天要注意预防溺水。

第四节 学龄前期儿童的特点与保健

学龄前期儿童又称幼童,是儿童进入幼儿园,开始有目的、有组织地培养良好卫生习惯、学习习惯和道德品质的阶段。学龄前儿童的体格生长相对婴幼儿的速度开始减缓,而心理的认知能力、语言功能、思维和人格发展在这一阶段都出现了质的飞跃,并达到了一个新的水平。该期儿童大部分已经进入幼儿园过集体生活,亦有少部分散居,而广大农村学龄前儿童以散居为主。

一、学龄前儿童的特点

1. 性格形成的关键时期 学龄前期儿童中枢神经系统的功能已趋于成熟,脑发育接近成人,如睡眠时间随年龄的增长而逐渐减少,3 岁时平均 14 小时,而 7 岁只需 11 小时。大脑的进一步发育为学龄前儿童的心理发展提供了直接的生理基础,也为其智力活动的迅速发展和接受教育提供了可能。动作发育的协调性及精细动作渐趋成熟,他们有了较大的自由活动和模仿能力,此时好奇心特强;但大脑的兴奋和抑制功能尚不够协调,故神经活动既容易兴奋也容易抑制(产生疲劳),还容易泛化,不易集中。学龄前儿童在游戏、学习和自我服务的实践活动中,与成人交往的范围日益扩大,言语能力也随之迅速发展。在此阶段儿童的发音基本正确,词汇量日益增加,语言表达能力已相当成熟,并出现较复杂的语言形式;但在急于用语言表达思想,遇到困难产生怀疑时,会出现问题语言(自言自语)。

皮亚杰认为幼儿(0～5 岁)的道德认知是无律的,他们的行为没有什么道德标准,道德价值也十分混乱,故称"前道德期"。随着语言、思维和社会情感的发展及在教育的作用下,学龄前儿童的高级情感的体验有了初步发展,如能根据成人的教育把同伴或自己的行为与行为规范相比较,从而产生积极的或消极的道德体验,并在生活的实践中逐渐学会通过内心体验与成人或同伴交往,从而初步意识到自己在社会关系中的地位和角色,开始按照符合社会规范的行为要求自己,逐步产生道德感、美感和理智感。自我意识及内、外向的个性特征正逐渐形成,但仍有一定可塑性;理性的意志也开始萌芽(自觉、坚持、自制力等),情绪的稳定性进一步增强。

2. 体格生长速度减缓 学龄前儿童身高、体重的生长速度开始有规律地减缓,每年体重约增长 2kg,身高增长 5～7cm;但四肢的增长较快,如腿长已从新生儿只占身长的 33.4%增加到占身长的 45.0%,体重的增长落后于身高的增长,所以身体显得细长。脊柱的发育已趋于成熟,颈曲和胸曲到 7 岁左右便固定下来,儿童已能较长时间维持坐的姿势。头围已接近成人。乳牙开始脱落,恒牙开始萌出,一般到 12 岁乳牙才全部更换成恒牙。眼功能发育基本完成,视深度逐渐发育成熟,但眼的结构、功能尚有一定可塑性,眼保健是此期的重点内容之一。听觉发育完善。学龄前期儿童腋窝汗腺发育不成熟,在相同的条件下躯干、胸部出汗较腋窝明显。

3. 免疫活跃 细胞免疫、体液免疫、细胞吞噬等功能已较完善,由于婴幼儿期已按计划免疫程序进行了人工主动免疫,对多种疾病已具备了免疫力,但到学龄前期有些免疫性疾病,如急性肾小球肾炎、结缔组织病开始增多。儿童淋巴系统发育很快,青春期前达到高峰,以后逐渐消退达成人水平。

4. 消化与吸收功能渐趋成熟 学龄前儿童各种消化酶发育完全,消化吸收良好,消化系统的功能已基本发育成熟。学龄前儿童一天的活动量加大,消耗热能和营养较多,所以需要的营养也多,但其胃容量相对较小,所以进食量不大,容易产生饥饿。特别是早餐进食少时,容易发生低血糖。

二、保健要点与措施

1. **安排好平衡膳食** 学龄前儿童的饮食接近成人,但其活动量大,需要的营养多,首先要保证热能和蛋白质的摄入。此期营养指导的重点是保证餐数,做到每天"三餐一点心"即一天四餐;培养良好的饮食习惯,不挑食、不偏食、少吃零食;在食物的选择上做到平衡膳食,烹调上既要有色、香、味,又要容易消化。

2. **全面发展的健康教育** 学龄前儿童与人及周围环境的接触范围不断扩大,语言也迅速发展,随着大脑语言中枢逐渐发育成熟,语言的使用则会慢慢流畅。学龄前儿童已从完全受人照顾的婴幼儿逐步向基本自我服务过渡,渐渐学会生活自理。因此,要鼓励孩子独立自主地活动,不要嫌孩子动作笨拙而包办代替。学龄前儿童探索欲望十分强烈,对其好奇心应该给予"保护",即加以满足和诱导,帮助其思维能力和想象力进一步发展。此期儿童常常以自我为中心,情绪波动较大,容易形成任性、骄纵的不良个性。教育时要耐心、循循诱导,以培养良好的道德品质和性格。

学龄前儿童的综合发展教育应该包括家长和儿童。对学龄前儿童主要是饮食卫生、饮食习惯,防止意外事故和道德、意志、记忆、思维等方面的教育,形式宜多种多样,尽量结合游戏进行;对家长教育的要点是掌握学龄前儿童的身心特点和教育方法(如何不溺爱、不骄纵;如何不使用打骂等粗暴的方法),合理安排生活。此期的儿童心理行为常出现偏离或异常,影响其正常生长发育和健康。为此,要求家长及教师都学习一些儿童心理保健的知识和技术,以提高家长的健康理念,做好儿童的家庭保健。

3. **定期体格检查及常见病、多发病的防治** 每年六一儿童节前后进行1次全面体格检查,托幼机构每年要进行2次体格生长测量。记录结果,了解生长速度,如身高增长低于每年5cm,为生长速度下降,应寻找原因。对贫血、肠道寄生虫每年要进行一次普查普治。在体格检查中发现的异常情况和疾病要专案登记,进行体弱儿管理,并进行彻底治疗。在疾病的防治中,重点是缺铁性贫血、龋齿、沙眼、肠道寄生虫(蛔虫、蛲虫)、甲型肝炎、营养不良、假性近视等。每年每个学龄前期儿童接受一次视力筛查(视力表)和眼的全面检查;培养良好的用眼习惯;指导家长、幼儿园教师给儿童创造较好的采光条件;积极矫正屈光不正和功能训练;防治各种流行性眼病。3岁儿童应学会自己刷牙,培养每天早晚刷牙的习惯,每次2~3分钟,预防龋齿;帮助儿童纠正不良口腔习惯,包括吸吮手指、咬唇或物,预防错颌畸形。每6个月或每年检查口腔一次。教育儿童注意正确坐、走姿势,预防脊柱畸形。对某些传染病,如腮腺炎、水痘、风疹、痢疾、手足口病等要加强流行季节的防范措施,做到早发现、早隔离、早治疗。按计划免疫程序进行接种。具体措施,参见第十二章儿童保健管理的有关内容。

另外,学龄前儿童可通过游戏、户外活动和日常生活的锻炼增强体质,预防疾病。因地制宜地利用日光、空气和水等自然因素,如冷水洗手、洗脸、户外活动、游戏、开窗或户外睡觉、幼儿体操、体育运动等。针对学龄前儿童普遍存在"小胸围"的缺点,可有目的地开展扩胸操、儿童拉力器、儿童吊环等进行锻炼。不能让儿童长期待在家里,要让他们回归大自然,在广阔天地中自由自在地健康成长。具体措施,参见第十章儿童生活安排与体格锻炼的有关内容。

4. 结合日常生活向儿童进行安全教育　学龄前儿童意外事故发生率高,常引起死亡或者伤残,无论是家长还是托幼机构都应该把预防意外事故的宣传和防范措施当做大事来抓,重在教育和防范。如经常教育孩子不要单独上街,不要下河塘戏水、不玩火和电器、不玩尖锐物品、不吃不洁净的东西。家庭和幼儿园要经常检查玩具、家具是否坚固,刀剪、火柴、电器插座、药品等要放在孩子拿不到的地方,农村要防止农药中毒。

5. 入学前准备　迈进小学的大门,是人生的一件大事。学龄前儿童准备入学,除了物质准备(如学习用具、学习空间等)、生理准备(如行走动作、手的动作能力等)外,还要有心理准备。因为,进入学校学习是儿童生活的一个重大转折。新的环境、新的要求、新的活动都可能给他们带来一定的紧张情绪,从而出现一些心理上的问题,特别是当儿童没有作好入学心理准备时,更可能引起他们的焦虑和不良反应。因此,要动员家长帮助学龄前儿童在心理上准备好这一课:①帮助儿童熟悉学校环境,准备适应小学校的学习;②培养学龄前儿童有背上书包上学、坐在教室里学习是令他感到兴奋、自豪和向往的思想;③积极培养、提高学龄前儿童的认知水平,以帮助他们达到在学龄期能逐步完成小学校各项学习任务;④帮助学龄前儿童养成有规律的生活习惯,以使其能在入学后较快适应学校的作息制度;⑤为了较好地适应学校的生活,要努力帮助学龄前儿童发展社会性能力,如自理能力和独立完成活动的能力、控制调节情绪的能力、发展积极的意志品质(自觉性、坚持性、自我控制能力等)和参加学校群体生活的交往能力等。

初入学的儿童如在学龄前期得到正确的引导和入学时的及时帮助,都可以迅速适应学校的学习生活,如对学校的消极态度、学习障碍和交往障碍等常见的心理问题大多可以在上学后的一段时间内消除。

第五节　学龄期儿童的特点与保健

学龄儿童的卫生保健工作,在国内目前属于儿少卫生范畴,由各级卫生防疫机构管理。随着儿童保健工作的深入发展,学龄儿童的许多保健问题,已纳入儿童保健的工作内容。因此,儿童保健工作者必须熟悉学龄儿童的特点与卫生保健工作的内容和方法。

一、学龄期儿童的特点

(一)体格生长稳步增长、各系统发育渐趋成熟

学龄儿童体格生长稳定增长,体重、身高平均每年分别增长2kg、5~7cm;女孩9~11岁,男孩11~13岁开始,出现体重、身高加速生长,为生后体格生长的第二个高峰。

1. **呼吸系统**　呼吸中枢和肺发育已成熟,肺泡的数量已接近成人,肺活量不断上升,男孩的肺活量大于女孩。呼吸频率也从1~3岁的每分钟24次下降至20次。

2. **循环系统**　儿童心脏的发育是跳跃式的,7岁和青春期发育最快。新生儿心脏的容积只有20~22ml,1岁增至2倍,2.5岁增至3倍,7岁时增至5倍,以后发育速度减缓,至青春期又加速。心肌纤维也随着年龄的增大和活动能力的提高而增多、增粗;在幼儿阶段左、右心室壁的厚度几乎相等,心肌纤维交织较松,弹性纤维也较少,而到6~7岁后,左心室壁逐渐增厚,弹性纤维增加,增加了心脏的收缩功能和弹性,但迷走神经对心脏收缩的抑制能力还不够强,故儿童稍做运动,心率就明显增加。因此,学龄儿童在进行体育锻炼时要注意

在运动量和运动时间上合理安排。

3. 消化系统 6岁左右是恒、乳牙替换的年龄,也是龋齿的高发期,应注意换牙期间的牙齿卫生和防龋齿措施。各种消化酶分泌已经比较齐全,但分泌量少,效价也低,容易受炎热气候和疾病的抑制而引起厌食和腹泻。

4. 骨骼、关节、肌肉 发育快,不注意姿势卫生,容易变形。儿童期的骨骼,一是软骨多、骨干短而细,骨化尚未完成;二是骨的有机成分(主要是蛋白质)多,无机成分(钙、磷等无机盐)少。所以,骨的弹性大而硬度小,不容易骨折而容易变形。如果长期学习、走路的姿势不对,可造成胸廓、脊柱发育畸形。儿童时期的肌肉比较柔嫩,水分多,而蛋白质、脂肪、糖和无机盐较少,所以能量储备不足。这些特点可使其肌肉的耐力和肌力不足,容易疲劳;由于其新陈代谢旺盛,恢复也快。因此,儿童少年在进行体育锻炼、劳动时,强度不宜过大,持续时间不宜过长。青春期发育年龄个体差异较大,乳房发育后1~2年,月经初潮之前开始出现身高加速。

(二)心理发育逐渐成熟

学龄期儿童的认知,既有量的快速发展,也有不少质的变化。在感知觉不断发展的基础上,其观察能力不断提高;有意注意力进一步发展;记忆更加准确、持久;思维水平逐渐从具体形象向抽象逻辑水平过渡;创造性的想象也在不断丰富。在小学阶段,高年级学生的注意、记忆、思维、创造性想象能力和低年级相比,有了质的飞跃,其转折的关键时期是在三、四年级。但是,由于受年龄和知识所限,小学生往往缺乏深远的学习动机,他们的学习动机常常是和自己的兴趣直接关联,比较直接具体,而且十分不稳定,很容易变化。儿童进入小学后,要逐步学习和掌握读、写、听、算的书面言语知识和技能,书面语是从口述向笔述和从阅读向写作(如从造句、写日记、周记到模仿作文等)的过渡,到本期后阶段基本发展到能独立地写作。

弗洛伊德认为6~12岁是人个性发展的潜伏期,即这一阶段的儿童将幼儿期的恋母情结或恋父情结转移到环境中的其他事物上,如学习、同伴等。随着年龄增长,情感体验不断深刻,情绪表达逐渐内向化。如低年级儿童经常有喜怒形于色的情绪外露现象;7~8岁时与父母的亲密行为明显减少,更多的是依赖语言进行沟通。在此阶段,与学习、同伴、老师等相关问题,所引起的情感越来越占主要的地位。学龄期儿童意志的主动性和独立性有所提高,能逐步调节自己的行动以完成某一任务或达到某一目的,但他们意志的坚持性、恒心和毅力还很不成熟,容易虎头蛇尾、见异思迁。如遇到困难时,常会回避、退缩或依靠成人帮助。皮亚杰认为5~8岁儿童的道德意识尚未成熟,是道德发展的他律阶段。但是,有时儿童有了道德意识,并没有表现出相应的道德行为。这是由于学龄儿童意志力还很薄弱,自我约束力差,易受外界不良行为影响,如父母和教师在道德行为方面的要求和方法不一致,很容易使其认识和行为出现脱节现象。

学龄期儿童是学习知识、增长知识、提高学习能力的重要时期,也是形成理想、爱好和思想品德的关键时期。

(三)疾病特点

学龄期儿童的免疫性疾病较常见,如肾炎、肾病、风湿热等;各种外伤、车祸、溺水、野生动植物和食物中毒等意外事故亦较为多见。随着学习年龄的增长,若学习环境采光不好、座椅高低不协调、坐及行走姿势不对,常常容易发生近视眼和脊柱侧弯等畸形。

如果入学的心理准备不充分,少数儿童可能会出现对学校的消极态度、学习障碍和交往障碍等心理问题。

二、保健要点与措施

（一）为学龄儿童的主导活动（学习）创造良好的氛围

6～7岁儿童的心理发展已经具备了上学的条件,学习将成为小学儿童的主导活动。在环境、家庭的影响下,他们开始羡慕小学生的生活,羡慕新书包、新书本、新文具,但初入学的儿童往往是受学校外表形象的吸引;有的把学习与游戏混为一谈,认为想学就学,不喜欢就不学。进入学校后,当他们看见现实中的学校与理想的学校不符时,就会对学校产生厌烦的态度;如果在学习生活中遭受挫折,体验过多的失败感,儿童往往不愿意上学,甚至借口身体不适来达到逃学的目的。所以,在入学时要尽量让儿童了解和熟悉学校生活,帮助、指导他们处理和解决各种可能出现的问题和困难,尽量减少儿童进入新环境所产生的心理紧张。教师应细心关爱初入学儿童,并采取积极的办法,鼓励、激发儿童的学习兴趣,引导他们参加班集体的活动,帮助他们尽快适应学校的生活。

小学生入学,虽然与同伴的交往明显增多,但与父母仍然保持着密切的关系。因此,小学生与父母的关系在其发展上仍起重要的作用。儿童入学时,父母对学龄儿童的期望值应通过温暖慈祥、诚恳地与儿童交流来传递,使他们认为父母、家庭仍然是自己的"避风港"。家长应积极配合学校,并通过贯彻落实学校各种要求,让学龄儿童逐渐懂得学生不仅要学习自己感兴趣的东西,而且还要学习自己虽然不感兴趣但必须学习的东西,使儿童顺利度过其心理发展的重大转折时期。

（二）培养德、智、体全面发展

学龄期是儿童开始接受正规、系统学习教育的阶段。对于刚刚告别无忧无虑、天真烂漫生活的幼儿来说,小学的系统学习与幼儿的学前学习有着本质的区别。儿童入学后,学习成了他们的主导活动,家庭和社会对儿童也提出了更明确、更高的要求。在这个时期,儿童主要发展的任务是获得知识和技能;有限制地发展自主性;学习并建立角色意识,确认自我;继续发展自尊心;逐步适应学校和社会;发展同伴和社会关系;获得社会道德。

学龄期又是德、智、体、美、劳全面发展的关键时期,根据国家教委的要求,要进行爱祖国、爱人民、爱劳动、爱科学和爱社会主义的五爱教育,为他们成长为有理想、有道德、有文化、有纪律的劳动者奠定坚实的基础。

（三）正确处理心理卫生问题

当儿童刚进入学校学习的时候,儿童本人、教师、家长都希望他能够顺利地尽快适应学校的生活,在学习活动中取得优良的成绩。但这美好的愿望并不是都能实现的,有些儿童不能适应学校的生活,出现学习困难;有些因种种原因出现情绪紧张、焦虑、反应迟钝、意志薄弱、胆怯畏缩等心理异常,如在班级集体中逞强捣乱或孤僻胆小等。

家长和教师对这些异常行为不可一味指责和批评,要认真分析原因,在尊重他们的意见的同时给予正确的指导,关心、帮助儿童学习和发展。教师应与父母共同配合,改进管教方法,对刚入学的儿童必须多加关心,帮助他们适应学校生活。学习有困难时,应进行重点辅导、耐心帮助。父母应主动与教师联系,了解孩子在学校的表现与学习情况,交换教育孩子的方法与意见,提高儿童对学习的兴趣。父母与教师要提高自身的素质,事事处处起良好表率作用。对有问题的儿童,不能鄙视,要做他们的贴心人,取得他们的信任。父母与教师双方密切配合,商讨教育对策,及时引导他们克服不良行为,争做有理想、有道德、有文化和有纪律的人。

（四）加强营养、合理安排作息制度、增强体质

合理的营养、生活作息制度以及良好的身体素质,才能使学龄儿童的生理(身高、体重等)发育平稳而持续地进行,特别是以大脑为核心的神经系统的发育为其顺利地完成在各个年级的学习、生活奠定了基础。

1. **平衡膳食** 合理的营养既可以保证小学生的体格生长和智力发育,又可以补充他们活动、生活和学习过程中的消耗。所以,营养指导的重点应该是保证足够的营养摄入,合理地安排进餐时间和营养素的分配,尤其要保证早餐的质和量,增加上午的课间餐,有益儿童学习注意力集中。加强营养,每天摄入优质蛋白质占总蛋白的1/2,为第二个生长高峰的需要作准备;多食富含钙的食物,如牛乳(500ml)、豆制品;培养良好的饮食卫生习惯,纠正偏食、吃零食、暴饮暴食的不良习惯;对学生要进行营养卫生教育,当体块指数(BMI)接近或超过上限时,应调整食谱,改善进食行为,避免发生肥胖症。

2. **合理安排作息制度、加强体格锻炼** 为了适应儿童生长发育的需要,必须保证充足的睡眠,因此要合理安排作息制度,要防止学习负担过重和忽视体育锻炼的倾向。开展体育锻炼,既可增强儿童的体质,也培养了儿童的毅力和奋斗精神。体育锻炼要适合学龄儿童的生长发育特点,坚持规定的锻炼科目,加强三浴锻炼、健美操、保健操等。注意休息、课外活动、劳动、文娱的合理安排,要科学地组织一个适合儿童年龄特点的、生动活泼的、有规律、有节奏的生活和学习环境,以达到既培养儿童少年的动力型,又能在相对稳定的基础上发展和改善他们对环境变化的适应能力。

（五）预防疾病与伤害

通过定期、专科或者全面体格检查,及时发现各种急、慢性疾病,并采取相应的防治措施。在传染病流行季节,积极做好预防工作;做好预防和矫治近视(阅读、书写时,将眼和书本的距离保持在30~35cm之间,光线应该来自左前方,书本应与桌面形成30°~40°的角度,这样可以使文字在视网膜上形成非常清晰的影像);还要坚持做眼保健操,起到保护视力、防止近视的作用;与此同时还要防止龋齿(坚持餐后、甜食后漱口,每天早晚刷牙)、脊柱弯曲、扁平足等常见病,有计划地开展视、听保健和口腔保健工作。许多成年期的常见病,如高血压、冠心病、糖尿病等也需要在学龄期儿童进行早预防和普查。

学校的各种教学、体育和游戏设备是少年儿童经常接触的外部环境,对他们的健康和发育有着重大影响。对学校场地的选择,教室的通风、取暖、采光、照明,课桌椅的合理设计、教学用具的卫生要求等都要实行卫生监督,以适合少年儿童的学习和生长发育的需要。

加强校舍、运动场等活动地区的安全设施,防止体育劳动课的误伤;加强防止交通事故、溺水、外伤等知识的宣传及防范措施。

第六节 青春期的特点与保健

青春期是从童年过渡到成年的阶段,是儿童生长发育的最后阶段,又是生长发育突飞猛进的时期。青春期是人一生中决定体格、体质、心理和智力发育和发展的又一个关键时期,其生理、心理变化是多种多样的,而且十分显著。青春期可分为三个阶段:①青春前期:第二性征尚未出现,但体格、形态已经开始加速生长发育,女童为10~12岁、男童在11~13岁;②青春期(性成熟期):第二性征开始发育至成熟,女童是13~16岁、男童为14~17岁;③青

春后期:第二性征发育完全成熟、体格生长停止,女童为 17～19 岁、男童为 18～21 岁。青春期的开始年龄、发育速度、成熟年龄以及发育最后达到的程度都有很大的个体差异,女孩一般比男孩的青春发育期早 2 年。在遗传、营养、情绪和社会经济等因素的影响下,无论男女都有早熟、平均、晚熟三种类型。

一、青春期的特点

1. **体格生长加速、生殖系统渐趋成熟**　青春发育期的这个阶段,既不同于儿童,也不同于成人。它的最大特点是生理上蓬勃的成长、急剧的变化,如身体外形改变了、内脏功能健全了、性成熟了。在形态方面,体重、身高、胸围、肩宽、骨盆等都在加速生长,体重、身高的增长呈现出生后的第二个高峰,体重每年可增长达 4～5kg;身高增长速度高峰(PHV 指一年内身高增长的厘米数最高值)是青春期生长的重要标志。女孩平均 PHV 为每年 8cm,平均年龄为 12.14 岁;男孩 PHV 比女孩多 1cm 以上,年龄约比女孩晚 2 年。在功能方面,神经系统、肌肉力量、肺活量、血压、脉搏、血红蛋白、红细胞等均加强。在内分泌及性器官和功能方面,各种激素相继增量,性器官发育迅速,男女彰显出明显的性别差异:男性的第二性征表现在喉结突起、声音变粗;上唇出现密实的茸毛,或唇部有胡须,额两鬓向后移;阴毛、腋毛先后出现;10 岁前男性的睾丸只是缓慢生长,到 13 岁才开始活跃,长到 15 岁其重量接近成人;随着生殖器官和第二性征的发育,15 岁左右开始出现遗精。女性第二性征表现为声音变尖、乳房开始发育、骨盆逐渐长得宽大而臀部变大;阴毛、腋毛先后出现;从 11～12 岁开始外生殖器开始发育,继而阴道深度增加;月经初潮多半是在身高增长速度开始下降后的 0.5～1 年开始出现,月经初潮之时,卵巢只达到成熟时的 30% 左右,因此在初潮之后的一年内,月经还不能按照规律每月来潮。生殖系统是发育最晚的,它的成熟标志着人体全部器官接近完全成熟。

2. **心理发展不稳定**　青春发育期生理上的显著变化,为青少年的心理急剧发展创造了重要的条件。由于青年期的身体发育、功能都已接近成人,身体外形接近甚至超过成人,性的发育更让青少年出现成人感。此时,他们在社会地位、社会参与、人际关系等方面都要求独立和尊重,甚至夸张地表达着自己已经长大成人的信号。因此,青年这个时期的个体不仅是在生理上获得了发育成熟,而且也能够感受和体验到性的冲动,同时也开始了解性的社会意义和规范,但他们的思维还存在片面性,容易偏激,容易摇摆,而可塑性还很大。

在此过程中,他们积极体验和验证自己的性别特征和性别吸引力。与此同时,他们不断地思索着自我和他人,自我和社会的关系,并希望能从中确定自我的态度和人生的价值观,逻辑思维发展渐趋成熟,求知欲强,出现第二个违拗期,有学者将这一过程称为自我同一性的获得期。

3. **身体、心理发育容易出现偏离问题**　在青春期体格和生殖系统发育迅速,但神经、内分泌系统对内脏器官的调节功能尚不稳定,常常会发生性发育异常(月经不调、性早熟、隐睾症、小睾丸等)、生长障碍(矮小症、肥胖症、青春发育延迟等)、精神心理异常(癔症、失眠、神经性厌食、抑郁症、学校恐怖症等)和内分泌及代谢性疾病(甲状腺功能减退或亢进、青春期甲状腺肿大、高血压、糖尿病等)。

二、保健要点与措施

1. **重视青少年生活方式**　青春期体格生长迅速,脑力劳动和体力运动消耗量大,必须供给充足的营养,尤其是热量和蛋白质,以保证质和量的合理供应。改善烹调技术,定时进餐、讲究饮食卫生。克服吃零食、偏食的不良习惯。

应合理安排作息时间,每天睡眠保证在 9 小时左右;建立健康卡片,每年进行一次体格检查,以预防青春期常见疾病,如保护视力、预防龋齿、脊柱弯曲、肺结核、贫血及寄生虫等。

平时要坚持体育锻炼,并按照国家教委规定的锻炼项目开展体育活动,如打球、田径运动、游泳、冷水浴等锻炼,不仅可以锻炼身体,还可以锻炼意志。男女的体育锻炼项目要有一定区别,女青年在月经来潮期间避免参加剧烈性运动。

预防外伤、溺水、交通事故、触电、体育课的运动性损伤,要做好预防意外事故的宣教及保护性措施。

2. **重视青少年心理卫生** 青少年时期是身体形态、各器官系统以及内分泌等都发生一系列变化的时期,尤其是生殖系统的迅速发育,使心理发展水平和知识一时还不能适应,很容易使身心失去平衡。

青春期的青少年正处在第二个违拗期(第一个违拗期在 3~4 岁),在心理行为上常常出现一些"异常"情况,如不听老师和家长的话,生活习惯容易紊乱,不顾疲劳而热衷于某一项活动或者产生孤僻,或在社会上不健康的因素影响下染上抽烟、饮酒等不良习惯。对此,家庭、学校和社会对其都有重要的影响和教育的责任。父母和教师对其品德、世界观的形成至关重要,所以父母和师长都应具备有关儿童心理及心理卫生的基本知识,不要完全以成人的标准来衡量孩子和学生。父母和师长要了解自己的言行对青少年的影响,只有自己心理健康才能使后代心理健康;在家庭和学校里经常保持轻松和谐的气氛,同时要对他们进行民主而重责任感的教育,不断陶冶自己的情操。应该尊重他们的人格,爱护他们的独立性,如遇事可以同他们商量,鼓励他们独立思考,在非原则问题上允许其自作主张,对他们的正当行为和要求给予支持,有意识地让他们经风雨、见世面、经受各种困难的考验。但是,青少年的认识能力和道德感未臻成熟,因此尚需父母和老师多对他们进行正面教育,多鼓励,少处罚,对他们的不正当行为,要以耐心坚定的态度加以疏导和纠正。

3. **适当的性教育** 青少年时期是性的觉醒期和成熟期。随着儿童年龄的增长,性功能自然而然地会慢慢地成熟。进入青春期后,如果对自己的身体形态和生理上的变化缺少思想准备,很容易产生一些异常心理;还有的开始对描写爱情的电影、电视、小说发生兴趣,对异性有特殊的好感和好奇心,个别的还会产生早恋,甚至以不正常的方式满足性的要求,而导致不良后果的发生。因此,要将青春期的性卫生知识教给男女青少年,让他们能用科学的知识来保护自己的健康,促进正常发育。对青少年的性教育要由家庭和学校共同承担。要向青少年讲解男女生殖器官的解剖结构、生理功能和一般卫生常识;要组织青少年积极参加集体有意义的活动,设法隔离可能引起他们性欲冲动的黄色电影、电视和书籍等。要鼓励男女同学正常交往,锻炼自己的意志,指导他们在与异性交往的过程中,做到自尊、自爱、尊重他人;讲清楚早恋的危害性,使之能理智地处理男女之间的两性关系,只要善加引导,对于种种问题,就能防患于未然。

4. **道德品质教育** 青春期的青少年其道德和法制观念虽然具备了一定的伦理道德特征,但仍旧不成熟、不稳定,还有较大的动荡性。这个阶段中学生品德发展的可逆性大,很多行为体现他们那种半幼稚、半成熟、独立性和依赖性错综复杂而又充满矛盾动荡性的特点,即人生发展的心理性断乳期。人生观、价值观开始形成的青少年,站在人生十字路口上,很容易发生两极分化,品德不良、走歧途、违法犯罪多发生在这个时期。

青少年犯罪是一个涉及面较广的社会问题。因此,要教育、管理、防范和打击四个基本环节相互联系、相互衔接,形成一个预防、干预的系统。如在儿童一开始进行社会化的过程中,父母就要给予生活准则方面的教导,使其逐渐奠定良好的道德观念、道德行为和法律意识。在防范的具体措施中,非常重要的一点是应该提高父母的文化教育素质,改善青少年的家庭教育。与此同时,还要加强学校和社区的教育和帮教活动,净化和优化青少年的成长环境,大力帮助和挽救有轻微反社会的青少年。家长、教师应该加强青少年的德育工作,从各个方面帮助他们树立正确的观点,特别是人生观、价值观和道德观,以便让他们做出正确的抉择,顺利完成儿童青少年的社会化,以新的角色进入社会,成为社会的真正一员,为发展到成年期做好准备。

(石淑华)

第七章

新生儿保健

新生儿(neonate,newborn)是指从出生断脐到生后 28 天内的婴儿,新生儿是婴儿的特殊阶段。由于新生儿从宫内环境突然来到外界环境,容易发生许多临床问题,新生儿患病率和死亡率占儿童各年龄段的首位,初生新生儿需经历一段时间的调整才能适应宫外环境。新生儿保健(newborn health care)主要研究新生儿生长发育和疾病预防,保护新生儿顺利度过适应期,以降低新生儿患病率和死亡率,儿童保健必须从胎儿和新生儿保健开始。目前,我国每年出生新生儿达 1700 万,新生儿保健任务繁重,做好新生儿保健非常重要。

第一节 概 述

新生儿生长发育和疾病受许多因素影响,包括生物、家庭、社会、环境等。新生儿保健涉及面广,内容丰富。

（一）新生儿学和围产医学概念

新生儿学(neonatology)是研究新生儿生长发育、保健、疾病防治的学科,是儿科学的重要组成部分。由于新生儿是胎儿的延续,他们的许多问题与母亲孕期情况和胎儿生长发育密切相关。因此,提出围产期和围产医学的概念。围产期是指出生前后的一个特定时期,国际上围产期有 4 个不同的时间定义,我国将围产期的时间定义为:妊娠 28 周到出生 7 天,在围产期内的胎儿和新生儿称为围产儿。围产医学(perinatal medicine,perinatology)是指研究孕母、胎儿及新生儿的保健、疾病防治的学科,围产医学涉及产科学、儿科学、遗传学、营养学等多个学科,属交叉学科。

（二）新生儿分类及概念

由于新生儿出生胎龄、体重差别比较大,出生时状况各不相同,对不同新生儿进行分类,并赋予特定概念,可以更好地做好不同新生儿的医疗保健工作。

1. **根据出生时胎龄分类** ①足月儿(fullterm infant):≥37 周至<42 周;②早产儿(preterm infant):<37 周;③过期产儿(postterm infant):≥42 周;其中胎龄小于 28 周的早产儿称为超早早产儿(extremely preterm infant)。

2. **根据出生体重分类** ①正常出生体重儿(normal birth weight):2500～3999g;②低出生体重儿(low birth weight,LBW):<2500g;③极低出生体重儿(very low birth weight,VLBW):<1500g、超低出生体重儿(extremely low birth weight,ELBW)<1000g;④巨大儿(macrosomia)(图 7-1):≥4000g。

3. **根据出生体重与胎龄关系分类** ①适于胎龄儿(appropriate for gestational age,AGA):出生体重在同胎龄平均体重的第 10～90 百分位;②小于胎龄儿(small for gestational age,

SGA）：出生体重在同胎龄平均体重的第 10 百分位以下；③大于胎龄儿（large for gestational age,LGA）：出生体重在同胎龄平均体重的第 90 百分位以上。足月小样儿（图7-2）：胎龄已足月,但出生体重<2500g。

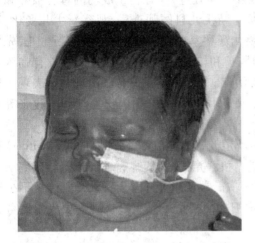

图7-1 巨大儿外貌（见文末彩插）

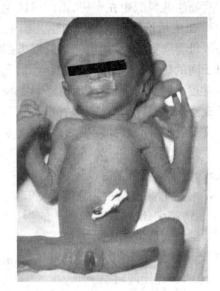

图7-2 足月小样儿（瘦小）（见文末彩插）

4. 根据生后周龄分类 ①早期新生儿:指出生 1 周以内的新生儿;②晚期新生儿:指出生第 2～4 周的新生儿。

5. 高危新生儿（high risk newborn） 是指已发生或可能发生危重情况的新生儿,对新生儿出生后要进行评估,如存在高危因素,需密切观察和监护。凡存在下列情况者都可定为高危新生儿:①孕母存在高危因素:如年龄超过 35 岁或小于 18 岁;有慢性疾病如糖尿病、慢性肾脏疾病、心脏疾病、肺脏疾病、高血压、贫血、血小板减少症等;羊水过多或过少;出血;羊膜早破和感染等。②出生过程存在高危因素:如早产或过期产,急产或滞产,胎儿胎位不正常,臀位产,羊水被胎粪污染,脐带过长（>70cm）或过短（<30cm）或被压迫,剖宫产。③胎儿和新生儿存在高危因素:如多胎儿、早产儿、小于胎龄儿、大于胎龄儿、巨大儿、心率或节律异常,先天畸形,窒息,新生儿出生时面色苍白或青紫,呼吸异常,低血压等。

（三）新生儿保健体系的构建和内容

由于新生儿保健涉及面比较广,具有特殊性,为更好地做好新生儿保健,应建立新生儿保健体系,是儿童保健的重要组成部分。各级儿童保健机构、医院及家长都应重视新生儿保健工作。新生儿保健体系包括:①医务人员:包括新生儿科和儿童保健科医师等;②新生儿保健内容,对新生儿进行全程保健;③新生儿保健管理制度。其中新生儿保健内容最为重要,主要包括:

1. 出生前咨询和会诊 新生儿保健应从出生前开始,在产前检查阶段,可以向儿童保健科和营养科医师咨询,做好围产期保健和孕期营养指导;建立多科会诊机制,对发生异常情况的孕产妇,由产科医师、新生儿科医师、新生儿外科医师、遗传代谢病医师等联合会诊,做出合理的临床决策;在临产前和决定剖宫产时,更应与新生儿科医师密切联系。

2. 出生时护理和保健 出生时保健应注意:①产房室温:保持在 26～28℃;②复苏:新

生儿娩出后迅速清理口腔内黏液,保证呼吸道通畅;在出生1、5分钟进行Apgar评分;③皮肤和脐带护理:注意皮肤清洁,结扎脐带和脐带消毒;④及时点眼药水:防治出生时发生感染性眼病;⑤记录生命体征:如体温、呼吸、心率及体重、身长。高危新生儿出生时和剖宫产时必须有新生儿科医生在产房,由产科医生和新生儿科医生互相合作处理紧急问题。

3. 出生后护理和保健　新生儿出生后一般有3个去向:①母婴同室:出生正常新生儿可以进入母婴同室,母婴同室使母儿双方都能积极参与哺乳过程,有利于成功的母乳喂养和培养母子间的感情。对母婴同室新生儿,每天必须有新生儿科医师查房,观察新生儿变化,以及时发现问题。②观察室:所有产科都应设立婴儿观察室,对存在高危因素的新生儿,先住婴儿观察室,由新生儿科医师查房,进行必要的监护和检查,密切观察变化。如没有临床问题,可以回母婴同室,如发生病理情况,安排住院治疗。③患病住院:对已出现临床表现的患病新生儿,如早产儿、低体重儿、感染、窒息缺氧、呼吸困难、惊厥、颅内出血、呕吐、腹胀等临床表现,应予以住院治疗。

4. 社区和家庭新生儿保健　对出院回家的新生儿,应建立家庭访视(family visiting)和回访、随访制度,继续观察新生儿的生长发育、喂养和营养状况、某些病理现象等。家庭访视由妇幼保健人员定期入户进行询问、检查和指导。正常新生儿于生后28天内访视不少于3~4次。每次访视的内容应有所侧重,并作好详细的访视记录。家庭访视需要大量医务人员,完全实施还比较困难。

(1) 初访:应在新生儿出院后2~3天进行。访视内容为:①观察新生儿居室的卫生状况,如室温、通风状况,室内用具是否清洁,新生儿衣被、尿布是否符合卫生要求等。②询问新生儿喂养、吸吮、睡眠、哭声、大小便等;了解卡介苗、乙肝疫苗免疫的接种情况等。③观察新生儿的一般健康状况,如呼吸、面部及全身皮肤颜色、有无黄疸,如有黄疸要鉴别是生理性还是病理性,以及各种反射和四肢活动情况等。④测量新生儿体温、体重、身长;检查新生儿的脐部有无渗血,皮肤皱褶处有无糜烂,有无畸形,口腔黏膜及眼、耳、鼻是否正常,下肢有无水肿和硬肿,心、肺听诊和腹部触诊有无异常等。⑤宣传指导母乳喂养和护理,如保暖、预防感染或哺喂等方法示教。

(2) 复访:于生后5~7天进行。观察新生儿的一般健康状况,了解初访指导内容的执行情况,喂养、护理中出现的新问题,并给予指导。注意生理性体重下降、生理性黄疸和脐带脱落情况。对早产儿、低出生体重儿及其他高危儿,进行专项管理。

(3) 三访:于生后第10~14天进行。了解黄疸消退情况,称体重是否恢复到出生时体重;检查新生儿的视力、听力;指导家长帮助新生儿建立正常的生活规律,做沐浴示教;指导加喂浓缩鱼肝油的方法和剂量,预防佝偻病。

(4) 满月访:于生后第28~30天进行。对新生儿进行全面体格检查,测量体重和身长。如体重增加不足600g,应分析原因,转入体弱婴儿门诊进行专案管理。正常者转入婴儿期保健系统管理。

满月访结束后,应做出新生儿保健小结,内容主要包括:新生儿生长发育状况、喂养和营养状况、代乳品名和量、吸吮能力、脐带脱落情况、新生儿疾病及治疗情况以及常规检查和访视记录、预防接种记录、今后保健措施和建议等。

5. 回访　目前大部分医院建立新生儿回访制度,产妇在产后42天来医院随访时,带新生儿来医院回访,由新生儿医师对新生儿进行体格检查,指导新生儿保健。

6. 新生儿随访　在新生儿科住院治疗出院后的新生儿,应根据疾病特点和健康状况,定期来新生儿随访门诊随访。现在许多医院新生儿科建立了新生儿专科随访门诊,要方便新生儿随访,尤其是早产儿随访非常重要,具体内容见本章第九节新生儿随访。

第二节　正常新生儿的特点与保健

正常新生儿(normal newborn)是指出生时胎龄足月(≥37 周至<42 周),出生体重在正常范围(2500～3999g),并且无疾病表现的新生儿。

（一）正常新生儿特点

1. **外观特点**　外观神态自若、呼吸平稳、皮肤红润、头发清楚、足底足纹清楚(表 7-1,图 7-3)。

表 7-1　正常新生儿外观特点

部位	特点
皮肤	红润、皮下脂肪丰满和毳毛少细
头发	分条清楚
耳壳	软骨发育好、耳舟成形
指、趾甲	达到或超过指、趾端
足纹	足纹遍及整个足底
乳腺	结节>4mm
外生殖器	男婴睾丸已降至阴囊,阴囊皱纹多;女婴大阴唇遮盖小阴唇

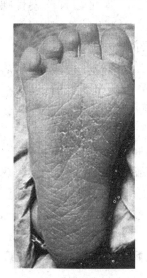

图 7-3　足月新生儿足纹（见文末彩插）

2. **呼吸系统**　胎儿肺内充满肺液,肺液约 30ml/kg,出生时经产道挤压,约 1/3 肺液由口鼻排出,其余在建立呼吸后被肺间质毛细血管和淋巴管吸收和转运。呼吸频率较快,为 40～50 次/分,主要靠膈肌运动,呈腹式呼吸。

3. **循环系统**　出生后血液循环发生显著变化:①脐带结扎后,胎盘-脐血循环终止;②随着呼吸建立和肺膨胀,肺循环阻力下降,肺血流增加;③从肺静脉回流到左心房的血量显著增加,压力增高,使卵圆孔关闭;④由于 PaO_2 增高,动脉导管收缩,继而关闭,完成胎儿循环向成人循环的转变。正常新生儿心率比较快,波动范围比较大,通常为 100～150 次/分。血压平均为 70/50mmHg(9.3/6.7kPa)。

4. **消化系统**　吞咽功能已经完善,但食管下部括约肌较松弛,胃呈水平位,幽门括约肌较发达,易发生溢乳。肠管壁较薄、通透性高,有利于吸收母乳中的免疫球蛋白。消化道已能分泌大部分消化酶,只是淀粉酶在生后 4 个月才达到成人水平,不宜过早喂淀粉类食物。生后 10～12 小时内开始排胎粪,2～3 天排完。胎粪由胎儿肠道分泌物、胆汁及咽下的羊水等组成,呈糊状墨绿色。若生后 24 小时仍不排胎粪,应检查是否有肛门闭锁或其他消化道畸形。因肝内尿苷二磷酸葡萄糖醛酸转移酶的活性不足,生后常出现生理性黄疸,同时肝脏对多种药物处理能力低下,易发生药物中毒。

5. **泌尿系统** 出生时肾小球滤过功能低下,肾小管容积不足。肾稀释功能虽与成人相似,但其浓缩功能较差,最大浓缩能力仅为 $500 \sim 700\text{mOsm/L}$（成人为 1400mOsm/L）。新生儿肾排磷功能差,牛乳含磷高、钙磷比例失调,故牛乳喂养儿易发生血磷偏高和低钙血症。生后 24 小时内开始排尿,少数在 48 小时内排尿,如 48 小时仍不排尿应进一步检查。

6. **血液系统** 血容量平均为 85ml/kg。出生时红细胞、网织红细胞和血红蛋白含量较高,血红蛋白中胎儿血红蛋白占 $70\% \sim 80\%$（成人<2%）,5 周后降到 55%,随后逐渐被成人型血红蛋白取代。白细胞总数生后第 1 天为 $(15 \sim 20) \times 10^9/\text{L}$,3 天后明显下降,5 天后接近婴儿值;分类以中性粒细胞为主,4 $\sim$ 6 天与淋巴细胞相近,以后淋巴细胞占优势。血小板出生时已达成人水平。由于胎儿肝脏维生素 K 储存量少,凝血因子 Ⅱ、Ⅶ、Ⅸ、Ⅹ 活性低,故生后应常规注射维生素 K_1。

7. **神经系统** 大脑皮质兴奋性低,睡眠时间长,觉醒时间一昼夜仅为 2 $\sim$ 3 小时。大脑对下级中枢抑制较弱,锥体束、纹状体发育不全,常出现不自主和不协调动作。出生时即具有多种原始反射:①拥抱反射（Moro reflex）:新生儿仰卧位,拍打床面后其双臂伸直外展,双手张开,作拥抱状姿势;②觅食反射（rooting reflex）:用手指触摸新生儿口角周围皮肤,头部转向刺激侧并张口将手指含入;③吸吮反射（sucking reflex）:将乳头或奶嘴放入新生儿口内,出现有力的吸吮动作;④握持反射（grasp reflex）:将物品或手指放入新生儿手心,会立即将其握紧。如新生儿期这些反射减弱或消失常提示有神经系统疾病。

此外,正常足月儿也可出现年长儿的病理性反射如克氏征（Kernig 征）、巴宾斯基征（Babinski 征）和佛斯特征（Chvostek 征）等,腹壁和提睾反射不稳定,偶可出现阵发性踝阵挛。由于前囟和颅缝尚未闭合,有颅内病变时脑膜刺激征多不明显。新生儿脑相对较大,脊髓相对较长,其末端约在 3、4 腰椎下缘,故腰穿时应在第 4、5 腰椎间隙进针。

8. **免疫系统** 正常新生儿非特异性免疫功能不成熟,皮肤黏膜薄嫩易擦破,初生后脐部开放,细菌易进入血液。由于补体水平低,缺乏趋化因子,IgA 和 IgM 不能通过胎盘,因此易患细菌感染,尤其是革兰阴性杆菌,同时分泌型 IgA 也缺乏,易发生呼吸道和消化道感染。

9. **体温调节** 新生儿中枢体温调节功能尚不完善,皮下脂肪薄,体表面积相对较大,容易散热。寒冷时主要靠棕色脂肪代偿产热。生后环境温度显著低于宫内温度,散热增加,如不及时保暖,可发生低体温,如环境温度过高、进水少及散热不足,可使体温增高,发生脱水热。适宜的环境温度（适中温度）对新生儿至关重要。适中温度（neutral temperature）是指使机体代谢、氧及能量消耗最低并能维持正常体温的环境温度。足月儿适中温度包被时为 24℃,生后 2 天内裸体为 33℃,以后逐渐降低。适宜的环境湿度为 $50\% \sim 60\%$。

10. **能量及体液代谢** 足月儿基础热量消耗为 $209\text{kJ/kg}(50\text{kcal/kg})$,加之活动、食物特殊动力作用、大便丢失和生长需要等,每天共需热量为 $418 \sim 837\text{kJ/kg}(100 \sim 120\text{kcal/kg})$（表 7-2）。体内含水量占体重的 $70\% \sim 80\%$,随日龄增加逐渐减少。由于每天经呼吸和皮肤丢失的水分（不显性失水）20 $\sim$ 30ml/kg,尿量 25 $\sim$ 65ml/kg,生后初始几天液体生理需要量见表 7-6。生后由于体内水分丢失较多,导致体重逐渐下降,第 5 $\sim$ 6 天降到最低点（小于出生体重的 9%）,一般 7 $\sim$ 10 天后恢复到出生体重,称为生理性体重下降。

表7-2 足月新生儿能量和液体需要量

日龄	能量需要量[kcal/(kg·d)]	液体需要量[ml/(kg·d)]
第1天	50～80	60～80
第2天	80～100	80～100
第3天及以后	100～120	100～120

11. 几种常见的特殊生理状态 正常新生儿出生后可出现一些特殊生理现象。①生理性黄疸:参见本章第五节新生儿常见症状的识别,有关黄疸内容。②"马牙"和"螳螂嘴":在上腭中线和齿龈部位,由上皮细胞堆积或黏液腺分泌物积留形成黄白色的小颗粒,俗称"马牙",数周后可自然消退;新生儿两侧颊部各有一隆起的脂肪垫,俗称"螳螂嘴",有利于吸吮乳汁。"马牙"和"螳螂嘴"不可擦拭及挑破,以免发生感染。③乳腺肿大:由于来自母体的雌激素中断,男女新生儿生后4～7天均可有乳腺增大,如蚕豆或核桃大小,2～3周消退,切忌挤压,以免感染。④假月经:部分女婴生后5～7天阴道流出少许血性分泌物,可持续1周,俗称"假月经",也是因来自母体的雌激素中断所致。⑤新生儿红斑及粟粒疹:生后1～2天,在头部、躯干及四肢常出现大小不等的多形红斑称为"新生儿红斑";因皮脂腺堆积而形成小米粒大小黄白色皮疹,称为"新生儿粟粒疹",几天后自然消失。

(二)正常新生儿保健

新生儿出生后从宫内转变为宫外环境,需要一个过渡和适应的过程,各器官系统也都需要发生相应的变化和适应,帮助新生儿成功地过渡和适应是新生儿保健的主要目的。

1. 保暖 出生时新生儿从宫内温暖环境来到宫外较冷的环境,可将新生儿置于辐射保暖床,尽快用预热的毛巾擦干和包裹,对低体温者要放在保暖箱中,设定腹壁温度为36.5℃,温箱可自动调节内部环境温度,保持新生儿皮温36.5℃。新生儿室的室温应维持26～28℃,空气湿度50%～60%。但也应避免因保暖过度而致新生儿发热,如体温升高,可打开包被散热,并补充水分,体温则可下降,一般不用退热药。

2. 喂养 正常足月儿生后1小时即可哺母乳,以促进乳汁分泌,并防止低血糖。提倡母乳喂养,按需喂奶,一天可多达10次以上,每次喂奶15～30分钟。无条件进行母乳喂养者可在生命体征稳定后开始替代喂养,开奶前先试喂几口蒸馏水,以防吞咽和吸吮反射不协调而致吸入。替代喂养第1天每次5～7ml,第2天每次10～15ml,每2～3小时一次,然后逐渐增加,至5～6天可达每次90ml。喂奶后将婴儿竖立抱起、轻拍背部,以排出咽下的空气、防止溢奶。如不能及时经口喂养,必须给予静脉补液,以防止发生低血糖症。

3. 预防感染及疾病的发生 由于新生儿可从母亲产道获得淋病奈瑟菌或衣原体等眼部感染,生后可使用0.5%红霉素软膏或0.5%硝酸银滴眼预防。洗手是预防感染最主要的措施,所有人员在接触新生儿之前都应仔细地洗刷双手、前臂直至肘部,在处理每个新生儿和接触任何有污染可能的物品后也都应洗手。

由于胎盘不能转运维生素K(Vit K)和刚出生的新生儿肠道菌群缺乏,会发生新生儿出血症,生后应注射一次维生素K_1,剂量1mg,以预防新生儿出血症。个别新生儿在日龄20多天到婴儿期3个月会发生严重的晚发性维生素K缺乏颅内出血,多见于纯母乳喂养的新生儿。因此,乳母适当补充维生素K,多吃蔬菜水果,纯母乳喂养的新生儿生后2周应补充维生素K_1,以避免新生儿或婴儿发生晚发性维生素K缺乏颅内出血。

新生儿期有 2 项免疫接种,即生后 24 小时内注射乙肝疫苗,生后 3 天内接种卡介苗。对于 HBsAg 阳性、HBeAg 阳性母亲的婴儿,高效丙种球蛋白(HBIG 50IU)与乙肝疫苗联合应用阻断乙肝病毒的母婴传播效果较好。

4. **护理**　刚出生时可用毛巾或纱布擦去血迹、胎脂和胎粪,24 小时后可每天洗澡,洗澡时必须尽可能减少体热的丢失。尿布应该勤换,以免发生尿布皮炎。脐部应保持干燥,每天用乙醇清洁脐带残端和周围皮肤。一般生后 3 ~ 7 天残端脱落,脱落后如有严重渗血,应局部消毒并重新结扎。如 10 天后仍不脱落,则提示可能存在脐部感染。脐部如有黏液,可用乙醇棉签擦拭;如有肉芽组织,可用硝酸银烧灼局部;如有化脓感染,用过氧化氢溶液或乙醇消毒。

第三节　高危新生儿的特点与保健

高危新生儿(high risk newborn)是指已发生或可能发生危重情况的新生儿,对新生儿出生后要进行评估,如存在高危因素,需密切观察和监护。

一、早产儿特点与保健

近年,早产儿(preterm infant)已成为新生儿临床的重要问题,全世界早产儿发生率平均为 10%,我国早产儿发生率约 8%。随着新生儿医护水平的进一步提高,足月儿的病死率已非常低,而早产儿由于各脏器发育未成熟,功能未完善,容易发生一系列临床问题,早产儿的病死率和后遗症发生率明显高于足月儿,早产儿已成为全球 5 岁以下儿童死亡的第二位原因。因此,早产儿已成为新生儿科非常重要的问题,应关注早产儿的医疗保健。

（一）早产儿特点及临床问题

1. **外观特点**　早产儿外观为未成熟貌,皮肤鲜红发亮、水肿和毳毛多,头发细、乱而软,耳壳软、缺乏软骨和耳舟不清楚,指、趾甲未达到指、趾端,趾纹足底纹理少,乳腺无结节或结节<4mm,外生殖器男婴睾丸未降至阴囊,阴囊皱纹少,女婴大阴唇不能遮盖小阴唇。

2. **呼吸系统**　早产儿呼吸中枢尚不成熟,呼吸浅表且节律不规整,常出现周期性呼吸及呼吸暂停。周期性呼吸指呼吸停止<20 秒,不伴有心率减慢及发绀。而呼吸暂停是指呼吸停止超过 20 秒,伴心率减慢(<100 次/分)及发绀。早产儿因肺泡表面活性物质少,易发生呼吸窘迫综合征;长时间机械通气和(或)吸高浓度氧易引起支气管肺发育不良症(BPD)。

3. **循环系统**　早产儿心率偏快,血压较低,20% ~ 30% 早产儿可伴有动脉导管开放(PDA),出现血流动力学紊乱,在极低出生体重儿严重 PDA 会危及生命。

4. **消化系统**　早产儿吸吮力差,吞咽反射弱,贲门括约肌松弛,胃容量小,可发生哺乳困难、进奶量少,易发生溢乳,也易发生胃食管反流。消化酶含量接近足月儿,但胆酸分泌少,脂肪的消化吸收较差。早产儿坏死性小肠结肠炎(necrotizing enterocolitis,NEC)发生率较高。肝内酶的量及活力比足月儿更低,生理性黄疸较重,持续时间较长。肝脏合成蛋白能力差,常发生低蛋白血症和水肿,白蛋白减少也可使血清游离胆红素增加,易引起核黄疸。糖原储备少,易发生低血糖。

5. **泌尿系统**　早产儿肾浓缩功能更差,葡萄糖阈值低,易发生糖尿。

6. **血液系统**　早产儿血容量为 89 ~ 105ml/kg,周围血有核红细胞较多,白细胞和血小板稍低于足月儿。维生素 K、铁及维生素 D 储存较足月儿低,因而更易发生出血、贫血及佝偻病。生后数周常发生早产儿贫血。

7. **神经系统** 觅食反射、吸吮反射、握持反射、拥抱反射均比较弱。早产儿觉醒时间更短,胎龄愈小,原始反射愈难引出或反射不完全,肌张力低。

8. **免疫系统** 早产儿非特异性和特异性免疫功能更差,免疫球蛋白IgG虽可通过胎盘,但胎龄愈小,通过胎盘到达体内的IgG愈低,故更易患感染性疾病。

9. **体温调节** 早产儿体温调节中枢更不完善,皮下脂肪更薄,体表面积相对较大,更易散热,并且胎龄越小,棕色脂肪越少,代偿产热的能力也越差,如环境温度低时,更易发生低体温。因汗腺发育差,如环境温度高时,体温也易升高。出生体重愈低或日龄愈小,则适中温度愈高(表7-7)。

10. **能量及体液代谢** 早产儿所需热量基本同足月儿,但由于吸吮力弱,消化功能差,常需肠道外营养。体液总量约为体重的80%,按千克体重计算所需液量高于足月儿,摄入418kJ(100kcal)热量一般需100~150ml水。

11. **其他** 在体重小于1500g的早产儿,由于视网膜发育未成熟,易发生早产儿视网膜病(retinopathy of prematurity,ROP),严重者会导致失明。由于早产儿存在很多高危因素,发生听力障碍的机会比足月儿高。

（二）早产儿保健与护理

1. **保暖** 应根据不同胎龄、出生体重和生后日龄所需的适中温度调节保暖箱温度(表7-3),维持患儿的腋温或腹壁温度于36.5~37℃。可采用双层壁暖箱,在患儿体表覆盖塑料布,用另外的热源提高暖箱周围温度。尽可能减少暖箱开门时间和提高暖箱中的湿度等方式来提高患儿的体温,以每小时升高体温0.5℃为宜。

表7-3 不同出生体重早产儿适中温度（暖箱）

出生体重（kg）	保暖箱温度			
	35℃	34℃	33℃	32℃
1.0	初生10天内	10天	3周	5周
1.5	—	初生10天	10天	4周
2.0	—	初生2天	2天	3周

2. **袋鼠式护理（kangaroo mother care,KMC）** 是一种让新生儿贴身地靠在母亲胸口的护理保暖方法(图7-4)。1978年,哥伦比亚儿科医师Edgar Rey因为保温箱数量严重不够而导致低体重新生儿的死亡率增高,便开始采用KMC,将出生体重<1000g的早产儿,在出生后数小时内,直接送到母亲怀里,以产妇的身体作为人工保温,维持早产儿的体温同时进行母乳哺养。因为产妇将新生儿放在胸前喂养的姿势十分像袋鼠,所以这一护理喂养方式被命名为袋鼠式护理。

袋鼠式护理使母亲喂奶更加方便,对新生儿的长期照顾更加简单易行。住院或较早出院的低出生体重儿在出生早期即开始同母亲进行一段时间的皮肤接触,并坚持到纠正胎龄为40周。在低收入国家和地区、农村、山区、边远地区,这种方法非常实用。通过多方面的临床研究,KMC是一种科学、有效、人性化的新生儿护理模式。它利用相对低廉的费用得到高质量的新生儿护理服务,能够降低院内感染发生率,促进母乳喂养,有利于患儿的生长发育,减轻母亲产后焦虑,有利于母亲和新生儿产后的相互交流,提高母亲的满意度和母亲情

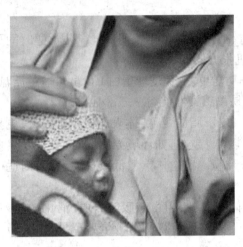

图7-4　早产儿袋鼠式护理（见文末彩插）

绪的稳定。一些研究表明,KMC 还可以降低早产儿病死率,减少住院天数,在医疗经济学上也有重要意义。

3. 氧疗　由于早产儿呼吸系统发育未成熟,经常需要吸氧。氧疗的方式包括鼻导管、头罩、持续气道正压(CPAP)和机械通气。目的是使动脉血氧分压维持在 6.67～9.33kPa(50～70mmHg)之间,氧饱和度在 90%～95%,要注意氧疗的不良反应。

4. 营养支持　早产儿更应提倡母乳喂养,胎龄愈小,出生体重愈低,因此每次哺乳量少,喂奶间隔时间也短,早产儿理想的体重增长每天为 10～15g/kg。较小的早产儿还不能耐受经口喂养,必须根据患儿的具体情况选择适当方式的营养支持,可选择的营养支持方式有:①胃管喂养:对于不会吞咽和吸吮的早产儿可采用胃管间歇或持续喂养。胃管间歇喂养时应每次喂奶前检测上一次残余的奶量和性质。持续胃管喂养可用输液泵将一定量奶在一定的时间中缓慢注入,每 3～4 小时检测一次残余奶,残余奶量不应超过 1 小时给予的喂养量,这种喂养方法比较适用于那些特别小的和不能耐受一次较大量注入的早产儿。②肠管喂养:当患儿因胃潴留或胃食管反流,对胃管喂养不能耐受时,可作十二指肠或空肠喂养,如经幽门喂养还需用一个微量泵持续输注。经幽门的肠管不能吸出残余奶,残余奶量可通过胃管每 3～4 小时检测一次。③肠道外营养:当危重新生儿肠道喂养被禁忌或肠道喂养刚开始时,可通过完全性或部分性肠道外营养来补充热量、蛋白质、脂肪、必需氨基酸、维生素和微量元素,可从周围静脉或中心静脉给予。要注意监测血糖、尿糖、尿比重及 pH,警惕感染的发生。

5. 早产儿发育支持护理　为减少神经系统后遗症,促进早产儿发育,近年提出发育支持护理(development support care,DSC)的概念,对早产儿采取特殊的促进发育护理:①减少疼痛刺激:过去认为新生儿神经系统不成熟而不能感知疼痛,近来研究经证实早产儿也能感受疼痛。在 NICU 的有创操作,如气管内吸痰、各种插管、静脉穿刺、足跟采血等都可引起疼痛刺激,在新生儿早期频繁发生的疼痛刺激可导致远期神经行为发育问题。②减少声音和光线刺激:早产儿对噪声和光线刺激也很敏感,可表现出明显的生理和行为反应,包括氧饱和度和脑血流的变化,因此在早产儿护理中应注意尽可能减少操作,减少噪声和光线的刺激,让孩子安静睡眠。③抚触:皮肤是最大的感觉器官,抚触可加强对感觉的刺激。早产儿在出生时大脑尚未发育成熟,生后仍处在神经元的快速增长期,抚触是一种情感的交流,有益于脑的发育。抚触对婴儿的生长发育和应激能力有促进作用。④其他措施:舒适的体位、做被动操、语言刺激等。

6. 预防接种　由于早产儿免疫应答功能较弱,对较小的早产儿应暂缓预防接种,一般需体重超过 2500g,再行预防接种。

7. 早产儿随访　由于早产儿各脏器发育未成熟,后遗症发生率较高,出院后必须定期随访,以早期发现问题,早期干预。主要随访项目有生长状况、智能发育、行为测试、听力检查、视网膜检查。

二、小于胎龄儿特点与保健

小于胎龄儿(small for gestational age,SGA)是指出生体重在同胎龄儿平均体重的第10个百分位以下的新生儿,可分早产、足月、过期产小于胎龄儿。

(一)病因

1. **孕母因素**　①孕母患病:妊娠高血压综合征、慢性肾炎、原发性高血压、慢性心力衰竭等慢性疾病,胎盘功能不全,供给胎儿的营养和氧均不足,是引起足月小于胎龄儿常见的原因;②孕母年龄过大或过小,营养摄入不足,吸毒等。

2. **胎盘因素**　包括胎盘功能不全、胎盘炎症等。

3. **胎儿因素**　①双胎和多胎;②先天性疾病,染色体病,如三倍体综合征、Turner 综合征、多发畸形;③宫内感染,如巨细胞、疱疹、风疹等病毒感染及胎儿梅毒。

(二)临床特点

1. **类型**　根据病因发生的早晚、病理生理特点、重量指数[出生体重(g)×出生身长^3(cm^3)],将小于胎龄儿分为两种类型:①匀称型:病因常发生在妊娠早期,即发生在妊娠32周以前,如胎儿染色体病和孕妇的慢性疾病影响胎儿的全身生长发育,不但体重轻,而且身长也短小,常伴先天畸形或脑发育障碍,各器官细胞数目减少,但仍保持正常体积。重量指数>2.0(胎龄≤37周)或>2.2(胎龄>37周),身长与头围比值>1.36。②非匀称型:病因常发生在妊娠晚期,即妊娠32周以后,此时胎儿正处于迅速生长和储备营养物质的阶段,如胎儿发生营养不良和宫内窘迫,对体重影响较大,对身长和头围影响较少,故体重和身长不相称。在组织细胞学上各器官细胞数正常或仅轻度减少,但细胞体积小。重量指数<2.0(胎龄≤37周)或<2.2(胎龄>37周),身长与头围比值<1.36。

2. **易发生的合并症**　小于胎龄儿易发生许多合并症:①吸入性肺炎:如羊水、胎粪吸入综合征;②新生儿窒息:由于宫内慢性缺氧,出生过程常发生窒息;③红细胞增多症:多由于宫内缺氧引起;④低血糖和低血钙:由于体内储存量不足引起,发生率明显高于足月适于胎龄儿。

(三)防治与护理

做好孕妇保健和监测,进行相应治疗,以有利胎儿发育。小于胎龄儿出生后应尽早开始母乳喂养,要密切监测血糖和血钙,发现异常及时处理。并发红细胞增多症者若出现呼吸增快、抽搐,可作部分换血。

三、大于胎龄儿和巨大儿特点与保健

大于胎龄儿(large for gestational age,LGA)是指出生体重在同胎龄儿平均体重的第90个百分位以上的新生儿,巨大儿(macrosomia)是指出生体重≥4000g。近年由于围产期保健改善、孕母运动减少、营养摄入增多等因素,胎儿体重偏重,大于胎龄儿或巨大儿发生率增加。糖尿病母亲的婴儿、Rh 溶血病、Beckwith 综合征、大血管错位等病理状况出生体重亦往往偏重。大于胎龄儿或巨大儿易发生许多临床问题,围产期病死率较高,需密切监护和正确处理。

(一)临床特点

因胎儿巨大,常发生产程延长,新生儿易发生骨折、颅内出血、内脏出血、神经损伤等,肩难产发生率增高10%～20%,肩难产常并发臂丛神经损伤;在分娩过程并发症较多,窒息发生率明显高于正常体重儿,可达 10%。糖尿病母亲血糖高,大量葡萄糖通过胎盘进入胎儿,刺激胎儿胰岛 β 细胞增生,胰岛素分泌增加,发生高胰岛素血症。出生后葡萄糖来源突然中断,而胰岛素水平仍然较高,易发生低血糖,发生率可达 70%～80%,在生后数小时最易发生。糖尿病母亲肾小管镁吸收较差,易发生低钙、低镁血症,导致胎儿低镁,低钙血症发生率可达 50%～60%,低钙血症和低镁血症患儿易发生惊厥。

母亲高胰岛素血症、高血糖症、慢性宫内缺氧,易发生红细胞增多症,静脉血血细胞比容>65%,表现为高黏滞综合征、嗜睡、呼吸暂停、发绀、搐搦等。易发生血栓形成和栓塞,如脑、肾血栓形成。胰岛素可抑制糖皮质激素的分泌,而糖皮质激素能促进肺表面活性物质的合成和分泌,因此糖尿病母亲新生儿肺表面活性物质合成分泌减少,尽管已足月或是巨大儿,但肺发育未成熟,易发生呼吸窘迫综合征。胎儿高胰岛素血症和高血糖可促使糖原、蛋白质、脂肪合成增加,导致心肌细胞增生和肥厚,肥厚型心肌病发生率可达 10%～20%,以室间隔肥厚为主,有报道糖尿病母亲婴儿非对称性室间隔肥厚发生率达 38.8%。胰岛素能促进胎儿生长,糖尿病母亲新生儿多为大于胎龄儿,其中巨大儿发生率高达 40%,患儿肥胖、满月脸、面色潮红。如在妊娠期母亲糖尿病得到适当控制,巨大儿发生率可降低。但在糖尿病母亲新生儿中有 10% 为小于胎龄儿,可能与糖尿病母亲发生血管硬化,胎儿宫内生长不良有关。

糖尿病母亲婴儿先天性畸形发生率比正常新生儿高 3 倍,主要为先天性心脏病和中枢神经系统异常,常见畸形有神经管缺损、脊椎缺损、股骨发育不良、颅面畸形、大血管错位。Beckwith 综合征患儿体形大,表现为突眼、大舌、脐疝、先天性畸形、低血糖。

（二）防治和护理

1. **监护和检查**　大于胎龄儿或巨大儿分娩时要防止产伤,防止吸入,发生窒息者应积极复苏。出生后应放在监护病房观察,监测呼吸、心率、血压、血氧饱和度,同时检查血常规、血细胞比容、血黏度、血气分析、血糖、血钙、胆红素等。

2. **合并症的处理**　纠正低血糖,要密切监测血糖,维持血糖在正常范围,用 10% 葡萄糖静脉滴注,不可用高渗葡萄糖,以免再度发生高胰岛素血症。及时纠正低钙血症、低镁血症、代谢性酸中毒等。

3. **红细胞增多症的处理**　红细胞增多症易导致脑缺氧,发生呼吸暂停和惊厥,应积极处理,如静脉血血细胞比容>65%,要考虑部分换血,如血细胞比容未超过 65%,但患儿出现症状或血黏度高于正常,也要考虑部分换血。

第四节　新生儿窒息与复苏

窒息(asphyxia)为新生儿最常见的症状,是我国围产儿死亡和致残的重要原因之一。随着新生儿复苏技术的推广和复苏培训的开展,新生儿窒息发生率已明显下降。但是,在农村和边远地区的基层医院,新生儿复苏仍存在较多问题,应加强复苏培训。

【病因】凡导致胎儿或新生儿血氧浓度降低的因素,都可引起新生儿窒息(表 7-4)。这些因素相互影响、互为因果。

【病理生理】

1. **呼吸变化**　根据动物实验结果,窒息后呼吸循环的病理生理改变可分为 4 个时期(表 7-5)。

表7-4 新生儿窒息主要病因及分类

病因分类	导致窒息的常见病因
1. 母亲因素	妊娠相关疾病:妊高征、子痫
	全身性疾病:糖尿病、心血管疾病、肾脏病
	其他问题:急性失血、严重贫血、吸毒、高龄初产妇
2. 分娩因素	胎盘异常:胎盘早剥、前置胎盘
	脐带血流受阻:脐带绕颈、打结
	其他问题:各种手术产、急产、产程延长、头盆不称
3. 胎儿因素	早产儿、过期产、小于胎龄儿、巨大儿、多胎
	先天畸形:先天性心脏病、肺发育异常
	其他问题:宫内感染、羊水或胎粪吸入

表7-5 新生儿窒息呼吸变化及分期

分 期	病理生理变化
1. 原发性呼吸增强	窒息发生后1~2分钟,表现为呼吸加深加快
2. 原发性呼吸暂停	表现为呼吸抑制,青紫,血流重分布,心脏血液排出量增加,血压升高,持续1~2分钟
3. 继发性呼吸增快	如缺氧持续,出现呼吸不规则、喘气、青紫加重或苍白、心率减慢、血压下降
4. 继发性呼吸暂停	最后出现呼吸抑制,心率进一步减慢,血压明显下降,肌张力丧失

2. **各脏器系统变化** 窒息时机体出现潜水反射,血中儿茶酚胺增加,为保证心、脑、肾上腺等重要器官的供血,血流重分布,消化道、肺、肾、皮肤、肌肉的血管收缩,血流量减少。若缺氧持续,血压下降,代谢性酸中毒加重,心、脑等各脏器都将发生缺氧缺血性损伤,氧自由基、炎性介质大量产生,兴奋性氨基酸释放,细胞内钙离子积聚,最后使细胞发生水肿、变性、死亡。

【临床表现】

1. **胎儿窘迫** 早期表现为兴奋,胎动增加,胎心增快,大于160次/分;后期进入抑制,胎动减少或消失,胎心变慢,小于100次/分,或不规则;肛门括约肌松弛排出胎便,羊水被胎粪污染呈黄绿或墨绿色。

2. **各器官受损的表现** 严重窒息新生儿复苏后仍可能发生多器官的损伤。

(1) 脑:主要为缺氧缺血性脑病和颅内出血。足月儿多为脑水肿和脑干损伤,而脑室周围白质软化、脑室周围-脑室内出血则多见于早产儿。

(2) 呼吸系统:羊水或胎粪吸入综合征最常见,若发生肺出血或成人型呼吸窘迫综合征病死率较高。

(3) 心血管系统:缺氧和酸中毒可使卵圆孔和动脉导管关闭延迟,出现右向左分流,加重发绀。轻度窒息时可有传导系统和心肌受损,心率和血压下降,重度窒息可出现心力衰竭或心源性休克。

(4) 肾:可有血尿、蛋白尿和管型尿,重度窒息因肾皮质和(或)肾小管坏死导致急性肾衰竭。

(5) 胃肠道:包括应激性溃疡并出血、坏死性小肠结肠炎等。

（6）代谢：常见水、电解质代谢紊乱，如低钠血症和低钙血症等。

【新生儿窒息的评估】

1. **Apgar 评分法**　是评价新生儿有无窒息及窒息严重程度的主要方法（表7-6），生后1分钟即进行评分，0～3分为重度窒息，4～7分为轻度窒息，8～10分无窒息。如1分钟评分异常，应在5、10、15分钟继续评分，直到正常。如1分钟评分正常，而1分钟后评分≤7分亦为窒息，常称倒评分。1分钟评分主要评价出生当时的状况，5分钟评分提示复苏的效果及预后情况，5分钟 Apgar 评分≤3分是新生儿死亡及发生脑损伤的高危因素。

表7-6　新生儿窒息的 Apgar 评分法

观察项目	0分	1分	2分
心率（次/分）	无	<100	≥100
呼吸	无	微弱，不规则	规则，哭声响
肌张力	松弛	四肢略屈曲	四肢活动好
对刺激反应	无反应	有反应，如皱眉	咳嗽，哭声响
皮肤颜色	全身青紫或苍白	四肢紫躯体红	全身红

2. **综合评估**　Apgar 评分方法有一定主观性和局限性，有时与临床结果不符合，常有人提出异议。但是 Apgar 评分法简便实用，目前还没有其他更好的方法取代它。为了评分客观准确，同时要根据其他临床表现、实验室检查（如血气分析）、影像学检查等进行综合判断，评价全身各脏器缺氧缺血损伤严重程度。

【新生儿窒息的复苏】

1. **复苏程序**　对窒息新生儿应立即进行复苏，必须强调采用 ABCDE 的现代复苏技术（表7-7，图7-5），其中 A（airway）最为重要，这是复苏成败的关键，直接关系到预后。在婴儿头娩出后，立即吸净口鼻、咽部的分泌物，清理呼吸道，防止吸入，保持气道通畅。坚决杜绝在未彻底清理呼吸道之前，刺激呼吸或正压加压呼吸。要保证正常心输出量和循环功能，可适当应用药物，如肾上腺素等，但不能用洛贝林等呼吸中枢兴奋剂。

表7-7　新生儿窒息复苏步骤与具体措施

步骤		具体措施
A（airway）	保持气道通畅	在婴儿头娩出后，立即吸净口鼻和咽部的分泌物，清理呼吸道，保持气道通畅
B（breathing）	建立有效通气	在彻底清理呼吸道后，自主呼吸较弱，可行气管插管，机械通气，建立有效通气
C（circulation）	保证循环功能	要保证正常心输出量和循环功能，如心率低于60次/分，应行胸外按摩
D（drugs）	适当应用药物	适当应用药物，如肾上腺素，但不用洛贝林等呼吸中枢兴奋剂
E（evaluation）	评价复苏效果	评估复苏效果和病情发展，监护患儿病情变化

2. **监护**　复苏后应进行密切监护，主要监测呼吸、心率、脉搏、血压、血气分析、血糖、电解质、尿量等，缺氧时间短、程度轻者，监护3～4天，病情多逐渐恢复。严重缺氧者常发生多

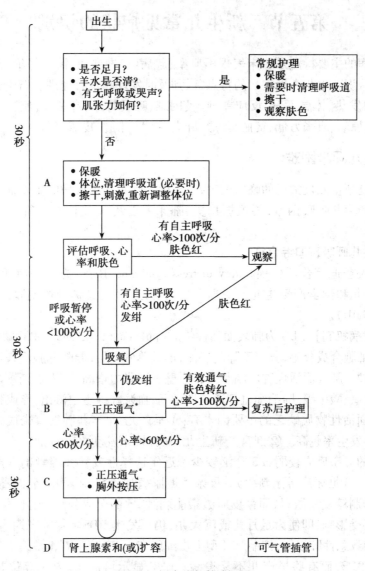

图 7-5　新生儿复苏流程图

脏器功能损害,应严密监测各脏器功能状况及内环境稳定情况,及时采取保护措施。

3. **各脏器功能损害的处理**　脑缺氧缺血损伤常发生脑水肿,可适当用 20% 甘露醇,有惊厥时可给苯巴比妥。心肌缺氧常出现心率减慢,心肌收缩力差,血压低,可用多巴胺 3 ~ 5μg/(kg·min) 加用多巴酚丁胺 8 ~ 10μg/(kg·min) 静脉维持,如心率较快、脉搏弱要考虑是否存在血容量不足。发生急性肾衰竭时应注意保证有效血容量,同时应用呋塞米和多巴胺,保持水电解质平衡,严重病例可考虑腹膜透析。发生 DIC 时,应早期使用小剂量肝素每次 20 ~ 40u/kg,每天 3 次,皮下注射。发生代谢性酸中毒时,若通气功能正常,根据血气分析结果给 5% 碳酸氢钠予以纠正,5% 碳酸氢钠用量(ml)= BE 负值×kg 体重×0.5。其他代谢紊乱如低钠血症、低血糖也应及时纠正。近年由于呼吸急救技术的提高,严重窒息患儿直接死于呼吸衰竭的病例明显下降,而死于肺外多脏器功能衰竭者并无明显下降,应予高度重视。

第五节 新生儿常见症状的识别

新生儿疾病的主要特点是临床表现不典型、起病急、进展快,需要仔细观察、早期诊断、及时处理。要认识新生儿常见症状的特点,做到及时发现和及时处理。新生儿疾病很多,症状表现多样,如发热、体温不升、反应差、呼吸困难、呼吸暂停、青紫、黄疸、胃纳差、呕吐、血便、腹胀、腹泻、惊厥、肌张力低、贫血、紫癜、肝大、脾大、水肿、皮疹等。

一、新生儿呼吸困难

呼吸困难是新生儿最常见的临床表现,是新生儿呼吸系统疾病的主要症状,常发生在生后数天内。对新生儿呼吸困难,要根据病史、临床表现及 X 线检查进行鉴别诊断,并及时处理。

(一)新生儿呼吸窘迫综合征

新生儿呼吸窘迫综合征(respiratory distress syndrome,RDS)为肺表面活性物质缺乏所致,多见于早产儿和剖宫产新生儿。病理上出现肺透明膜,又称肺透明膜病(hyaline membrane disease,HMD)。

【病因及发病机制】RDS 为肺表面活性物质(pulmonary surfactant,PS)缺乏所致。PS 由肺泡 II 型上皮细胞合成分泌,分布于肺泡表面,形成单分子层,能降低肺泡表面张力,防止肺泡萎陷和肺水肿。肺表面活性物质缺乏时肺泡壁表面张力增高,肺泡逐渐萎陷,出现进行性肺不张,发生缺氧、酸中毒,肺毛细血管通透性增高,血浆纤维蛋白渗出,形成肺透明膜。

导致肺表面活性物质缺乏的主要因素有:①早产儿:早产儿肺发育未成熟 PS 合成分泌不足,胎龄越小发生率越高。②剖宫产新生儿:在分娩未发动之前行剖宫产,儿茶酚胺和肾上腺皮质激素的应激反应较弱,PS 分泌较少。近年选择性或社会因素剖宫产较多,足月儿也可发生 RDS。③糖尿病母亲新生儿:母亲患糖尿病时,胎儿血糖增高,胰岛素分泌相应增加,胰岛素可抑制糖皮质激素,而糖皮质激素能刺激 PS 的合成分泌,因此,糖尿病母亲新生儿 PS 合成分泌受影响,即使为足月儿或巨大儿,仍可发生 RDS。④围产期窒息:缺氧、酸中毒、低灌注可导致急性肺损伤,抑制肺 II 型上皮细胞产生 PS。⑤*SP-A* 基因变异:为什么有些早产儿易发生 RDS,而有些早产儿不易发病?研究显示可能与 *SP-A* 等位基因变异有关。⑥*SP-B* 基因缺陷:因父母 *SP-B* 基因突变,患儿 *SP-B* 基因缺陷,不能表达 SP-B,PS 不能发挥作用,患儿不管足月或早产,易发生 RDS。⑦重度 Rh 溶血病:患儿胰岛细胞代偿性增生,胰岛素分泌过多抑制 PS 分泌。

【临床表现】主要见于早产儿,生后不久出现呼吸急促,60 次/分以上,呼气性呻吟,吸气时出现三凹征,至生后 6 小时症状已非常明显。病情呈进行性加重,继而出现呼吸不规则、呼吸暂停、青紫、呼吸衰竭。两肺呼吸音减弱。血气分析 PaO_2 下降,$PaCO_2$ 升高,生后 24~48 小时病情最重,病死率较高,能生存 3 天以上者,肺成熟度增加,可逐渐恢复,但不少患儿并发肺部感染或 PDA,使病情再度加重。轻型病例可仅有呼吸困难、呻吟,而青紫不明显。择期剖宫产的足月儿和晚期早产儿也常发生 RDS。

【诊断】一旦发生呼吸困难,立即摄 X 线胸片。本病 X 线检查有特征性表现,多次床旁摄片可观察动态变化。按病情程度可将胸片改变分为 4 级:① I 级:两肺野透亮度普遍性降低、毛玻璃样,可见均匀散在的细小颗粒和网状阴影;② II 级:两肺透亮度进一步降低,可见支气管充气征,延伸至肺野中外带;③Ⅲ级:病变加重,肺野透亮度更加降低,心缘、膈缘模糊;④Ⅳ级:整个肺野呈白肺,支气管充气征更加明显,似秃叶树枝。胸廓扩张良好,横膈位置正常。Ⅰ级和Ⅱ级为早期,Ⅲ级和Ⅳ级病情严重。

【治疗】RDS 的治疗主要包括以下措施:①肺表面活性物质(PS)治疗:PS 药物对 RDS 有显著效果,应及时使用。一旦出现呼吸困难、呻吟,立即给药。②持续气道正压呼吸(CPAP):CPAP 能使肺泡在呼气末保持正压,防止肺泡萎陷,并有助于萎陷的肺泡重新张开。轻度或早期 RDS 应尽早使用鼻塞 CPAP,及时使用 CPAP 可减少机械通气的使用,避免机械通气造成的各种并发症,如用 CPAP 后出现反复呼吸暂停、$PaCO_2$ 升高、PaO_2 下降,应改用机械通气。③机械通气:对严重 RDS 宜用间隙正压(IPPV)和呼气末正压(PEEP)机械通气。一般病例常使用常频机械通气,严重病例需采用高频振荡通气(HFOV)。要注意机械通气的不良反应,如感染性肺炎、气漏和 BPD 等。

【预防】

1. **出生前预防** 对胎龄<35 周可能发生早产的孕妇推荐产前使用皮质激素(倍他米松或地塞米松),使用一个疗程,应在分娩前 24 小时~7 天给药。

2. **出生后预防** 对胎龄<26 周或出生体重<1000g 的早产儿可考虑用 PS 预防,在生后即给 PS100mg/kg,用 1 次,可使 RDS 发生率减少 1/3。

(二)感染性肺炎

新生儿感染性肺炎可发生在产前、产时或产后,可由细菌、病毒、支原体、衣原体、原虫等引起,临床表现不典型,易漏诊。

【病因及发病机制】

1. **产前感染** 通过羊水或血行传播。羊膜早破超过 12 小时,羊水即被污染,超过 24 小时者几乎全部被污染,病原体由阴道上行进入宫内。孕母在孕后期发生感染,病原体经血行通过胎盘传给胎儿,发生全身感染,肺炎是全身感染的一部分。

2. **产时感染** 胎儿在娩出过程中吸入孕母阴道的分泌物。

3. **出生后感染** 与呼吸道感染患者密切接触,先发生上呼吸道感染,再向下蔓延发生肺炎。新生儿脐炎、败血症、皮肤感染时,可经血行播散发生肺炎。

【临床表现】常有呼吸困难、三凹征、口吐泡沫、青紫等,咳嗽较少。两肺呼吸音减弱,湿啰音可不明显,一般无发热。早产儿肺炎常表现为呼吸暂停、反应差、食欲缺乏、体温不升。产前或分娩过程中发生的 B 族链球菌肺炎,临床表现和肺部早期 X 线表现极似 RDS,常被误诊为 RDS。

【治疗】

1. **加强护理和监护** 保持呼吸道通畅,痰多者予雾化吸入,加强吸痰。

2. **供氧** 一般用头罩吸氧,头罩吸氧无效者,$PaCO_2$ 增高不明显时,可改用 CPAP。如发生严重呼吸衰竭需气管插管,机械通气。

3. **抗生素** 应及时做痰培养,根据药敏选用抗生素。

(三)胎粪吸入综合征

胎粪吸入综合征(meconium aspiration syndrome,MAS)是由于胎儿缺氧排出胎粪,污染羊水被吸入。常见于足月儿和过期产儿。在基层医院,该病发生率和病死率仍较高。

【病因及发病机制】主要原因为胎儿窘迫及出生时窒息,常见于胎盘早剥、脐带脱垂、臀位产等异常分娩。因缺氧发生肠壁痉挛、肛门括约肌松弛,使胎粪排出。低氧血症又刺激胎儿呼吸中枢,出现喘息样呼吸而吸入含胎粪的羊水。胎粪吸入主要发生在分娩过程中胎儿喘息或深吸气时。

胎粪吸入后肺及全身发生一系列病理生理变化:①气道阻塞:胎粪吸入使气道发生机械性梗阻,不完全性阻塞时胎粪呈活瓣样,发生肺气肿,甚至气胸,完全阻塞则发生肺不张。②炎症反应:胎粪含有脂肪酸、胆固醇、脱落细胞等,可刺激气道和肺泡发生炎症反应。

【临床表现】 出生后不久即出现呼吸困难,呼吸浅促。轻者青紫不明显,48小时后病情开始恢复;重者呼吸困难加重,伴呻吟,三凹征,青紫明显,发展至呼吸衰竭。患儿胸廓隆起,两肺呼吸音减低,脐带、皮肤、指(趾)甲被胎粪染成黄绿色。重症患儿因严重缺氧和酸中毒,导致肺动脉高压,经动脉导管或卵圆孔右向左分流,青紫严重,吸氧不能改善。如病情突然恶化,呼吸困难和青紫加重,提示并发气胸或纵隔气肿。

【治疗】

1. **清理呼吸道** 应在胎头娩出而肩尚未娩出之前,迅速吸净口腔、鼻咽部分泌物,胎儿娩出后即气管插管吸清气管内分泌物。在气道未清理之前,不行正压通气。

2. **吸氧** 轻者在清理呼吸道后给头罩吸氧即可恢复。重者须采取进一步措施。

3. **机械通气** 严重病例常须机械通气,呼吸机参数调节要根据病情不同个体化。如常频机械通气疗效不理想可用高频通气。

4. **体外膜肺** 对少数重症病例可用体外膜肺(ECMO)治疗。

5. **其他治疗** 抗感染,维持血压稳定,保持水电解质平衡,纠正酸中毒,并发肺动脉高压时,吸入一氧化氮(NO)。

(四)新生儿湿肺

新生儿湿肺(wet lung disease)又称新生儿暂时性呼吸困难(TTN),或Ⅱ型呼吸窘迫综合征,为肺内液体积聚所致。

【病因及发病机制】 湿肺的发生与分娩方式及出生时呼吸道上皮细胞离子转运异常密切相关,未发动分娩的剖宫产、分娩过程中孕母用过镇静剂、早产、窒息缺氧等因素使气道上皮细胞钠离子和水重吸收减少,易发生湿肺。

【临床表现】 出生时呼吸大多正常,2~5小时后出现呼吸急促,如出生时窒息,复苏后即出现呼吸困难,口周青紫,重者有吸凹、呻吟。但患儿反应正常,哭声响。肺部体征不明显,少数可闻湿啰音,一般5~6小时后症状缓解,少数患儿可持续2~3天。

【诊断】 诊断主要依据临床表现、X线表现、病程经过。需与新生儿呼吸窘迫综合征(RDS)、羊水吸入综合征、感染性肺炎等相鉴别。

【治疗】 湿肺病情较轻,呈自限性。呼吸急促、有青紫者给头罩吸氧,如有呼吸困难、呻吟、出现三凹征须用CPAP,个别病例需机械通气。

二、新生儿呼吸暂停

呼吸暂停(apnea)是指呼吸暂停时间>20秒,伴有心率减慢<100次/分或出现青紫、肌张力低下。呼吸暂停是早产儿常见症状之一,极低出生体重儿可达30%~50%,超低出生体重儿则达70%~80%。反复呼吸暂停可致脑损伤或猝死,应密切监护及时处理。

【病因及分类】

1. **原发性呼吸暂停** 为早产儿呼吸中枢及肺发育未成熟所致,不伴其他疾病。胎龄越小发病率越高。

2. 继发性呼吸暂停　常继发于缺氧、肺部疾病、感染、低血糖、低钙血症、低钠血症、酸中毒、中枢神经系统疾病、胃食管反流等病理情况。

【临床表现】原发性呼吸暂停多发生在胎龄<34 周或出生体重<1750g 的早产儿。常在生后 2～7 天开始出现,在生后数周内可反复发作。继发性呼吸暂停病情变化与原发病密切相关。呼吸暂停发作时出现青紫、肌张力低下、心率变慢、血氧饱和度下降、血压降低,如不及时发现可致脑缺氧损伤,甚至死亡。

【治疗】密切观察患儿,将头部放在中线位置,颈部姿势自然,以减少上呼吸道梗阻。

1. 刺激呼吸　托背、触觉刺激、弹足底等。

2. 药物治疗　对反复发作者,应给药物治疗,常用茶碱或咖啡因。

3. 呼吸支持　频发的阻塞性或混合性呼吸暂停,可用鼻塞 CPAP,增加功能残气量和肺容积。经 CPAP 治疗后呼吸暂停仍频繁发生者需用机械通气,呼吸机参数一般不需要很高。

4. 原发病治疗　继发性呼吸暂停者,应积极治疗原发病。同时应纠正酸中毒、低血糖、低血钠,维持正常体温。

三、新生儿黄疸

新生儿黄疸(jaundice)是因胆红素在体内积聚所致,是新生儿最常见的症状之一。新生儿早期未结合胆红素明显增高所致的黄疸,可导致胆红素脑病,发生后遗症,早产儿更易发生,应予重视。

(一)新生儿胆红素代谢特点

新生儿容易发生黄疸主要与新生儿胆红素代谢特点有关,与成人和年长儿童相比,新生儿胆红素代谢有以下特点:①胆红素生产相对较多;②肝细胞对胆红素的摄取能力不足;③肝细胞对胆红素的代谢能力不足;④胆红素排泄能力不足。60% 足月儿和 80% 早产儿在生后第 1 周可出现肉眼可见的黄疸。

(二)生理性黄疸

新生儿易发生黄疸,其中大部分黄疸是生理性的,其发生与新生儿胆红素代谢特点有密切关系,但有不少因素可致病理性黄疸。因此,对新生儿黄疸应区别是生理性或病理性黄疸(表7-8)。

表7-8　新生儿生理性黄疸与病理性黄疸的鉴别

	生理性黄疸	病理性黄疸
黄疸出现时间	生后 2～3 天	生后 24 小时内或其他时间
黄疸高峰时间	生后 4～6 天	不定
黄疸消退时间	足月儿生后 2 周	2 周后不退
血清总胆红素	<204μmol/L(12mg/dl)	>204μmol/L(12mg/dl)
血清结合胆红素	<25μmol/L(1.5mg/dl)	>25μmol/L(1.5mg/dl)

生理性黄疸多在生后 2～3 天出现,第 4～6 天达高峰,血清总胆红素(TSB)足月儿不超过 204μmol/L(12mg/dl),结合胆红素不超过 25μmol/L(1.5mg/dl),足月儿在生后 2 周消退。患儿一般情况好,食欲好。近年随着母乳喂养的普及,正常足月儿 TSB 峰值明显高于传统标准,可达 256～290μmol/L(15～17mg/dl)。对于早产儿,所谓"生理性黄疸"的概念已没

有价值,因为早产儿尤其是极低出生体重儿,即使 TSB 在足月儿的正常范围也有可能发生胆红素脑病。

如黄疸在生后 24 小时内出现,黄疸程度超过生理性黄疸范围,每天 TSB 上升值 >85μmol/L(5mg/dl),黄疸消退时间延迟,结合胆红素增高等,应视为病理性黄疸。

（三）病理性黄疸的病因及临床特点

如考虑病理性黄疸,应根据临床表现和辅助检查进行病因诊断。

1. 以未结合胆红素增高为主的黄疸　①溶血病:使胆红素产生增加,最常见的有血型不合溶血病,其他有葡萄糖-6-磷酸脱氢酶(G-6-PD)缺陷症、球形红细胞增多症等。②葡萄糖醛酸转移酶活性低下:使未结合胆红素不能及时转变为结合胆红素,早产儿为暂时性酶活性低下,克-纳综合征为先天性酶缺陷,感染酸中毒药物可抑制酶活性。③母乳性黄疸:喂母乳后发生未结合胆红素增高,发病机制尚未完全明确。可分为早发型和晚发型,早发型又称母乳喂养性黄疸(breast feeding jaundice),发生在生后第 1 周,可能与热量摄入不足、肠蠕动少和肠肝循环增加有关。晚发型在生后第 5 天开始出现,第 2 周达高峰,可能与母乳中存在抑制因子和肠肝循环增加有关,患儿一般情况较好,暂停母乳 3~5 天黄疸减轻,在母乳喂养条件下,黄疸完全消退需 1~2 个月。④胎粪延迟排出:胎粪中所含胆红素为新生儿体内每天生成胆红素的 5~10 倍,如胎粪延迟排出,肠道内胆红素重吸收增多,加重黄疸。⑤感染性黄疸:败血症、尿路感染、感染性肺炎等均可引起黄疸加深。⑥其他:头颅血肿、颅内出血、其他部位出血、窒息、药物(维生素 K₃、磺胺药、新生霉素等)、红细胞增多症等均可引起黄疸。

2. 以结合胆红素增高为主的黄疸　①新生儿肝炎:如乙型肝炎、巨细胞病毒肝炎、弓形虫病等;②胆汁淤滞综合征:败血症、静脉营养、早产、某些药物等可引起胆汁淤滞;③胆道疾病:先天性胆道闭锁、胆总管囊肿等;④先天性代射疾病:如甲状腺功能减退、半乳糖血症、α-抗胰蛋白酶缺乏症等。

（四）新生儿血型不合溶血病

新生儿血型不合溶血病是指母婴血型不合引起的同族免疫性溶血病。人类血型系统有 40 多种,但以 ABO 和 Rh 血型系统母婴不合引起溶血者较为多见。

【发病机制】胎儿由父亲方面遗传来的显性抗原恰为母亲所缺少,在妊娠后期,胎儿血因某种原因进入母体,母体被致敏产生相应的 IgM 抗体。如母亲再次怀孕,胎儿血再次进入母体,母体发生次发免疫反应,产生大量 IgG 抗体,通过胎盘进入胎儿,使胎儿新生儿发生溶血。

ABO 血型不合溶血病:主要见于母亲血型 O 型、胎儿血型 A 型或 B 型。Rh 血型不合溶血病:Rh 血型系统共有 6 个抗原,即 Cc、Dd 和 Ee。其中 D 抗原最早被发现且抗原性最强,故有 D 抗原者称 Rh 阳性,无 D 抗原者称 Rh 阴性。Rh 溶血病的母亲多数是 Rh 阴性,但 Rh 阳性母亲的婴儿同样也可以发病,以抗 E 较多见。

【临床表现】新生儿溶血病主要临床表现:①黄疸:溶血病患儿黄疸出现早,一般在生后 24 小时内出现,并很快发展,血清胆红素以未结合胆红素为主。②胎儿水肿:严重者表现为胎儿水肿,主要发生在 Rh 溶血病。胎儿水肿的原因与严重贫血所致的心力衰竭、肝功能障碍所致的低蛋白血症和继发于组织缺氧的毛细血管通透性增高等因素有关。③贫血:溶血病患儿有不同程度的贫血,以 Rh 溶血病较为明显。④肝脾大:严重病例因髓外造血,出现肝脾大。

一般来说,Rh 溶血病临床表现较为严重,进展快;ABO 溶血病的临床表现多数较轻。Rh 溶血病一般不发生在第一胎,而 ABO 溶血病可发生在第一胎。

【诊断】 对疑有新生儿溶血病者应立即做以下实验室检查:①血常规:如红细胞及血红蛋白下降(<14g/dl)、网织红细胞增高(>6%)、外周血有核红细胞增高(>10/100 个白细胞)等均提示患儿可能存在溶血。②血清胆红素:主要为未结合胆红素升高。③定血型:ABO 溶血病者母亲为 O 型,新生儿为 A 或 B 型。Rh 溶血病者母亲为 Rh 阴性(D 抗原阴性),新生儿为 Rh 阳性。如母亲为 Rh 阳性,婴儿 Rh 阳性,也可发生抗 E、抗 C、抗 e、抗 c 引起的溶血病。④抗人球蛋白试验:即 Coombs 试验,可证实患儿红细胞是否被血型抗体致敏,如直接试验阳性说明患儿红细胞已被致敏,而释放试验阳性可检出血型抗体。ABO 溶血患者需做改良法抗人球蛋白试验。

(五)胆红素脑病

胆红素脑病是指胆红素引起的神经系统损害,又称核黄疸,是因为主要受累部位在脑基底核、视下丘核、尾状核、苍白球等。胆红素脑病的发生与血清胆红素水平、患儿出生日龄、胎龄、出生体重、机体状况(如缺氧、酸中毒、感染、血清白蛋白水平)等因素密切相关。

胆红素脑病主要发生在生后 2～7 天,典型的胆红素脑病可分为 4 期,警告期主要表现为嗜睡、喂养困难、吸吮无力、拥抱反射减弱、肌张力低下;痉挛期出现两眼凝视、哭声高尖、肌张力增高、角弓反张、惊厥,常伴有发热,痉挛期病死率较高。严重胆红素脑病病例可发生后遗症。

早产儿和低出生体重儿发生胆红素脑病通常缺乏上述典型症状,而表现为呼吸暂停、心动过缓、循环和呼吸功能急骤恶化等。在后遗症期也缺乏典型的胆红素脑病后遗症表现,而听力障碍成为主要表现。

(六)黄疸的治疗

1. 生理性黄疸一般不需治疗,病理性黄疸根据原发病不同采取相应治疗。

2. **光疗** 对以未结合胆红素增高为主的黄疸,应先给予积极光疗,同时进行各项检查,确定诊断,评价病情,严重者作好换血疗法的准备。光疗指征应根据不同胎龄、出生体重、日龄的胆红素值而定。

3. **换血疗法** 如病情继续发展,尤其是确诊为 Rh 溶血病,需进行换血疗法,防止发生胆红素脑病。换血疗法是治疗新生儿严重高胆红素血症的有效方法。

四、新生儿惊厥

新生儿惊厥是中枢神经系统或全身性多种疾病的一个症状,是新生儿期常见急症之一,反复惊厥可影响新生儿脑的发育,可产生后遗症。对惊厥患儿,应立即给予紧急处理,同时积极查找病因。

【病因】

1. **中枢神经疾病** ①感染性疾病:各种病原所致的脑膜炎、脑炎、脑脓肿,如先天性感染(巨细胞病毒、弓形虫、风疹病毒等)。②非感染性疾病:缺氧缺血性脑病、颅内出血、各种原因所致的脑损伤、胆红素脑病、红细胞增多症、中毒性脑病、先天性脑发育不良、先天性颅脑畸形等。

2. **全身性疾病** ①感染性疾病:败血症、新生儿破伤风。②非感染性疾病:代谢紊乱(如低血糖症、低血钙症、低血镁症、低血钠症、高血钠症、碱中毒、维生素 B_6 依赖症等);药物过量(如氨茶碱过量、撤药综合征);先天性代谢疾病(如半乳糖血症、苯丙酮尿症、高血氨症、枫糖尿症等)。

【临床表现】 新生儿惊厥的表现形式与婴幼儿和儿童有很大不同,表现很不规律,临床上可将新生儿惊厥分为5种表现形式和类型:①轻微型:是新生儿期较为常见的惊厥类型,发作时惊厥局限、细微,常表现为眼部异常动作(眼球偏斜、眼睑反复抽动、眨眼)、面口异常动作(面肌抽动、吸吮、咀嚼、口角抽动、伸舌、打哈欠)、四肢异常动作(上肢划船样、游泳样、下肢踏步样动作)、自主神经性发作(呼吸暂停、屏气、阵发性面色苍白、瞳孔扩大或缩小)。②局灶阵挛型:表现为一个肌肉群阵发性节律性抽动,常见于一个肢体或一侧面部,可扩大到其他部位,意识清醒或轻度障碍。多见于脑局部损伤,如出血或梗死;代谢异常,如低血糖症、低血钙症等。③多灶阵挛型:表现为多个肌肉群阵发性节律性抽动,常见于多个肢体或多个部位同时或先后出现抽动,也可迅速地从一个肢体转向另一个肢体,常伴有意识障碍。脑电图表现为多灶性的尖波。本型多见于缺氧缺血脑损伤、颅内出血和中枢感染。④强直阵挛型:表现为四肢强直性伸展,有时上肢屈曲下肢伸直,全身强直者躯干后仰或俯屈,常伴两眼上视和呼吸暂停,神志不清,脑电图主要表现为高幅慢波。提示有器质性病变,常见于脑室内出血、破伤风、胆红素脑病。⑤肌阵挛型:表现为肢体和躯干反复屈曲性痉挛,脑电图表现为爆发抑制,提示有弥漫性脑损伤。

【诊断与鉴别诊断】

1. 确定是否存在惊厥 新生儿惊厥表现很不典型,有时很难确定是否存在惊厥,应打开被包仔细观察。必须与震颤、无意识动作相鉴别,确定是否存在惊厥。

2. 确定惊厥的病因 根据病史、体格检查、影像检查、生化检查、脑电图等,查找惊厥的病因。①病史:要详细询问家族史、母亲孕期情况、用药情况、分娩过程、窒息抢救情况。出生3天内出现的惊厥,常见病因有缺氧缺血脑性脑病、颅内出血、代谢紊乱、宫内感染等。出生3天后发生的惊厥,常见病因有中枢感染、败血症、破伤风、代谢紊乱等。②体格检查:要仔细观察惊厥类型、精神神志状况、四肢肌张力、原始反射等。③实验室检查:要先查血常规、血电解质(钙、镁、钠)、血糖、血气分析等,同时查脑脊液常规和培养。然后进一步查有关项目,如胆红素、肝肾功能、血氨等。④影像学检查:应先查头颅B超和CT。⑤脑电图检查:有助于惊厥的诊断和分类。

【治疗】

1. 控制惊厥 可用地西泮,从小剂量开始,缓慢静脉注射。如惊厥反复发作,用苯巴比妥钠。

2. 监护 监测心率、呼吸。

3. 病因治疗 低血糖给葡萄糖静脉滴注,低钙血症给葡萄糖酸钙缓慢静脉滴注,低镁血症给硫酸镁缓慢静脉滴注,怀疑维生素 B_6 缺乏先给维生素 B_6 静脉滴注。

五、新生儿呕吐

呕吐是新生儿期常见症状,新生儿胃容量小、胃呈横位、贲门括约肌发育不完善、幽门括约肌发育较好、肠道蠕动的神经调节功能较差,由于这些解剖生理特点,新生儿容易发生呕吐。

【病因及临床表现】

1. 溢乳和喂养不当 新生儿溢乳比较常见,但溢乳没有神经反射参与,不属于真正的呕吐。溢乳多发生在喂奶后不久,乳汁从口角边溢出,喂奶后体位改变可引起溢乳。新生儿喂养不当是指喂奶次数过于频繁,喂奶量太多,浓度不适合,牛乳太热或太凉,乳方多变;奶嘴孔过大或过小,妈妈乳头下陷;喂奶后平卧,体位多动等;如果系喂养不当发生呕吐,新生儿一般情况较好,改进喂养方法后呕吐可停止。

2. 与内科疾病有关的呕吐 ①吞咽功能不协调:喂奶时即呕吐,常伴有呛咳或吸入,一部分乳汁从鼻孔流出。胃食管反流(GER)是新生儿呕吐的常见原因,尤其是早产儿。主要与新生儿食管下端括约肌较松弛、胃排空延迟、腹内压增高等因素有关。常在喂奶后不久出现呕吐,或表现为溢乳,呕吐物常为不带胆汁的奶液。②胃黏膜受刺激:出生时咽下羊水或产道血液,刺激胃黏膜引起呕吐。未开奶前即可出现呕吐,开奶后呕吐加重,呕吐物为泡沫样黏液或带血性,用生理盐水洗胃1~2次,呕吐即可停止。③幽门痉挛:为幽门神经肌肉功能暂时性失调所致,解剖结构无异常。呕吐常发生在生后2~3周,呈间隙性,可为喷射状,呕吐物不含胆汁,与幽门肥厚性狭窄较难鉴别,试用1:1000阿托品可缓解。④感染性疾病:肠道内感染或肠道外感染均可引起新生儿呕吐,常伴有感染表现如神萎,胃纳差,肠道内感染伴有腹泻、腹胀。⑤先天性代谢性疾病:发生呕吐时间无规律性,一般呕吐较频繁和剧烈,常伴有其他代谢病的临床表现,如酸中毒、电解质紊乱、脱水、肝脾大等。

3. 与外科疾病有关的呕吐 ①食管闭锁:第一次喂奶(或喂水)时即发生呕吐,伴食管气管瘘者喂奶时出现呼吸困难、青紫,肺部闻湿啰音,每次喂奶时均出现类似情况。有些患儿出现类似螃蟹吐泡沫,插胃管时胃管受阻折返。幽门肥厚性狭窄常于生后第2周左右开始出现呕吐,呕吐量多,呕吐物为乳汁或乳凝块,酸臭味,无胆汁。呕吐常呈进行性加重,伴脱水、电解质紊乱、营养不良。腹部可见明显的胃型,右上腹可触及枣核大小的肿块。②十二指肠和小肠疾病:常有严重呕吐,呕吐物有绿色胆汁,位置较高者生后不久即呕吐,腹胀不明显,位置较低者呕吐出现晚一些,呕吐物为棕色粪便样物质,混有深色胆汁,腹胀明显,肠鸣音活跃,可见肠型、肠蠕动波。③直肠肛门疾病:一般先有腹胀,后出现呕吐,肠鸣音活跃,腹部平片显示肠腔扩张,多个液平。先天性巨结肠患儿生后便秘,灌肠后腹胀减轻。

4. 呕吐合并症 新生儿呕吐时常发生一些合并症,需密切注意:窒息与猝死、吸入综合征、呼吸暂停、出血、水电解质紊乱。

【诊断与鉴别诊断】 要详细询问病史,了解分娩时情况、发生呕吐的时间、呕吐特点、伴随症状等,仔细体格检查,初步考虑呕吐的定位和性质,并做进一步的检查,以明确诊断。

1. 定位 根据呕吐发生的时间、呕吐特点、呕吐物、是否有腹胀、肠型、便秘等情况,初步判断消化道疾病的位置。上消化道呕吐出现时间早,呕吐物为乳汁或乳凝块,不含胆汁,腹胀不明显。下消化道呕吐生后1~2天即呕吐,呕吐物含较多胆汁,腹胀不明显,提示病变在十二指肠或空肠上段。如呕吐物含黄绿色粪便样物质,腹部有较细的肠型和肠蠕动,提示病变在空肠下段或回肠。而直肠病变的呕吐常发生在出生3天以后,呕吐物含棕色粪便样物质,腹胀明显,肠型较粗大,可触及粪块。

2. 定性 为使呕吐原发病得到及时治疗,要鉴别是内科疾病还是外科疾病所致。内科疾病呕吐症状不剧烈,呕吐次数不频繁,呕吐物常不含胆汁或粪便,有较明显的消化系统以外的症状和体征,常提示呕吐为内科疾病所致。外科疾病呕吐出现早,频繁,较剧烈,呕吐物含胆汁、血液或粪便,伴脱水和电解质紊乱,常提示呕吐为外科疾病所致。

3. 进一步检查 对呕吐原发病的位置和性质有初步判断后,应及时做进一步的检查,以明确诊断。消化道影像学检查对消化道先天畸形的诊断有很大的帮助。对吞咽功能不全、食管气管瘘可行碘油造影。对胃食管反流,可做放射性核素检查。对胃十二指肠、小肠部位的先天畸形,钡餐造影可帮助诊断,须注意检查结束时应洗胃,将胃内钡剂洗出,防止呕吐时钡剂吸入。对幽门肥厚性狭窄,可做腹部超声检查。对肠道炎症、感染、低位肠梗阻,可摄腹部 X 线平片。对结肠疾病,如先天性巨结肠,可做钡剂灌肠造影检查。如怀疑中枢感染,应查脑脊液,对颅内出血或其他占位病变,应做头颅 B 超或 CT 检查。

【治疗】

1. **对症治疗** 禁食、洗胃、胃肠减压、体位、纠正水电解质紊乱。

2. **病因治疗** 手术、抗感染、止血、解除颅内高压。

六、新生儿贫血

贫血是新生儿常见症状,新生儿期血红蛋白和红细胞在正常情况下因日龄及其他因素而变化,一般认为静脉血血红蛋白<130g/L 或毛细血管血<145g/L 可诊断为新生儿贫血。新生儿贫血根据病因分为失血性、溶血性和红细胞生成障碍性三类,本节根据贫血发生的时间分为新生儿早期贫血和后期贫血。

（一）新生儿早期贫血

新生儿早期贫血主要是指出生时已经发生或生后 1 周内发生的贫血。引起新生儿早期贫血的原因非常多,出生时已发生的贫血主要是指产前发生的失血,出生后 1 周内发生的贫血主要包括产时发生的内脏出血、消化道出血、溶血性贫血等。新生儿早期贫血临床表现比较重、比较急,需及时诊断和紧急处理。

（二）新生儿后期贫血

新生儿后期贫血主要是指出生 1 周以后发生的贫血,一般多为慢性贫血,主要类型:①新生儿生理性贫血:新生儿生理性贫血是指足月儿生后 4～12 周时血红蛋白下降至 95～110g/L,主要原因有:在宫内,胎儿血氧饱和度约 50%,相对缺氧状态使促红细胞生成素含量较高,红细胞较多,出生后血氧饱和度显著增高,促红细胞生成素分泌明显减少,红细胞产生减少。②早产儿贫血:早产儿贫血是早产儿尤其是极低出生体重儿的常见现象,严重者影响早产儿的生长发育,早产儿贫血并非生理性。早产儿贫血的主要临床表现为苍白、气急、心率增快、烦躁不安或淡漠、食欲下降、喂养困难、体重不增。胎龄越小出生体重越低,贫血出现越早,程度越严重,持续时间越长。③新生儿晚期贫血:晚期贫血是指部分 Rh 血型不合溶血病患儿在生后 2～6 周发生明显贫血。这是由于部分 Rh 血型不合溶血病患儿早期症状不严重,不需换血治疗,但 Rh 血型抗体却在体内持续存在较长时间（超过 1～2 个月）,继续溶血而导致晚期贫血。

第六节 新生儿感染的防治

新生儿由于免疫功能发育不完善、围产期因素及环境因素,容易发生感染,早产儿更易发生感染。感染仍然是新生儿死亡的主要原因之一,加强对新生儿感染的防治非常重要。新生儿感染的病原有细菌、病毒、真菌、衣原体、支原体、梅毒螺旋体等,感染可发生在胎儿期、娩出过程中或出生后。

一、新生儿败血症

新生儿败血症(sepsis)是指新生儿期致病细菌侵入血液循环并繁殖、产生毒素引起全身性症状,它可致感染性休克及多脏器功能不全综合征(multiple organ dysfunction syndrome,MODS)。仅血细菌培养阳性,无临床症状者则为菌血症。

【病因及发病机制】　新生儿易患败血症主要与免疫功能不完善及围产期环境特点有关:①新生儿免疫功能不完善,屏障功能差,多形核白细胞的趋化性差,黏附、趋化能力弱,经典补体途径及替代补体途径部分成分含量低,免疫球蛋白水平低,T细胞免疫功能较差。②围产期的环境:新生儿败血症感染可以发生在胎内、产时或出生后。病原菌进入胎儿或新生儿的方式有3种:通过胎盘入侵胎儿;娩出时经产道时细菌定植于口腔、咽部、消化道等;出生后经皮肤黏膜、脐部、呼吸道及消化道引起发病。

【临床表现】　新生儿败血症临床表现不典型,起病表现不一,多数表现为精神差,吃奶减少或不吃,体温异常(体温过低或体温波动),病理性黄疸,呼吸异常(急促、暂停、呼气性呻吟)。早产儿B族β链球菌败血症有时主要表现为呼吸窘迫,酷似肺透明膜病。若病情未有效控制可发展到感染性休克和多脏器功能不全,出现低血压、脑水肿、呼吸衰竭、肾功能不全、肝功能损害、骨髓抑制、凝血机制紊乱、皮肤花纹(图7-6)等,亦有少数患儿起病即表现全身情况急骤恶化,出现循环衰竭、重度酸中毒、弥散性血管内凝血、坏死性肠炎、硬肿症等。

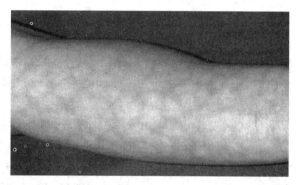

图7-6　新生儿败血症出现皮肤花纹（见文末彩插）

新生儿败血症较易并发化脓性脑膜炎,国外有报道败血症并发细菌性脑膜炎可达25%～50%,其他并发症有肺炎、骨髓炎、肝脓肿等。

【诊断】　新生儿败血症的诊断依据:①血培养:对怀疑败血症的患儿,应作细菌学检查;②病原菌抗原检测:利用抗原抗体免疫反应,用已知抗体检测体液中相应病原菌抗原;③细菌DNA检测;④直接涂片找细菌:取血离心吸取白细胞层涂片找细菌,阳性者表明感染严重;⑤C反应蛋白(CRP);⑥外周血白细胞计数。

【治疗】　新生儿败血症的治疗措施应视病情而异,包括基本治疗、抗生素治疗、支持治疗。

二、新生儿破伤风

新生儿破伤风(tetanus)是由于破伤风杆菌由脐部侵入引起的急性感染性疾病。一般在生后7天左右发病,俗称"七日风"。随着新法接生技术的推广,本病发生率已明显降低,但在农村山区及私人接生者仍有发病。

【病因】　破伤风杆菌为革兰阳性厌氧菌,分布在泥土、粪便中,抵抗力强。接生时用未消毒的剪刀断脐,接生者的手和接生包未严格消毒,破伤风杆菌即可侵入。破伤风杆菌产生痉挛毒素,分布到中枢神经系统,引起全身肌肉强烈收缩和交感神经兴奋。

【临床表现】潜伏期一般4~7天,潜伏期越短,病情越重。早期表现为喂奶困难,用压舌板检查口腔时,越用力张口越困难,甚至咬住压舌板,称为"锁口"。逐渐出现面肌抽动,苦笑面容,牙关紧闭,四肢肌张力增高,全身肌肉阵发性强直性痉挛,角弓反张。如给予声光刺激,诱发痉挛,严重者出现呼吸肌和喉肌痉挛,引起呼吸停止。在痉挛间隙期患儿神志清楚。

【治疗】

1. **一般治疗** 将患儿置于安静避光环境,尽量减少刺激,避免肌内注射。密切监护生命体征。用3%过氧化氢或1:4000高锰酸钾清洗脐部,用碘酒涂抹。

2. 精制破伤风抗毒素(TAT)1万~2万U静脉注射。

3. **止痉** 首选地西泮,根据病情严重程度摸索最适当剂量。

4. **抗感染** 使用甲硝唑,疗程7~10天。

【预防】 普及新法接生,严格消毒。如接生时消毒不严格,须立即肌内注射TAT 1500~3000U。

三、巨细胞病毒感染

巨细胞病毒(CMV)属疱疹病毒类,因细胞被病毒感染后体积增大,且有核内皮胞质包涵体,而命名为巨细胞病毒。CMV可通过垂直传播、母乳、输血或血制品传播,新生儿CMV感染多系宫内感染所致,在美国1%活产新生儿有先天性CMV感染。孕妇原发性CMV感染者,其胎儿宫内感染率为30%~40%,分娩时感染或生后获得性感染,因潜伏期>4周,故新生儿期不会出现症状。

【临床表现】5%~10%先天性CMV感染在新生儿期出现症状,表现为肝脾大、黄疸、紫癜、头围小、小于胎龄儿、视网膜脉络膜炎、脑部钙化(多见于脑室周围)等。常遗留发育异常及神经系统功能障碍:包括智力发育迟缓、听力减退、视力障碍。新生儿期有症状者,日后耳聋发生率可达60%~70%。宫内CMV感染新生儿期无症状者,也有5%~15%发生智力低下、耳聋、小头畸形及脑瘫等发育障碍。

【诊断】 主要检查项目包括:①病毒分离:取羊水、尿、唾液、咽拭、脑脊液或组织培养,分离出CMV,需时间较长。②检测CMV抗原:应用单克隆抗体技术从受检细胞测CMV晚期抗原pp65,外周血细胞中pp65阳性,说明存在CMV抗原血症。③巨细胞包涵体:在受检组织细胞中或尿离心后找巨细胞包涵体。④PCR或分子杂交:从受检标本中检测CMV-DNA特异片段,提示CMV感染但不一定是活动性感染。⑤血清抗体检测:CMV IgM阳性有意义,但新生儿产生IgM能力较弱,可出现假阴性;CMV IgG阳性而CMV IgM阴性很可能为经胎盘传来的抗体。如4周后随访抗体滴定下降更说明为胎传抗体,如滴定呈≥4倍增高,则对诊断活动性感染有意义。

【治疗】 目前常用更昔洛韦(ganciclovir,GCV),诱导治疗每天10mg/kg,12小时一次,静脉注射(维持1小时),2~3周后改为维持治疗,每天5mg/kg,每天1次,每周用5天,维持时间视病情而定,一般1~3个月。对GCV无效者可选用膦甲酸(foscarnet,PFA),每天180mg/kg,8小时一次,静脉滴注(维持1小时),2~3周后改为维持用药,每天80~100mg/kg,每天1次,但PFA不良反应较多,有肾毒性。

四、先天性梅毒

梅毒(syphilis)为一古老的性病,新中国成立后本病一度在我国被消灭,但近年大部分地区均有本病发生。先天性梅毒又称胎传梅毒,患梅毒的孕妇在孕期可经胎盘将本病传播给胎儿,但一般认为 16 孕周前螺旋体被胎盘绒毛膜的郎罕层阻断,较难进入胎儿体内,16 孕周后郎罕层逐渐萎缩,胎儿易被感染。胎传梅毒的临床表现多种多样,胎儿早期受累可致死产死胎,而在胎儿晚期感染症状出现时间可晚些。孕妇患 1 期、2 期梅毒传染性强,胎儿大多数受感染,但出现症状者仅 50%,孕妇若为早期隐性梅毒,胎儿感染率约 40%。

【临床表现】胎传梅毒是螺旋体经胎盘直接侵入胎儿,早期胎传梅毒是指 2 岁内发病,通常于生后 2~8 周内出现症状,严重者生后即出现症状,而晚期胎传梅毒症状则发生在 2 岁后。

早期胎传梅毒的主要临床表现:皮肤斑疹、疱疹、掌(趾)大疱、脱皮、湿疣、瘀斑、鼻炎;肝脾大,黄疸;骨软骨炎、骨膜炎、假性瘫痪;贫血、血小板减少、DIC;肠炎;眼葡萄膜炎、脉络膜视网膜炎、青光眼;脑膜炎。

【诊断】诊断依据:①病史:要了解母亲患梅毒的病史及治疗情况。②临床表现:皮疹和肝脾大是先天性梅毒的常见临床表现,但并非所有先天性梅毒的婴儿在新生儿期出现症状。③骨干骺端 X 线摄片:部分先天性梅毒患儿长骨干骺端出现线状低密度影,称"梅毒线"。取皮疹刮片或渗液、鼻部分泌物等置暗视野显微镜检查螺旋体。④血清学检查:快速血浆反应素试验(RPR)用于检测患者血清中有无抗类脂抗原(心磷脂)的抗体(反应素),属非特异性反应,作为梅毒诊断的筛选试验。梅毒螺旋体血细胞凝集试验(TPHA)是梅毒血清学检查的特异性反应,检测患者血清中有无抗梅毒螺旋体抗原的特异性抗体。

【治疗】青霉素仍是治疗梅毒的首选药物,青霉素剂量不必很大,疗程 2 周,对神经系统受累者疗程 3 周。血清学阳性但无临床表现者,亦应正规治疗。对患儿应定期(生后 2、4、6、9、12 个月)随访,有效的治疗 RPR 滴度应于 6 个月内下降,但 TPHA 仍阳性,RPR 滴度不降或上升者应再予治疗。对神经梅毒 6 个月时须再复查脑脊液。

【预防】先天性梅毒应强调预防,对孕妇进行筛查,一旦发现,应在怀孕早期 3 个月内给予正规治疗,早期发现患梅毒的孕妇并予治疗,能预防或治愈胎儿梅毒,美国疾病预防与控制中心推荐孕期梅毒治疗方案:1 期、2 期及早期潜伏梅毒,苄星青霉素 240 万 U,单次肌注,晚期潜伏梅毒苄星青霉素 240 万 U,每周肌注 1 次,共 3 次。采用此方案发生胎传梅毒仅 1.8%(6/340 例)。

五、先天性弓形虫病

由弓形虫(toxoplasma)引起,弓形虫的终宿主是猫,而中间宿主包括鸟类、爬行类、哺乳动物及人。猫急性感染时粪便中可排出卵囊,卵囊经短期发育即具感染性,孕妇如食入弓形虫的卵囊或未煮熟的含弓形虫包囊的肉类而发生感染,形成原虫血症,并导致胎盘炎有可能进入胎儿引起感染。胎盘对弓形虫的屏障作用在妊娠早期强于后期,最初 3 个月孕妇弓形虫感染,胎儿发生感染的危险性为 15%~25%,而最后 3 个月则高达 65%。

【临床表现】胎儿和新生儿的发病与孕母感染弓形虫的时间密切相关,孕前的感染一般不会在孕后传给胎儿。

1. **孕早期感染** 孕早期因胎盘不成熟,不适于弓形虫的繁殖,胎儿传播率较低,但一旦感染多为重症,先天畸形发生率较高,可出现流产、早产和死胎,幸存者脑和眼损害明显,如脑积水、无脑儿、脑钙化、脉络膜视网膜炎等,即"弓形虫病四联症"。

2. **孕晚期感染** 胎儿传播率高,但损害相对轻。新生儿可出现急性弓形虫病的表现,如发热、贫血、皮肤斑丘疹或出血性皮疹、黄疸、肝脾大、肺炎等,神经系统多受累,表现为脑膜脑炎。亚临床感染者数年或数十年后可出现智力低下、听力障碍、白内障及脉络膜视网膜炎等。

【实验室检查】

1. **血清异性 IgM**　仅有 1/3 先天性弓形虫患儿可检出 IgM,有部分患儿由于母体抗体的存在而抑制其免疫反应,待被动输入的母体抗体逐渐消失,患儿免疫系统开始出现反应,从而延迟产生特异性 IgM 及 IgG 水平升高,故对怀疑感染的患儿应每隔 2 个月随访检测。

2. **培养分离原虫**　取血、脑脊液等标本作动物接种或组织培养分离原虫。PCR 法检测弓形虫 DNA 片段。

【治疗】　用螺旋霉素每天 100mg/kg,分 3 次口服,共 3 周。继以磺胺嘧啶每天 50 ~ 100mg/kg 分 3 ~4 次口服,乙胺嘧啶每天 1mg/kg,分 2 次口服,3 天后,改为隔天 1mg/kg,同时服叶酸 5mg,每周 3 次。3 周后又改服螺旋霉素,如此轮流使用一年。对有弓形虫脑炎或脉络膜视网膜炎者加用泼尼松每天 1mg/kg,分 2 次口服,用至脑脊液蛋白水平下降或危及视力的炎症消退。

第七节　新生儿寒冷损伤综合征

寒冷损伤综合征(cold injury syndrome)是由寒冷、体温过低引起的全身脏器损伤的一组综合征。如发生皮肤、皮下脂肪变硬,称为新生儿硬肿症(neonatal scleredema)。是新生儿期的危重急症,严重者发生多脏器功能衰竭。常发生在冬春寒冷季节,早产儿及生后不注意保暖者发病率较高。

【病因】

1. **内在因素**　①新生儿体温调节功能不完善:新生儿体温调节中枢发育不成熟,体表面积大,易于散热。产热主要依靠棕色脂肪的氧化代谢,新生儿棕色脂肪较少,能量贮备(如糖原)少,产热不足,新生儿还缺乏寒战的物理产热。因此,新生儿易发生低体温,早产儿、低出生体重儿更明显。②皮下脂肪组成特点:新生儿皮下脂肪中缺少饱和脂肪酸转变为不饱和脂肪酸的酶,饱和脂肪酸含量比不饱和脂肪多,熔点比较高,当皮下脂肪温度降低到一定程度时,易发生硬化和"凝固"。③新生儿红细胞相对较多,血液黏滞易引起微循环障碍。

2. **外在因素**　①寒冷:本症常发生在寒冷季节和地区。寒冷使末梢血管收缩,去甲肾上腺素分泌增多,促进棕色脂肪分解,随寒冷时间延长贮备耗竭,导致一系列生化和生理功能改变。寒冷刺激对新生儿的影响取决于多种因素,出生体重越低、胎龄越小、环境温度越低、暴露寒冷时间越长,越易发生硬肿症。②感染:重症肺炎、败血症、腹泻等严重感染。③其他:新生儿缺氧、低血糖会抑制棕色脂肪产热,易发生硬肿症。

【发病机制】

1. **能量代谢障碍**　寒冷应激使热量丧失,葡萄糖代谢率下降,能源耗竭。丧失产热能力,即使保温,体温仍将继续下降。

2. **循环障碍**　寒冷使交感神经兴奋,儿茶酚胺增加,外周小血管收缩,皮肤血流量减少,皮肤温度降低,出现肢冷,微循环障碍。严重者引起毛细血管通透性增加,血浆蛋白渗出,组织水肿,导致有效循环血量不足,同时寒冷使窦房结抑制,心率缓慢,心脏血液排出量下降,进入休克状态。

3. 凝血机制障碍　寒冷导致毛细血管壁受损,释放组织凝血活酶,血液浓缩,红细胞表面电荷减低导致红细胞聚集,血管内容易淤滞。同时 AT-Ⅲ因子、Ⅶ因子、血小板的减少,易发生出血倾向和 DIC。

4. 多脏器损害　寒冷损伤随体温下降,时间延长肾血流量减少导致肾衰竭。消化腺分泌抑制,肠蠕动减弱,导致胃肠功能衰竭。免疫细胞活性下降易发生感染。严重硬肿症患儿常发生肺出血,可能与下列因素有关:低温、感染、缺氧致血管内皮损伤,急性心功能不全导致出血性肺水肿。

【临床表现】　多发生在生后 1 周内,特别是早产儿,寒冷季节和地区易发生。硬肿也可发生在夏季及南方,多与感染因素有关。主要表现为不吃、不哭、低体温、皮肤硬肿、多脏器受累。

1. 低体温　全身及肢端冰凉,体温常<35℃,严重者<30℃;可用肛温-腋温差、肛温-肢端温差判断产热情况及休克状况。产热衰竭时腋温低于肛温,如肛温-肢温差大于 6℃提示发生休克。

2. 硬肿　皮脂硬化,皮肤紧贴皮下组织,不易提起,严重时肢体僵硬不能活动犹如硬象皮,皮肤呈紫红或蜡黄,有水肿者压之有轻度凹陷。硬肿常呈对称性,一般先累及下肢、臀部,然后是胸腹、背、上肢,最后累及面颊部。可按烧伤面积估算法估计硬肿面积,硬肿面积与脏器功能损伤程度关系密切。

3. 脏器功能损害　本症开始常不吃、不哭、反应低下,随体温降低,硬肿加剧,常伴循环功能障碍、心功能不全、心肌损害、DIC、肺出血、急性肾衰竭、酸中毒等多脏器功能不全表现。肺出血是硬肿症的重要死亡原因,患儿突然呼吸困难,青紫加重,继而发生肺出血。

【诊断】　根据病史和临床特点,硬肿症的诊断并不困难。但要仔细分析硬肿症的原因,不同原因导致的硬肿症,临床表现、严重程度有所不同,感染、窒息导致的硬肿症,低体温常不明显。同时要根据硬肿面积、脏器功能损害情况,评估硬肿症的严重程度(表7-9)。

表7-9　新生儿硬肿症病情分度

分度	肛温(℃)	腋-肛温差	硬肿范围*	脏器功能改变
轻度	≥35	负值	<20%	无明显改变
中度	<35	0 或负值	20%～50%	反应差、不吃不哭
重度	<35 或 30	负值	>50%	常发生休克、DIC、肺出血等

注:*硬肿范围按烧伤面积估计,头颈部 20%,双上肢 18%,前胸及腹部 14%,背部及腰骶部 14%,臀部 8%,双下肢26%

【治疗】

1. 复温　对低体温患儿,复温是治疗的关键,如低温持续时间延长,病情易于恶化。对轻中度患儿,置预热至中性温度的温箱内,一般在 6～12 小时使患儿恢复正常温度。对重度患儿,可先置于高于患儿体温 1～2℃的暖箱温度(不超过 34℃)开始复温,待患儿肛温恢复到 35℃时,将暖箱调至适中环境温度。

注意复温期间生命体征的监护,包括血压、心率、尿量、液量、呼吸等,预防复温中发生烫伤、肺出血。注意体温调节状态判断,以肛温为体温平衡指标,腋-肛温度为产热指标,密切观察复温后器官功能及电解质平衡。

2. **控制感染**　对有感染病史和临床表现者,考虑硬肿症与感染有关,应加强抗感染治疗。

3. **改善循环功能**　硬肿症患儿常发生微循环障碍或休克,在维持心功能前提下及时扩容、纠酸,使用血管活性药物,选用多巴胺每分钟 3 ~ 5μg/kg 或多巴酚丁胺每分钟 5 ~ 10μg/kg,严重病例需使用 654-2 每次 0.5 ~ 1mg/kg,30 分钟重复一次。

4. **防治 DIC**　硬肿症患儿易发生 DIC,在早期高凝状态即可使用肝素,每次 20 ~ 30U/kg,每 8 小时用 1 次,皮下注射,病情好转后逐步延长时间到停用。

5. **补充热量**　产热和复温需要足够的能量,开始按每天 209kJ(50kcal)/kg 并迅速增至 418.4 ~ 502.0kJ(100 ~ 120kcal)/kg,给予经口、部分或完全静脉营养。重症伴尿少,无尿或明显心肾功能损害,需严格限制输液速度和液量。

6. **防治脏器功能损害**　急性肾衰竭、尿少或无尿者在循环量保证前提下给呋塞米 1mg/kg。发生肺出血即给予气管插管,进行正压呼吸,同时给予血凝酶,或凝血酶原复合物及纤维蛋白原。

7. **其他**　可使用丹参,加强活血化瘀,也可用维生素 E。

【预防】新生儿出生后即应注意保暖,娩出后尽快擦干羊水,产房温度不应低于 26℃,尽早母乳喂养补充热量,转运中应有足够保暖措施。在宫内和产时存在感染高危因素时应给抗感染预防。

第八节　新生儿疾病筛查

新生儿疾病筛查(neonatal screening)是指通过相对简便的检查方法对某些危害严重但可以采取防治措施的新生儿疾病进行较大群体过筛,使这些疾病在临床症状尚未表现之前或表现轻微时,得到早期诊断,早期治疗,避免重要脏器发生不可逆性损害,导致死亡或生长智能发育落后。因此,新生儿疾病筛查已成为降低新生儿患病率和后遗症发生率、提高人口质量的一项极其重要的公共卫生政策。我国新生儿疾病筛查始于 1981 年,最早从遗传代谢性疾病筛查开始,1994 年颁布的《母婴保健法》明确提出了在全国逐步推广新生儿疾病筛查。1999 年正式成立了中华预防医学会儿童保健分会新生儿疾病筛查学组,标志着我国新生儿疾病筛查工作正迅速发展。目前我国法定新生儿筛查疾病有遗传代谢性疾病筛查、听力筛查、早产儿视网膜病筛查。

新生儿疾病筛查是一项系统工程,必须建立相应的制度,对筛查的对象、过程和方法进行规范管理。对纳入筛查对象的新生儿进行登记,建立登记表,建立随访制度,加强对筛查医务人员的培训等。

(一)新生儿遗传代谢性疾病筛查

新生儿遗传代谢病筛查(screening of inherited metabolic diseases)是指对某些遗传代谢性疾病在新生儿期进行筛查,做到早期诊断、早期治疗。新生儿疾病筛查最早是从遗传代谢病筛查开始,目前我国规定,所有新生儿出生后都要纳入遗传代谢病筛查。主要筛查疾病有苯丙酮尿症、先天性甲状腺功能减退,根据地域特点不同,有些地区还增加筛查病种,如先天性肾上腺皮质增生症、葡萄糖-6-磷酸脱氢酶缺乏症(G-6-PD)等。近年,由于筛查技术的发展,发达国家开展串联质谱技术的方法,可以筛查数十种遗传代谢性疾病,我国少数大城市也开展串联质谱技术,对高危新生儿进行筛查。

【筛查对象】

1. **基本筛查** 筛查对象为所有活产新生儿。

2. **扩展筛查** 筛查对象为高危新生儿,包括在新生儿期已出现非特异性临床表现、危重病例、有遗传代谢病家族史等。

【筛查疾病种类】新生儿筛查疾病的种类依种族、国家、地区而别,还与科学技术的发展、经济及教育水平有关。

1. **苯丙酮尿症(phenylketonuria,PKU)** 属常染色体隐性遗传,由于苯丙氨酸羟化酶的缺失所致,因尿中排出大量的苯丙酮酸而命名,本病可导致患儿智力低下和运动障碍,我国发病率约为1:11 180。新生儿期无特殊的临床表现,有些可出现喂养困难和呕吐,新生儿筛查是早期诊断的有效方法。

新生儿开奶3天后采集毛细血管血,置于滤纸片上晾干待测。血苯丙氨酸浓度可采用Guthrie细菌生长抑制方法半定量测定,亦可用荧光测定法定量测定。正常小儿血苯丙氨酸浓度<0.12mmol/L(2mg/dl),当血苯丙氨酸浓度>0.24mmol/L(4mg/dl)时,应复查并用定量法(氨基酸分析、高效液相法、荧光法)精确测定。典型PKU的血苯丙氨酸浓度>1.2mmol/L(20mg/dl),0.12~0.36mmol/L(2~6mg/dl)为轻度高苯丙氨酸血症,0.36~1.2mmol/L(6~20mg/dl)为中度高苯丙氨酸血症。用高效液相色谱仪进行尿蝶呤分析可鉴别典型和非典型PKU(BH$_4$缺乏)。

早产儿或少数足月儿可因苯丙氨酸羟化酶成熟迟缓,血苯丙氨酸水平可暂时升高,筛查试验可呈阳性,生后随着酶的成熟,血苯丙氨酸水平可降至正常。

2. **先天性甲状腺功能减退症(congenital hypothyroidism,CH)** 简称"先天性甲低",由于甲状腺轴的发生、发育、功能障碍和代谢异常而导致甲状腺功能减退。我国发病率约为1:3624。本病分为两类:一类为散发性甲低,系因甲状腺发育不足或甲状腺激素合成途径中酶缺乏所致,少数有家族史;另一类为地方性甲低,多见于甲状腺肿流行地区,因该地区水、土壤和食物中缺碘所致。先天性甲低新生儿可无症状,或仅有可疑症状,如低体重、心率缓慢、少动、生理性黄疸延长、喂养困难、顽固性便秘等。新生儿症状不典型,早期诊断依赖于筛查。

新生儿出生3天后,采用干血滴纸片检测促甲状腺素(TSH)浓度,若结果>20mU/L再采集血样本测定血清T$_4$和TSH,若血清T$_4$降低,而TSH明显增高时可确诊。疑有TSH和促甲状腺素释放激素(TRH)分泌不足的患儿,可行TRH刺激试验,如TSH反应水平低,可考虑垂体TSH缺乏;若TSH反应高峰正常,则提示下丘脑病变。

3. **葡萄糖-6-磷酸脱氢酶缺乏症(G-6-PD)** 为X性联不完全显性遗传病,新生儿期临床表现为溶血性贫血和高未结合胆红素血症,重症可导致胆红素脑病。发病诱因为感染、窒息缺氧、酸中毒和使用氧化剂类药物,如维生素K$_3$、维生素C、阿司匹林、磺胺类等。

G-6-PD缺乏症的筛查试验常采用3种方法:荧光斑点法、硝基四唑氮蓝(NBT)纸片法和高铁血红蛋白还原试验,其中荧光斑点法的敏感性和特异性均较高。新生儿生后3天采集足跟血滴于滤纸片上,进行荧光斑点法筛查。对可疑的患儿,再进行G-6-PD活性定量测定,正常值因测定方法而异:①WHO标准定量法为(12.1±2.09)IU/gHb;②NBT定量法为13.1~30.0NBT单位;③G-6-PD/6-PGD比值测定,正常人>1.30,杂合子1.0~1.29,显著缺乏者<1.0,此测定方法可提高杂合子检出率,女性杂合子检出率可高达70%~90%。

4. **先天性肾上腺皮质增生症(CAH)** 为常染色体隐性遗传病,是由于肾上腺皮质激素合成过程中,所需酶先天性缺陷所致的一组疾病。因肾上腺皮质醇合成受阻,通过负反馈作用,促肾上腺皮质激素(ACTH)分泌增加,导致肾上腺皮质增生。21-羟化酶(21-OHD)缺乏是 CAH 中最常见的类型,占 90% ~95% 。根据 21-OHD 缺乏程度,临床上可分为失盐型(严重缺乏)、男性化型(不完全缺乏)和不典型型。失盐型患儿生后不久即出现肾上腺皮质功能减退和失盐症状,新生儿常于生后 1 ~4 周出现精神萎靡、厌食、呕吐、低钠血症、高钾血症、脱水和代谢性酸中毒,若诊断治疗不及时则可发生循环衰竭。

该病筛查主要是对 21-羟化酶缺乏的筛查诊断。新生儿于生后 2 ~5 天足跟采血,滴于滤纸片上,通过酶联免疫吸附法、荧光免疫法等测定 17-羟孕酮(17-OHP),以筛查 21-羟化酶缺乏。一般筛查时,17-OHP>500nmol/L 为典型 CAH,150 ~200nmol/L 可见于各种类型的CAH 或假阳性。阳性病例通过测定血浆皮质酮、睾酮、脱氢表雄酮(DHEA)和 17-OHP 等以确诊。新生儿 CAH 筛查能使 70% 的 21-羟化酶缺乏患儿在临床症状出现前得以早期诊断。

5. 其他疾病　随着串联质谱技术的开展,筛查的病种越来越多,我国少数地区已开展串联质量谱技术,对高危新生儿进行遗传代谢疾病筛查,可以筛查 30 多种遗传代谢疾病。

发达国家新生儿遗传代谢疾病筛查病种比较多,有些国家达到 100 多种,包括氨基酸代谢病、有机酸代谢紊乱、脂肪酸代谢异常及肉碱代谢紊乱等。有些国家还开展了神经母细胞瘤、糖尿病、脂蛋白血症、镰状细胞性贫血等的筛查。

(二) 新生儿听力筛查

新生儿听力障碍(hearing loss)是常见的出生缺陷,严重影响听觉、言语发育进程,影响认知、学习、社会交流以及心理等方面的发育。新生儿听力筛查(hearing screening)是实现听力障碍早期发现、早期诊断和早期干预的有效途径。目前,新生儿听力筛查已从单一的听力筛查,发展为集筛查、诊断、干预、随访、康复训练及效果评估为一体的系统化社会工程。新生儿听力筛查的有序实施需要产科、新生儿科、耳鼻咽喉科、听力学、听觉言语康复科学协同工作。

【筛查对象】

1. 正常出生新生儿于出生后 48 小时至出院前完成初筛,未通过者及漏筛者应于 42 天内再进行双耳复筛。复筛仍未通过者,应当在出生后 3 个月龄内转诊至省级卫生行政部门指定的听力障碍诊治机构接受全面诊断。

2. 新生儿重症监护病房(NICU)的婴儿,出院前应进行自动听性脑干反应(AABR)筛查,未通过者直接转诊至听力障碍诊治机构。

3. 具有听力损失高危因素的新生儿,即使通过听力筛查也应当在 3 年内每 6 个月进行随访 1 次,在随访过程中怀疑有听力损失时,应当及时到听力障碍诊治机构就诊。新生儿听力损失高危因素包括:①新生儿重症监护病房(NICU)住院超过 5 天;②儿童期永久性听力障碍家族史;③巨细胞病毒、风疹病毒、疱疹病毒、梅毒或毒浆体原虫(弓形体)病等引起的宫内感染;④颅面形态畸形,包括耳廓和耳道畸形等;⑤出生体重低于 1500g;⑥高胆红素血症达到换血要求;⑦病毒性或细菌性脑膜炎;⑧新生儿窒息(Apgar 评分 1 分钟 0 ~4 或 5 分钟 0 ~6 分);⑨早产儿呼吸窘迫综合征;⑩体外膜肺氧合;⑪机械通气超过 48 小时;⑫母亲孕期曾使用过耳毒性药物或袢利尿剂,或滥用药物和乙醇;⑬临床上存在或怀疑有与听力障碍有关的综合征或遗传病。

4. 在尚不具备条件开展新生儿听力普遍筛查的机构,应当告知新生儿监护人在 3 月龄内,将新生儿转诊到有条件的筛查机构完成听力筛查。

【筛查方法】操作步骤:①清洁外耳道;②受检儿处于安静状态;③严格按技术操作要求,采用筛查型耳声发射仪或自动听性脑干反应仪进行测试。

【诊断】

1. 复筛未通过的新生儿应当在出生 3 个月内进行诊断。

2. 筛查未通过的 NICU 患儿应当直接转诊到听力障碍诊治机构进行确诊和随访。

3. 听力诊断应当根据测试结果进行交叉印证,确定听力障碍程度和性质。疑有其他缺陷或全身疾病患儿,指导其到相关科室就诊;疑有遗传因素致听力障碍,到具备条件的医疗保健机构进行遗传学咨询。

4. **诊断流程** ①病史采集;②耳鼻咽喉科检查;③听力测试,应当包括电生理和行为听力测试内容,主要有:声导抗(含 1000Hz 探测音)、耳声发射(OAE)、听性脑干反应(ABR)和行为测听等基本测试;④辅助检查,必要时进行相关影像学和实验室辅助检查。

【干预】对确诊为永久性听力障碍的患儿应当在出生后 6 个月内进行相应的临床医学和听力学干预(如助听器专业验配等),为早期听觉言语康复创造条件。婴幼儿听力损失的早期干预和康复指导应由经验丰富的耳鼻咽喉科医师、听力学家、助听器验配师、特殊教育专家、言语病理学家共同承担。

对使用人工听觉装置(如助听器等)的婴幼儿,应接受专业的听觉及言语康复训练及相应指导,并定期复查。

【随访和监测】

1. 筛查机构负责初筛未通过者的随访和复筛。复筛仍未通过者要及时转诊至诊治机构。

2. 诊治机构应当负责可疑患儿的追访,对确诊为听力障碍的患儿每 6 个月至少复诊 1 次。

3. 所有 3 岁内的婴幼儿在保健专家或家长感到异常时,都应使用有效的评估手段进行整体发育评估,包括各发育阶段指标的常规监测、听力技能及双亲所关心的问题等。对于听觉及言语发育观察表检查或简易听力计测听未通过,或双亲及监护人对其听力或言语感到有问题的婴幼儿,都应推荐到当地指定的耳鼻咽喉科或听力学中心进行听力学评估和言语-语言评估。

(三)早产儿视网膜病筛查

根据世界卫生组织统计,早产儿视网膜病(ROP)已成为儿童致盲的重要原因,各国都加强了对 ROP 的防治,目前对 ROP 防治的关键环节是积极预防、早期诊断、及时治疗。其中早期诊断的主要方法是建立筛查制度,对存在 ROP 高危因素的早产儿进行眼底筛查。根据 2004 年国家卫生计生委(原卫生部)制定的《早产儿治疗用氧和视网膜病变防治指南》规定,我国要建立早产儿 ROP 筛查制度,经过 10 年努力,ROP 筛查制度逐步建立。我国每年有 100 万高危早产儿需要筛查,工作量非常巨大,而全国各地发展也不平衡,许多基层医院还不具备开展筛查的条件,对筛查的重要意义认识还不够。因此需要进一步完善早产儿视网膜病的筛查制度。

【筛查目的与意义】

1. **ROP 的高发生率** 流行病研究证实 ROP 发病率与出生体重及胎龄成反比,出生体重越低,胎龄越小,ROP 发病率越高,病情越严重。ROP 主要发生在出生体重<1500g 的极低出生体重儿,发生率为 15% ~20%,出生体重<1251g 的早产儿为 65.8%,<1000g 的早产儿为 81.6%。由于 ROP 的高发生率,开展普遍筛查对早期诊断具有重要意义。

2. **ROP 早期诊断治疗的意义**　1 期和 2 期 ROP 为疾病早期,一般不需要立即治疗,需严密观察。而 4 期和 5 期 ROP 为晚期,治愈成功率比较低,视力损害和致盲发生率均非常高。3 期为治疗的关键,如发现 3 期病变即开始治疗,疗效比较好,大部分可以避免致盲。及时发现 3 期病变是早期治疗的关键,而早期诊断 ROP 最好的办法就是开展普遍筛查。因此,建立筛查制度,在合适的时机进行眼底检查,成为 ROP 早期诊断及治疗的关键。

【筛查对象】2004 年国家卫生计生委(原卫生部)制定了《早产儿治疗用氧和视网膜病变防治指南》,明确规定我国目前 ROP 的筛查对象是:①胎龄<34 周或出生体重<2000g 的所有早产儿;②出生体重>2000g 的早产儿,但病情危重曾经接受机械通气或 CPAP 辅助通气,吸氧时间较长者。

【筛查方法】

1. **首次筛查时间**　初次筛查的时间最好同时考虑生后日龄和纠正胎龄,尤其是纠正胎龄与严重 ROP 出现的时间更相关,出生时胎龄越小者发生 ROP 的时间相对越晚。多数国家规定纠正胎龄 31~32 周时应开始进行眼底检查。我国《指南》规定,首次筛查时间为生后 4~6 周。

2. **筛查医师**　应为有足够经验和 ROP 相关知识的眼科医师进行,同时应有一名新生儿专科医师和一名护士在场,互相配合和帮助,共同完成筛查。

3. **筛查仪器**　①眼底镜;②眼底数码相机。

4. **随访方案**　随访频度应根据上一次检查的结果,由眼科医师决定,直至纠正胎龄 44 周,视网膜完全血管化。

（四）新生儿其他疾病筛查

近年新生儿疾病筛查范围不断扩展,已开展了许多其他疾病的筛查,使新生儿疾病筛查更加完善。

1. **新生儿先天性心脏病筛查**　对所有新生儿出生后听心脏杂音,并测定经皮血氧饱和度,可以有效筛查出先天性心脏病。

2. **新生儿免疫功能筛查**　对新生儿进行免疫功能筛查,可以早期发现一些重要的免疫缺陷疾病,做到早期治疗。

3. **滥用药物筛查**　母亲妊娠期或哺乳期滥用药物(drug abuse)可对新生儿产生毒性作用。母亲疑有滥用药物史时,应作新生儿尿液筛查。

4. **发育性髋关节发育不良筛查**　发育性髋关节发育不良(developmental dysplasia of the hip,DDH)以往称为先天性髋关节脱位,是儿童最常见的髋关节疾病,发病率 1.5‰ ~20‰。DDH 并非先天发病,而是出生时髋关节结构存在异常并在出生后发育过程中不断恶化的病变,早期诊断非常重要。髋关节超声,结合临床髋关节检查,可以更好地早期诊断和早期干预,是 DDH 病变控制和获得良好疗效的关键。

第九节 新生儿随访

新生儿随访(neonatal follow up)是指新生儿出院后,定期来医院接受检查、评估、咨询和治疗。所有高危新生儿出院后都应该定期来医院随访。目前,新生儿随访以早产儿为主,早产儿出院后仍面临许多问题,患病率高,甚至死亡,后遗症多,早产儿的医疗照顾是一个长期的连续过程,住院治疗只是第一个阶段,随访是住院医疗的继续,需要较长时间。因此,早产儿出院后随访更为重要。

1. **随访的目的** ①继续完成治疗:有些疾病治疗疗程比较长,住院期间未完成治疗措施,出院后需在门诊继续治疗;②观察和评估近期疗效:有些疾病住院期间已完成治疗,但疗效有待进一步观察,需出院后继续观察疗效;③观察和评估远期预后:早产儿、脑损伤等患儿后遗症发生率比较高,通过随访有助于早期发现、早期干预,减轻伤残程度。

2. **随访的组织管理** ①地点场所:新生儿随访必须有一个单独的门诊区域,要有足够的空间,有基本的配套设施。②医务人员:以新生儿科医师和护士为主,因为住院和出院医疗是一个连续过程,新生儿医师更加了解病情变化。其他专业医师要参与,如儿童保健、营养、神经科、内分泌科、康复科、呼吸科等医师。③随访管理:随访门诊要严格管理,包括预约系统、病例档案和信息化管理。

3. **随访对象** 原则上所有高危新生儿出院后都需要随访,但目前阶段主要是出院后需要继续治疗,或需要继续观察疗效,或需要监测后遗症的新生儿。主要包括:①新生儿呼吸疾病:主要是支气管肺发育不良,病程很长,并发症多,容易继发哮喘和呼吸道感染,需要长期随访。②新生儿黄疸:近年产科产妇住院时间很短,一般只有 3～4 天,新生儿随母出院,但有些新生儿黄疸的高峰在生后 5～7 天,所以新生儿出院后还随访胆红素。有些阻塞性黄疸出院后需要随访。③新生儿感染疾病:中枢神经系统感染、宫内感染(如先天性梅毒、CMV感染等)出院后都必须继续随访,观察医疗指标。④新生儿脑损伤:颅内出血、缺氧缺血性脑病、脑梗死等出院后都需要定期随访。⑤新生儿惊厥:有些惊厥患儿出院时原因仍不清楚,出院后必须继续随访,在 2～3 个月后复查脑电图和 MR 等检查,以明确病因。⑥新生儿代谢性疾病:许多先天性代谢性疾病出院后必须长期随访。⑦早产儿:新生儿随访主要从早产儿随访开始,早产儿出院后必须长期随访,早产儿是新生儿随访门诊的主要患者。⑧其他:大于胎龄儿、小于胎龄儿等。

4. **随访时** 一般 6 个月以内的婴儿每月 1 次,6～12 个月每 2 个月 1 次,12～24 个月每6 个月 1 次,然后可以 1 年 1 次。随访的几个关键时间:①出院后 7～10 天:评估新生儿疾病恢复情况和是否适用家庭的环境。②矫正年龄 3～6 个月:证实有无追赶生长和需要早期干预的神经学异常。③矫正年龄 12 个月:证实是否存在脑瘫或其他神经学异常的可能性,也是第一次进行智力发育评估的最佳时机。④矫正月龄 18～24 个月:大多数暂时性神经学异常都将消失,大多数可能的追赶生长也都发生,可作出儿童最终生长发育的预测,和确诊重大伤残如脑瘫、中重度精神发育迟滞的存在。⑤3 岁:可更好地进行认知和语言功能评估,进一步确认儿童的认知功能。⑥远期:有些新生儿需要远期随访,如早产儿、脑损伤患儿、小于胎龄儿等。需要随访到学龄期,观察学习情况、心理、社交等,有些需要随访到青春期,观察内分泌代谢情况。

5. 随访项目和内容

（1）生长发育:在出院后早期随访中,应定期测量体格发育指标,身高、体重、头围、胸围等。

（2）营养指导:在早产儿、危重新生儿出院后早期随访中,营养指导非常重要,在新生儿随访门诊开设营养专项指导,指导正确喂养,监测营养指标,监测体格生长指标,监测血常规,使患儿营养状况保持在正常范围。

（3）甲状腺功能:极低出生体重儿容易发生暂时性甲状腺功能减退,影响生长发育,发生脑损伤。出院后需继续监测甲状腺功能。

（4）听力筛查:听力筛查应在出院前进行,如果没有通过应该定期复查。所有听力障碍的婴儿都应在3个月前被发现,6个月前予以干预。宫内病毒感染的听力障碍常为进行性发展,即使新生儿期听力筛查通过的孩子也应在12～24个月时复查。

（5）眼科及视力检查:出生体重<2000g的早产儿,要完成早产儿视网膜病（ROP）随访。ROP阈值病变开始的高峰时间是矫正胎龄38周,90%的急性ROP患儿的病变退化开始于矫正胎龄44周时。首次筛查时间是生后4～6周或矫正胎龄32周,直至急性ROP完全消退。

所有高危新生儿都应在12～24个月之间复查视力。近视是早产儿童常见的屈光不正。早产儿脑损伤患儿常表现为远视和散光。有ROP或伴有不可逆脑干或纹状体损伤的颅内出血也增加斜视的危险。弱视是与视皮质发育不良有关的视觉丢失,通常是由于某些类型的视觉剥夺而没有器官的损伤,这种视觉丢失在某些患儿中可以通过早期治疗而恢复。

（6）运动功能检查:运动功能障碍是新生儿脑损伤和早产儿主要后遗症之一,要早期发现运动功能障碍。运动功能评估方法:①新生儿行为神经测定（neonatal behavioral neurological assessment,NBNA）:这是吸取美国Brazelton新生儿行为评估和法国Amiel-Tison神经运动评估等方法的优点,结合国内的经验建立的我国新生儿20项行为神经测查方法,能较全面反映新生儿的大脑功能状态,有助于发现各种有害因素造成的轻微脑损伤。用于早产儿测查时,需在矫正胎龄满40周后再做。②全身运动运动（GMs）质量评估:这是奥地利发育神经学家Prechtl根据早产儿、足月儿和生后数月内的小婴儿的自发运动特点提出的一种提示脑功能障碍的评估方法,通过定期的GMs质量评估可帮助早期（生后3～4个月）预测痉挛性脑瘫的发生。③Amiel-Tison神经学评估（Amiel-Tison neurologic assessment）:法国神经学家Amiel-Tison根据婴儿第一年中的肌张力变化建立的一种在矫正胎龄40周时及以后进行的简单的神经运动功能检查方法,有助于早期发现运动落后、反射、肌张力和姿势异常。

（7）智能发育评估:新生儿随访过程中定期评估智能发育状况,早期发现智能障碍。智能发育评估方法比较多,根据实际情况选择:①婴幼儿智能发育测试（children's developmental center of China,CDCC）:此测试方法是具有中国特色的0～3岁婴幼儿发育量表。检测结果以智力发育指数（MDI）和心理运动发育指数（PDI）来表示。②盖泽尔发育诊断方法（Gesell Development Diagnosis）:为诊断量表,适用于4周～6岁的儿童。5个行为领域的发育水平用发育商表示,低于75诊断为发育落后,76～85为边缘状态,85以上为正常。

2 个以上领域存在发育落后可诊断为全面发育落后。③贝利婴儿发育量表(Bayley Scale of Infant Development Ⅱ):为诊断量表,适用于 1～42 个月的婴幼儿,主要有两个分量表,即心理量表和精神运动分量表,结果以指数表示,分别为 MDI 和 PDI。④个别领域发育量表:Peabody 运动发育量表,用于 0～6 岁儿童,包含粗大和精细运动两个分量表。Alberta 婴儿运动量表(Alberta Infant Motor Scale,AIMS):适用于 0～18 个月从出生到独立行走这段时期的婴儿,评估婴儿运动发育的工具。汉语沟通发展量表:采取家长访谈方式,对 8～30 个月的婴幼儿早期语言发展水平进行评估。

(8) 心理发育评估和指导:早期心理指导。

(陈　超)

第八章

儿童眼、耳及口腔保健

第一节 眼 保 健

一、儿童视功能发育特点

（一）正常视功能发育特点

婴儿出生后，两眼球的解剖结构发育已接近完成，但功能尚未成熟。在其不断的生长发育过程中，逐渐成熟，最终达到成人状态。其视力发育过程，详见第三章儿童心理发展的感知觉发展。

学者 J. Lvwton Smith 观察并记录 1~5 岁儿童视力的情况大致是：1 岁 20/200（0.1）、2 岁 20/40（0.5）、3 岁 20/30（0.6）、4 岁 20/25（0.8）、5 岁 20/20（1.0）。我国目前确定的不同年龄儿童正常视力下限为：3~5 岁为 0.5，6 岁及以上为 0.7。

（二）视功能发育异常

眼睛的结构与视功能的发育过程与身体其他器官一样，在正常情况下是比较稳定的。但如果受到内、外环境中各种有害因素的影响，则可发生异常，导致畸形或先天异常，出现视功能障碍。

1. **小眼球（microphthalmia）** 由于原始视泡发生障碍引起眼球发育停滞而致，多并发角膜混浊、白内障、小晶状体、球状晶状体、远视等异常。

2. **眼组织缺损（coloboma）** 由于胚裂闭合不全所引起的虹膜、睫状体、脉络膜、视网膜、视神经等部分组织缺损。多有严重的视力障碍、斜视、眼球震颤等合并症。

3. **眼白化症（albinism）** 为先天性遗传性色素缺乏所致，表现为色素膜缺损、眼球震颤；同时伴有近视性散光及黄斑发育不全，视力显著减退。

4. **全色盲（achromatopsia）** 在视网膜视锥细胞内，存在分别对红、绿、蓝光敏感的三种感光物质，当这些物质部分或全部缺损时，可引起先天性色盲。先天性色盲者中红、绿色盲者多见，蓝色盲比较少见，全色盲则更罕见。先天性色盲是一种由 X 染色体隐性遗传的色觉障碍，男性发生率约 5%，女性发生率不足 1%。患者对颜色不能识别、Sloaw 色盲试验测定不能完成，暗适应 ERG 缺损，常合并弱视、眼球震颤、光感敏症等；视力往往很差，多低于 0.1。

5. **先天性青光眼（hydrophthalmoscongenitas）** 是因角、巩膜连接处的分化异常所致的畸形。由于引流异常，或由于前房角有永存的胎生中胚层，或者两种因素同时存在，导致正常的房水向外引流受阻，从而使眼内压升高和眼球扩大，最终视神经乳头产生明显的病理凹陷。这是一种致盲率较高的眼病。

6. **先天性白内障**（congenital cataract） 是最常见的、出生时即已发生的先天性眼部畸形。在我国,这是致盲的首位病因。

7. **先天性黄斑缺损**（congenital macular coloboma） 是黄斑的先天性发育缺陷。一般认为是在胚胎期由于某些病原菌感染所致,常伴有眼球震颤,多有中心视力严重障碍。

二、视力异常

视力异常主要包括视力低下及低视力。视力低下是指裸眼远视力低于相应年龄的正常值。各种屈光不正和眼病,如远视、近视、斜视和弱视等均可造成儿童的视力低下。低视力（low vision）是指双眼的视功能减退达到一定程度,且不能用药物、手术或常规的屈光矫正方法（不包括+4.00D 以上的阅读眼镜、针孔镜或望远镜等）来提高视力,从而使其生活和工作能力丧失者。

（一）远视

远视（hypermetropia,hyperopia）即眼在调节放松的状态下,平行光线（一般认为来自 5m 以外）经过眼的屈光系统后,所聚成的焦点位于视网膜之后,因而在视网膜上不能形成清晰的像。≤+3.00D 的远视称为低度远视;+3.25D ~ +5.00D 为中度远视;+5.00D 以上为高度远视。

【分类与原因】

1. **轴性远视** 由于眼球前后轴较短所引起的远视。儿童大多数远视眼为轴性远视。

婴儿出生时由于眼球前后轴短,屈光度为 2.00 ~ 3.00D,为生理性远视。之后其远视程度随年龄增长、眼球发育而逐渐减低,直到青春期时变为正视。眼球前后轴每缩短 1mm 约产生+3.00D 远视。

在下述病理情况下,也可使眼球前后轴变短而引起远视:①眼眶肿瘤或炎症组织压迫眼球后极;②视网膜脱离使网膜前移;③视神经乳头水肿使视网膜前移。

2. **曲性远视** 由于各种原因,如先天性扁平角膜、外伤等,使角膜或晶状体等屈光面弯曲度变小,从而使屈光力下降。一般角膜曲度半径每增加 1mm,可产生+6.00D 远视。

3. **指数远视** 常由于晶状体、房水、玻璃状体屈光指数变化所引起,如老花眼,即老年人眼晶状体屈光指数生理性下降所致。

【临床表现】

1. **视力减退** 6 岁以下低、中度远视的儿童由于调节能力很强,一般不表现出视力下降。但随着年龄增大、调节力逐渐减退、阅读量增加、阅读字体变小,特别是重度远视者会出现视力减退现象。

2. **弱视** 由远视引起的屈光不正性弱视占弱视患儿的 80% ~ 90%,一般发生在高度远视,且在 6 岁前未给予适当矫正的儿童。

3. **内斜视** 远视者未进行屈光矫正时,为了获得清晰的视力,在视远时即开始使用调节,视近时使用更多的调节,从而产生内隐斜或内斜视。当内斜视持续存在时,会引起斜视性弱视。

4. **眼睛疲劳** 6 岁以内儿童低、中度远视的儿童因为其调节幅度很大,近距离阅读的需求也较少,一般无任何症状。6 岁以后特别是 10 岁以后由于阅读量增加、阅读字体变小,开始出现视觉症状,例如眼酸、眼球或眼眶疼痛等;年龄再增大或重度远视者还可出现落泪、畏光、眼前闪光、复视以及眩晕、恶心、呕吐、记忆力减退、失眠等。

【矫治】

1. 矫正方法 需配用远视眼镜(凸透镜)。

(1) 6 岁以下的轻度远视一般属生理性,不必配镜矫正。但如出现视力减退、视疲劳症状或斜视(隐性或显性斜视),即使轻度远视也应散瞳验光、配镜,进行早期矫正,以预防斜视性弱视的发生。对高度远视患儿,更应及时验光配镜进行矫正。

(2) 6~16 岁儿童的远视,应散瞳验光配镜。超过+3.00D 者,应经常戴用矫正眼镜;低于+3.00D 者,若临床症状不明显,可只在看书时戴;如出现明显的视力减退、视力疲劳或斜视,轻度远视也应戴镜矫正。

(3) 16 岁以上的远视是否矫正,需根据视力、症状、工作性质或用眼情况决定。一般年龄越大,调节能力越差,越需配镜来矫正,尤其是读书写字或从事近距离工作时。

2. 配镜原则 矫正越完全(即散瞳验光确定的应矫正的度数配得越足),效果越好,但常以戴镜以后感到舒适、症状消失、视力正常为标准,应根据具体情况酌情调整。

(1) 儿童作屈光检查应在用阿托品麻痹睫状肌的情况下进行。配镜的屈光度应从客观检查的结果中减去+1.50~+2.00D,以适应睫状肌的张力,但有斜视或眼睛疲劳明显时,应完全矫正。

由于儿童远视常随年龄增长逐渐过渡到正视,因此应定期(一般 2~6 岁每 6 个月 1 次,6 岁以上每年 1 次)散瞳验光,根据远视减轻情况及时更换合适的眼镜,以避免因长期矫正过多而引起近视。

(2) 16 岁以上远视若无明显症状,验光可在不散瞳(未麻痹睫状肌)条件下进行,一般应配足镜片的度数,以使眼睛获得最佳视力。

【预防】

1. 提供平衡膳食,保证合理营养。

2. 注意用眼卫生,减轻调节紧张和过度辐辏(多在户外活动,多视远处物体,避免注视过近、细小的物体)。

3. 定期检查视力,及时矫正可能出现的异常,预防斜视和弱视的发生。

(二) 近视

近视(myopia)是指眼在调节放松状态下,平行光线(即来自 5m 以外)经过眼的屈光系统后,所聚成的焦点位于视网膜之前,以致看远时物像在视网膜上形成一个模糊的弥散环而视物不清。临床上将 ≤ -3.00D 的近视称为轻度近视;-3.25~-6.00D 为中度近视;>-6.00D 为高度近视。

【发生原因】目前认为系由遗传和环境两大因素综合作用所致。

1. 遗传因素 系常染色体隐性遗传。研究显示,家系中双亲均有高度近视的家庭,子代患高度近视者为 100%;双亲之一有高度近视者,子代患高度近视者 57.5%;双亲表现正常者,子代患高度近视者为 21.3%。

2. 环境因素

(1) 视觉方面:①近距离注视;②低亮度色光,特别是蓝光可引起高度近视;③视觉图像:眼睛的视觉功能需经常受到视觉图像的刺激才可维持正常。

(2) 非视觉方面:①睫状肌过度收缩:在昏暗光线下、走路、乘车看书或长期近距离用眼;②眼外肌压迫:经常过近看书,长期压迫内直肌可能导致眼轴延长;③饮食与营养:蛋白质缺乏可诱发近视,过量吃糖可影响晶状体的代谢导致近视;④温度:临床上常可观察到儿童高热之后近视度数增加,动物实验也观察到这种现象。

【分类及特点】

1. **病理性近视**　主要特点:①发病年龄早,近视度数高,常在-6.00D以上,从儿童或青少年开始直到成年后眼轴仍不断加长,近视呈进行性发展;②家族性遗传因素较明显;③视力矫正不良;④由于眼轴不断加长,巩膜向后扩张,可导致后巩膜葡萄肿及眼底改变;⑤晚期易发生一些并发症,如黄斑出血、视神经萎缩、玻璃体液化或混浊、视网膜脱离等。

2. **单纯性近视**　主要特点:①多在青少年时期发生,一般为中、低度(小于-6.00D),到成年后屈光度即稳定下来,不再发展;②家族遗传因素不很明显;③用适当的镜片可将视力矫正至正常;④眼球、眼底改变不明显,一般不出现并发症。

【临床表现】

1. **远视力降低、近视力正常**　在不使用阿托品等睫状肌麻痹剂时,如远视力<1.0(对数视力表<5.0)、近视力(33cm处)≥1.0即为近视。

2. **视疲劳**　如眼胀痛、头痛、恶心等。

3. **外斜视与弱视**　由于看近时不用或少用调节,以致集合功能相应减弱,日久可发生外隐斜或外斜视;外斜视患儿视物时,因不能形成双眼单视,还可引起弱视。

4. 高度近视者往往发生玻璃体混浊或液化,以致眼前常感黑影飘浮;高度轴性近视者因眼球前后轴过长,外观可呈现眼球突出状态。

5. **眼底改变**　病理性近视患者可出现豹纹状眼底、巩膜后葡萄肿;黄斑区可出现色素增生及出血。此外,在视网膜周边部可出现囊样变性,并易发生裂孔和视网膜脱离。

【矫治】首先应鉴别真、假性近视。对裸眼远视力<1.0、近视力≥1.0的13岁以下儿童,用1%阿托品滴眼以麻痹睫状肌,每天1次,连续3天。然后用检影法检查屈光度:凡近视度消失,呈现为正视或远视者为假性近视。假性近视不应配戴近视眼镜,采取放松、缓解睫状肌痉挛的方法即可矫正。

真性近视的矫正与治疗:

1. **光学矫正**　应配戴凹透镜进行矫正,配镜和戴镜原则为:①配镜度数应以"获得较好视力"的最低度数为原则;②凡视力在0.8以下者均应配戴眼镜;如不影响学习和工作,可暂不配戴或只在看远物时佩戴;③中、高度近视的眼睛初次配镜时,由于眼睛不能立即适应完全矫正所需的度数,可采取分次配镜、逐步给足度数的方法;④高度近视者或屈光参差明显者(两眼屈光度在2.00D以上)可配戴角膜接触镜,以避免高度凹透镜使视网膜物像过小或视网膜成像大小差异太大、融合困难所造成的屈光参差性弱视。

2. **屈光手术**　目前常用准分子激光屈光性角膜切削术、准分子激光原位角膜磨镶术。手术疗法有利有弊,应持慎重态度;手术年龄一般要求在18周岁以上且无特殊职业要求者。

3. **角膜矫形接触镜(OK镜)**　也称角膜塑形镜,是一种特殊设计的角膜接触镜(隐形眼镜),戴镜时通过机械压迫使角膜中央变平,可暂时性降低近视度数(-1.50~-5.00D),提高裸眼视力,对控制儿童和青少年近视进展有一定的作用;但不能治愈近视,且必须坚持长期使用,一旦停戴,角膜形态逐渐恢复到原始状态,近视度数也会回到配镜时数据;OK镜验配复杂,还必须严格按要求佩戴并定期随访观察;如使用不当有可能引起严重的并发症(例如角膜损伤、角膜缺氧,造成角膜溃疡和角膜上皮损害)。因而,验配OK镜属于医疗行为,一定要在正规医院,由专业医师权衡利弊后进行。

【预防】

1. 注意用眼卫生 阅读、写字、看手机或平板银屏、使用电脑和看电视时,都应注意姿势、角度和距离。①阅读时不可趴着、躺着;眼睛与读物的距离以 30～35cm 为宜;每次阅读、书写的时间不应连续超过 1 小时;课桌和椅的尺寸、阅读物字体的大小等应按要求设置。②学习场所应宽敞,采光和照明度要符合规定;光源最好在左上方,避免光线(或反射光)直射到眼睛。③有节制地看电视或用电脑。看电视时应坐在电视机的正面,眼睛与电视屏幕的距离至少保持在 3m 以上(即电视机对角线的 6～8 倍),高度与眼睛平行,以减少眼睛的紧张度。

2. 提高调节能力、缓解或消除眼肌的紧张

(1) 远眺:向 5m 以外的远处眺望,每天 3～4 次,每次 5 分钟。

(2) 晶状体操:①先凝视眼前 20～30cm 处的近物(如手指或物品)1～2 分钟,然后看 5m 以外目标 1～2 分钟,如此反复连续作数次为一回;或加快远、近凝视交替速度(每分钟反复交替 8 次左右),15 分钟为一回,每天可反复进行多回。②将眼的视线从眼前 0.5m 处逐渐向远方移动,直至 5m 或更远,每天可反复进行多次。

(3) 眼保健操:洗净双手,按揉时手法要轻缓,按揉面要小,做到穴位正确,以出现酸胀感觉为度。防止用力压眼球。一般每天上、下午各做 1 次;儿童作完家庭作业或晚上临睡前还可再增加 1～2 次。

3. 合理安排生活制度和饮食营养 保证充足的睡眠、必要的户外活动、适当的体育锻炼、合理的饮食安排和营养供给等。在保证足量的优质蛋白(动物蛋白和豆类蛋白)摄入的基础上,注意合理补充硒元素(动物肝脏、瘦肉、玉米、洋葱、海鱼等含量较高)、维生素 A(各种动物肝脏以及牛羊的奶汁、蛋黄中含量较多)及富含胡萝卜素的食品(胡萝卜素进入人体内能转化成维生素 A,这些食品主要有胡萝卜、南瓜、西红柿及绿色蔬菜等);要控制蔗糖及甜食的摄入量。

4. 定期视力检查 学龄前儿童应每 6 个月、中小学生每年进行 1 次视力检查,及早发现并纠正近视。

5. 开展优生优育、控制遗传因素 男女双方均为病理性近视者时不宜婚育。

(三)斜视

斜视(strabismus,squint)是指双眼的相对位置和(或)双眼单视功能的异常。国内报道 3～6 岁儿童斜视患病率约为 1%,国外报道为 2.7%～7.2%。斜视因双眼单视功能的缺失,不仅影响美观,还可导致弱视等视觉功能障碍。

【分类】根据发病原因,分为共同性斜视和麻痹性斜视两大类。

共同性斜视是一种眼位偏斜,即双眼不能同时注视同一目标,但可进行同向及异向的共同运动,因此称共同性斜视。主要表现:当用任何一眼注视目标时,斜视角立即集中到另一眼上,但两眼的斜视度数相同(即第一斜视角等于第二斜视角)。第一斜视角是指用健眼注视时,斜眼出现的偏斜角度;第二斜视角是指用斜眼注视时,健眼出现的偏斜角度。共同性斜视绝大多数发生在儿童双眼视觉开始形成和发育过程中的 2～5 岁之间,以 2～3 岁更为集中,其中内斜视约占 80%,外斜视约为 20%。

麻痹性斜视主要因为支配眼外肌的神经核、神经或肌肉出现病变,使两眼不能协调地进行同向及异向共同运动,因此亦称为非共同性斜视。发病后一条或数条眼肌发生麻痹,致使眼球偏向与麻痹肌作用相反的方向,所以也称麻痹性斜视。共同性斜视与麻痹性斜视的鉴别见表8-1。

表8-1 麻痹性斜视与共同性斜视的鉴别

项 目	麻痹性斜视	共同性斜视
发病	骤然	逐渐
眼球运动	向麻痹肌作用方向运动障碍	无异常
斜视角	第二斜视角>第一斜视角	第二斜视角=第一斜视角
复视	有	无
代偿性头位	有	无

【检查方法】

1. **病史** 详细询问斜视发病时间、发病年龄、原因或诱因、伴随症状、进展情况、治疗情况、全身疾病史及家族史等。

2. **视力及屈光检查** 用1%阿托品散瞳后,检查远视力、近视力和矫正视力。

3. **眼球运动、偏斜方向检查** 通过命令(如向右看)或用玩具、灯光、声响诱导儿童向6个运动方向(右上→左上→左→左下→右下→右)转动眼球,以确定每条眼肌功能有无异常。还应注意斜视是恒定性还是间歇性,是否有代偿头位等。

4. **斜视角测定** 需在医院眼科用专用仪器检查测定,也可用角膜光点反映法和三棱镜遮盖法进行简易的测定。①角膜映光法:检查者与患者相对而坐,在患者眼前33cm处持一小灯,并嘱患者注视此灯光。检查者留心观察患者双眼角膜上光点的位置,通过观察斜视眼角膜上光点反射的位置即可大致判断其斜度(图8-1)。由于此距离时角膜反射每毫米的移位约相当于7.5°角,因此如反射点在瞳孔边缘处,斜视度为15°;在瞳孔缘与角膜缘之间为30°;在角膜缘处为45°。②三棱镜遮盖法:嘱患者注视33cm处的光点,检查者用纸板遮盖一眼,同时密切注意双眼的动向:当遮盖一眼时,如另一眼移向鼻侧属外斜视,如移向颞侧属内斜视;如遮盖右眼时,左眼向上移,遮盖左眼时右眼向下移,说明右眼上斜,反之是左眼上斜。

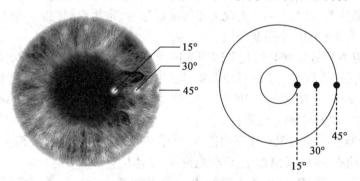

图8-1 角膜映光法的位置与斜视度示意图(见文末彩插)

当用以上方法检查完偏斜性质后,再在斜视眼前放一个三棱镜(内斜者三棱镜底向外、外斜者三棱镜底向内、上斜时三棱镜底向下),逐渐增大三棱镜度数,直至交替遮盖双眼,不再出现眼位移动为止,此时三棱镜的度数即为斜视的度数。

【治疗原则】

1. **共同性斜视** ①矫正屈光不正:须散瞳验光并酌情配镜;②治疗弱视:斜视眼中约有

半数以上伴有弱视,特别是内斜视更易伴有弱视,两者互相影响,因此治疗斜视应首先治疗弱视;③正位视训练:当弱视眼视力已提高至0.6以上或两眼视力相等但无双眼视觉者,即可作正位视训练(包括同时知觉训练、融合训练和立体视训练三级功能的训练);④手术治疗:经以上治疗不能使眼位完全矫正者,需进行手术矫治。手术宜及早进行。对于7岁以上儿童,手术一般只能恢复正常的眼位,而难以重建其双眼视觉功能。

2. 麻痹性斜视　①针对病因进行治疗;②对症治疗;③其他治疗,如超声波、音频电疗等;④手术:治疗6个月以上,发病原因已消除后发生眼肌功能麻痹,无法恢复者,可考虑进行眼肌移植术以矫正斜视。

【预防】婴幼儿期即开始定期检查,如发现远视或屈光参差,应密切观察;如已出现眼位偏斜,应给以充分的屈光矫正,直至双眼注视能力巩固为止。

(四)弱视

弱视(amblyopia)是指视觉发育期内由于单眼斜视、屈光参差、高度屈光不正以及形觉剥夺等因素,引起的单眼或双眼最佳矫正视力低于相应年龄的正常视力下限(3～5岁为0.5,6岁及以上为0.7)、眼部检查无器质性病变;或双眼最佳矫正视力相差2行及以上、较差的一眼为弱视。弱视是儿童发育过程中常见的眼病,患病率为2%～4%。弱视儿童由于双眼视觉发育紊乱,单眼或双眼矫正视力低于正常,没有完善的立体视觉,因而会出现立体视盲。

【分类】

1. 斜视性弱视　发生在单眼性斜视,弱视眼有斜视或曾经有过斜视。由于眼位偏斜后引起异常的双眼相互作用,斜视眼的黄斑中心凹接受的不同物像(混淆视)受到抑制,导致斜视眼最佳矫正视力下降。

2. 屈光参差性弱视　当两眼屈光度相差较大(即屈光参差较大,两眼球镜相差≥1.50D或柱镜相差≥1.00D)时,黄斑形成的物象大小及清晰度不等,使屈光度较大的一眼存在形觉剥夺,导致弱视。

3. 屈光不正性弱视　多发生在没有佩戴过屈光矫正眼镜的高度屈光不正患者,尤其是高度远视或高度散光,双眼最佳矫正视力相等或近似者,常为双侧性。一般远视≥5.00D、近视≥10.00D、散光≥2.00D会引起弱视。

4. 形觉剥夺性弱视　在婴幼儿期因屈光间质混浊(如先天性白内障、角膜混浊)、上睑下垂遮盖全瞳孔、不适当地遮盖一眼使形觉刺激不足,剥夺了黄斑形成清晰物像的机会而引起的弱视。可为单侧或双侧,单侧比双侧更为严重。有研究表明,仅7天的不恰当单眼遮盖即可形成不可逆转的形觉剥夺性弱视。

【诊断】诊断弱视应至眼科作下列检查:外眼部及眼底检查、验光、斜视检查、固视性质检查、双眼单视检查、视网膜检查、融合功能检查、立体检查等。

1. 视力检查　不同年龄儿童正常视力下限不同,3～5岁儿童正常视力下限为0.5,Snellen视力表两眼视力相差不超过2行;>5岁儿童正常视力下限为0.7,Snellen视力表两眼视力相差不超过2行。

2. 屈光状态检查　必须充分麻痹睫状肌后进行检影验光,以获得准确的屈光度数。

3. 注视性质检查　直接检眼镜下中心凹反射位于0～1环为中心注视、2～3环为旁中心凹注视、4～5环为黄斑旁注视、5环以外为周边注视。

4. 电生理检查　例如视觉诱发电位(VEP),包括图形视觉诱发电位(P-VEP)和闪光视觉诱发电位(F-VEP),主要用于判断视神经和视觉传导通路疾患。婴幼儿可用 F-VEP 检查。

如果幼儿视力不低于同龄儿童正常视力下限,双眼视力相差不足 2 行,又未发现引起弱视的危险因素,则不宜草率诊断为弱视,应列为观察对象,定期进行复查。

【治疗】由于儿童的视觉发育存在敏感期,因此弱视的治疗效果与年龄有密切关系,年龄越小疗效越好。如果年龄超过了敏感期,疗效将变差甚至无效,一般 5~6 岁较佳,12 岁以后治疗无效。所以,一旦确诊,应立即开始治疗,治疗的基本原则为消除病因、准确的验光配镜和对优势眼的遮盖。

1. **消除病因**　及时矫正斜视和已经存在的屈光不正,提高视力,恢复两眼视物功能;早期治疗先天性白内障或先天性完全性上睑下垂等。

2. **遮盖疗法**　即遮盖优势眼,强迫使用弱视眼。应用遮盖法治疗时,必须间断性解除遮盖,并密切观察被遮盖眼视力的变化,避免被遮盖眼发生遮盖性弱视。由于弱视治疗效果易反复,因而待双眼视力平衡后,要逐步减少遮盖时间,慢慢停止遮盖治疗,以使疗效巩固。

3. **压抑疗法（光学药物疗法）**　适于中、低度单眼弱视及对遮盖治疗依从性不好的儿童。治疗方法包括:①近距离压抑疗法:适用于最佳矫正视力≤0.3 的儿童。优势眼每天滴 1% 阿托品散瞳,并戴矫正眼镜,使优势眼只能看清远距离;弱视眼在矫正眼镜上再加+3.0D,使之无须调节便能看清近距离。②远距离压抑法:适用于最佳矫正视力>0.3 的儿童。优势眼过矫+3.0D,使其只能看清近距离;弱视眼只戴最佳矫正眼镜,促使其看远。

4. **其他治疗**　例如红色滤光片(波长 640nm)法、后像疗法、海丁格刷刺激等,主要适于旁中心注视者。视刺激疗法(CAM)对中心凹注视、屈光不正性弱视效果较好,可作为遮盖疗法的辅助治疗。

5. **综合疗法**　对于中心注视性弱视,一般采取常规遮盖疗法或压抑疗法,联合视刺激疗法(CAM)、辅助精细训练;对于旁中心注视性弱视,可先采取后像疗法、红色滤光片或海丁格刷刺激转变注视性质,待转为中心注视后,再按中心注视性弱视治疗。也可以直接常规遮盖。

在弱视的治疗过程中,一定要定期复诊。复诊时间根据患儿年龄确定,一般年龄越小,复诊间隔时间越短。1 岁儿童复查间隔为 1 周,2 岁儿童为 2 周,4 岁儿童可为 1 个月。

弱视治愈后可能复发。所以,不仅要早期发现、早期治疗,而且治愈后仍需追踪观察 2~3 年。

【预防】加强弱视知识的宣传教育对预防和治疗弱视、缩短疗程、提高治愈率具有重要作用。儿童视觉发育在 10 岁前为敏感期,其中 3 岁前为关键期。应定期为婴幼儿检查视力,一般 6 个月检查 1 次。对有弱视、斜视或屈光不正家族史的婴幼儿更应及早进行检查。发现斜视或注视姿势异常者,要及时检查和治疗。

（五）低视力

【定义及特点】1992 年世界卫生组织(WHO)于泰国曼谷召开的"儿童低视力处理"国际研讨会上确定,双眼中视力较好眼睛的最佳视力<0.3,但≥0.05 为低视力;<0.05 到无光感,或视野半径<10°者均视为盲。1973 年 WHO 制定的低视力分级标准见表 8-2;我国 1987 年残疾人抽样调查规定的视力残疾标准见表 8-3。

表8-2　视力损伤的分类[*]

视力损伤类别	最佳矫正视力		
	级别	较好眼	较差眼
低视力	1级	<0.3	≥0.1
	2级	<0.1	≥0.05(指数/3m)
盲	3级	0.05	≥0.02(指数/1m)
	4级	0.02	光感
	5级	光感	

注:[*]国际疾病分类标准,世界卫生组织,1973

表8-3　我国1987年残疾人抽样调查视力残疾标准

类别	级别	最佳矫正视力
盲	一级盲	<0.02～光感,或视野半径<5°
	二级盲	<0.05～0.02,或视野半径<10°
低视力	一级低视力	<0.1～0.05
	二级低视力	<0.3～0.1

【低视力的康复】　有些眼病目前尚缺少有效的治疗手段和方法,经积极治疗后仍可能处于盲和低视力状态。对于这些患者应当采取积极的康复措施,尽可能使他们能像正常人一样地生活。

对于仍有部分视力的盲人和低视力患者来说,应当采用光学助视器和非光学助视器来改善他们的视觉能力,使他们能够利用残余视力工作和学习,获得较高的生活质量。目前使用的助视器有远用和近用两种。

1. **远用助视器**　如放大2.5倍的Galileo式望远镜,可以帮助患者看清远方景物;但不适合行走时配戴。

2. **近用助视器**　①手持放大镜:是一种凸透镜,可使视网膜成像增大。②眼镜式助视器:主要用于阅读,其优点是视野大,携带方便。③立式放大镜:将凸透镜固定于支架上,透镜与阅读物之间的距离固定,可以减少透镜周边部的变形。④双合透镜放大镜:由一组消球面差正透镜组成,固定于眼镜架上,有多种放大倍数,可根据需要选用。其优点是近距离工作时不需用手扶持助视器,但焦距短,照明的要求高。⑤近用望远镜:在望远镜上加阅读帽而制成。其优点是阅读距离较一般眼镜式助视器远,便于写字或操作。缺点是视野小。⑥电子助视器:即闭路电视,包括摄像机、电视接收器、光源、监视器等,对阅读物有放大作用。其优点是放大倍数高、视野大,可以调节对比度和亮度,体位不受限制、无需外部照明,更适用于视力损伤严重、视野严重缩小和旁中心注视者,但携带不便。

非光学助视器包括大号字的印刷品、用于改善照明的设置、阅读用的支架、导盲犬等。对于视物或阅读时感到对比度差或眩光明显的低视力患者,给其戴用浅灰色的滤光镜可减少光的强度,戴用琥珀色或黄色的滤光镜片有助于提高对比敏感度。

此外,近年来研究成功并逐渐应用于低视力康复的技术和器具还有:声纳眼镜、激光手杖、字声机、触觉助视器、障碍感应发生器等。

三、结膜炎

结膜炎(conjunctivitis)是因感染、过敏、化学物刺激或外伤等原因引起的以眼结膜充血、渗出、乳头肥大和滤泡形成等改变为特征的结膜疾病;是眼科常见疾病之一。其中危害儿童健康最重要的结膜炎为新生儿淋病奈瑟菌性结膜炎、急性细菌性结膜炎(又称"急性卡他性结膜炎",俗称"红眼病")和衣原体性结膜炎(沙眼)。

【分类】 结膜炎按其发生可分为:①外源性:由于受外界各种微生物感染或风尘、理化毒物等的刺激而产生炎症。②内源性:致病菌通过血行或淋巴感染结膜,或因邻近组织炎症蔓延而致。根据其病因可分为细菌性、病毒性、衣原体性、真菌性、变态反应性等。其中常见者为细菌、病毒或衣原体感染所致。衣原体感染者常被特称为沙眼。病程短于3周者为急性结膜炎,超过3周者为慢性结膜炎。

【临床特点】 结膜炎的常见症状有异物感、烧灼感、痒、畏光、流泪;重要体征有结膜充血、球结膜水肿、结膜囊内有分泌物(脓性、黏脓性、浆液性等)、乳头增生、滤泡形成、假膜和真膜、结膜肉芽肿、假性上睑下垂(多见于沙眼等)、耳前淋巴结肿大等。由于本病发作时眼结膜因扩张的血管和出血使之成为红色,故俗称"红眼病"。

【诊断要点】

1. **病史** 感染性结膜炎多双眼发病,且常快速传染至密切接触人群(如家人或托幼机构儿童)。急性病毒性结膜炎在疾病早期多为一眼发病,数天后则对侧眼也受累。

2. **症状与体征** 临床上可根据结膜炎的基本症状和体征如结膜充血、分泌物增多、眼睑肿胀等作出诊断;其中结膜滤泡和乳头出现的位置、形态、大小均是重要的诊断和鉴别诊断依据,例如沙眼的炎症上睑结膜较下睑严重,滤泡常出现于上睑结膜边缘部,而包涵体性结膜炎的滤泡增殖性改变更常见于下睑结膜。此外,分泌物的多少及性质、真膜(假膜)、溃疡、疱疹、角膜炎及血管翳是否存在,耳前淋巴结是否肿大,都有助于诊断。

3. **实验室检查** 结膜炎病因的确定需依靠实验室检查。实验室检查包括细胞学、病原体的培养和鉴定,以及免疫学和血清学检查等。

(1) 病原学检查:结膜分泌物涂片可帮助诊断有无细菌感染,例如淋病奈瑟菌引起的结膜感染,在结膜上皮和中性粒细胞的细胞内可以找到成双排列的淋病奈瑟菌。必要时可做细菌和真菌的培养、药物敏感试验等。如无菌生长,则应考虑衣原体或病毒可能性,需做分离鉴定。另外,还可应用免疫荧光、酶联免疫测定、聚合酶链反应(PCR)等方法来检测病原体的抗原。检查患者急性期和恢复期血清中血清抗体的效价也有助于诊断病毒性结膜炎,特别是单纯疱疹病毒性结膜炎,其急性期的外周血中血清抗体滴度可升高4倍甚至更多。

(2) 细胞学检查:结膜分泌物涂片检查 Gram 染色(鉴别细菌种属),Giemsa 染色(分辨细胞形态、类型)有助于临床诊断。结膜刮片的取材部位应选择在炎症最明显的区域,以提高检出率。细菌性结膜炎涂片多形核白细胞占多数。病毒性结膜炎则是单核细胞特别是淋巴细胞占多数。假膜形成(流行性角结膜炎)时中性粒细胞增多,提示结膜坏死。衣原体结膜炎涂片中性粒细胞和淋巴细胞各占1/2。过敏性结膜炎活检标本中见嗜酸和嗜碱性粒细胞,但结膜涂片中数量很少。

【治疗原则】 针对病因治疗,局部给药为主,必要时全身用药。急性期不能用纱布、眼罩等包扎患眼(因包扎后眼内温度、湿度增高,更有利于细菌生长,而且分泌物不易排出,反使炎症加重)。

1. **滴眼剂滴眼** 治疗结膜炎最基本的给药途径。对于微生物性结膜炎,应选用敏感的抗菌药物或(和)抗病毒滴眼剂。必要时可根据病原体培养和药敏试验选择有效的药物。重症患者在未行药物敏感试验前可用几种混合抗生素滴眼剂滴眼。急性期应频繁滴用滴眼剂,1~2 小时/次。病情好转后可减少滴眼次数。

2. **眼膏涂眼** 眼膏在结膜囊停留的时间较长,宜睡前使用,可发挥持续的治疗作用。

3. **冲洗结膜囊** 当结膜囊分泌物较多时,用生理盐水或 3% 硼酸水冲洗,每天 1~2次。冲洗液切勿流入健眼,以免引起交叉感染。

4. **全身治疗** 严重的结膜炎如淋病奈瑟菌性结膜炎和衣原体性结膜炎,除了局部用药外,还需全身使用抗生素或磺胺药。

【预后和预防】0~6 岁儿童眼及视力保健流程图,见图 8-2。

大多数类型的结膜炎愈合后不会遗留并发症,少数可因并发角膜炎而损害视力。

结膜炎多为接触传染,因此要教育儿童养成勤洗手、洗脸、不用手和衣袖擦眼的卫生习惯。对传染性结膜炎患者应及时隔离,患者用过的卫生用具(毛巾、手帕、脸盆等)或接触过的物品(如钱币、键盘、钥匙或门把手等)要严格消毒。医务人员检查患者后要洗手消毒,防止交叉感染。对学校、托幼机构、游泳池等人员应进行卫生宣传、定期检查、加强管理。

新生儿出生后应常规立即用 1% 硝酸银滴眼剂滴眼或涂 0.5% 四环素眼药膏,以预防新生儿淋病奈瑟菌性结膜炎和衣原体性结膜炎。

【常见的结膜炎】

1. **新生儿淋病奈瑟菌性结膜炎(gonococcal conjunctivitis)** 主要是分娩时经患有淋病奈瑟菌性阴道炎的母体产道感染,发病率大约为 0.04%,潜伏期 2~5 天(出生后 7 天发病者多为产后感染)。双眼常同时受累。有畏光、流泪,结膜高度水肿,重者突出于睑裂之外,可有假膜形成。分泌物由病初的浆液性很快转变为脓性,脓液量多,不断从睑裂流出。常有耳前淋巴结肿大和压痛。严重病例可并发角膜溃疡甚至眼内炎。感染的婴儿可能还并发有其他部位的化脓性炎症,如关节炎、脑膜炎、肺炎、败血症等。

2. **急性或亚急性细菌性结膜炎** 急性或亚急性细菌性结膜炎(acute or subacute conjunctivitis)又称"急性卡他性结膜炎",俗称"红眼病",多见于春秋季节,传染性强,起病急骤,来势凶猛,可在一定范围内(特别是学校、托幼机构等集体生活场所)暴发流行,也可散发感染。潜伏期 1~3 天,两眼同时或相隔 1~2 天发病。发病 3~4 天时炎症最重,以后逐渐减轻,病程一般少于 3 周。

治疗原则为去除病因,抗感染治疗。①局部治疗:结膜囊冲洗:当患眼分泌物多时,可用 3% 硼酸水或生理盐水冲洗结膜囊;冲洗时要小心操作,避免损伤角膜上皮;冲洗液勿流入健眼,以免造成交叉感染。②全身治疗:严重者应全身及时、足量使用抗生素,尽量肌注或静脉给药。

3. **沙眼(衣原体性结膜炎)** 沙眼(trachoma)是一种由沙眼衣原体引起的慢性传染性角膜结膜炎,偶有急性发作。因其在睑结膜表面形成粗糙不平、形似沙粒的外观,故名沙眼。多发生于儿童或少年期,常双眼发病。是导致盲目的主要疾病之一。

【病因病理】沙眼衣原体的抗原性有 12 种之多,其中地方性流行性沙眼多由 A、B、C 或 Ba 抗原型所致。沙眼衣原体的原发感染可使结膜组织致敏,再次暴露于沙眼衣原体时,可引起迟发型超敏反应,后者是沙眼急性发作的原因,也是重复感染的表现。

【临床表现】潜伏期 5~14 天。轻度沙眼可无自觉症状,或仅有轻微的刺痒、异物感和少量分泌物;重者有畏光、流泪、疼痛等,常自觉视力减退。

沙眼衣原体主要侵犯睑结膜,首先侵犯上睑的睑板部上缘与穹隆部,以后蔓延至全部睑结膜与穹隆部,最后逐渐进展形成瘢痕。急性沙眼感染主要发生在学前和低年学龄儿童,但在 20 岁左右时,早期的瘢痕并发症才开始变得明显。其病变及临床特征如下:

1. **结膜肥厚、充血** 由于出现血管扩张,以及结膜上皮下淋巴细胞及浆细胞等慢性炎症细胞弥漫性浸润,使原本透明的结膜变得混浊肥厚,呈模糊充血状。

2. **乳头肥大** 睑结膜面粗糙不平,呈现密集的线绒状小点,由扩张的毛细血管网和上皮增殖而成。

3. **滤泡增生** 初发时在上睑结膜出现散在的黄白色小点,不突出于结膜表面,夹杂在肥大的乳头之间,为沙眼早期诊断依据之一。以后滤泡逐渐增大,变成灰黄色半透明胶状扁球形隆起,大小不等,排列不整齐,易被压破,挤出物为胶样。

4. **角膜血管翳** 首先在角膜上缘的半月形灰白区出现血管网充血,继而新生的血管伸入透明的角膜上皮与前弹力层之间,各新生血管之间伴有灰白色点状浸润,是角膜上皮对沙眼衣原体的一种组织反应,也是沙眼早期诊断的依据之一。由于血管细小,必须在放大镜或裂隙灯下方可看见。病情严重时,血管翳可侵及角膜表面形成灰白色混浊,严重影响视力。

5. **瘢痕形成** 如沙眼持续数年甚至数十年,各种炎性病变(如滤泡、乳头等)发生破溃或坏死,逐渐被结缔组织代替而形成瘢痕。瘢痕常使视力减退,甚至可造成失明。

【诊断】典型的沙眼诊断并不困难。早期沙眼的确诊必须具备以下条件:①上睑结膜血管模糊,乳头肥大及滤泡形成等,主要是出现在睑板部上缘或上穹隆部及内、外眦部;②角膜上缘有血管翳;③必要时作睑结膜刮片,在结膜上皮细胞中可找到包涵体或培养分离出沙眼衣原体。

【治疗】

1. **局部治疗** 0.1% 利福平眼药水或 0.1% 酞丁胺眼药水或 0.5% 新霉素眼药水点眼,每天 4 次,每次 1~2 滴。夜间可使用红霉素类眼膏,疗程最少 10~12 周。

2. **口服药物** 对急性期、炎症广泛、刺激症状明显者,除以上治疗外,可口服红霉素 [30~40mg/(kg·d)],分 4 次服用,一般疗程 3~4 周。

3. **手术治疗** 纠正倒睫及睑内翻是防止晚期沙眼瘢痕形成导致失明的关键措施。

【并发症】

1. **睑内翻及倒睫** 在沙眼的后期,病变可侵及睑板,睑板因瘢痕组织收缩而变短,加之睑结膜特别是睑板上沟部位因瘢痕而收缩,遂使睑板向内弯曲如舟状,形成典型的睑内翻倒睫。倒睫亦可单独发生,乃由于毛囊附近受病变侵犯后产生的瘢痕所致。倒睫的长期刺激,可使角膜浅层呈现弥漫性点状浸润,继而上皮剥脱,形成溃疡,称沙眼性角膜炎或沙眼性角膜溃疡,此时患者有异物感、怕光、流泪、疼痛及视力模糊等症状。应及时作内翻矫正及电解倒睫术,以免造成严重的损伤。

2. **沙眼性角膜溃疡** 在血管翳的末端有灰白色点状浸润,一旦破溃,即形成浅层溃疡,这些溃疡互相融合,形成小沟状溃疡。这种由沙眼血管翳与倒睫所引起的溃疡称为沙眼性角膜溃疡。前者以用药物治疗为主,后者应做手术矫正睑内翻倒睫。

3. **上睑下垂** 由于上睑结膜及睑板组织增生肥厚,使上睑重量增加;同时病变侵及苗勒肌和提上睑肌,使提睑功能减弱,因而发生上睑下垂,治疗仍以沙眼为主。

4. **沙眼性眼干燥症** 由于结膜表面瘢痕化,将结膜的副泪腺及杯状细胞完全破坏,泪腺导管在上穹隆部的开口也被封闭,黏液和泪液完全消失,结膜及角膜干燥,严重时结膜角膜呈弥漫性实质性混浊,上皮角化、肥厚,形似皮肤、视力极度降低,此时应点鱼肝油或人工泪液(含有甲基纤维素 methylcellutose)以减轻结膜、角膜干燥。或行泪小点封闭术,以减少泪液的流出。

5. 泪道阻塞及慢性泪囊炎 沙眼衣原体侵犯黏膜,可引起泪小管阻塞或鼻泪管阻塞,进而形成慢性泪囊炎。

【预防】主要是防止接触传染,勤洗手、用流动水洗脸、不共用脸盆和毛巾、不用脏手和不干净的手绢擦眼睛。有条件时应定期体检,以便早期发现、及早治疗。

附:《0~6岁儿童眼及视力保健技术规范》(国家卫生和计划生育委员会)

(一)时间

1. 健康儿童应当在生后28~30天进行首次眼病筛查,分别在3、6、12月龄和2、3、4、5、6岁健康检查的同时进行阶段性眼病筛查和视力检查。

2. 具有眼病高危因素的新生儿,应当在出生后尽早由眼科医师进行检查。新生儿眼病的高危因素包括:

(1)新生儿重症监护病房住院超过7天并有连续吸氧(高浓度)史。

(2)临床上存在遗传性眼病家族史或怀疑有与眼病有关的综合征,例如先天性白内障、先天性青光眼、视网膜母细胞瘤、先天性小眼球、眼球震颤等。

(3)巨细胞病毒、风疹病毒、疱疹病毒、梅毒或毒浆体原虫(弓形体)等引起的宫内感染。

(4)颅面形态畸形、大面积颜面血管瘤,或者哭闹时眼球外凸。

(5)出生难产、器械助产。

(6)眼部持续流泪、有大量分泌物。

3. 出生体重<2000g的早产儿和低出生体重儿,应当在生后4~6周或矫正胎龄32周,由眼科医师进行首次眼底病变筛查。

(二)检查内容和方法

1. **内容** 在儿童健康检查时应当对0~6岁儿童进行眼外观检查,对4岁及以上儿童增加视力检查。

有条件的地区可增加与儿童年龄相应的其他眼部疾病筛查和视力评估:满月访视时进行光照反应检查,以发现眼部结构异常;3月龄婴儿进行瞬目反射检查和红球试验,以评估婴儿的近距离视力和注视能力;6月龄婴儿进行视物行为观察和眼位检查(角膜映光加遮盖试验),1~3岁儿童进行眼球运动检查,以评估儿童有无视力障碍和眼位异常。

2. **方法**

(1)眼外观:观察眼睑有无缺损、炎症、肿物,眼睫毛内翻,两眼大小是否对称;结膜有无充血,结膜囊有无分泌物,持续溢泪;角膜是否透明呈圆形;瞳孔是否居中、形圆、两眼对称、黑色外观。

(2)光照反应:检查者将手电灯快速移至婴儿眼前照亮瞳孔区,重复多次,两眼分别进行。婴儿出现反射性闭目动作为正常。

(3)瞬目反射:受检者取顺光方向,检查者以手或大物体在受检者眼前快速移动,不接触到受检者。婴儿立刻出现反射性防御性的眨眼动作为正常。如3月龄未能完成,6月龄继续此项检查。

（4）红球试验：用直径5cm左右色彩鲜艳的红球在婴儿眼前20~33cm距离缓慢移动，可以重复检查2~3次。婴儿出现短暂寻找或追随注视红球的表现为正常。如3月龄未能完成，6月龄继续此项检查。

（5）眼位检查（角膜映光加遮盖试验）：将手电灯放至儿童眼正前方33cm处，吸引儿童注视光源；用遮眼板分别遮盖儿童的左、右眼，观察眼球有无水平或上下的移动。正常儿童两眼注视光源时，瞳孔中心各有一反光点，分别遮盖左右眼时没有明显的眼球移动。

（6）眼球运动：自儿童正前方，分别向上、下、左、右慢速移动手电灯。正常儿童两眼注视光源时，两眼能够同时同方向平稳移动，反光点保持在两眼瞳孔中央。

（7）视物行为观察：询问家长儿童在视物时是否有异常的行为表现，例如不会与家人对视或对外界反应差，对前方障碍避让迟缓，暗处行走困难，视物明显歪头或距离近，畏光或眯眼、眼球震颤等。

（8）视力检查：采用国际标准视力表或对数视力表检查儿童视力，检测距离5m，视力表照度为500lx，视力表1.0行高度为受检者眼睛高度。检查时，一眼遮挡，但勿压迫眼球，按照先右后左顺序，单眼进行检查。自上而下辨认视标，直到不能辨认的一行时为止，其前一行即可记录为被检者的视力。对4岁视力≤0.6、5岁及以上视力≤0.8的视力低常儿童，或两眼视力相差两行及以上的儿童，都应当在2周~1个月复查一次。

（三）眼及视力保健指导

1. 早期发现、及时就诊　识别儿童常见眼部疾病，若出现眼红、畏光、流泪、分泌物多、瞳孔区发白、眼位偏斜或歪头视物、眼球震颤、不能追视、视物距离过近或眯眼、暗处行走困难等异常情况，应当及时到医院检查。儿童应当定期接受眼病筛查和视力评估。

2. 注意用眼卫生

（1）培养良好的用眼卫生习惯，包括培养正确的看书、写字姿势，正确的握笔方法，在良好的照明环境下读书、游戏。

（2）儿童持续近距离注视时间每次不宜超过30分钟，操作各种电子视频产品时间每次不宜超过20分钟，每天累计时间建议不超过1小时。2岁以下儿童尽量避免操作各种电子视频产品。眼睛与各种电子产品荧光屏的距离一般为屏面对角线的5~7倍，屏面略低于眼高。

（3）屈光不正儿童要到具有相应资质的医疗机构或眼镜验配机构进行正规散瞳验光，调整眼镜屈光度，不要用劣质及不合格眼镜。

（4）不要盲目使用眼保健产品，要在专业医师指导下合理、适度使用。

（5）合理营养，平衡膳食。经常到户外活动，每天不少于2小时。

3. 防止眼外伤

（1）儿童应当远离烟花爆竹、锐利器械、有害物质，不在具有危险的场所活动，防范宠物对眼的伤害。

（2）儿童活动场所不要放置锐利器械、强酸强碱等有害物品，注意玩具的安全性。

（3）儿童眼进异物，或眼球扎伤、撞伤，要及时到设有眼科的医疗机构就诊。

4. 预防传染性眼病

（1）教育和督促儿童经常洗手，不揉眼睛。

（2）不要带领患有传染性眼病的儿童到人群聚集的场所活动。

（3）社区或托幼机构应当注意隔离患有传染性眼病的儿童,防止疾病传播蔓延。

（四）转诊

出现以下情况之一者,应当予以及时转诊至上级妇幼保健机构或其他医疗机构的相关专科门诊进一步诊治。

1. 具有眼病高危因素的新生儿和出生体重<2000g的早产儿和低出生体重儿。

2. 眼睑、结膜、角膜和瞳孔等检查发现可疑结构异常。

3. 检查配合的婴儿经反复检测均不能引出光照反应及瞬目反射。

4. 注视和跟随试验检查异常。

5. 具有任何一种视物行为异常的表现。

6. 眼位检查和眼球运动检查发现眼位偏斜或运动不协调。

7. 复查后视力,4岁儿童≤0.6、5岁及以上儿童≤0.8,或两眼视力相差两行及以上。

（五）工作要求

1. 社区卫生服务中心和乡镇卫生院在儿童健康检查的同时进行与其年龄相应的眼部疾病筛查和视力评估,同时进行儿童眼及视力保健的宣传教育工作,早期发现儿童的眼病和视力不良。对筛查出的可疑眼病或视力低常儿童,应当及时转诊至上级妇幼保健机构或其他医疗机构的相关专科门诊进一步诊治。

2. 从事眼病筛查及视力评估工作的医护人员应当接受相关专业技术培训,并取得培训合格证书。

3. 眼病筛查和视觉行为评估应当在室内自然光线下进行,检查设备为电源能量充足的聚光手电灯、直径5cm左右的红球、遮眼板。视力检查设备为国际标准视力表或对数视力表灯箱。

4. 认真填写相关检查记录,进行转诊结局的追访。

（六）考核指标

4～6岁儿童视力检查覆盖率=(该年辖区内接受视力检查的4～6岁儿童人数/该年辖区内4～6岁儿童人数)×100%

第二节　耳　保　健

一、儿童听力发育特点

小儿出生时已经具有感觉外界声波的能力,但由于新生儿出生时鼓室无空气,听力低下比较明显,一般3～7天后听觉就比较好了。在耳边大声呼叫、摇铃时可引起宝宝睁眼、闭眼、惊吓、呼吸加快或减慢等反应。当突然听到较大的声音时,还可出现两上肢外展并伸直,手指张开,然后上肢屈曲呈拥抱反射,这些可作为新生儿听力检查的指标。

小儿2～3个月时如果每次吃奶前听音乐,经1个月左右后只要听到音乐声即可有吸吮动作,反之则要考虑是否存在听力障碍。

3～4个月的小儿听力与视力的反射已建立,小儿听到声音可转头找声源。

8个月左右的小儿已能理解一些简单的词语,如其听力正常,当用普通说话的音量与其交流(例如询问其一些简单的问题,如找灯在哪儿,或呼其名字等),则会转头寻找物体或声源。

二、听力损伤

听力损伤(hearing damage,hearing impairment)也可称为聋(deafness,deaf),是各种听力减退的总称。1987年4月全国残疾人抽样调查,我国听力残疾患者占人口总数的2.037%,位居最常见的5种残疾(智力、视力、肢体、精神及听力)之首,并以每年2万～4万人口发生听力障碍的速度递增。在耳聋患者中,感音神经性聋与传导性聋之比约为6∶4。目前对感音神经性聋尚无有效治疗手段。因此,对听力损伤的早期发现、早期诊断、早期干预尤为重要。

【分类及原因】听力损伤的分类方法很多,按解剖学分类,有耳蜗性聋和蜗后性聋;按病因分类,有遗传性聋、外伤性聋、感染性聋;按损伤时间分类,有先天性聋和后天性聋;按损伤程度分类,有轻度耳聋、重度耳聋;按病变性质分类,有传导性聋与感音神经性聋等。本节主要介绍解剖学及听力损伤出现时间的分类方法。

1. **按解剖学分类**

(1) 传导性聋(conductive deafness):指由于外耳和(或)中耳病变,以致声波传入内耳的过程受到阻碍所引起的聋。病变存在于外耳或中耳,常见病因有:耳道堵塞性病变(外耳道异物、闭锁或肿瘤等)、中耳发育不良(中耳畸形或听骨链缺失)、中耳炎症(中耳炎、中耳结核)、肿瘤、耳外伤(鼓膜外伤性穿孔、听骨链损伤)等。

(2) 感音神经性聋(sensorineural deafness):由于耳蜗、听神经或听觉中枢等蜗后病变引起的耳聋。又可分为感音性聋(耳蜗损伤,如噪声性聋和药物性聋)、神经性聋(蜗神经损伤,如听神经病、听神经瘤等)、中枢性聋(脑干和皮质病变,如脑肿瘤、小脑脑桥角肿瘤等)。

(3) 混合性聋:如导致传导性聋和感音神经性聋的病因同时存在,则可引起混合性聋。常见原因多为慢性化脓性中耳炎、耳硬化症等。

2. **按听力损伤时间分类**

(1) 先天性聋:指在出生时就已患有的耳聋,可发生在产前、产时及围产期。可有遗传性因素,也可为孕期、产时等原因引起。

(2) 后天性聋:指出生以后获得的耳聋,常见原因有传染性疾病、中毒或外伤等。

【听力损伤程度的判断标准】

1. **鉴定听力损伤程度的分级标准（表8-4）**　以言语频率(0.5kHz、1kHz、2kHz)听阈的均值计算。

表8-4　听力损伤程度的分级标准

听力损伤分级	听阈均值（分贝）	听力损伤分级	听阈均值（分贝）
二级重听	听力损失41～55dB HL	二级聋	听力损失71～90dB HL
一级重听	听力损失56～70dB HL	一级聋	听力损失≥91dB HL

注:1987年4月全国残疾人抽样调查的诊断标准依据WHO公布的双耳听力损失标准,在言语频率平均听阈≥41dB HL

2. **根据患耳对语言测试能力的评估判定**　①正常:能分辨5m的语言声;②轻度耳聋:谈话距离不能过大,通常在3～4m;③中度耳聋:可在1m内谈话;④重度耳聋:一般仅能听到叫喊声,不能独自完成言语对话交流,需借助放大装置听到言语声并进行交流;⑤全聋:大声呼喊听不到,纯音测听在90dB以上。

3. 世界卫生组织20世纪80年代公布的听力损伤程度分级标准(表8-5)。

表8-5 WHO听力损伤程度分级标准

分级	听力损伤程度	听阈均值（dB）	分级	听力损伤程度	听阈均值（dB）
I	轻度	26~40	IV	重度	71~90
II	中度	41~55	V	极重度	91以上
III	中重度	56~70			

【诊断】 小儿耳聋的诊断要点包括详细的病史调查和完整的听力学检查。

1. **病史** ①家族史:包括家族成员的耳聋病史、耳毒性药物过敏史或中毒史;②妊娠史:包括孕期(特别是妊娠早期)的感染史、用药史、是否接触有害物质等;③分娩史:包括产程、分娩方式是否正常,有无难产、助产史,有无新生儿窒息等;④小儿疾病史:包括新生儿溶血、感染、外伤史、用药史等;⑤伴随耳聋的其他病史:外耳、皮肤、眼部疾病以及先天性心脏病、肾病和内分泌疾病等。

2. **听力学评估**

（1）小儿行为测听:即根据不同年龄儿童的发育特点,设计相应的听觉行为测试方法来测试儿童的听力。具体操作时,对幼小的孩子可用预先经过频率鉴定的发声玩具给声,在观察孩子出现对声音的反应时,使用声级计记录刺激声的强度。对1.5~3岁的儿童可利用听力计给声;对2.5岁以上的儿童则可使用游戏测听的方法,首先建立条件化反应,然后再利用听力计给声。

（2）中耳功能检查:主要检查儿童的中耳情况。

（3）客观听力检查:常用的方法有耳声发射测试、听觉脑干测试、稳态诱发电位等。其中耳声发射测试因其检测结果客观、灵敏、准确,已成为新生儿听力筛查的主要手段。

（4）语言能力评估:有助于判定儿童言语发育年龄、制订干预计划,以及对干预措施的效果评估。

3. **身体检查** 包括对精神行为、言语及情感等发育的评估,全身性常规检查和必要的专科检查。

【预防原则】 预防儿童听力残疾的关键是对耳聋患儿的早期发现和早期干预。由于传导性聋可通过手术或佩戴助听器矫正或改善听力,而对感音神经性聋缺乏有效的治疗手段,因此应强调早期预防。

1. **遗传性聋** 做好遗传咨询和婚前指导、避免近亲结婚或生育等。

2. **非遗传性聋** ①预防孕期感染风疹、单纯疱疹、巨细胞病毒、弓形虫和梅毒等;②预防和治疗新生儿黄疸、新生儿窒息等;③避免滥用对耳有毒性的药物,严格掌握有关药物的适应证和用药剂量。

新生儿听力普遍筛查(universal newborn hearing screening,UNHS):1999年原卫生部、残联等十部委联合下发通知,首次把新生儿听力筛查纳入妇幼保健的常规检查项目(详见第七章新生儿保健)。

三、急性化脓性中耳炎

急性化脓性中耳炎(acute suppurative otitis media)系中耳黏膜的急性化脓性炎症,是小儿常见病之一。

【**病因**】 主要致病菌为肺炎球菌、葡萄球菌、溶血性链球菌、流感嗜血杆菌等,最常见的感染途径为经咽鼓管感染。感染病变主要发生在鼓室,但中耳其他部位也常被累及。由于婴幼儿咽鼓管短而平直(图 8-2),因此其鼻部及咽部感染(如急性鼻炎、腺样体炎、扁桃体炎等)易经咽鼓管进入中耳腔;急性呼吸道传染病(流感、麻疹、百日咳等)也可通过咽鼓管并发本病;在污水中游泳或跳水、不正确的擤鼻,皆可使细菌经咽鼓管进入中耳腔;营养不良及全身慢性病,使儿童抵抗力降低,也是易患中耳炎的原因之一。

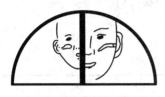

图 8-2 儿童与成人咽鼓管的比较

【**临床表现**】

1. **全身症状** 急性期常有畏寒、高热、精神差等表现,重者可发生惊厥。年龄越小,全身症状越重。一旦鼓膜穿孔,脓液流出后,体温可很快下降并恢复正常,全身症状也可明显减轻。

2. **局部症状** ①耳痛:为耳深部搏动性跳痛或刺痛,咳嗽、吞咽时加剧;耳痛常常昼轻夜重;婴儿常因耳痛而哭闹、摇头擦枕、不眠。一旦鼓膜穿孔,脓液流出,耳痛减轻或消失。②听力减退:听力逐渐下降,伴耳鸣,鼓膜穿孔、脓液流出后,听力反有所好转。③耳漏:外耳道有液体流出,开始为血水样,渐变为黏脓性或脓性分泌物。

【**并发症**】 可并发急性乳突炎及耳源性脑膜炎、脑脓肿等。

【**治疗**】 治疗原则为控制感染,保持引流畅通和病因治疗。

1. **全身治疗** 及时应用足量广谱抗生素,直至症状消退后 5~7 天停药,以彻底控制感染。

2. **局部治疗** 主要是通畅引流和中耳应用消炎药减轻局部炎症。

(1) 鼓膜穿孔前:2% 酚甘油滴耳,可消炎、止痛,穿孔后停用。如发现鼓膜外凸、耳痛加剧,或穿孔较小引流不畅,使用抗生素无效者,应行鼓膜切开术。

(2) 鼓膜穿孔后:用 3% 过氧化氢溶液洗净外耳道脓液,然后向鼓室内滴抗生素药物,如 0.3% 氧氟沙星、0.25%~1% 氯霉素、3% 林可霉素等,直到中耳无脓为止。同时用 1% 麻黄碱生理盐水滴鼻,以利咽鼓管引流。炎症完全消退后,鼓膜穿孔多能自行愈合。遗留有干性穿孔者,可再行鼓膜修补术。

【**预防**】

1. 加强小儿营养,增强身体抵抗力,积极预防和治疗上呼吸道感染。

2. 及时治疗耳邻近器官的感染灶。

3. 哺乳位置应取头高脚低位,不宜平卧位哺乳,以免乳汁经咽鼓管进入中耳腔。

附:《0~6 岁儿童耳及听力保健技术规范》(国家卫生和计划生育委员会)

新生儿期听力筛查后,进入 0~6 岁儿童保健系统管理,在健康检查的同时进行耳及听力保健,其中 6、12、24 和 36 月龄为听力筛查的重点年龄。

(一) 检查内容

1. **耳外观检查** 检查有无外耳畸形、外耳道异常分泌物、外耳湿疹等。

2. **听力筛查** 运用听觉行为观察法(表 8-6)或便携式听觉评估仪(表 8-7)进行听力筛查。有条件的社区卫生服务中心和乡镇卫生院,可采用筛查型耳声发射仪进行听力筛查。

表8-6 0~3岁儿童听觉观察法听力筛查阳性指标

年 龄	听觉行为反应
6月龄	不会寻找声源
12月龄	对近旁的呼唤无反应 不能发单字词音
24月龄	不能按照成人的指令完成相关动作 不能模仿成人说话(不看口型)或说话别人听不懂
36月龄	吐字不清或不会说话 总要求别人重复讲话 经常用手势表示主观愿望

表8-7 0~6岁儿童听觉评估仪听力筛查阳性指标（室内本底噪声≤45dB（A））

年龄	测试音强度	测试音频率	筛查阳性结果
12月龄	60(dB SPL,声场)	2kHz(啭音)	无听觉反应
24月龄	55(dB SPL,声场)	2、4kHz(啭音)	任一频率无听觉反应
3~6岁	45(dB HL,耳机或声场)	1、2、4kHz(纯音)	任一频率无听觉反应

（二）耳及听力保健知识指导

1. 正确的哺乳及喂奶,防止呛奶。婴儿溢奶时应当及时、轻柔清理。

2. 不要自行清洁外耳道,避免损伤。

3. 洗澡或游泳时防止呛水和耳进水。

4. 远离强声或持续的噪声环境,避免使用耳机。

5. 有耳毒性药物致聋家族史者,应当主动告知医生。

6. 避免头部外伤和外耳道异物。

7. 患腮腺炎、脑膜炎等疾病,应当注意其听力变化。

8. 如有以下异常,应当及时就诊:儿童耳部及耳周皮肤的异常;外耳道有分泌物或异常气味;有拍打或抓耳部的动作;有耳痒、耳痛、耳胀等症状;对声音反应迟钝;有语言发育迟缓的表现。

（三）转诊

出现以下情况之一者,应当予以及时转诊至儿童听力检测机构做进一步诊断。

1. 听觉行为观察法筛查任一项结果阳性。

2. 听觉评估仪筛查任一项结果阳性。

3. 耳声发射筛查未通过。

第三节 口 腔 保 健

（一）儿童牙齿的发育

儿童牙齿发育的一般规律,详见第二章第六节。

（二）龋病

龋病(caries,dental caries)是牙齿在内外因素的影响下,硬组织逐渐发生破坏和崩解的一种疾病。患龋病的牙齿称为龋齿。龋患率在不同民族、地区、年龄和性别之间有一定差异。我国 1998 年报告,5 岁年龄组龋患率城市为 75.69% ,农村为 78.28% ;龋均数为 2 ~ 3个。牙齿硬组织遭到破坏后,缺乏修复和自愈能力,而在发病初期不易引起主观症状。因此,一旦发现,往往发展得比较严重。龋病再向纵深发展,则可引起牙髓炎、根尖周炎、牙槽脓肿等,影响儿童整个身体健康。因此,早期检查、早期发现、早期治疗,具有预防和保健的重要意义。

【病因】20 世纪 60 年代,Keyes 提出龋病三联(细菌、宿主和食物)因素理论,即只有在这三种因素同时存在的条件下,龋病才能发生。

1. **细菌的因素**　致使龋病发病的细菌主要有变形链球菌和乳酸杆菌等。一般认为,变形链球菌等能黏附在牙齿的表面产酸,使局部环境的 pH 降低至 4.5 ~ 5.0,从而导致牙齿脱矿。此外,龋病一定要在菌斑这个生态环境才能发生,菌斑是附着于牙面的一种软而黏的不易被清除的物质,细菌寄居在其中生长、发育和衰亡。细菌在牙菌斑中代谢所产生的物质在条件适宜时致病。因此,若能控制牙菌斑即可在某种程度上控制龋病。

2. **宿主**　是指牙齿对龋病的敏感性或抗龋能力,包括牙齿的形态、结构和位置,唾液及全身情况。

牙齿的窝、沟、点、隙处和钙化不良均易患龋病。龋病好发生于牙的滞留区,而不易发生在自洁区。牙齿排列拥挤、重叠、错位,与邻面接触不良,易嵌塞食物,也是菌斑聚集最多的地方,从而为龋病的发生创造了条件。唾液是牙齿的外环境,起着洗涤、缓冲、抑菌和抗菌的作用。唾液的量与质、缓冲能力的大小、抗体的含量与龋病的发生过程均有密切的关系。

3. **食物**　食物中的碳水化合物,尤其是蔗糖与龋病的发生密切相关。蛋白质、维生素、钙磷不足是龋病发生的重要条件。蔬菜、水果、肉类不易发酵,在咀嚼的过程中,可摩擦牙齿,帮助清洁;而糕点、饼干、糖果较易黏附在牙齿上,并容易发酵,因而有利于龋病的发生。

【病变程度及其特点】龋病的发展过程,是由浅入深,先破坏牙釉质,然后往深处发展,破坏牙本质,最后崩解形成龋洞。临床上所见的龋牙以质变为主,颜色和形状的变化是质变的结果。根据龋坏的程度可分为浅龋、中龋和深龋(图 8-3)。

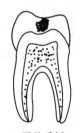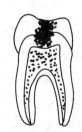

牙釉质龋　　牙本质浅层龋　　牙本质深层龋

图 8-3　龋病的三个阶段

1. **浅龋(牙釉质龋或牙骨质龋)**　牙面可有脱钙而失去固有色泽,呈白垩状;以后因染色而成黄褐色或黑色,患儿无自觉症状。检查时,探诊有粗糙感,如牙釉质或牙骨质浅层剥脱,即形成浅的龋洞。

2. **中龋(牙本质浅龋)**　龋蚀已由釉质或牙骨质层进展至本质浅层。色、形、质的改变已经很明显,可见龋洞形成,探针可插入洞中,洞内有着色的软化牙本质,洞底距牙髓尚远。患儿一般无自觉症状,但对冷、热、酸、甜等刺激有激发痛,刺激除去后,症状即消失。

3. **深龋(牙本质深层龋)**　龋蚀已发展至牙本质,接近牙髓腔,可见或探得较深龋洞。患儿对温度及化学刺激敏感,食物嵌入洞内,可感到明显的疼痛。探针检查洞底,常有酸痛感,表示龋蚀已接近牙髓,但是患儿无自发性疼痛。

龋蚀在 X 线片上呈黑色阴影,对难于确诊者(如邻面龋)可拍摄 X 线片口内片协助诊断。

【治疗】治疗原则在于终止龋蚀发展,保护牙髓活力,预防并发症。因此,愈早愈好。牙齿硬组织遭到破坏后,无再生能力,一般需要人工修复。主要方法是利用充填材料充填龋洞,恢复牙齿外形和功能,并保护牙髓。

【预防】

1. 婴儿在萌出第一颗乳牙时就应进行口腔专科检查,使家长获得一些科学喂养和保健知识。

2. 儿童应养成良好的刷牙习惯,用保健牙刷和含氟牙膏每天刷牙,饭后漱口,少吃甜食、零食,多吃新鲜瓜果蔬菜、蛋、奶、肉类等食品,并定期进行口腔检查。

3. **氟化物防龋**　适量的氟化物可有效预防龋的发生。氟化物与牙釉质相互作用,可形成抗酸性强的保护层,使牙釉质更为坚固。唾液中的氟化物可阻止牙釉质脱矿,促使受损牙釉质再矿化,达到防龋目的。最常用的方法是使用含氟牙膏刷牙,还可作氟化物局部涂布。

4. **窝沟封闭和预防性填充**　窝沟是牙齿表面的沟裂,以咬合面的窝沟最多,在咀嚼压力的作用下食物残渣被压入其中很难去除和清洁,极易造成龋坏。1995 年我国第二次全国口腔健康流行病学调查显示,12 岁年龄组窝沟龋与平滑面龋的构成比为 90.32% 与 9.68%。第一恒磨牙的窝沟龋发生率最高。

窝沟封闭是采用一些特殊材料制成的窝沟封闭剂,对易发生龋坏的点隙窝沟进行封闭,从而隔绝细菌和酸对牙齿的侵蚀,达到预防窝沟龋的目的。窝沟封闭的最佳时机,乳磨牙在 3～4 岁,第一恒磨牙在 6～7 岁,第二恒磨牙在 11～13 岁。窝沟封闭之后应每 6 个月至 1 年复查一次,若有脱落,应重新封闭。

(三)其他常见口腔疾病

1. **牙龈及牙周病**　儿童由于牙龈上皮薄、角化程度差,故受刺激后易发生炎症。乳牙冠部隆起,牙颈部明显收缩,龈缘处易积存食物残屑;加上乳牙替换期,乳、恒牙的脱落与萌出出现暂时性牙列不齐并存在生理间隙,极易引起牙垢堆积、食物嵌塞,引起牙龈炎甚至移行为牙周炎。

临床可分为萌出性龈炎、不洁性龈炎、牙列拥挤性龈炎、张口呼吸型增生性龈炎及牙槽骨急性局部性破坏。处理原则主要为去除病因,加强口腔清洁卫生,控制局部感染,必要时行牙龈切除术。

预防:儿童应尽早刷牙,定期检查,并建立口腔保健档案。3～6 岁儿童首先要养成良好的口腔卫生习惯,早晚刷牙、饭后漱口,注意平衡膳食、合理营养,少吃零食、甜食。

乳恒牙的替换期是龈炎发病的高峰期。此期的儿童要定期清除牙菌斑和牙结石,保持口腔的清洁卫生。要培养儿童自我口腔保健意识,学会自己观察牙龈颜色与形态变化以及牙菌斑和牙结石的附着情况;定期更换牙刷,主动进行口腔卫生检查。

2. **鹅口疮**　本病由白色念珠菌感染引起。多见于婴幼儿。主要特征为口腔黏膜表面形成散在的凝乳状斑点,略为突起;表面有假膜,不易擦去,强行擦去假膜可见黏膜下鲜红溢血的浅表糜烂面。重者可累及喉、气管、肺、食管、肠道等,但一般不影响吃奶,也无全身症状。治疗时用1%～2%碳酸氢钠溶液清洁口腔,每2～3小时一次;然后用1%甲紫或青黛涂布患处,每天3次;或用制霉菌素混悬液(每毫升10万U)每天3～4次。对重症患儿可口服克霉唑20～60mg/(kg·d),分3次服。

3. **地图舌** 病因尚不清楚,可能与胃肠功能紊乱有关。好发于婴幼儿的舌尖、舌缘、舌背的前部,表现为舌黏膜暂时性丝状乳头的剥脱性炎症。其病变区因处于边剥脱、边修复状态,故似在"游走",呈地图状。病程数月至数年,患儿全身症状,无须治疗。

4. **疱疹性口炎** 由单纯疱疹病毒引起,多见于婴幼儿,且传染性强,可在集体机构引起小流行。本病有自限性。病初伴发热,可达38～40℃。口腔黏膜充血、水肿,并出现散在的针头大小的疱疹,溃破后形成表浅溃疡,有时可汇集成大片溃疡,表面覆有灰白或微黄色假膜。疱疹多见于牙龈、舌、腭、唇黏膜。局部疼痛,患儿唾液增多、拒食,颌下淋巴结肿大、压痛。治疗原则为增强儿童抵抗力,服用抗病毒药物,同时服用抗生素预防细菌性继发感染。适当补充维生素C和复合维生素B可促进愈合。

5. **口角炎** 本病可因儿童舔唇、咬手指等不良习惯引起,也可由于缺乏核黄素(维生素B$_2$)发生。其临床特点是两侧口角皮肤对称性出现潮红、脱屑、糜烂和皲裂。治疗原则是纠正儿童不良习惯,或对症服用核黄素;局部可用0.1%高锰酸钾或0.5%过氧化氢溶液清洗;加强锻炼,增强儿童抗病能力。

6. **全身性疾病在口腔的表现** 幼儿在麻疹的前驱期可出现麻疹黏膜斑,即Koplik斑。表现为两侧颊黏膜充血,与磨牙相对之颊黏膜上出现针尖大小灰白色或黄白色的斑点,微隆起,有红晕。斑点多时会发生融合。是早期诊断麻疹的重要依据。

小儿患水痘时,一般在出现皮疹之前,口腔黏膜出现有红晕的水疱,要预防破溃后的继发感染。

坏血病患儿可出现急性或慢性牙龈炎,发展至牙周病时,可破坏牙槽骨,引起牙齿松动脱落,应及时补充维生素C,注意口腔清洁,控制继发感染。

糖尿病患儿易出现牙周病,表现为牙龈出血、疼痛、牙周脓肿、牙齿松动等。

血液病患儿可表现为以出血症状为主的牙龈炎。在注意口腔卫生的同时,忌行洁治术或拔牙术。

附:《0～6岁儿童口腔保健指导技术规范》(国家卫生和计划生育委员会)

在对0～6岁儿童进行健康检查时,进行口腔保健指导和口腔疾病筛查,并指导选择相应的干预措施。

(一)问诊

询问儿童的喂养、饮食及口腔护理情况,了解是否喜食甜食、进食甜食的频率,是否有吮指、咬唇、吐舌、口呼吸等不良习惯,是否使用安抚奶嘴,口腔清洁、刷牙等卫生习惯。

(二)口腔疾病筛查

1. **面部检查** 检查是否有唇裂、腭裂等颜面发育异常。

2. **牙齿、口腔黏膜和舌系带的检查** 检查牙齿的数目、形态、颜色、排列、替换及咬合情况,乳牙有无早萌、滞留、反咬合。检查有无口腔溃疡、鹅口疮、舌系带过短等异常。

3. **龋齿检查** 检查牙齿是否有褐色或黑褐色改变,或者出现明显的龋洞。

（三）口腔保健指导

根据儿童的年龄阶段，从牙齿发育、饮食、口腔卫生指导等方面予以宣传教育。

1. **喂养**　提倡母乳喂养，牙齿萌出以后规律喂养，逐渐减少夜间喂养次数。人工喂养儿应当避免奶瓶压迫其上下颌，不要养成含着奶瓶或含着乳头睡觉的习惯。牙齿萌出后，夜间睡眠前可喂服 1~2 口温开水清洁口腔；建议儿童 18 个月后停止使用奶瓶。

2. **饮食习惯**　减少每天吃甜食及饮用碳酸饮品的频率，预防龋病的发生；牙齿萌出后，进行咀嚼训练；进食富含纤维、有一定硬度的固体食物；培养规律性的饮食习惯，注意营养均衡。

3. **牙齿萌出**　乳牙萌出时婴儿可能出现喜欢咬硬物和手指、流涎增多，个别婴儿会出现身体不适、哭闹、牙龈组织充血或肿大、睡眠不好、食欲减退等现象。待牙齿萌出后，症状逐渐好转。建议这一时期使用磨牙饼干或磨牙棒以减轻症状。

4. **口腔清洁**　注意儿童的口腔清洁，尤其在每次进食以后。牙齿萌出后，家长应当用温开水浸湿消毒纱布、棉签或指套牙刷轻轻擦洗婴儿牙齿，每天 1~2 次。当多颗牙齿萌出后，家长可选用婴幼儿牙刷为幼儿每天刷牙 2 次。3 岁以后，家长和幼儿园老师可开始教儿童自己选用适合儿童年龄的牙刷，用最简单的"画圈法"刷牙，其要领是将刷毛放置在牙面上，轻压使刷毛屈曲，在牙面上画圈，每部位反复画圈 5 次以上，牙齿的各个面（包括唇颊侧、舌侧及咬合面）均应刷到。此外，家长还应每天帮儿童刷牙 1 次（最好是晚上），保证刷牙的效果。当儿童学会含漱时，建议使用儿童含氟牙膏。

5. **纠正不良习惯**　幼儿期尽量不用安抚奶嘴；纠正吮指、咬唇、吐舌、口呼吸等不良习惯。

6. **口腔健康检查**　儿童应该在第一颗乳牙萌出后 6 个月内，由家长选择具备执业资质的口腔医疗机构检查牙齿，请医生帮助判断孩子牙齿萌出情况，并评估其患龋病的风险。此后每 6 个月检查一次牙齿。

7. **局部应用氟化物预防龋病**　3 岁以上儿童可接受由口腔专业人员实施的局部应用氟化物防龋措施，每年 2 次。对龋病高危儿童，可适当增加局部用氟的次数。

8. **窝沟封闭预防龋病**　窝沟封闭是预防磨牙窝沟龋的最有效方法。应当由口腔专业人员对儿童窝沟较深的乳磨牙及第一恒磨牙进行窝沟封闭，用高分子材料把牙齿的窝沟填平，使牙面变得光滑易清洁，细菌不易存留，达到预防窝沟龋的作用。

（四）转诊

出现以下情况之一者，应当予以及时转诊至上级妇幼保健机构或其他医疗机构的相关口腔专业门诊进一步诊治。

1. 唇裂、腭裂等颜面发育异常。

2. 舌系带过短。

3. 乳牙早萌或滞留。

4. 乳牙反咬合。

5. 龋齿。

（五）工作要求

1. 社区卫生服务中心和乡镇卫生院应当为儿童和家长提供口腔健康指导，为儿童提供定期口腔疾病筛查服务,宣传口腔卫生保健知识,发现异常及时进行转诊。

2. 从事儿童口腔保健工作的医护人员应当接受儿童口腔保健专业技术培训,并取得培训合格证书。工作中应当严格按照国家卫生计生委(原卫生部)疾控局印发的口腔保健相关技术规范执行。

3. 口腔检查应当在自然光线或良好照明条件下进行。认真填写检查记录,追访转诊结局。

(六)考核指标

0~6 岁儿童口腔疾病筛查覆盖率=(该年辖区内接受口腔疾病筛查的 0~6 岁儿童人数/该年辖区内 0~6 岁儿童人数)×100%

(潘建平)

第九章

儿童早期发展

第一节　概　　述

一、儿童早期发展的基本概念

胎儿至生后 6 岁是人类生理、心理和大脑发育的关键时期,对体格、认知、语言、学习、情感、思维和社会能力的形成与发展均产生重要影响。因此,是儿童保健需要重点关注的年龄阶段。由于胎儿的生长发育对儿童未来的健康、生长发育将会产生重大影响,所以近年来孕期即胎儿期的发育已经受到更多的关注。儿童早期发展(early child development)是指从胎儿期到学龄前期儿童早期的生理、心理和社会能力等发育潜力的全面发展,是儿童健康的重要组成部分,更是人一生健康和能力的基础。

儿童早期发展是一个复杂、综合的过程,可归纳为生理、心理行为和社会能力。它们相互关联、相互影响,协同发展:①儿童早期发展的过程取决于遗传和环境的相互作用,与个体的内在环境和外部环境密不可分。②儿童生长发育是从简单到复杂的动态过程,既连续,又有阶段性;既遵循一定的顺序,又有明显的不确定性;既存在固有的发展惰性,又有很大的可塑性。③儿童早期发展的过程既有共性,又有明显的个体差异,从而使儿童具备许多相似的表征,又显现明显的不同。④儿童发展受许多复杂因素的影响,这些因素可以起促进作用,也可以产生负面效应;影响既可以是短暂的,也可能产生长期、持久的后果。⑤儿童早期发展过程是人类个体一生中变化最快的阶段,每月、每周甚至每天都能发现儿童的变化。这种快速的变化,增加了儿童早期对内在和外部环境因素的敏感性。所以,我们要树立整体、动态的观念,认识和理解儿童发展的系统性和复杂性。为此,我们将儿童早期的生长发育又定义为"儿童早期发展"。

二、儿童早期发展的重要性

大量研究已经证明,儿童早期的经历不仅会影响儿童的生理和体格发育,而且会影响儿童脑的发育。人的巨大的潜力,复杂的情感、思想以及基本的社会能力的形成始自儿童早期。因此,儿童早期发展的影响会延续到成年期。对许多成人期躯体疾病和心理行为障碍的研究表明,这些疾病和障碍的形成,总能在儿童的幼年找到相关的因素和病因,例如,营养摄入不平衡,心理或情绪的创伤和压力等。而有计划的干预和服务,能增加儿童正常发育的可能性和概率。建立儿童早期发展的学科的目的,是要加强对这一领域的研究和培训,传授相关的知识,特别是对育龄父母的培训,从而不断完善对儿童早期发展的认识和实践,使儿童都能获得充满希望的人生开端,并为一生奠定坚实的基础。

我们正处在一个飞速变革的时代,当今的社会正在从工业型经济向知识型经济转变,未来世界竞争力的基础是人才和人力资源。我们面对的挑战是如何将我国的人口压力转变为人力资源优势,将人口大国转变为人力资源大国。今天的儿童,是明天的世界。重视儿童早期发展应该成为影响我国综合实力和未来竞争力的基本国策。为此,我们必须坚持儿童优先的方针,大力呼吁和推动儿童早期发展策略的实施。从保障和促进儿童早期发展着手,实现社会经济的可持续发展。

1990 年,在世界儿童问题首脑会议上,包括中国在内的世界各国领导人签署了《儿童权利公约》和《儿童生存、保护和发展世界宣言》,郑重承诺共同关注儿童问题,贯彻儿童优先的方针,实施保障和促进儿童生存、保护和发展的策略,让每个儿童拥有美好的未来。根据世界儿童问题首脑会议提出的全球目标,结合中国国情,国务院于 1992 年正式颁布实施了《九十年代中国儿童发展规划纲要》。这是我国第一部以儿童为主体、促进儿童发展的国家行动计划,以后又相继颁布实施了《中国儿童发展纲要(2001—2010年)》和《中国儿童发展纲要(2010—2020 年)》,纲要确定了每十年儿童发展的总体目标、优先领域、主要目标及策略措施。儿童发展纲要的颁布和实施,使我国儿童发展事业取得重大进步。

儿童早期发展涉及多个领域和部门的协作,内容包括儿童早期的健康、营养、养育、教育、保护五个方面。目的在于充分实现儿童的权利,让每个儿童的发育潜力得到充分的发展。

第二节　儿童早期发展的基本理论

儿童早期发展的科学研究,为我们进一步保障和促进儿童早期发展提供了重要的科学依据和基本理论。

(一)脑发育是儿童早期发展的重要基础

脑和神经科学研究表明,大脑的发育依赖于大脑所摄取的信息,从出生开始直到成年。生命的早期是大脑发育最重要的时期,也是对信息最渴求和最敏感的阶段。因此,既要重视大脑早期发育的影响,同时也要意识到大脑所具备的终身发展潜力和可塑性。基因和环境的共同作用使认知、行为情感、思维和社会能力不断地成长和发展。根据脑发育的研究自然会引导我们去思考如何更好地养育儿童,如父母、养育人员和老师为儿童创造的环境是否能够给儿童的发育提供良好的经历和适宜的信息等。脑科学和神经科学的研究进展给予儿童早期发展以重要的启迪:

1. 脑发育依赖于整个儿童发育期的经验、信息和环境刺激的作用;脑发育对经验的依赖性部分地造就了脑和认知发育的可塑性,是脑的正常发育所必需的。

2. 从孕期到学龄前期的经验对于儿童脑的发育尤为重要。儿童早期许多不利因素可伤害脑的发育,例如,视觉损害、听力障碍、感知-运动障碍和其他的缺陷;以及不能获得脑和神经系统发育必需的丰富的经验、信息和环境刺激。

3. 发育神经科学研究不仅要发现能损害脑发育的因素,还应该研究如何保护儿童避免这些不利因素的影响,例如,虐待、忽视、在有害和危险的环境中成长等;更重要的是研究如何能从正面促进和加速脑的健康发育,包括脑的健康发育需要的自然和社会环境因素和条件,尤其是与认知、语言、情感、思维和社会能力发育相关的问题。

（二）健康和疾病的发育起源以及发育的"编程"理论

健康和疾病的发育起源（developmental origins of health and diseases，DOHaD）是对儿童早期发展产生重要影响的诸多研究进展中最主要的理论。英国学者 David Baker 报道的一项回顾性队列研究发现，有出生体重偏低或者出生 1 年内营养不良病史的老人中，心血管疾病的发生率明显升高；20 世纪 70 年代英格兰和威尔士地区的冠心病（CHD）死亡率与 20 世纪 20 年代的婴儿死亡率（IMR）在地理分布上呈现高度相关；另外，除 CHD 死亡率外，慢性支气管炎、胃癌、慢性风湿性心脏病与 IMR 也呈现相似的联系；出生体重、1 岁体重与 CHD 的联系是互相独立的。结论是宫内营养不良的生长环境导致个体对生后其他 CHD 危险因素的易感性增强。Baker 根据这些研究结果，提出一个假设——"成人期疾病的胎儿起源"（fetal origins of adult diseases）。这一假设以后被英国、荷兰、瑞典、印度、美国、中国（上海交通大学贺林等进行的"中国三年自然灾害出生队列研究"，北京首都儿科研究所米杰等进行的"宫内发育与成人健康监测"研究）等国家开展的人群回顾性队列流行病学研究所证实。米杰等在 20 世纪 90 年代共调查 628 名于 1948 年 7 月～1954 年 12 月在北京协和医院出生的健康出院的单生子，2000～2002 年又进行了第二阶段调查，共计 400 余人，结果发现：出生消瘦伴成年超重组 2 型糖尿病和糖耐量减低患病率最高，达到 43.8%；出生时脂肪较多且成年消瘦组患病率最低，仅为 8.3%。母亲怀孕早、晚期体重指数（BMI）与子女成年期糖负荷后 2 小时血糖浓度成负相关。证明了低出生体重与成年期 2 型糖尿病和糖耐量减低的联系，其机制可能是通过母亲孕前低体重导致胎儿营养不良，从而产生胰岛素抵抗。出生消瘦与成年期超重的协同作用是导致 2 型糖尿病和糖耐量减低的主要原因。其他学者的研究还发现早期的营养不良与成年期精神障碍也高度相关。根据这些研究结果，在 Baker 提出的"成人疾病的胎儿起源"假设的基础上，形成了一个新的理论——"健康和疾病的发育起源"。这一理论指出儿童早期的营养和发育状况的影响是长期的，构成人一生健康的基础，而早期的营养不良和发育障碍可以成为成人疾病的危险因素。大量生命科学的基础研究，如表观遗传学、代谢组学、神经内分泌学等，也为 DOHaD 理论提供了科学证据，并丰富了这一理论的内涵。

在提出健康和疾病发育起源理论的同时，形成了一个新的概念——发育编程（developmental programming）。发育是综合遗传和环境因素顺序化的过程，它使机体内部组织形成互相联系的复杂系统，从而呈现出全部生命功能和表征，这便是发育的编程过程。顺序化如有缺陷则是儿童期，乃至成人期疾病最根本的原因。这一理论体现了遗传机制和环境机制在儿童早期发展中的协同作用。DOHaD 和发育编程理论的重要意义体现在：

1. 强调儿童早期发展在生命周期中的基础作用，并为此提出了重要的科学证据。

2. 强调营养和养育在儿童早期发展中的重要作用，开拓了脑科学、表观遗传学等学科的研究领域。

3. 为孕产妇保健赋予了新的内涵，即良好的孕期营养和环境可以促进胎儿的发育，为下一代终身的健康奠定初始的基础。

4. 为成人慢性病的儿童期预防提供了理论依据。

5. 推动了发育儿科学的发展，并为生命科学研究开拓了广阔的新领域。

（三）儿童早期发展的遗传机制和环境机制

研究表明，儿童的发展取决于遗传机制和环境机制的共同作用，即自然和养育（nature

and nurture）。先天的遗传机制确立了儿童发育的内在潜力和天赋,而后天的养育环境促成了这些潜力的早期发挥,变成现实的能力。儿童都有发育的潜力,儿童都是自己长大的;但是,儿童又必须在一定的环境和条件下,才能长大。长成什么样的人,这是事物发展的两个方面。儿童与成人最大的区别是不成熟,具有很大的可塑性和发育空间和时间;同时,儿童必须依赖成人,在成人的照料下,在成人构建的环境中才能成长,并从不成熟走向成熟,从依赖走向独立。我们将儿童的生长发育需要环境刺激的机制定义为"基于环境刺激的系统发育原理"。这一原理表明,人体每一个系统的发育,每一个能力的形成,都需要来自环境的刺激。儿童的潜力不等于就是儿童的能力,不等于儿童会自动地形成各种能力。从潜力天赋到能力的形成之间,需要一个过程、一个桥梁,这就是儿童不能缺少的养育过程和生活环境。这是儿童的潜力转变为现实能力所必需的过程和桥梁。儿童早期这些潜力的发挥以及能力的形成所需要的信息、刺激、环境和条件,主要是来自父母、家庭和养育过程。例如,儿童语言能力的发育,先天遗传机制决定了儿童具备语言发育的能力,而儿童学会什么样的语言,完全决定于儿童成长的环境,在中文的环境中长大的儿童自然会说中文,在英语环境中长大的儿童自然会说英语,而生活在不同地方的儿童会带有不同地方语言的口音,而这种口音往往会影响终身。

重视儿童发育的内在潜力,是要遵循儿童发育的规律和阶段,避免拔苗助长;重视儿童发育的内在潜力,是要发现和接纳儿童的差异,差异常常是儿童的优势,而不是儿童的问题;重视儿童发育的内在潜力,是要及时肯定儿童的每一个进步,鼓励儿童内在潜力的激活,培养儿童的自信、自尊和自主,养成儿童积极向上的态度,更好地成长。

重视环境机制是要强调家庭环境和父母的养育在儿童早期发展中发挥的关键作用。儿童生长发育必需的信息、刺激和经历都是从儿童日常的养育和生活过程中获得的。因此,儿童的发育必须经历养育的自然过程,所有的自然过程都是有规律的,这些规律融合在父母日常的养育活动中。科学研究使我们认识到养育的这些规律,从而形成基于自然规律的养育理念和知识,帮助父母学习基于科学循证的育儿知识,帮助父母积累养育过程中获得的经验和技能,在日常的养育过程中,养成正确的育儿态度和方式。对多数家长来说,养育过程中的各种具体做法,看起来常常是很简单的,其实,看似简单的过程,却包含许多深刻的内涵。因此,为儿童提供生长发育所必需的环境和条件,促进儿童不断地成长,是养育者必备的素质。

第三节　儿童早期发展的基本内容

儿童早期发展首先要建立在儿童健康的基础上。儿童的健康有三个基本要素,即没有疾病和伤残;良好的状态和素质;以及发育潜力的充分发展。保障和促进儿童健康,第一,要预防和治疗儿童的疾病,消除疾病对儿童健康的威胁,没有疾病是健康最基本的要素;第二,要保持良好的身体和生活状态,例如,良好的体格、良好的食欲和营养、活泼快乐的情绪、充足的睡眠、喜爱运动和学习等,这些都是一个健康儿童应该表现出来的状态,体现儿童的身体和生活质量;第三,要促进儿童生长发育,使儿童各个方面的潜能得到充分的发展。这三个方面是互相关联和互相影响的,疾病会影响儿童的身体和生活质量,影响儿童的生长发育;良好的身体状况,如营养,会有利于疾病的预防,有利于儿童的发育;而良好的生长发育会有利于防止疾病的发生,提高生活质量。因此,儿童早期发展是儿童健康的重要内容,保障和促进儿童健康的所有措施也都与儿童早期发展相关。强调儿童早期发展,是对儿童健康提出更高的要求和目标,需要我们做出更多的努力,让更多的儿童得到良好的照顾和养育,使儿童健康地成长,发育潜力得到充分的发挥。

强调儿童早期发展的综合性是要认识到儿童生长发育的复杂性,儿童早期发展涉及生理、心理、认知、行为、情感、思想等很多的方面。以往,我们比较重视儿童的生理和体格发育。20 世纪 80 年代以后,才开始重视儿童的心理行为发育。近些年来,对儿童社会能力的发育,或称"非认知能力"的发育也越来越为人们所重视。根据 WHO 对健康的定义,儿童早期发展可以归纳为三个主要的方面:生理、心理行为和社会能力的发育(physical, mental and social development)。我们可以把这三方面的综合发展称为儿童早期发展的 PMS 策略。

生理发育通常指的是体格以及各个生理系统的发育,例如,身高、体重、头围、臂围、营养状况、骨骼肌肉系统、免疫系统、内分泌系统等;心理行为发展包括心理、动作、行为、情绪、认知、语言等方面的发育;社会能力发育包括社会适应能力和人际交流能力,自信心、责任心、主动性、创造力等,社会能力将决定一个人在未来社会中的表现和作为,是体现一个人素质的重要内涵。

有关生理和心理行为发育的内容详见第三章儿童心理发展。本章主要对社会能力以及相关的早期发展进行阐释。

快速变化的多元化的社会使未来年轻人面临的挑战越来越多。成功将不再取决于你现在掌握了多少知识和技术,而在于你是否具有获取不断出现的新知识和新思想的能力,是否能够不断提出新的设想和计划,并具备把新的思想变成新的实践的能力。这将是人类自身发展面临的新的历史阶段和挑战。这些变化和挑战也促使人们去思考儿童早期发展新的内涵。对于年轻人来说,未来社会对能力发展的要求正在发生很大的变化,表现在对认知能力和非认知能力重要性及其内涵的认识的变化。虽然认知能力(或智力)仍然重要,但是已经不是决定一生的最重要的资本,例如功课好、考试分数高等,而非认知能力对一个人的社会表现变得越来越重要。非认知能力的主要表现就是社会能力,包括对社会的适应能力、社会责任感、与不同人相处的能力、自我调节能力、创造能力等。之所以称为非认知能力,是因为这些能力主要不是通过传统的学业教育就能获得的。而是要通过成长环境的影响,从日常的生活和社会实践中获得;而家庭的环境和父母的养育构成人生早期的经历将会起到奠基的作用。

（一）自我调节能力

自我调节(self-regulation),即自理和自律,是儿童发育过程中的重要内容,是个体对自身的心理、情绪和行为的主动调节。儿童的发育可以认为是自我调节和自控能力不断增长的过程,也可以认为是儿童独立生活能力的不断增长。这是儿童整个心理行为发育过程的基础,也反映儿童脑发育的逐渐成熟。儿童自我调节能力的培养,会对其一生的成长产生深远的影响。具有良好自我调节能力的儿童通常更加活泼、开朗,更易形成自信、进取等良好的个性与心理品质,更易减轻不必要的心理负担,从而获得身心和谐的发展,更好地适应社会。因此,良好的自我调节能力是儿童身心健康和发展的重要方面。

调节功能涉及发育的各个方面,从最基本的正常体温的维持,到复杂的心理和情绪的控制,适应昼夜节奏和行为规律的养成,保持注意力的持久性等等。发育可以被认为是自我调节能力不断增长的过程,也可以被认为是儿童独立自主能力的开始,更多地体现在情绪、学习、行为、人际交往等各个方面,是自我管理、自我控制、自我引导和自我激励能力的综合表现。自我调节能力是坚持人生正确方向和轨迹的保障,规范自己的行为,控制自己的情绪,包容、接纳、坚韧、责任等良好的品德,而自律、自信和自尊更是一个人道德的基础。

自我调节能力的发育,从出生的最初几周对睡眠和清醒的调节,到学龄前儿童能够调节自己的情绪,控制自己的行为,集中注意力等,均反映儿童从完全不能自理的状态发展到具备生活和学习自理能力的过程。自我调节涉及发育的所有方面,就心理行为而言,主要包括情绪、注意力、认知和行为的自我控制和调节,这些都是早期发育最基本的内容,并影响一生。为儿童提供经历、支持和鼓励,使他们学会一个又一个有关生活能力的自我调节,这是养育儿童过程中最重要的任务。事实上,在出生最初几个月中,婴儿出现调节方面的问题,例如过度哭闹、睡眠不规律等,并不在于儿童本身,而是婴儿与他们的养护人之间的问题,这种互动关系的特征存在于家庭的各种活动中,从而影响儿童,并在儿童的情绪和行为中体现出来。近年来关于儿童行为调节的研究还关注儿童期品行、注意力缺陷、多动、抑郁、焦虑和其他的心理障碍问题,也要认识到,婴幼儿会表现出不容易调节自己的行为。因为这样,他们才是小孩。

自我调节能力同样需要从小开始培养,养成良好的生活习惯,懂得和遵守规矩,训练生活自理能力,适当控制情绪,懂得规范自己的行为等,这是为了培养儿童自理的能力,应该要求父母在养育过程中不断坚持和逐渐积累。父母应该从日常生活和养育过程的一件件事情做起,为儿童创造条件,使儿童学会在生活中增强自我调节能力,如按时睡眠、饭前便后洗手、整理玩具、礼貌待人、按时做功课等。规矩的形成应该是生活中的自然过程,即从小就养成习惯,而不是额外的要求和负担。

(二)交流能力

交流能力(communication)为自我调节、建立关系以及学习能力的发育创造了条件。可以说,没有交流,就没有儿童的发展。很多心理行为障碍的发生,都与不能正常进行交流和沟通有关。婴幼儿首先通过非语言的方式同母亲、父亲以及其他人交流,包括表情、形体动作、接触、爱抚等。然后,随着语言能力的发育,语言越来越成为交流和沟通的主要方式。但是,非语言的方式仍然起重要的作用,特别是在表达情绪以及交流感情等方面。交流的能力和技巧是要通过经验、学习和训练才能得到发展和提高的。交流必须建立在良好关系的基础上,但是关系不等于交流。有很好的母子或父子关系,不等于就有良好的交流和沟通。交流是基于信息的行为,而关系是多元的行为。父母应该经常评估和反省与子女的关系,特别要重视关系过程中的交流和沟通。建立儿童与父母交流和沟通的意愿和习惯,是父母育儿成功的重要标志。这需要从婴幼儿开始做起,从小养成习惯。如果到了青少年阶段才重视与儿童的交流和沟通,就会变得十分困难。

(三)同龄伙伴关系

同龄伙伴关系(peer relation)是培训儿童交流能力的重要过程。儿童之间一起玩耍,通过玩耍学会交流、交友、共处、分享、适应等社会能力是儿童早期发展的重要和不可替代的过程。婴儿在2月龄时就能表现出对另一个孩子的兴趣,例如,当面对另一个婴儿时,他会凝视对方,并表现得兴奋。6~9月龄的婴儿看到别的儿童时会微笑或牙牙学语,吸引对方的注意;9~12月龄的婴儿开始互相模仿,这也可能是分享和合作的最初表现;1~2岁的幼儿在与别的儿童一起玩耍方面有了明显的进展。随着儿童一起交往时间的加长,玩的方式也变得复杂和丰富,如学会轮流玩一个玩具,开始表现互相理解,并能主动遵循"轮流"的规则,这体现对情绪和行为的自我调节能力的发展。与此同时,也表现出交流能力的增强。他们互相"对话"越来越多,可能是最简单的音节,但体现着语言能力的发展。

对幼儿来说,一开始同别的儿童一起玩,并不是一件容易的事,也并不感到愉快。往往需要成年人的帮助,如构造一个不同的更有趣的环境,使他们在一起玩得高兴。在共同的玩耍中,随着认知能力的发展,幼儿逐渐养成处理同龄关系必需的技能,如在众多的活动中识别自己的活动,确定自己的位置和功能,计划和实施有序的行为等。这些能力在2~3岁时发展很快。同龄幼儿的友谊关系并不是短暂的,一旦建立可保持很长时间,直到学龄前和学龄期。这是儿童最初学到的经验,即如何建立和维持相互间的关系。幼儿在一起并不总是阳光灿烂,也经常发生冲突、吵架和争斗,似乎是同龄关系中不可缺少的内容。幼儿开始在一起玩耍时总会吵闹甚至打架。但冲突似乎不会影响儿童之间的关系,过不多久,他们又会亲密地在一起玩耍。这表明,多数情况儿童可以解决同伴之间的冲突,但有时也需要成人的干预。同龄关系中的冲突,给儿童提供了学习的机会,学会争辩、劝解、坚持、让步、原谅、和解、放弃或向大人申诉等处理矛盾的技能,这些技能奠定了未来社会能力的基础。儿童之间的冲突,发生在熟悉的朋友之间和陌生儿童之间,但发生的情况往往是不同的,即熟悉的同伴较容易和解、妥协并继续玩下去。进入学龄前期的儿童,他们的交往能力和内容有了进一步发展,如在一起玩游戏的时候会装扮成各种角色,设计不同的事物和情节,交流增加,语言也更加丰富。在一起玩耍的儿童的数量逐渐增加,2~3岁时,只同另外一个儿童一起玩,5岁左右开始能与3个或更多的儿童一起玩,这表明儿童的沟通、交流和协调能力在进一步发展。

儿童认知和语言能力的发展在儿童交流能力的发展中起着重要的作用,这与儿童自我调节能力相呼应。但是,同龄关系提供的经历在儿童早期发展中的重要性仍是不可替代的。一个从没有与其他同龄儿童相处过的幼儿,如果突然把他放到一个有许多同龄儿童的房间中,他可能不适应。经常参加在成人指导下的多人游戏,对幼儿或学龄前儿童学会建立更复杂的同龄关系是十分有利的。

父母在帮助儿童建立同龄关系中起关键作用。父母要认识同龄关系对儿童早期发展的重要性,主动为儿童创造机会和条件同其他儿童一起玩耍和游戏,并鼓励和指导儿童相处和分享。建立与其他儿童的关系对儿童早期发育具有十分重要的意义,从中儿童能看到自己的价值、能力,并能观察到周围世界的好与坏,对儿童的未来会有很大的影响。对儿童来说,愉快地玩耍、结交朋友、成为别人的好朋友等,并不是件容易的事情,需要儿童的认知能力和情绪调节能力的不断发展。

（四）养育关系

养育关系(nurturing relationship)是指儿童与他们的父母和其他养育人员之间的关系,为儿童早期发展提供了重要的环境和条件。儿童在这个环境中开始了早期的生长和发育。儿童同父母的关系、父母的观念和行为以及家庭的环境决定了儿童学到什么,如何对周围的人和事做出反应以及期望从自己和其他人得到什么等与早期发展相关的心理行为的发育。养育人和养育关系在儿童生命中发挥着重要的影响。改善育儿技能(parenting)可以成功地促进儿童的早期发展。育儿技能这一概念是强调与儿童相关的成人能全心全意地关爱和呵护儿童,而且儿童可以持久地随时可以得到养育人的关爱和照顾。儿童早期的每一个进步,包括语言、学习能力、自我调节、交往能力等,无不都在儿童与养育人的紧密关系中发生。这种关系对儿童体格和心理健康及发育有明显的影响。母子关系是最基本的养育关系,而与家庭内外的其他人员的关系也有很重要的影响,特别是由于现在的儿童往往要接受来自不同人和不同方式的照顾和养护。

(五)依恋关系

依恋关系(attachment relationship)是指父母在养育过程中与婴幼儿建立起来的一种不可替代的亲密关系。在养育关系中,婴幼儿同父母的关系是最重要的。依恋关系的重要性是为儿童提供了关爱、归属感和安全感。这种依恋是保障儿童与养育者的紧密接触,从而使儿童获得保护、养育和教导。婴儿这种强烈的对一个或多个养育者的依恋趋向,使婴儿能经常地持续地接触最能保护和关爱他的人,并与之形成亲密的感情纽带。依恋关系体现出两个重要的功能:首先,养护人的陪伴使儿童有信心去面对陌生环境,处理压力。儿童常会说:"你在,我敢自己做。"这表明情绪调节能力的发展。其次,依恋关系有助于儿童认识自己的能力和成效。成人相应的反应会使儿童感受到他也能影响别人和周围的环境。父母对建立依恋关系的忽视会对儿童的心理、情感、认知和行为发育产生明显的影响,而这种影响可能是持久的,甚至是终身的。在少数情况下,儿童没有条件获得可信赖的成人(主要是父母)并与之形成依恋关系。这种情况会给儿童的发展造成严重的伤害和持久的影响。这些儿童如果重新得到稳定的关爱和照顾,经过努力,他们会明显地得到康复,这也进一步表明,婴幼儿早期依恋关系的重要性。在孤儿院中的儿童,他们的早期发展常常有很大的缺陷,而当这些儿童得到了较好关爱的时候,他们在情感、认知和体格方面会有明显的进步。将这些年幼的儿童放到有智力滞缓的年轻女性病房时,儿童经常有人怀抱、爱护、一起玩耍,也可以明显地促进其生长发育。对被领养的孤儿追踪观察也发现,持续的关爱、良好的照顾对儿童发展的重要影响。事实上,所有的婴儿都能与早年的养育者产生亲密的感情或依恋。

(六)非依恋关系

非依恋关系(non-attachment relationship)是指婴幼儿与其他养育人之间的关系。依恋关系并不是婴幼儿发育过程中的唯一关系,他们还需要许多其他的养育关系,如祖父母、亲戚、保育员以及邻里之间的关系。每一种良好的养育关系都以各自的方式为儿童提供安全、信赖和友善,并促进儿童的发展。儿童各种养育关系的建立和维持总是受文化传统的影响,包括观念、价值观和对社会的期望。儿童早期的养育关系将儿童置于一个微小的文化和传统环境之中,其多样性和差异性对儿童的早期发展会造成不同的影响。尽管有这些差异,所有的幼儿都会从早期相对持久的养育关系中获得很多认知和行为方面的发展,包括:信赖、反应、保护、友爱、互助合作、解决冲突、增长技能、尊重和被尊重等。养育关系使儿童逐渐形成自我意识、社会能力、道德观和良知、情绪的发育和调节、学习能力和认知的发育,以及儿童其他基本能力的发展。良好的养育关系能密切人们之间的联系,监督暴力和攻击倾向,防止和纠正儿童早期不良行为的发生。

养育关系的稳定性和持久性也是很重要的,儿童可以从中得到关爱、信赖、良好养育的长期保障。父母和养护人员周围的环境以及他们自身的心理状态也影响着他们养育儿童的能力。儿童的性格特征也会影响父母育儿能力的好坏。早期的养育关系也可能出现各种问题和缺陷。这些问题会影响儿童的早期发展,很多是终身的损害。例如:出现焦虑和抑郁、情绪和注意力调节的障碍、认知和学习能力的迟缓、社会交往功能紊乱等。当儿童摆脱这些困境和影响,重新获得良好的亲密的养育关系后,他们可以恢复得很好。但是,并不是所有的儿童都能完全恢复。养育关系中的问题和缺陷越持久,对儿童发展的影响也越大。

（七）学习能力

学习能力(learning ability)的发展也是儿童早期发展的重要方面。人类需要在人生的早期接受大量的连续不断的训练和学习,才能成长为一个具有综合素质和能力的成人。学习能力体现在儿童早期发展的全过程和全部方面。从广义上讲,儿童的一切都是学会的。通过学习、体验和训练,儿童学会走路、跑跳、各种精细动作,学会说话、交往和各种技能。儿童从小就会探索周围的人、物和环境,从询问大人各种问题,到主动地模仿,主动地从书本、媒体和交往中寻求答案和知识。即使是一个初生的婴儿,已经能够用微微张开的小嘴去尝试妈妈的乳头,能够用刚刚张开的双眼去寻找妈妈的脸庞,能够跟随着妈妈的语言发出咿呀的声音。儿童对周围的物品、颜色、声音产生兴趣和好奇心,都意味着学习的萌芽和开始。儿童具有学习的潜力和天赋,而我们的责任是帮助儿童在发育过程中激发这种潜力。人们往往忽视儿童学习的主动性,总以为儿童的能力都是大人教会的。事实上,在儿童早期的学习中,儿童主动的获取远远多于被动的传授。因此,重要的是要为儿童的早期学习创造一个丰富、愉快的环境和条件,保护和鼓励儿童学习的兴趣和能力。儿童的学习兴趣和能力与他们的发育水平和阶段相一致,与儿童的个性和特点相适应,父母要认真观察、保护和鼓励儿童与发育阶段相应的兴趣、好奇心和探索能力,提供相应的学习环境和条件,切忌让儿童接受超越其能力的学习和训练,这样会抑制儿童的学习兴趣和潜能。要鼓励儿童的每一个进步,让儿童不断感受到学习的快乐和成就感。父母热爱学习的行为和习惯,如读书、探讨问题等,对培养儿童早期学习的兴趣和习惯会有很大的影响,创造一个具有良好学习氛围的家庭环境是父母培养儿童学习兴趣和能力的重要环节。

学习能力的重要意义更表现在一个儿童在成长过程中,能够形成自主学习的能力,从而能够在快速增长的知识宝库中主动地探索和获取新的知识和思想,并进行再加工、再创造,从而实现不断的创新和发展。当你离开童年成为成人以后,没有人再会告诉你要去学习什么,怎样去学习,一切都要你自己去寻找和抉择。而你必须不断地学习,没有学习,就没有创新,也没有自身的发展。学习应该成为一生中不可缺少的生活内容。终身的学习能力是在漫长的发育过程中长期积累的结果。从小开始就要培养儿童学习的兴趣和习惯,这是一生中自主学习能力的开始。

学习是儿童发育过程中的主动行为,我们所能做的是为儿童的学习创造良好的环境和条件。为此,我们必须充分认识到,儿童的学习能力是与儿童发育的水平和"成熟程度"一致的;儿童的成长需要一个富于信息和社交刺激(social stimulation)的环境;婴幼儿学习的主要方式和载体是玩耍和游戏,学习应该成为"快乐童年"的主要内涵;学习兴趣和学习习惯的培养比学习知识本身更重要;学习能力的提高既具有连续性,又具有明显的阶段性,既有共性,也有明显的个体差异;儿童早期发展不是将学校教育提前,而是让儿童经历自身发育必须的养育过程。

（八）关于早期思想和观念

儿童思想和观念(child belief)的发育和培养很容易被人们忽视,而思想是所有能力发育的基础。那么,儿童有思想吗? 成人的社会能力是建立在每个人的思想和信念的基础上,即人生观、价值观和世界观。而儿童早期能力的发育也是伴随着早期思想和观念的萌发而逐渐发生的。儿童早期是否存在思想和观念？表现是什么？怎样形成的？有一天，儿童问妈妈："这是我的苹果吗？"这表明儿童开始有了我、你、他的区别；过几天，儿童嚷嚷："不，我不要！"儿童开始有好恶感；儿童说："妈妈，我不会在饭前吃冰淇淋的"，儿童开始形成最初的是非观念，懂得什么是可以做的，什么是不可以做的。随着儿童的成长，我们可以发现越来越多的思想观念的萌芽，并随着时间不断成熟。

儿童早期的思想和观念表现为：①自我意识：如有了我的、你的、他的等观念。②是非观念：如有了自己的主意、自己的选择、自己的好恶等，儿童逐渐懂得什么是对的，什么是错的，什么是好的，什么是坏的。③归属感：如儿童对父母的依恋感，对家人的亲切感，希望得到关注、接纳、肯定、鼓励、友谊等，儿童需要爱，需要亲人，需要朋友，需要集体与合作。④道德观念：儿童开始学会帮助别人，不欺侮小朋友，开始有责任感，对事和对人负责，不说谎话，不拿别人的东西，在做好事和帮助别人中得到愉悦的感觉。⑤规矩和限制的观念：如逐渐懂得不是想做什么就能做什么，有的事情能做，有的事情不能做，要养成遵守规矩的习惯，对自己的行为有所限制。⑥目的性、创造性和成就感：如儿童在一起玩耍时，会设定一些目标，然后大家一起去实现；在游戏中、图画中、讲故事中儿童常常表现出最初的创造力；而当儿童做成了一件事情后则会感到高兴，表现出得意的样子，并期待得到父母的赞扬和肯定，这表明儿童开始具备了成就感和荣辱感。

家长要在养育过程中，重视对儿童思想和观念的培养，通过日常体验、讲故事、交流、赞扬、鼓励、批评等方式，树立和强化正面和积极的思想观念，避免和纠正负面、消极的思想观念。

所有的发育都源于儿童早期发育的潜力，始自婴幼儿最初的各种简单的发育表象，体现在幼儿期发育的特征、规律和过程中，这是一个阶梯式的长期积累过程。我们可以从儿童动作、感知、语言、学习、情绪、规矩、交流、人际关系和执行力（解决问题和做事的能力）等方面看到儿童发育的轨迹和每日每时的进步。这些从儿童身上发现的每一个发育的表象，都可能成为发育的萌芽，逐渐成长，最终发育成为成人期各种重要的能力和成熟的思想。

第四节　促进儿童早期发展的策略和方法

一、家庭环境和父母养育是儿童早期发展的基础条件

家庭环境和父母的养育在儿童早期发展过程中发挥关键的作用。儿童生长发育必须获得充足的营养、睡眠、运动、经历、信息和刺激等。这些条件和因素都是儿童在日常养育和生活的过程中获得的。因此，儿童的发育必须经历养育的自然过程。我们强调养育的自然过程，是要求父母学习基于科学循证的育儿知识，帮助父母积累养育过程中获得的经验和技能，在日常的养育过程中，养成正确的育儿态度和方式，为儿童提供生长发育所必需的环境和条件，促进儿童健康地成长。我们要让父母认识到日常养育带给儿童的变化，日常养育对儿童的影响，从而丰富养育的内涵，减少盲目性，增加主动性，将养育过程变成儿童自主学习、自主成长的过程。养育儿童是一个复杂和繁琐的过程，归纳起来可以包括三个方面：喂

养护理,家庭生活和玩耍体验。

（一）日常养护

日常养护(daily care)是指父母和养护人每天为婴幼儿提供的喂养、照料、清洁和护理等,这是婴幼儿生活的开始和最初的经历,是促进婴幼儿生长发育的第一个最基本的过程,对儿童的生长发育发挥重要的作用。儿童从父母喂养和照料的各种日常事情中,获得生长发育必需的营养、刺激、信息和经历,从而不断地成长。这是父母通过日常的照料为儿童主动提供的成长发育必需的条件和支持。日常的喂养和护理对儿童的生长发育发挥的作用具体表现:

1. 良好的喂养为儿童提供足够的营养,促进儿童的体格发育,形成良好的饮食、睡眠和生活习惯,使儿童健康成长。

2. 养护过程中所有的生活细节和活动都在为幼小的儿童提供生长发育所必需的信息、经验、训练和帮助,包括穿衣、洗漱、沐浴、爱抚、逗笑、嬉闹、学步等,儿童从中学会最基本的知识和生活技能,例如识别物品的颜色、形状、大小、数量、质地等,学会走路、跑跳、手工、如厕、穿衣、洗漱等技能;逐渐建立自信、自尊和自主能力。

3. 养护过程传递了对儿童的感情,促进亲子关系的建立,养成亲子交流和沟通的习惯,例如喂奶的时候,妈妈通过目光、抚触、语音等方式与儿童交流,而儿童则从这些交流中感受到妈妈的关爱。

4. 养护过程还帮助儿童学会与他人分享,耐心自律,尊敬长者,懂得礼貌,懂得生活中的规矩。

因此,养护过程是儿童来到这个世界上获得的第一个生活经历,是儿童生长发育过程中的第一个环境条件,是每个人的人生开始。

（二）家庭生活

家庭生活(home life)是婴幼儿生活和成长的第一个最重要的环境和场所。儿童从诞生起,就成为家庭中一个新的成员,与父母和其他家庭成员共同生活,朝夕相处,体验家庭中的人和事,无论是懂的还是不懂的,是对的还是不对的,是好的还是不好的。家庭环境为儿童提供大量的信息、刺激、体验和经历,这一切都在促进或影响儿童的成长。这是对儿童无形的教育,是一个自然的过程,父母可以充分利用这些机会给儿童提供良好的影响,不需要额外的付出、额外的时间;但同时,也可以在不经意中给儿童不利的影响。这是一种感情,更是一种责任。家庭不再是夫妻俩人的事,家庭已经成为一个新生命成长的温床,一个天真无瑕的儿童未来人生的基石。父母要通过家庭生活,为儿童提供丰富的学习机会、体验和经历,促进儿童体格、情感、思想和能力的成长和发展。

1. 家庭是儿童面临的第一个外部世界,是儿童探索和学习的开始。家庭生活中所有人、事物和活动,都是儿童最初的老师、书本和教具。家庭生活为儿童的成长提供有力的支持和条件,例如,儿童学会说话,多半是依赖于日常生活中的模仿,并且影响到儿童的语言特征和习惯,口音就是一个典型的例子。

2. 在与儿童共同的日常生活中,父母的言行举止,父母的生活方式和习惯,都会成为儿童模仿的对象,起到潜移默化的作用,我们常说,父母是儿童的榜样、第一任老师。例如,父母经常读书并经常和儿童一起阅读,会启发和养成儿童喜欢书本和喜欢阅读的习惯;礼貌友善待人,不打人骂人,儿童也会懂得礼貌,学会友善,不打人骂人。反之,一些不良的行为举止也会影响到儿童。而这种潜移默化的影响常常会持续很长的时间。

3. 父母所营造的家庭氛围对儿童的情感发育会有很大的影响。充满爱和快乐的环境是儿童健康成长最重要的条件和保障。在一个温馨、和睦和美满的家庭环境中,儿童才能充分感受到父母的爱,才能真正健康地成长,才能在幼小的心灵中播下爱的种子,并为养成良好的品格打下基础。

4. 提供参与最初家庭生活和家务劳动的机会,让儿童获得相应的体验和经历,例如,参与家庭聚会,家庭娱乐,简单的日常家务:饭前准备碗筷,饭后清理餐桌等,儿童从中体验到家庭的乐趣、互相尊重、建立自信,也开始学习生活技能,开始感受到责任和独立。

5. 家庭生活和各种活动让儿童有更多的机会开始接触和体验更广泛的人际关系和交流,包括父母以外的爷爷奶奶、亲朋好友,特别是同龄伙伴。

6. 家庭环境应该确保儿童的安全,并培养儿童的安全意识。

（三）玩耍体验

玩耍体验(play and experience)是儿童生活的重要内容,父母主动地为儿童创造玩耍的机会和条件,去获得丰富的体验,这对儿童的早期发展具有重要的意义。让儿童去玩耍,体验自然,体验社会,体验不同的情绪,体验不同的人和事,体验成功,体验挫折。父母安排的活动应该包括游戏、运动、娱乐、游览、访问、购物、劳作、艺术、社交活动和接触大自然等,使儿童在丰富的体验中健康地成长。

玩耍是童年生活的重要内容,是生长发育必须经历的过程。儿童自由地玩耍,无论是追逐、打闹、玩沙子、摆积木,还是在地板上嬉闹等,这种似乎无目的的活动使儿童获得了丰富的体验和锻炼,对儿童的体格发育、心理行为发育和社会能力的发育,发挥着极为重要的不可替代的作用。许多研究发现,缺乏自然的玩耍,会使儿童感到压抑,也会使父母增加压力。玩耍的重要性体现在:

1. 玩耍能促进儿童体格发育、动作和行为能力的发育。

2. 玩耍能使儿童在自主的游戏中,按自己喜欢的方式活动,学会如何制订计划和规则,如何作出决定和遵守规则,如何保持同伴的兴趣,如何协调各自的想法等。这是最基本的社会能力的表现和实践。

3. 玩耍能使儿童接触不同的玩具和图书,开始学会颜色、大小、形状、数量等概念,学会识别动物、植物、人物、物品等,培养儿童的语言能力和学习能力,促进儿童认知能力的发育。

4. 玩耍能帮助儿童探索和了解周围的环境和事物,发挥想象力和创造力,增强自信心和适应能力。

儿童的玩耍常常因大人感到吵闹杂乱或浪费时间而被限制或忽视,代之以由父母或老师设定好的名目繁多的课程或学习活动。当一些游戏由成年人控制和组织时,儿童必须服从成人制订的规则,这样会失去许多儿童自主组织游戏带来的好处,例如,培养儿童的创造性、自主能力和团队精神等。与被动的娱乐不同,玩耍和游戏能够造就儿童的主动性、活力和协调能力。儿童自由地玩耍也是一种快乐的体格锻炼方式。玩耍会留给每个人对童年最珍贵的回忆。

运动(sport)是儿童玩耍的一种特殊形式,对儿童的生长发育发挥重要的作用。运动包括跑跳、球类、骑车、游泳等。运动,特别是团队运动,可以锻炼儿童的体魄,训练儿童的运动技能,培养儿童的进取心、刻苦、自律、坚持和奋斗精神,以及合作和团队精神。

玩耍、游戏和运动还有利于建立同龄伙伴关系。同龄伙伴关系也是儿童成长过程中一个重要的、不可缺少的经历。学会建立与其他儿童的关系是童年生活的重要内容,对儿童的各种能力的发展产生长远的影响。从幼年开始,就要为儿童提供机会,让他们能与别的儿童一起玩耍,学会交朋友,愉快地相处,并能维持这一友谊,这对儿童来说是一个重要的良好的经历。与同龄伙伴玩耍的重要性表现在:①在与小朋友一起玩耍中,逐渐学会了沟通、共处、分享和帮助;②在无数次的打闹中学会解决矛盾和分歧,懂得谦让与和解;③逐渐懂得"自己的"和"别人的",使他在玩耍结束后能主动归还别人的玩具,找回自己的玩具;④逐渐学会建立和保持友谊,形成团队概念和集体精神。

影响同龄伙伴关系建立的不利因素有两个,一是独生子女,家中没有兄弟姐妹;二是邻里之间很少往来,儿童缺少在一起玩耍的机会和空间。因此,为儿童创造条件和环境,建立同龄伙伴关系,并不断完善和丰富他们之间关系的质量和形式,对儿童的早期发展极为重要。

父母还可以为儿童安排更多的玩耍、学习和体验的机会,例如带儿童参加一些社交活动,使儿童有可能接触更多的人和事;定期带儿童去公园或郊外,接触大自然,感受自然的活力和美丽;带儿童参观博物馆、艺术展览和表演等,体验文化艺术。这些活动虽然儿童并不能完全懂得,但是可以给儿童丰富的体验,有利于儿童的体格、情感、思想和能力的早期发展。

二、促进儿童早期发展的基本策略

保障和促进儿童早期发展有三个基本策略:以儿童为中心、以父母为中心、以社区和机构为中心。

1. **以儿童为中心的策略**(child-centered strategy) 是通过为儿童提供营养喂养、家庭养育、医疗保健、早期教育和安全保护等方面的服务,达到保障和促进儿童早期发展的目的。这是多学科和多部门的共同职责和任务,需要父母、养育人员、儿科医生、儿童保健医生、教育工作者、社会工作者的共同参与。其中,儿科医生和儿童保健医生发挥着重要的作用。在我国,为儿童提供相应的促进儿童早期发展的综合服务已经成为儿童保健工作的重要任务,包括营养和喂养指导、生长发育监测和咨询服务、心理行为发育咨询和干预服务、高危儿评估和干预服务等。这些服务的特点是将关注的重点从疾病诊治转变到儿童的正常发育,其目的是保障和促进儿童发育潜能的充分发展。儿童早期教育应该符合儿童发育各个阶段的特点,教育的内容和方式应该区别于学校教育。将学校教育的内容和方式前沿移到幼儿期或学龄前期是不符合儿童发育规律的。因此,课程学习不应成为儿童早期教育的主要方式。早期教育的主要方式是玩耍和游戏,把需要帮助儿童学会的内容,融汇在儿童的游戏和玩耍中,即"玩中学"和"做中学"。为儿童提供成长必需的安全环境和保护,也是保障和促进儿童早期发展的重要内容。儿童总是在探索和学习新的东西和技能。在儿童学习和玩耍时,他们需要一个干净、安全和受保护的外界环境,以免受到伤害或者意外。同样,儿童需要避免不论是针对他们还是环境中的暴力或伤害。成人需要保护儿童免受肢体伤害或者打骂,以帮助他们获得信心去探索和学习。

2. **以父母为中心的策略（parent-centered strategy）** 是通过向父母传授儿童早期发展的概念，改善父母养育儿童的知识和技能，为儿童提供良好的喂养和护理，创造良好的成长环境，达到保障和促进儿童早期发展的目的。在儿童保健的实际工作中，大家往往会比较重视对儿童的干预，而忽略了对父母的干预，即使实施，其方法也非常有限。因为家庭和父母的情况也比较复杂，很难找到一个简单的方法去解决这些问题，这增加了对父母干预的难度，也影响到干预的效果。但是，不能因此而忽视了以父母为中心的策略。

为什么要强调以父母为中心的策略呢？因为父母和家庭环境在儿童早期发展的过程中，发挥重要的作用，具体表现：①父母构成了儿童最早期和最基础的养育环境和条件；②父母是儿童最初的最重要的榜样和老师；③父母缺乏学习和掌握育儿知识的机会；④父母缺乏对育儿知识和行为的自我认识；⑤对父母的培训和支持会对儿童产生持久的作用。

以父母为中心的主要干预方式：父母课堂和座谈，父母育儿咨询，家庭育儿规划，父母育儿技能评估，育儿体验中心（亲子活动体验中心）等。在儿童保健领域，实施较多的是父母课堂和父母育儿咨询。

3. **以社区为中心的策略（community-centered strategy）** 是通过鼓励社区和机构，例如居委会、幼儿园、社区图书馆等，为父母或儿童提供各种形式的支持，开展相应的活动，改善养育环境，提供安全保障等方式，促进儿童早期发展。儿童保健工作者要为在社区和相关机构开展促进儿童早期发展的各种活动提供必要的支持和帮助。

三、促进儿童早期发展的方法

保障和促进儿童早期发展的方法有很多，其中营养和喂养指导、生长发育监测和咨询服务、心理行为发育咨询和干预服务、高危儿评估和干预服务已经在前面做了具体阐述。这里主要介绍一些与家庭养育相关的常用方法。

（一）父母育儿咨询服务

父母育儿咨询是通过咨询帮助父母创建良好的家庭环境和养育环境，发现和改善育儿过程中的问题，从而保障和促进儿童早期生理、心理和社会能力的综合发展，也有利于对各种发育偏离儿童的干预。儿童保健服务中，父母育儿咨询的方式和内容：①家庭环境设置；②育儿观念和方式；③喂养和家庭护理；④情感氛围和沟通；⑤养育关系；⑥玩耍和运动；⑦学习和培养；⑧社会交往；⑨预防保健；⑩自我评估。

这些方面在很大程度上都会影响儿童的健康和成长，影响儿童的一生，影响儿童的未来。父母育儿咨询为父母建立了一个沟通和交流的平台和机会，能够理性地讨论儿童的情况和自身的问题。这也是父母取得共识的一个机会，可以定期全面审视一下育儿的过程，看看有没有忽视的方面，或关注过度的方面。

父母育儿咨询可以采取一对一的方式进行，即一个医生对一个父母的咨询和指导；也可以采取集体辅导的方式进行，即一个医生和几对父母一起进行讨论，父母之间还可以进行交流和相互启发。家庭育儿咨询是在对家庭环境和父母状况进行评估的基础上，有针对性地对父母和其家庭提出指导和建议，同时，可以鼓励父母自己制订阶段性的家庭育儿要点。家庭育儿咨询的步骤：①倾听和同感；②评估（父母和儿童）；③找到共识（积极的方面和消极的方面）；④探讨改进和完善家庭育儿的方法；⑤制订新的育儿方案或要点（家庭育儿规划);⑥随访和再评估。

家庭育儿咨询对儿童保健人员提出了更高的要求,要求儿童保健人员学习并掌握正确的育儿观念、知识和技能;学习并掌握正确的评估方法;掌握咨询技巧(交流和沟通等);向父母提出建议,而不是替代决策;善于积累经验,在实践中学习。家庭育儿咨询服务的基本工具包括:"育儿新观念"教材,"父母育儿技能评估量表",咨询技巧培训教材,家庭育儿咨询手册和亲子活动教程等。

(二)亲子互动游戏和交流

亲子互动(parent-child interaction)是通过父母参与的儿童游戏和其他活动,促进儿童生理、心理、情感、认知和能力的早期发展。亲子互动游戏和活动有很多版本,这里将介绍世界卫生组织和联合国儿童基金会共同提出的方案:"Care for Child Development"。这个方案是通过玩耍和交流两个方面,促进不同年龄阶段儿童生理、社会、情感以及能力发展的实用性很强的亲子游戏系列。不同年龄的儿童需要有机会学习新的能力,随着儿童慢慢长大,玩耍和交流的内容也会变得越来越复杂。从儿童出生起就和儿童玩耍和交流,父母和养护人会更加了解自己的孩子,对自己孩子的需求也会更加敏感。当儿童尝试交流时,父母能及时感知,并主动做出反应。这些最基本的养育技能,可帮助父母和其他养护人为儿童提供更好的生长发育环境和条件,使儿童更健康地成长。

父母和养护人应该学会发现儿童试图交流的原因,比如饥饿、疼痛、不适,对某事的兴趣和喜爱,并很快采取行动来回应儿童想要交流的内容。例如,父母要学会看出儿童不适或饥饿的表现,及时帮助儿童,或去喂养儿童。这些养育技能可以帮助父母在儿童可能处于危险时立刻意识到,且去保护儿童;在儿童处于压力时,给儿童安抚;在儿童身体需要照料时,能立刻来到儿童身边。

1. 选择适合儿童年龄的游戏方案 有六组与儿童年龄相应的游戏和交流活动的方案。如果儿童已经处在某年龄段的边缘,您可以考虑选择下一个年龄段的方案,比如儿童已经快1岁了,那么可以考虑选择1~2岁的儿童的游戏方案。

2. 选择适合儿童能力的游戏方案 如果儿童已经能完成他们所在的年龄组的游戏和交流活动,可以向他们推荐下一个年龄组的游戏方案。

3. 根据父母和儿童之间互动存在的问题选择适当的游戏方案 当父母很难回应儿童时,可以帮助他们了解如何仔细观察儿童的行为表现,并做出相应的活动,如模仿儿童行为的游戏活动,就可以帮助父母学会注意儿童并响应儿童。

(三)游戏方案(6个年龄组)

1. 新生儿(出生~1周)

(1)玩耍:健康的新生儿一出生,就可以看、听、闻。他们很快就能认出母亲,会在别人对他们微笑时开始微笑。儿童的脸不应该长时间被遮盖,因为他们需要看到不同的东西来发展视觉,也不应该长时间被襁褓束缚,他们需要活动和触摸人和物品。在该年龄要通过看、听来发展感知觉,可以鼓励父母亲密地抱着儿童,轻柔抚摸儿童的皮肤,安抚儿童,他们自己也会学会舒缓自己。

(2)交流:鼓励家人从婴儿出生起就要对儿童说话。当母亲看着儿童的眼睛,以微笑回应儿童的微笑时,儿童就在学习交流,妈妈也知道儿童是可以回应她的,应鼓励父亲与儿童交流。儿童会表达他们的需要,他们通常信任那些注意到他们的动作、声音和哭闹的人。母乳喂养就可以增强这种互动和促进依恋。

儿童会用吮吸手指和趋向乳房来表现对母乳喂养的兴趣。通过这些表现,妈妈可以在宝宝哭闹前就意识到他们饿了。

2. 婴儿(1 周~6 个月)

(1)玩耍:这个年龄的儿童喜欢触摸和抓握手指及物体。他们看着自己的小手和脚丫,就像他们刚刚发现一样,他们把手里的东西放在口里,因为嘴十分敏感。嘴能帮助他们体会冷热、软硬,但是要确保儿童放入口中的东西是干净的,而且有足够大,不至于误吞或呛着,并避免窒息。

帮助儿童跟随一个物品。例如,让父母给儿童展示一个色彩明亮的杯子,当确定儿童看到这个杯子后,慢慢在儿童面前移动该杯子,可以两边移动或者上下移动,然后将杯子移近些,鼓励儿童触及杯子,抓住把手。干净、安全和色彩鲜艳的家居物品,例如木质的勺子或者塑料的碗都可以让儿童来练习够触。一些简单的手工艺玩具,例如摇动可以发声的玩具,可以通过其发出的声音引起儿童的兴趣。这么大的儿童同样喜欢看到不同的人和面孔,应鼓励家人多抱抱儿童。

(2)交流:儿童喜欢发出新的声音,比如尖叫和笑声。他们用更多的声音来回应别人的声音,他们会模仿听到的声音。他们在会说单词前就开始学着对话了。所有家人都可以跟儿童微笑、大笑、对话。他们可以模仿儿童的声音。模仿儿童的动作和声音,可以让父母更紧密地注意儿童,也可以学着理解儿童的交流方式,并对儿童的兴趣和需要做出应答。

感受儿童的表现,并能做出适当的反应是很重要的养育技能。这些技能可以帮助家人在儿童饥饿、生病和不高兴或者有受伤危险时能及时注意到;也能更好地响应儿童的需求。对儿童来说,对话交流的练习有助于他们今后学习说话。

3. 婴儿(6~9 个月)

(1)玩耍:儿童喜欢通过撞击、摔打杯子或者其他物体发出声音。他们或许会把物品从一只手传递给另一只手,或是传递给另一个人。他们喜欢将物品掉落到地上,以便来看掉落的过程,看看会发出什么声响,或者看看有没有人会捡起。如果爸爸妈妈很忙碌,没人捡起掉落的物品,他们会感到沮丧。要告诉父母这些活动是儿童的学习过程,因此要有耐心。要学会对妈妈说,"您的孩子就像个小小科学家。他在通过试验,观察物体的掉落和物体掉落的声音,或者他在观察他的小胳膊是如何让物品跨越桌子的。"

(2)交流:即使在儿童能说出单词之前,他们就可以从家人说话的口中学习说话,并且能听懂很多部分。他们能够感受人们表达自己愤怒时的样子,并且会因此而移情感到沮丧。儿童可以模仿成人的声音和动作。他们喜欢看到别人对他们的声音做出回应,也喜欢别人对他们关注的新事物也表现兴趣。儿童在可以说自己的名字之前就能辨别自己的名字。听到自己的名字,可以帮助儿童意识到自己是这个家庭中的一员。当儿童听到自己的名字时,他会张望,看看是谁在叫自己。儿童也会转向那个能友善地叫出自己名字的人。

4. 婴儿(9 个月~1 岁)

(1)玩耍:玩耍依然是儿童探索和学习自己、周围的人和这个世界的方式。当儿童发现自己的脚指头的时候,他们会觉得像找到玩具一样高兴。当一个盒子被布遮住,儿童会想它去哪儿了？还在布下面吗？能找到它吗？儿童也会很喜欢玩躲猫猫的游戏。当爸爸躲到树后面,儿童会在爸爸重新出现时哈哈大笑起来。他们也喜欢自己躲在布下面笑,然后被爸爸"发现"。

（2）交流:即使儿童还不能说话。他们也能表现出他们听懂了家人的话语。他们会在听到一些物品的名字时,因为听懂了而感到开心。他们开始将小鸟这个单词与树上的小鸟联系起来,把鼻子这个单词和自己的鼻子联系起来。所有家人都可以和小儿童分享新的事物。他们可以做简单的手势游戏,比如招手拜拜,也可以随着音乐打拍子。

儿童如果看不到熟悉的人或许会害怕。这个人给儿童带来安全感,在儿童哭闹或者饥饿时,安抚儿童,并且可以在自己出现时,通过声音或者陪伴儿童,帮助儿童镇静。鼓励父母在要离开儿童时告知儿童,并让儿童知道自己很快会回来。父母可以把一个儿童熟悉的舒适的东西留给儿童,这个东西可以提示父母的存在,也让儿童确信父母会很快回来。

5. 幼儿（1~2 周岁）

（1）玩耍:这个年纪的儿童如果健康、营养好,会变得更加活跃。他们通过到处移动去探索。他们喜欢玩家里简单的家居物品和来自大自然的东西,不需要专门从商店去买玩具。他们喜欢把物品放入盒子和容器里,再自己拿出来。儿童喜欢堆砌物品直至物品倒落。父母可以把安全的家居物品拿出来和儿童一起玩。

在儿童学着走路、玩新的游戏和学习新的技能时,他们需要鼓励。父母可以通过看着儿童,说出儿童在做的事情来鼓励他们,例如跟儿童说"你怎样能把东西装入小盒子呢?"父母可以和儿童一起玩,并和儿童说:"我们一起来,把更多的小石头放入你的小箱子里好吗?"

当儿童学会一种新的游戏或者技能后,会不断重复。这些新发现让儿童很快乐,也充满信心。他们在发现自己可以让身边的大人也很开心时,会变得更加高兴。应该鼓励父母关注儿童正在学着做的事,并且及时鼓励儿童。

（2）交流:在这个年龄,儿童开始学着理解单词,开始说话。爸爸妈妈应该利用喂养儿童、给儿童洗澡或者在儿童身边工作的机会,跟儿童多对话。儿童会逐渐开始明白别人说的话,并且能跟随简单的指引。他们通常可以说简单的单词,比如"水"、"球"。父母可以尝试听懂儿童说的话,并确定自己是否真的理解了儿童说的话,"你是想喝水吗?"、"你想玩那个球吗?"父母可以跟儿童玩一些简单的单词游戏,问一些简单的问题"你的脚指头在哪儿呀?"或者"小鸟在哪儿?"也可以看着图片来讨论图片上的东西。

成人应该用友善的语言来安抚受伤的儿童,赞扬儿童的努力。

6. 幼儿（2 周岁~2 周岁以上）

（1）玩耍:2 周岁或者更大的儿童开始学着指认物品和数数。

父母可以通过问"几个呀?"来帮助儿童学着数数,并且可以和儿童一起数数。一开始儿童会出错,但是在重复很多次后,儿童便能学会了。

儿童依然喜欢玩简单的、家里就有的物品。不需要从商店买玩具。他们可以用粉笔在石头上划来学着画画,或者是用棍子在沙子上滑动来学画画。拼图游戏可以用剪下的杂志图片或用小图片拼成大图来实现。

（2）交流:到了 2 岁,儿童可以听懂并且理解一些问题。可以问儿童简单的问题,通过向儿童提问来鼓励儿童说话,"这是什么呀?"、"你哥哥去哪儿了?"、"哪个球更大呢?"、"你喜欢红色的杯子吗?"

让儿童看图画书,给儿童读故事,可以为儿童学习阅读做准备。故事、歌曲、游戏都能帮助儿童锻炼表达能力。回答儿童的问题可以鼓励儿童去探索这个世界。父母应当耐心地回答儿童提出的各种各样的问题。正在学习说话的儿童会出很多错误,如果马上指正,不利于鼓励儿童说话。可以通过重复正确的说话方式,或者听别人正确的表达来学习和矫正。

这个年龄的儿童可以分辨对错。传统的故事、歌曲和游戏可以帮助儿童学习正确的行为举止。儿童也通过模仿父母和其他家人,了解怎样的行为举止是好的或不好的。

另外,教会儿童如何做,比儿童做错了受到训斥更有帮助。应当温和地指正儿童,这样他们就不会反感。

（朱宗涵）

第十章

儿童生活安排与体格锻炼

儿童发展的最终目标是使儿童的生理、心理和社会能力健康发展,成长为成熟、独立的人。此目标不是依靠对儿童说教或制订的规矩,让儿童遵照执行予以实现的;而是从其生活细节着手,经长期反复引导,培养各种良好的习惯,使其不断成熟而实现的。生活安排既包括帮助儿童养成良好的习惯、建立合理的规律,还包括利用外界环境进行的儿童体格锻炼。

第一节 儿童良好生活习惯的培养

根据儿童发展规律,有计划、有系统地安排儿童日常生活,可以更好地为儿童创设合适的成长环境,促进其身心健康发展。对儿童来说,进食、睡眠、排便和清洁卫生等是其日常生活的重要内容,也是儿童早期发展的重要组成部分。良好的生活习惯要经过长期的培养与教育、反复的督导和练习才能形成。帮助儿童建立良好的生活习惯应从婴幼儿时期开始,如母亲在喂哺婴幼儿的过程中,不仅要为其提供丰富的营养,还要通过微笑、凝视、亲昵的声音和亲密的皮肤接触与婴幼儿经常互动;经过无数次的愉快进食,婴幼儿良好的喂哺习惯才能逐渐养成。

一、儿童良好生活习惯培养的原则和方法

(一)培养原则
进行良好的生活习惯培养,既应符合儿童生长发育规律,又要适合儿童个体发育水平。

1. **顺应儿童的成长机制** 生活习惯的培养要符合儿童生长发育规律,根据儿童所处的不同年龄阶段为其选择合适的训练内容。如进食习惯的培养,可根据不同阶段,在添加辅食前、添加辅食后以及转为普通膳食后,拟定具体的培养内容;再如对儿童排便习惯的培养,应在儿童初步具备排便控制能力和意愿时,开始培养和训练,过早或过晚都不利于儿童的发展。

2. **针对生活习惯的不同内容选择培养时间** 既应符合儿童生长发育总体规律,又要考虑儿童个体的实际发育状况。一般来说,应根据儿童个体的体格及神经、心理发育程度,可在某项能力快速发展到来之前,稍稍提前进行。

3. **养育人应了解儿童的发展需求,正确分析儿童的行为,避免强迫命令** 如幼儿期是儿童自我意识开始形成的关键期,喜欢针对家长或老师的引导和教育说"不",这是幼儿练习拒绝、学习发展控制力的需要,养育者既要坚持儿童必须遵守的行为原则,又要采取正面引导的方法,帮助儿童形成良好的行为习惯。

4. 在培养良好习惯的过程中,儿童尝试成功,应及时给予肯定;尝试失败,要理解儿童

的发展能力,耐心地寻找原因,帮助儿童克服困难,树立信心。

另外,培养儿童良好生活习惯时,保教人员和家长对儿童的教育原则、方法应保持一致,如果不一致,可能会使儿童无所适从,不利于儿童良好行为习惯的发展。

(二)培养方法

要使儿童形成良好的生活习惯,应尽量做到教养方式与儿童气质类型良好拟合,针对不同气质类型儿童提供合适的养育方式。如易抚养型气质的儿童情绪较积极、适应能力较强,因此较易于形成良好的生活规律;而难抚养型气质的儿童活动水平高、易怒,对常规的改变反应强烈,对新的事物或环境适应较慢,进食、睡眠等活动无规律,针对这种类型的儿童,既要耐心平和地坚持原则,又要允许儿童慢慢适应新的生活方式,而不能试图靠强制和惩罚达到习惯培养的目的;迟缓型气质的儿童活动水平低、情绪较消极,对变化的适应较慢,生活规律往往表现出轻度紊乱,针对这个类型儿童生活的习惯培养,更需给予时间、保持耐心,使其对训练内容逐渐产生兴趣,才能慢慢地建立规律。

在生长发育过程中,儿童社会性的发展,意味着儿童需要调节自己的行为,这也是儿童习得社会认可的观念和行为的过程。它具有情境性、模仿性、重复性等特征,而良好生活习惯的养成则是儿童社会化进程的内容之一,不可单靠对儿童说教而完成。发展心理学家让·皮亚杰(Jean Piaget,1896—1980)指出"只有获得与日常熟悉环境相关的教育经历,儿童才能学得好",教育学家约翰·杜威(John Dewey,1859—1952)认为"教育即生活",主张儿童应该"从做中学"。所以,对儿童生活习惯的培养,应采取儿童易于接受的直观、具体的方法,反复训练以达到习惯养成的目的。

1. **重复练习** 儿童是积极的学习者,更容易熟练应用他们在生活中亲自体验到的行为,他们在练习中吸取教训、获得经验。儿童习惯的养成是个渐进的过程,必须重复操作练习,使儿童的可取行为得到强化,如卫生习惯、进食习惯等养成过程都需要进行无数次的重复练习。

2. **正面示范** 模仿是儿童的天性,可由成人营造情境、提供直观的示范让儿童学习和观察,这有助于儿童理解规范行为的具体标准。因此,成人要以身作则,给儿童提供积极、正面的示范。

3. **寓教于乐** 游戏是儿童的重要活动,儿童自发的游戏能帮助他们发展自己的认知、语言、感知觉、情感以及社会性能力等。成人可以通过游戏对生活习惯的培养予以支持、强化和扩展,如通过讲故事、教儿歌、角色扮演、情景再现等方法进行儿童生活习惯培养。

4. **督促检查** 在儿童良好生活习惯培养的过程中,除行为的强化外,还应包括儿童自律的发展过程。儿童自律性的发展要经历"由外向内"的发展阶段,即从依靠他人规范行为到较高水平的自我调节。在自律形成之前,儿童对自己的行为规范不太容易进行自我监督,也不可能只通过短期的教育而形成。因此,成人平时应该对儿童的行为进行观察,必要时进行提醒、督促,使良好生活习惯的要求逐步内化为自己的行为需求,这样良好的行为才能成为儿童的自觉行动。

二、良好生活习惯培养的内容

(一)进食习惯的培养

儿童正处在生长发育过程中,营养需求旺盛,除了要给儿童提供丰富的营养供给、合理的膳食搭配、安全卫生的食物制作外,还必须帮助儿童养成良好的进食习惯,才能得以保证儿童的合理营养。人类进食习惯是后天习得的,婴幼儿的进食习惯应从婴幼儿期就开始培养,因为这个时期是关键期。

1. 提供适合儿童年龄特点的食物 婴儿最适合的食物是母乳,如不能提供母乳喂养时,宜选择适合婴幼儿的配方奶或相应的代乳食品喂养。满6月龄应逐渐开始为婴儿添加辅食。应根据月龄,循序渐进地添加辅食,以提供丰富多样的健康食物,让婴儿学习进食并逐步适应母乳以外的食物。8~9月龄应开始给婴儿提供可供咀嚼的食物,锻炼其咀嚼能力,并进一步刺激乳牙萌出。10~12月龄时,大多数婴幼儿的膳食,可逐渐转为较软的固体食物;1岁以后应该为儿童提供均衡膳食。

婴儿辅食应少糖、无盐、不加调味品,避免影响儿童味觉功能发育,防止儿童形成高盐高糖的不良饮食习惯。婴幼儿食物均应与成人食物分开单独制作,清淡易消化。

在儿童初次接触、因不适应而拒绝新食物时,如未出现过敏或不耐受,应耐心地多次提供,直至儿童逐渐接受。针对儿童不喜欢的食物种类或不接受的食物性状,如拒绝质地较硬的食物,可改变食物搭配方式和制作方法(如初期可加工得更细碎,或混入/包入儿童喜爱的食物中),让儿童适当参与食物制作和进餐准备过程,逐渐引导儿童接受,避免因食物种类过于单调造成偏食、挑食,保证逐渐形成丰富、合理的膳食搭配。

2. 营造安静舒适的进餐环境 儿童进餐环境要安静、舒适,日常进餐地点和座位应相对固定,可为儿童准备漂亮适用的餐具。进餐前避免过度兴奋或疲劳。在儿童进餐时不训斥或逗弄儿童,营造愉快的进餐氛围。进餐过程中不给儿童读书、讲故事,不提供电视节目或玩具,使其专心进食。需家长喂食时应面对婴幼儿,并与之进行目光接触和语言交流,进行回应式喂食。

3. 提供自主进食机会 从添加辅食起,应有意识地给婴儿提供自主进食的机会,从7~8月龄起,应允许婴儿用手抓握食物练习进食,鼓励10~12月龄婴儿自己用勺进食,逐步培养儿童正确使用餐具、独立进餐。给儿童的食物要少盛勤添,对儿童尤其婴幼儿的自主进食行为,应适当给予积极回应。

在保证食物营养均衡、种类齐全、品种丰富、搭配合理的前提下,尊重儿童对食物的爱好或拒绝态度,允许儿童在合理范围内选择食物。不强迫进食,避免过度喂养,保护儿童对饥与饱的感知能力,以免妨碍儿童的进食兴趣。

4. 培养良好的餐桌礼仪 成人应以身作则,为儿童示范良好的饮食习惯和优雅的餐桌礼仪,如正餐前不吃零食,餐前餐后洗手。细嚼慢咽,不含饭说话。控制进食时间不过分拖延,自幼儿期起最好在30分钟内完成进餐。成人也应不挑食、偏食,并不带有偏见地评价食物,不过量取食以避免随意剩饭剩菜。随着儿童年龄的增长,教导幼儿学习正确使用餐具,逐渐减少进餐狼藉。

自幼儿期应逐渐做到定时、适量、有规律地进餐,儿童食量与其体力活动水平应相对平衡。合理安排进食时间,避免零食影响主餐食欲和进食量。6月龄前纯母乳喂养婴儿不必额外饮水,满6月龄添加辅食后,帮助儿童养成及时、充足饮水的习惯,尽量不饮用或不过多饮用饮料,更不能以饮料、牛奶、果汁等代替水,避免因此影响儿童食欲、诱发龋齿、过多摄入能量导致肥胖或营养不良。

(二)睡眠习惯的培养

睡眠是重要的生理过程,是机体对大脑皮质保护性抑制的主动过程。睡眠与觉醒的昼夜节律性交替是人类生存的必要条件。在睡眠过程中,机体基础代谢率下降,总耗氧量减少,有利于体力恢复。睡眠对儿童健康的影响较成人更为重要,睡眠中来自腺垂体的生长激素较觉醒时分泌水平更高,有利于促进儿童生长发育;睡眠与儿童的认知功能、学习和注意力、社会适应性等方面的发展密切相关,可影响儿童的体格、情绪、行为的发育。儿童每天总睡眠时间和白天睡眠时间与年龄之间存在显著相关性,年龄越小所需睡眠时间越长,儿童每天总睡眠时间随着年龄增长而有所减少。儿童的平均睡眠时间见图 10-1,儿童每天日间睡眠时间可分为数次,图中为常见的次数,每段时长可有很大变动。

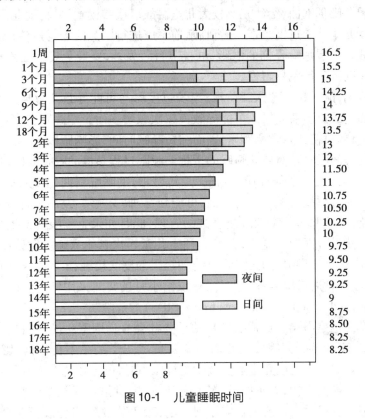

图 10-1 儿童睡眠时间

睡眠时间充足是保证儿童健康成长的先决条件之一。儿童睡眠不足可能导致烦躁易怒、冲动、多动等,还可引起睡眠困难,表现为入睡困难、夜间易醒等,并进一步加重睡眠不足造成恶性循环;儿童慢性睡眠剥夺(长期持续觉醒时间过长)与儿童肥胖相关。儿童睡眠时间的需求存在个体差异,判断儿童个体的睡眠时间是否充足,可参考儿童平均睡眠时间,并结合儿童觉醒时的精神状态以及儿童生长发育状况来判断。

良好的睡眠质量与充足的睡眠时间同样重要。良好的睡眠习惯是保证儿童睡眠时间充足和睡眠质量的前提。儿童睡眠受生物、心理、社会因素的影响,建立良好睡眠习惯的关键在于顺应儿童成长规律,营造优良的环境条件,帮助儿童建立适当的生活规律及稳定的睡眠-觉醒昼夜节律。这个过程需要经长期培养和强化方可逐渐完成,应从婴儿出生起就开始着手培养。

1. **创设适宜睡眠环境** 给儿童提供相对固定的睡眠场所和器具,床被清洁舒适。室内应常换气,保证空气清新,室温适宜。夜间熄灯,保持室内安静,营造温馨的睡眠诱导环境,使儿童易于入睡并保持稳定的睡眠。应尽量避免室温过高或过低、长时间人工光源照射,干扰儿童昼夜节律形成及视力发育、噪声、睡眠地点频繁改变等因素,可导致儿童睡眠不宁。

2. 建立稳定睡眠规律 儿童睡眠规律是在儿童健康成长基础上建立的,并非完全人为设定的结果。婴儿的睡眠-觉醒昼夜节律大约于出生后 6 周开始出现,一般 3 月龄后趋于稳定,出现较长的夜间连续睡眠。随着儿童的生长,应帮助儿童安排白天张弛有度的生活,保证恰当的日间睡眠时间和频率,建立不迟于夜间 9 点入睡的规律,使儿童睡眠时间达到符合其年龄和个体特点的要求。

睡前准备阶段,应注意保持环境安静,室内光线由强转弱,儿童活动安排由兴奋逐渐转为安静。可给婴儿唱催眠曲,给幼儿及较大儿童讲故事或阅读童书,帮助儿童安静下来自主入睡。应避免使儿童睡前过度兴奋,儿童临睡前不应进行剧烈活动。避免让儿童在睡前听、读情节紧张的故事或看惊险恐怖的电影、电视节目。另外,要避免婴幼儿养成口含乳头、怀抱摇晃或摇篮晃动入睡等不良习惯。

3. 避免不当干预 在儿童入睡阶段,家长过度参与可能导致儿童自主入睡困难;临睡前向儿童提供甜食或过多液体摄入可能导致夜尿次数增多而影响睡眠。家长在儿童睡眠过程中的不适当干预,可使儿童觉醒频繁,因而缩短睡眠时间,影响睡眠质量。比如过于频繁、超出婴儿需要的夜间喂食是对婴儿睡眠的干扰。睡眠过程是慢动眼睡眠(浅层睡眠)与快动眼睡眠(深层睡眠)反复交替的过程。儿童(尤其婴儿)的睡眠周期比成人短,两种睡眠时相的交替更频繁。两种睡眠时相交替时,儿童可能翻身、眼皮颤动、发出声音,出现面部表情和呼吸频率的变化,这些并非儿童觉醒或饥饿的表现,此时如果急于喂食或拍哄,反而可能干扰儿童睡眠的自然过程而导致觉醒,并且不利于儿童再次自主入睡。但若夜间婴儿确因饥饿醒来而啼哭,应按需提供喂哺并适当安抚(如轻柔的皮肤接触、柔和的声音抚慰等)使其平静下来,并尽快在进食后再次入睡。此外,建议给小月龄婴儿采用仰卧位睡姿,以减少发生婴儿猝死综合征(sudden infant death syndrome,SIDS)的危险。

不良抚育模式也是影响儿童睡眠质量的重要社会心理因素。简单粗暴、违背儿童发展规律的教养方式,不和谐的家庭成员互动方式常造成亲子关系不良,可能影响儿童睡眠质量。比如家长有效关注不足或儿童承受过大精神压力时,可导致儿童入睡困难或睡眠不宁,儿童常需怀抱或抚摸安慰物,如布娃娃、婴儿毯等才能入睡;白天经受恐吓或严厉批评的儿童常出现夜惊现象。保教人员或家长应原则坚定、态度温和,与儿童良好沟通、和谐相处,帮助儿童发展乐观积极的健康心理,为儿童健康睡眠提供支持。

4. 排除疾病影响 某些儿童疾病可引起睡眠问题,比如中耳炎、蛲虫病等常导致入睡困难;中枢神经系统发育异常或损伤、婴儿消化系统发育不成熟所致肠绞痛等可引起睡眠不宁、夜间哭闹;注意缺陷多动障碍患儿常有入睡困难、睡眠时间减少、夜醒等睡眠异常表现;扁桃体肥大/腺样体增生、哮喘、过敏等症状可致频繁觉醒等。当儿童出现睡眠问题时应积极寻找原因,首先排除疾病因素的影响。

(三)排便排尿习惯的培养

儿童排便、排尿模式随其年龄和发育水平而变化,不仅排便、排尿的量和次数以及大便性状在改变,而且儿童对排便、排尿过程的感知和控制能力也在发展变化。养育者可以在适当的时机对儿童进行如厕训练(toilet training),发展其排便、排尿控制能力,培养其排便、排尿控制意愿,养成良好的排便、排尿习惯。

一般在 18~24 月龄之前,儿童排便、排尿的高级中枢和相关肌肉功能还不完善,一旦直肠或膀胱满盈,位于脊髓的低级中枢就发生兴奋,由于不能被对应的高级中枢有效抑制,因而反射性地即时排空直肠或膀胱,即出现排便或排尿现象。此阶段儿童不能有意识地控制排便/排尿,而且一般也没有主动控制意愿,其生理和心理上都未做好如厕训练准备。研究表明,过早如厕训练(18月龄前)不仅不能使排便、排尿控制能力提前成熟,甚至会推迟成熟时间。如果训练方法失当,过早训练还可能危害儿童心理健康。只有在儿童具备初步的控制能力和意愿时开始如厕训练才有意义。

儿童于18~24月龄逐渐意识到排便、排尿过程,熟悉排便、排尿前的感觉(尿意或便意),并在24~30月龄发展出对排便、排尿的初步控制能力和愿望。通常儿童排便控制能力先于排尿控制能力成熟,夜间排便控制能力先于白天的控制力而发展;而白天的排尿控制能力的发展比夜间的先出现。另外,女孩膀胱控制能力的获得一般比男孩早。

1. **训练时机选择**　2~4岁,儿童可开始接受如厕训练,以获得有意识的膀胱控制能力。受遗传、性别、环境等多种因素影响,儿童表现出排便/排尿控制意愿和能力的时间存在个体差异。某儿童个体是否适合开始如厕训练,需要参考其年龄,观察其排便/排尿相关表现,并结合儿童当时的生活状况进行判断。

儿童接受如厕训练需具备以下条件:能意识到膀胱充盈,出现不稳定的对膀胱收缩的反射性皮层抑制,能有意识地收缩外括约肌以防止尿失禁,膀胱正常生长至具备一定水平的膀胱容量,有保持身体干爽的愿望。达到上述发展水平的儿童往往有如下表现:①排便/排尿时停止活动,呆立或安静地蹲下;②能保持尿布干爽2小时以上;③每天排便时间和次数相对固定;④对便盆及成人如厕过程感兴趣并模仿,能自如地坐上儿童便盆或马桶;⑤尿布湿脏时会自己拉开或告诉家长;⑥能自己穿脱简单的衣服;⑦能理解与排便、排尿相关的语言并简单表达。

但如果当时有家庭主要成员变动(如主要养育人离开、父母离婚、弟妹出生、更换保姆)、生活环境变动(如入托/入园、搬家、出行)、身体不适或生活规律改变(如生病、牙齿萌出、预防接种、母乳断离)、儿童不愿或不适应训练、天气寒冷衣服穿脱不便等情况,可考虑暂缓训练,推迟一段时间再重新尝试训练。

2. **训练前准备**　①养育人了解儿童排便控制基本原理、如厕训练条件和方法,家庭成员沟通训练计划获得共识,做好耐心坚持的心理准备;②为幼儿提供儿童坐便器:选择安全、舒适、方便的儿童便盆或马桶,由年长儿童或成人示范用法和如厕过程,让儿童接受并学会使用坐便器;③为幼儿准备足量的备用衣服和鞋袜;④有条件者准备与如厕过程有关的玩具或童书,用以辅助儿童如厕训练。

3. **如厕训练**　①表达便意和如厕需求:观察到幼儿有排便迹象时,引导其用语言描述。在幼儿如厕时,简明扼要、积极自然地向幼儿描述身体部位和动作。②将便意与如厕联系起来:观察到幼儿有排便迹象时,提醒幼儿使用儿童便盆如厕。③使用儿童便盆如厕:通常餐后20~30分钟儿童排便概率较大,可提前提醒幼儿坐在便盆上完成排便。幼儿尝试成功后及时积极回应。如发现不规律排便,可每2~3小时让幼儿尝试坐盆排便。排尿训练可1.5~2小时坐盆一次,不可过于频繁,以免影响儿童便意感受和排尿控制练习。每次坐盆5分钟左右如无排便则停止,隔段时间或待出现便意时再尝试。坐盆时不可玩玩具或吃东西。④逐渐脱离尿布:视情况给幼儿除去尿布,既便于幼儿有便意时快速坐盆,又能在坐盆失败弄脏身体时感受排便过程。⑤失败时正确处理:如厕训练过程中儿童经常会出现控制失败。在如厕训练初有成效之后,还可能重新出现貌似"倒退"的控制失败现象,这可能与儿童相关能力仍未成熟,或试图进行更复杂的控制,或专注玩耍有关,养育者对此现象应有心理准备,不可因此指责、羞辱儿童,不应表现出厌恶或暗示羞耻感,冷静地进行清洁处理即可。⑥培养便后清洁习惯:儿童能熟练使用便盆后,可改用架在成人马桶上的儿童马桶。针对已能熟练使用马桶的较大幼儿,可以教其学习便后擦拭或冲洗、冲水、穿衣、洗手等,逐渐建立便后清洁习惯。

(四)卫生习惯的培养

卫生习惯是指保持个人和环境整洁的行为习惯,前者包括洗手、洗脸、洗澡、刷牙、修剪指甲、饮食卫生习惯等,后者包括物品归位、垃圾投放等习惯。儿童养成良好的卫生习惯是保证其健康的基础之一。卫生习惯应该从小开始培养。婴儿的卫生习惯主要由家长主导;随着儿童的成长,家长应该为儿童提供专用盥洗用具和清洁卫生实践机会,使儿童通过反复练习养成良好的卫生习惯。

从新生儿期开始,应给婴儿每天洗澡,便后冲洗、拭干臀部。随着儿童年龄增长,应给儿童提供动手洗浴的机会,使其逐渐学会自己洗澡,并帮助儿童养成尽量每天洗澡的习惯。即使天气寒冷时也应经常给儿童洗头洗澡,洗浴条件不能满足时至少要每天洗脚、清洗外阴部和臀部。给儿童穿纸尿裤或封裆裤,以免暴露外阴造成污染或感染。自幼儿期如厕训练时起,帮助儿童学会便后清洁臀部。及时给儿童修剪手指甲和脚趾甲,新生儿出生后应尽早修剪手指甲,以免指甲划伤其面部皮肤。手指甲生长通常比脚趾甲更快,因此指甲修剪应更频繁。

培养儿童养成口腔清洁习惯。提倡进行母乳喂养,人工喂养时应当避免奶瓶压迫婴幼儿上下颌。避免儿童养成含着奶瓶或乳头睡觉的习惯,18月龄后停用奶瓶。乳牙萌出后,每天用温开水浸湿消毒纱布、棉签或指套牙刷轻轻擦洗婴儿牙齿 1~2 次,夜间睡前可喂服 1~2 口温开水清洁口腔。多颗乳牙萌出后可选用婴幼儿牙刷,帮助婴幼儿每天刷牙 2 次。学龄前就应该开始教儿童自己正确刷牙,晨起后及晚上临睡前各一次,睡前刷牙后不再进食。家长应帮 6 岁前儿童每天刷牙 1 次(尤其晚上临睡前)以保证口腔清洁效果。

教育儿童不用脏手或脏手绢擦眼睛,培养儿童养成勤洗手的习惯,餐前餐后、排便前后、外出归来后要洗手。可从幼儿期开始训练儿童学会用流水和肥皂正确地洗手。

此外,还应教育儿童注意饮食卫生,不喝生水,不吃不洁或变质的食物。教育儿童不随地吐痰,不随地大小便,不乱扔垃圾,垃圾分类投放、物品使用后及时归位,养成良好的卫生习惯。

第二节 儿童生活用品的选择

客观环境的合理设置是保证儿童健康发展的基础,也是儿童早期发展的内容之一。儿童生活用品是其生活所处客观环境的一部分,包括儿童每天要使用和接触的服装、餐具、牙具、沐浴用品、卧具等。要保证儿童生活用品的适用性和安全性,就必须对其进行合理的选择。

一、儿童服装的选择

狭义的儿童服装仅指儿童的衣服,而广义的儿童服装则泛指覆盖儿童身体的衣服、鞋帽、袜子、手套等。儿童服装能帮助儿童适应自然环境(如抵御气温变化)、保护或遮蔽儿童身体(如抵御过于强烈的紫外线照射)以及装饰和标识功能(比如标识性别)等,应利于保暖或散热透汗、能有效保护儿童身体,适合儿童的年龄和性别特点,美观、舒适、安全,穿着时活动不受限,穿脱方便,易洗涤,因此在用料、式样、色彩和安全性等方面必须达到一系列要求。

（一）儿童服装用料

儿童基础代谢率高、活动量较大、易出汗,且皮肤娇嫩柔弱,因此儿童服装用料应吸湿、透气、柔软无刺激且洗涤方便,一般以浅色天然材质(如棉、麻、丝、毛)或合格的、性能接近天然材质的合成材料为佳。帽子可以覆盖儿童头部,起到保护头部、遮阳、保暖、装饰等作用,童帽常用材料有棉、毛、合成材料等。童鞋鞋面应柔软透气,以软皮革、布面、羊毛毡等材质为佳,鞋衬里应为舒适柔软的棉织品,鞋底应为弹性好、减震性高、防滑耐磨的材料,不宜过软或过硬。可根据季节和气候以及儿童的需要,选择不同材质的面料,满足不同情况下对儿童服装、鞋帽面料的要求。

所有儿童服装、鞋帽的面料均应符合《国家纺织产品基本安全技术规范 GB18401-2010》规定。其中婴幼儿纺织产品应符合 A 类要求(甲醛含量≤20mg/kg、无异味、使用可分解的芳香胺染料);其他年龄段儿童的服装中,直接接触皮肤者至少应符合 B 类要求,不直接接触皮肤者至少应符合 C 类要求。

（二）儿童服装式样

儿童体格生长、心理发展快,活泼好动,关节和骨骼发育尚不成熟,其服装式样不仅要宽松简单,使儿童穿脱容易、活动方便,还应符合儿童的年龄及性别特点、心理特征和审美意识。

新生儿皮肤柔嫩,衣服应无领、无扣、无拉链,衣缝向外,以免纽扣、接缝等磨损皮肤。最好选用斜襟系带式上衣("和尚衣")、系带式裤子或者臀部可开合的连体衣。新生儿手脚裸露便于接受丰富的触压觉、温度觉等刺激,促进其感知觉能力、运动能力发展和神经系统发育,因此衣袖应宽松,袖口不可过长盖住双手,气温适宜时裤长以可裸露双脚为宜。天气寒冷时可选择柔软宽松的棉袜,或者布质、羊毛质的软鞋给婴儿双脚保暖。

婴幼儿时期可选穿脱方便的背开式上衣,系带式或背带式裤子,以免束缚胸廓而影响生长发育。如穿开裆裤,则应同时穿着纸尿裤。通常 1.5~2 岁可配合即将开始的如厕训练而练习穿封裆裤。任何年龄段儿童的衣裤都不应过紧。

较大幼儿及学龄前期儿童衣服的选择,应以安全、舒适、方便为主要要求,尽可能选前开扣式上衣、松紧带式裤子。衣扣数量不可过多,尺寸不可过大或过小,方便儿童穿脱衣服。

任何年龄阶段的儿童服装都应符合儿童的性别。小婴儿外貌上的性别差异不明显,可通过服装颜色、款式对婴儿进行正确的性别确认,有利于儿童从小正确认知自己性别。在儿童特定的心理行为发展阶段,如学龄前期出现对服装颜色或款式的阶段性偏好时,可考虑儿童自身的审美需要,提供安全舒适又符合儿童要求的衣服供其选择。

在儿童服装的色彩选择上,应考虑季节和气温、儿童年龄和性别以及儿童的审美喜好,服务于装扮和保护儿童身体、愉悦儿童心情的目标。尽量给婴幼儿选择色泽柔和、固色效果好的浅色服装。儿童求知欲旺盛、好奇心强,可选择动物图形、花草图案、童话形象或卡通人物、文字符号、字母数字以及抽象图形色块等作为服装上的装饰图案,分布于面料上或服装上特定部位(如衣袋、袖口、胸口等)。

另外,选择儿童服装时,除服装面料应符合安全要求外,还应注意以下情况:①合格童装应标识规范齐全、标注明确,包括说明标签、合格证等,注明产品名称、商标、型号、产品执行标准、纤维成分和洗涤方法。洗涤方法标识应为柔软材料制作的永久性标签,固定在衣服上适当位置(如衣服外面),避免和儿童皮肤直接接触。②警惕衣服上装饰物的伤害隐患,如衣服上绳带可外露的长度不可过长,以免缠绕、紧勒儿童身体甚至造成窒息;突出物品,如花边、镶钻、纽扣、装饰扣、别针、标识物等应缝制牢固,以免脱落下来造成婴幼儿误食或窒息危险;衣服接缝处应牢固平顺、无线头;纽扣、装饰扣等应无锋利边缘;面料及配饰不可出现严重脱色;安装拉链的衣服应有拉链保护设计,以免拉链夹伤儿童皮肤。

儿童体温调节能力不成熟,天气寒冷时可选择合适的棉、毛质无边童帽保暖,阳光强烈、气温较高时可选择有檐童帽,减少阳光对头部的热辐射,防止头面部皮肤灼伤,避免过强光线造成视力伤害。童帽尺码选择以儿童头围大小为标准。需要注意婴儿头围增长较快,应根据其生长发育及时更换大小合适的帽子。

儿童生长发育快速,活泼好动,而脚部发育未定型,选择合适的童鞋保护儿童幼嫩的双脚非常重要。儿童脚型存在个体差异,童鞋应适合儿童脚型和大小,以免损伤足部骨骼、肌肉及韧带,影响足部发育和走路姿势。通常童鞋内长应比儿童脚长多 0.5 ~ 1cm,应根据脚长变化及时更换尺寸合适的鞋子。鞋子过大影响儿童正常活动,可能导致不良行走姿势;鞋子太小可能弯曲或挤压脚趾,影响足部发育甚至导致足部畸形。学步儿的鞋子应有护脚趾设计,以减少硬物对脚趾的冲击。婴幼儿应尽量选择高过踝部的靴式鞋,有硬挺的后帮部支撑保护脚踝。鞋底应有适当的厚度,后跟可略高,但过厚过高影响儿童运动和发育,过薄则不足以保护儿童双脚。婴幼儿宜选择便于穿脱的魔术贴等简单搭扣式鞋子,学龄前期儿童可选择简单搭扣式或拉链式鞋子,较大儿童可以选择系带式或复杂搭扣式鞋子。

二、儿童餐具的合理选择

餐具是儿童进餐的必备工具,儿童餐具包括奶瓶、奶嘴、水杯、碗、勺子、筷子、餐盘等,儿童(尤其婴儿和低龄儿童)应该有专用餐具,不与成人混用餐具。合适的儿童餐具可提高儿童进食和使用餐具的兴趣,帮助儿童更顺利地进食,有助于儿童良好进食习惯的养成。儿童动作的协调性尚不完善,婴儿喜欢利用口唇探索周围环境和物品,材料或款式不合适的餐具有可能伤害儿童,使儿童自主进食的热情和信心被打击。应综合考虑材质的安全性、款式的易用性等因素,为儿童选择安全适用的餐具。

应根据儿童年龄和实际发育水平选择儿童餐具的类型、款式和尺寸。如根据月龄选取孔径大小合适的奶嘴,使婴儿吸吮时既不过分费力又不容易被呛到。儿童用碗和杯子应有手柄、外形圆滑,易于抓握。可为婴幼儿选择特殊形状设计或底部有固定吸盘、不易打翻的碗,选择手柄设计有弯曲角度的学食勺,便于婴幼儿学习自主进食。儿童用的勺子、叉子应头部厚而钝圆,柄部粗短防滑适合儿童抓握。

餐具常用材料包括玻璃、陶瓷、塑料、竹木、不锈钢、仿瓷、硅胶等材质,不同材质各有利弊。儿童餐具材质的选择以安全为首要原则,兼顾方便易用的需求,所有材质的餐具都应该选择符合卫生许可要求的正规产品。玻璃和陶瓷餐具硬度高,耐热性好,易清洗消毒,但较重且易碎,儿童使用玻璃儿童餐具(尤其独立使用时)要注意安全。陶瓷儿童餐具宜选择釉下彩工艺的产品,尽量避免选择过于鲜艳的产品,防止不合格陶瓷餐具导致儿童铅摄入。塑料餐具质轻不易碎,但易刮伤,较难清洗,应避免使用可能释放有害物质的塑料餐具(如聚碳酸酯婴幼儿奶瓶和其他含双酚 A 的婴幼儿奶瓶等)。竹木餐具质地天然,较轻便,保温性较好,但容易滋生细菌,不易清洗,应及时清洗和消毒,还应注意外涂油漆的安全性。硅胶餐具,如硅胶奶嘴、硅胶喂食勺等,柔软耐热、抗腐蚀,不易伤及婴幼儿口唇和牙龈。仿瓷餐具质轻不易碎,但不适合在微波炉、消毒柜、烤箱中使用,要留意选择成分合格的密胺仿瓷材质。不锈钢餐具光滑易清洗,但导热性强、易烫手。杯、碗、餐盘等内部最好光滑无图案。

三、儿童牙具、沐浴用品、卧具的选择

(一)儿童牙具的选择

从第一颗乳牙萌出起,儿童就需要开始使用牙具了。婴儿萌牙后可选用温开水浸湿的消毒纱布或棉签,或者硅胶指套牙刷,由成人帮助在进食后简单地清洁牙齿。乳牙萌出增多、辅食添加规律后,可给婴幼儿提供硅胶儿童牙刷,刷头和刷毛为柔韧的硅胶材质,刷柄前中部有保护板,防止刷柄探入儿童口腔过深造成危险。2~3岁后可换用塑料刷毛的儿童牙刷,刷柄可较长,便于家长在儿童学刷之后再帮助儿童刷干净。6~7岁儿童已能基本掌握刷牙技巧,开始独立刷牙,可选择刷柄较粗短的儿童牙刷。所有儿童牙刷都应刷头较小、刷毛较短且软硬适中,刷毛头经磨圆处理,刷头与刷柄之间由较细的颈部连接,便于在儿童口内刷动。

儿童不可混用成人牙膏,应选择儿童专用牙膏。儿童不会有意识地吐漱口水时,可不用牙膏、仅用清水刷牙,或给幼儿选择可吞咽的无氟牙膏。儿童学会含漱后应及时换用含氟儿童牙膏。给儿童选择容量较小、质轻易握、漂亮有趣的牙杯,激发儿童刷牙的兴趣,帮助儿童学习刷牙。

(二)儿童沐浴用品的选择

儿童皮肤屏障功能较弱,对各种理化因素刺激较敏感,不能混用成人洗浴用品。沐浴用品直接与皮肤充分接触,儿童专用洗护产品应性质温和无刺激、成分简单明确、不含不必要的添加剂(如香精等)。

最好选择无泪配方的婴儿洗发水给婴幼儿洗发,避免洗浴时流入儿童眼睛造成刺激。选择儿童沐浴露或儿童肥皂洗浴。儿童皮肤角质层尚未发育成熟,不易抵抗环境干燥,可隔天使用或尽量少使用沐浴露,小婴儿可只用清水洗澡。浴后用润肤露滋润儿童皮肤,防止皮肤干燥脱屑。儿童皮肤色素层薄,对紫外线的防护作用弱,强烈阳光下易发生皮肤灼伤,可选择效果可靠、性质温和、通过过敏性测试、较低防晒指数的物理性防晒产品保护皮肤。

儿童护肤品每次用量较少,应选择性质稳定的小量包装产品,购买和使用时要留意保质期,避免因使用周期较长导致误用过期产品。换用新品牌或新型号的护肤品应先做过敏测试,在儿童前臂内侧少量涂抹,经观察无异常反应后方可使用,如出现皮肤刺激发红、出疹,或眼睛充血、流泪等过敏现象,应立即停用。

(三)儿童卧具的选择

儿童骨骼、肌肉等快速发育,且每天总睡眠时间较长,安全、卫生、舒适的儿童床及床上用品有利于儿童睡眠和健康。儿童床应为木板床架;不应有锐利边缘及尖端,棱角及边缘部位经倒圆或倒角处理;不应有危险突出物或对危险突出物用合适方式加以保护,如将末端弯曲或加上保护帽或保护罩等;儿童床上的间隙大小以可防止卡住儿童身体某些部位(如四肢、手指等)为准;如果儿童床有折叠结构或支架,应有安全止动或锁定装置以防意外移动或折叠。如果婴幼儿睡大床,应安装床边防护栏。

给儿童选择平坦结实、软硬适中、大小与床架匹配的床垫和平整光滑的棉质床单。根据气温和室温,可给婴幼儿选择尺寸合适的睡袋,给较大儿童选择大小合适、厚薄适宜的被子。

应根据其生长发育情况,给不同年龄阶段儿童选用不同高度和长度的枕头。3月龄以内婴儿脊柱颈曲尚未形成,可不使用枕头,更不可以给此阶段的小婴儿使用过高枕头,以免

影响婴儿脊柱发育。婴儿能稳定抬头时前突的颈曲形成,此时起可使用低高度的小婴儿枕头。婴儿能扶坐时,脊柱胸段出现向后的生理弯曲,此时可选择高度较之前稍高些的婴儿枕头。之后随着儿童的继续生长,逐渐增加枕头高度和长度,使儿童睡眠时头颈部保持合理的高度和舒适的姿势。儿童枕头的长度通常可与儿童的肩宽相当。儿童枕芯应质地适中,过软枕芯有窒息隐患,长期使用过硬枕芯可能影响儿童头面部外形和脊柱发育。

儿童被套、枕套可选择棉质面料。被芯、枕芯填充物应透气、吸湿性好,使用中要常暴晒以防霉除菌,最好每年更换枕芯。

另外,儿童床上用品上最好无绳带,如有绳带长度不应过长,以免缠绕儿童身体造成危险。儿童床的人造板材、涂料及床上纺织品等主辅材料中可溶性重金属、甲醛释放量和可分解芳香胺等有毒有害物质含量必须符合相应的限量指标要求。儿童床上用品均应使用安全染料,质量符合国家安全规范要求。

第三节　儿童体格锻炼

儿童体格锻炼是指利用阳光、空气、水等自然条件,结合日常生活护理进行锻炼,以增强儿童体质、促进儿童生长发育、最终促进儿童健康的一系列积极措施,是儿童保健工作的内容之一。通过体格锻炼,能提高儿童抗病力和对自然环境变化的耐受力,锻炼儿童意志,促进儿童体格、心理和社会性健康发展。

一、儿童体格锻炼的意义

(一)提高全身各器官的功能

体格锻炼能显著改善循环系统的功能,长期进行可改善心肌供血,降低心率,增强心肌收缩力,增加心排出量,使心脏更能耐受剧烈运动,对心脏有保护作用。体格锻炼还可提高血管壁弹性,减少成年后罹患高血压、冠心病等疾病的危险。运动时呼吸加深加快,潮气量增大,长期锻炼使呼吸肌发达,肺活量增加,儿童经常锻炼可使肺功能可得到改善,呼吸道感染次数减少。体格锻炼还能改善消化功能,增进儿童食欲,促进生长发育。长期锻炼能使肌肉强健,肌缩力提高,使体脂肪减少、瘦体重增加,体型匀称健美。室外锻炼时,日光照射能促进内源性维生素 D 合成,促进骨骼生长,运动可使骨骼强壮,关节更灵活。体格锻炼能改善中枢神经活动过程,使身体各部分更协调。锻炼过程可促进视觉、听觉、触觉和平衡觉等综合信息的传递,使大脑支配完成的各种复杂动作更加协调准确,对外界环境的感知觉和反应更加敏捷。参加体格锻炼后儿童精神饱满,思维敏锐,灵敏性及应激能力提高。体格锻炼对体温调节、排汗、泌尿功能等都有良好的影响,还可刺激生长激素、肾上腺皮质激素、儿茶酚胺等多种激素的分泌,加速儿童体格生长,经常锻炼儿童的身高较同龄儿童水平更高。

(二)增强机体抗病能力

经常锻炼能增强儿童对外界温度变化的适应能力,协调血管调节功能,能更好地调节机体产热和散热过程来适应环境温度的骤然变化。经常锻炼的儿童群体对疾病的抵抗力增强,上呼吸道、消化道感染的发病率相对更低。经常户外活动或日光浴的儿童接受紫外线的照射充足,皮肤中内源性维生素 D 合成较多,对佝偻病有一定的预防作用。

(三)促进心理健康发展

亲子活动类型的锻炼能促进亲子情感交流,有利于儿童智力及非智力因素的全面发展。

集体锻炼可培养儿童的协作能力。在低温、有风等环境中锻炼,有助于培养儿童的坚强意志,使儿童在克服困难的过程中体验到坚持的意义。由此可见体格锻炼有利于提高儿童心理素质,促进儿童个性发展。

二、儿童体格锻炼的基本原则

1. **坚持不懈、持之以恒**　体格锻炼对儿童机体生理功能的良好影响是长期坚持锻炼的结果,一曝十寒地锻炼不可能产生明显的效果,因此要坚持不懈、持之以恒。另外,对于儿童(尤其幼儿)来说,动作技巧的熟练掌握,需要经过反复多次练习才能实现。中断练习可使已经建立的条件反射出现消退,只有不断练习才能加以巩固。

2. **循序渐进、逐步提高**　要根据儿童的生理特点,有计划、有步骤地逐渐提高运动的复杂程度,增大锻炼强度,延长锻炼时间。应由简到繁、由易到难,由小运动量到大运动量,时间由短到长,循序渐进,逐步提高,使儿童逐渐适应。应避免针对未进行过相应锻炼的儿童突然施加超出其体力负荷能力的高难度锻炼,以免导致儿童精神高度紧张,或造成机体不良反应及损伤。如进行空气浴时,应先在室内,再转室外;先脱鞋袜,再依次除去裤子、上衣等,直至最后儿童全身裸露。

3. **根据年龄、因人而异**　不同年龄、性别、健康状况的儿童可能需要选择不同的锻炼方法。低龄儿童锻炼项目不宜过多、时间不宜过长,应注意避免疲劳。体质和健康状况不同的儿童对外界刺激的反应可能不同,应全面了解儿童健康状况,根据具体情况安排锻炼项目。患病儿童停止锻炼;病愈恢复期的儿童运动量要根据身体状况予以调整;体弱儿童的体格锻炼进程应当较健康儿童延缓,锻炼时间缩短,并要对儿童运动反应进行仔细的观察。

4. **因地制宜、灵活安排**　儿童体格锻炼可因地制宜地灵活安排。例如,没有合适的户外活动场地给婴儿进行日光浴时,妈妈给儿童喂奶时可开窗坐在窗边,在阳光下喂奶,达到晒太阳的目的;又如空气浴时不一定裸露到只穿短裤,可根据气温和儿童情况穿上衣或背心进行。在锻炼项目的选择上,有条件的可做"三浴"锻炼,没有条件的可进行开窗睡眠、户外睡眠、户外活动、晒太阳等项目安排。

5. **控制强度、及时干预**　锻炼内容及时间安排要符合儿童生理和心理特点,进行科学的设计。儿童在兴奋或对某个训练内容感兴趣时,可能积极地反复做某项新动作,导致超出原定锻炼时间;当锻炼有人观摩或喝彩时、受到老师或别人鼓励时,即使已不能耐受某项锻炼,儿童可能仍坚持继续锻炼,可能会产生对身体的不良影响。因此,养育者应严密观察儿童的反应,加强运动中的保护,避免运动伤害。在锻炼过程中,应观察面色、精神状态、呼吸、出汗量、有无寒冷反应等,在儿童锻炼后要注意观察儿童的精神、食欲、睡眠等状况,若有不良反应要及时采取措施或停止锻炼,并适当调整后续锻炼的强度或时间。

6. **前有准备、后有整理**　每次锻炼前都要有充分的准备活动,在此基础上逐渐增加运动量:①可以使自主神经系统、心血管系统等有足够时间逐渐提高活动水平,最终满足剧烈活动的需要;②准备活动可以消除肌肉、关节的僵硬状态,减少外伤发生的可能;③针对性的准备活动可以重复练习、巩固既往运动技巧。

锻炼结束后,应有整理活动。整理活动可使自主神经系统由紧张状态恢复到安静时的水平,使躯体及内脏器官一致恢复至安静状态;如果剧烈运动后,不进行整理运动则可能产生健康损害,如400m赛跑到达终点后,不继续做慢跑整理活动而立即坐下或躺下,突然停止运动,可使下肢肌肉泵工作骤停,影响下肢静脉血快速回心,而此时心脏仍在保持运动时的高活动水平,有大量血液被运送到下肢,致使下肢血液滞留较多,脑部及其他部位缺血,易发生"运动性休克"。因此,剧烈运动后应逐渐减少运动量,通常可通过慢跑、行走、放松体操及呼吸运动等方式来进行整理活动。

另外,还要为儿童体格锻炼进行合理的环境准备,保证儿童室内外运动场地和运动器械的清洁、卫生、安全,做好场地布置和运动器械的准备。定期进行室内外安全隐患排查。

7. 营养支持、制度保证 体格锻炼增加机体消耗,需要从食物中摄取营养进行补充。因此,应适当增加热量和蛋白质、维生素等营养素的供给,以补充消耗,达到增强体质的目的。若锻炼时消耗增加而营养摄入长期不能同步支持,儿童可能出现体重减轻、贫血等现象。另外,儿童活泼好动,注意力连续维持时间有限,易疲劳,应注意控制锻炼时间,适当增加中途休息次数,提供多样化锻炼内容。如果锻炼强度偏大又未能配合适当休息,儿童各项生理功能不易迅速得以恢复。所以,锻炼期间必须有合理的生活制度和良好的护理照料来配合,保证儿童充足的休息及睡眠,及时消除疲劳。

三、儿童体格锻炼的主要内容和方法

儿童体格锻炼可充分利用日常生活中的日光、空气和水等自然因素,采取多种形式来进行"三浴"锻炼。在气温适宜的地区,儿童经一段时间练习适应后,可同时进行"三浴"锻炼,比如在早上进行空气浴与日光浴、睡前进行水浴。此外,被动和主动的游戏体操活动、集体儿童一起活动,也可以对儿童机体产生良好影响。各种用于锻炼的因素能互相补充和彼此加强,因此提倡同时利用 2~3 种方式进行锻炼。

2012 年 5 月,国家卫生计生委(原卫生部)发布《托儿所幼儿园卫生保健工作规范》,明确提出了集体儿童体格锻炼要求:托幼机构应当根据儿童的年龄及生理特点,每天有组织地开展各种形式的体格锻炼,掌握适宜的运动强度,保证运动量,提高儿童身体素质。要保证每天充足的户外活动时间,全日制儿童每天不少于 2 小时,寄宿制儿童不少于 3 小时(寒冷、炎热季节可酌情调整),并利用日光、空气、水和器械,有计划地进行儿童体格锻炼。

(一)空气浴

空气浴是利用气温与人体皮肤表面温度之间的温差作为刺激来进行锻炼。气温越低(温差越大)、作用时间越长,刺激强度就越大。寒冷的空气刺激可使交感神经兴奋,从而促进新陈代谢,强健呼吸器官,增强心脏活动。空气浴不受地理位置、季节和物质条件的限制,简单易行,主要有以下几种实施方法:

1. **开窗睡眠** 开窗睡眠、接触新鲜空气是开始儿童体格锻炼的第一步。最好自夏天开始,这样儿童容易适应,冬季可把窗户打开一道小缝。开窗睡眠应注意:①冬季室温保持在 18~20℃,通过开窗使室温比原先降低 1℃。年龄较小的儿童,锻炼的室温最低限度为 14℃,较大儿童为 10℃。房间不可两面同时开窗,儿童的床不要靠窗太近。②睡前及起床前把窗户关好,避免脱衣、穿衣时受凉。③儿童患病时、大风大雨时不宜进行。④开窗睡眠过程中儿童若出现发冷、发抖、口唇发紫等情况,应立即关窗停止锻炼。

2. **户外睡眠** 指白天让婴儿在户外睡眠,是空气浴常用方法。在夏季,3~4 周龄的新生儿,可在户外阴凉处睡眠和活动片刻;冬季可先在室内开窗呼吸新鲜空气,待习惯冷空气后,再移至室外。开始时,每次可在室外进行 30 分钟左右,然后把婴儿抱入室内继续睡眠,待其适应后逐渐延长户外睡眠时间,最长时限可为 2 小时。

3. 户内外活动

（1）室内空气浴：2～3月龄婴儿，即可开始进行室内空气浴。要求室温不可低于20℃。开始应该由正常穿衣逐渐渐减，先只露小腿，次日可着三角裤，第三、第四天逐件脱去上衣，最后裸身只着短裤，全程历时7～10天。空气浴，一般在饭后1～1.5小时进行，每天1～2次，每次持续时间2～3分钟，以后再逐渐增加，夏季最长至2～3小时。每次持续时间，可根据所处地区和季节灵活安排，但不可变更过于频繁或无定时安排。待婴儿适应后，可从温暖的季节开始，选择气温适宜且无强风时，由室内空气浴转为室外空气浴。

（2）室外空气浴：基本步骤与室内空气浴相同。最初每次数分钟即可，逐渐延长到10～15分钟、20～30分钟，最长可达2～3小时。婴幼儿和较大儿童分别在气温降到14℃和12℃时不宜再进行空气浴。冬季应停止室外空气浴，改在室内进行，利用开窗来调节室温。托幼机构可安排在儿童午睡醒后进行空气浴，因不需要再脱外衣，便于进行。可结合活动性游戏进行空气浴锻炼，其方式比较缓和，适合任何年龄和健康状况的儿童。

（3）空气浴的注意事项：儿童进行户内外空气浴时应注意：①遇大风、大雨可改在室内进行，不在强烈的日光下进行。②最好与游戏、体操、跑步等活动结合进行。③注意观察儿童反应，发现有皮肤发紫、面色苍白、发冷等现象时立即停止。④气温要求因年龄、体质而异，3岁以下婴幼儿、体弱儿童以不低于15℃为宜；3～7岁儿童可降低至12～14℃；学龄儿童可至10～12℃。儿童脱衣后，应先用干毛巾摩擦全身皮肤。⑤冬季进行空气浴时，若儿童有寒冷表现如皮肤苍白、口唇发青、汗毛竖起等，应立即增加衣服。⑥身体显著衰弱、患有急性呼吸道疾病、各种急性传染病、急慢性肾炎以及代偿不全性心瓣膜病的患儿禁止进行空气浴锻炼。

（二）日光浴

适当的日光照射可促进儿童生长发育。在紫外线照射下，皮肤中的7-脱氢胆固醇可转化为内源性维生素 D_3，促进钙的吸收，预防佝偻病发生。另外，光照射可使周围血管扩张、血液循环加快，长期适当日光浴可促进心肺功能。具体实施方法：

1. 日光照射 人体可受太阳直射、散射以及反射光的共同作用。婴幼儿和体弱儿童较适用散射和反射光，应避免过强的日光直射。在实施日光照射锻炼之前，最好先进行至少5～7天空气浴的锻炼。

2. 日光浴 1岁以上儿童即可进行日光浴。在日光浴开始前应先进行一段时间的空气浴。儿童仅着三角短裤，戴宽边帽（或戴白色小帽和有色眼镜）保护头部及眼睛：①时间：夏季可安排在上午8～9时，冬季可在上午10～12时进行；不宜空腹时或饭后1小时内进行。②气温：最高限为30℃（阴凉处），最低限为24℃。③照射时间：日光照射时间应逐渐由短到长。让儿童睡在草地或小床上，先俯卧，后仰卧。第一次俯卧1分钟后再仰卧1分钟，之后每次仰、俯卧照射时间每隔2天各增加1分钟。婴儿及较小幼儿最后可延长至10～15分钟，较大幼儿可延长至20～30分钟。④周期：连续6天后暂停1天，4周为一个周期。每个周期结束后休息10天，休息时间改进行空气浴。10天后可再开始第二周期。

日光浴注意事项：①日光浴场所应清洁、避风、避免日光直射，当户外树荫下气温超过30℃时，不宜做日光直射下的日光浴；②不宜空腹进行，以早餐后1～1.5小时开始为宜；③给儿童头戴白帽以免头部过热，并注意保护其眼睛不受阳光直射；④儿童应服从"口令"翻身：先俯卧晒背部，再依次晒身体两侧、胸腹部，全身均匀地接受日光照射，开始时每侧0.5分钟，以后每次每侧增加0.5分钟，直至一次全部日光浴时间达到最大值为止；⑤注意观察儿童的反应,如脉搏、呼吸、皮肤出汗和发红情况,询问儿童自觉状况,若儿童出现虚弱感、头晕头痛、食欲减退、睡眠障碍、心跳加速等情况,应限制日光照射量或停止日光浴;⑥日光浴后观察儿童有无皮肤灼伤或脱皮、皮疹、精神萎靡不振等现象,若有则应停止锻炼;⑦日光浴后最好做擦澡和淋浴,并及时补充水分;⑧患有活动性肺结核、心脏病、疟疾、重症贫血、消化系统功能紊乱、体温调节功能不全等疾病,或身体特别虚弱的儿童不宜进行日光浴。

（三）水浴和游泳

水浴是利用体表与水之间的温差来锻炼身体的方式。水的导热性是空气的 28～30 倍,更容易从体表带走大量体热。对健康儿童来说,低于 20℃的水温能引起冷的感觉;20～32℃感觉为凉;32～40℃感觉为温;40℃以上感觉为热或烫。水浴锻炼可从温水逐渐过渡到冷水,可通过浸浴、擦浴、淋浴、婴儿室内游泳以及天然浴场游泳等方式进行。

1. **浸浴**　浸浴适用于婴儿。用较大水盆盛入可浸没半卧位婴儿锁骨以下身体部位的水量,在室温 20～21℃时,把水温设置在 35℃,每次浸泡不超过 5 分钟。浸浴后再以低 1～2℃的水冲洗婴儿身体,每天如此锻炼一次。稍大婴儿浸浴的最初水温可设置为 33～34℃,之后逐渐降至 28～30℃。

2. **擦浴**　此方法刺激作用较温和,操作较简便,可用于 6 月龄以上任何体质的儿童。要求室温不低于 16～18℃。取软硬度适中、吸水性强的毛巾或连指手套,在温度适当的水中浸湿后稍稍挤干,分别从手或脚开始,沿向心方向摩擦儿童上肢和下肢的皮肤,擦毕随即再用干毛巾摩擦至皮肤微红。开始时水温为 35℃,以后每隔 2～3 天降 1℃,对婴儿可最终降至 26℃,对幼儿可降至 24℃,对学龄前儿童可降至 20～22℃。

3. **淋浴**　此方法对机体的锻炼作用较强,适用于 2 岁以上儿童,可使儿童全身绝大部分皮肤受到冷水的作用,包括水温刺激和水流压力引起的机械刺激。要求室温保持在 18～20℃,先冲淋儿童背部,再依次冲淋两肋、胸部和腹部,不冲淋头部。冲淋喷头高过儿童头顶的距离不超过 40cm。冲淋时间为 20～40 秒。冲淋后立即用干毛巾将全身擦干,摩擦皮肤至微红为止。开始时水温设置为 35～36℃,以后每隔 2～3 天下降 1℃。对年幼儿水温不可低于 26～28℃,年长儿可降至 22～24℃。

4. **游泳**　利用天然浴场或游泳池,结合水、空气、日光的作用进行游泳锻炼,对儿童体格发育及健康有益。选择地势平坦、沙质水底、附近无污染源、清洁活水的天然浴场。在气候条件较稳定时开始进行,学龄前儿童下水时,气温不应低于 24～26℃,水温不低于 22℃,游泳持续时间最初不超过 2～5 分钟,以后逐渐延长到每次 10～15 分钟。

儿童游泳时应注意的事项:①体弱或患有严重疾病(如心脏病、肾脏病、贫血及风湿病等)的儿童不宜游泳;②必须有成人看护;③空腹或餐后不久不可进行;④出汗时先擦干全身再下水;⑤下水后先润湿头部和胸部,再逐渐全身浸入水中;⑥不会游泳的儿童可用双手摩擦身体,不可立于水中不动;⑦感觉寒冷(或开始寒战时)应立即出水;⑧出水后立即擦干身体进行适当运动,增加身体产热。

（四）儿童体操

1. **婴儿被动体操和婴幼儿主被动体操**　婴儿被动体操和婴幼儿主被动体操的主要作用是促进婴幼儿动作能力的发展,可在成人的帮助下于儿童出生后 2 个月时开始进行。婴幼儿主被动体操可以促进婴幼儿新陈代谢和骨骼肌肉发育,有节奏的动作和口令还可使婴幼儿心情愉快。被动体操适合 2～6 月龄的婴儿,完全在成人帮助下进行。主被动体操适合 6～12 月龄的婴儿,在成人适当扶持下进行,婴幼儿有部分主动动作。主被动体操可每天进行 1~2 次。

2. **竹竿操**　竹竿操适用于 12~18 月龄的幼儿。此阶段幼儿身体自控能力不强,需要在成人的带动下完成竹竿操的主动性动作。动作内容可由简到繁,从 4 节开始逐渐增加到 8 节,每天 1~2 次。还可根据儿童动作发育规律和幼儿个体差异来设置锻炼某些具体动作。针对不会走路或正在学步的幼儿,主要锻炼行走、前进、后退、平衡、扶物过障碍物等动作,培养幼儿平稳行走的能力。针对走路较稳、有一定主动活动能力的幼儿,可重点锻炼跑、攀登和跳跃等动作能力。

3. **幼儿模仿操**　幼儿模仿操适用于 1.5~3 岁的幼儿。可在晨间锻炼配合儿歌或音乐进行。

4. **徒手操、广播体操及各种健美操**　适用于 3~6 岁儿童。此年龄阶段应进行增强颈、背部肌肉力量的练习,同时调动身体的大肌肉参与,增强大肌群、肩胛带、背部及腹部肌肉的运动能力及四肢运动的协调性。托幼机构应不间断地每天按时组织进行。

(李　良)

第十一章

免疫与免疫规划

免疫接种(immunization)是用人工方法将抗原或免疫效应物质输入到机体内,使机体通过自动免疫或被动免疫的方法获得对某种传染病的预防能力。免疫接种是对人类健康影响最大的公共卫生干预措施之一。由于有詹纳、巴斯德等免疫接种先驱者的巨大贡献,如今我们才有了一系列的疫苗,每年使得千百万人免于疾病或死亡。

第一节 免疫规划的免疫学基础

一、免疫学的基本概念

免疫(immunity)一词是由拉丁语 immunis 演变而来的,原意为免除瘟疫,是指机体对感染有抵抗能力而不再患疫病或传染病。免疫过程是由机体免疫系统完成的,具有多种生物学功能,如:①免疫防御:防止外界病原体的入侵及清除已侵入的病原体和有害的生物分子;②免疫监视:清除机体内的突变细胞和早期肿瘤;③免疫耐受:免疫系统对自身组织细胞不产生免疫应答,不引起自身免疫性疾病;④免疫调节:免疫系统与神经系统和内分泌系统一起,共同构成神经-内分泌-免疫网络调节系统,不仅调节免疫系统功能,还参与调节机体的整体功能。

(一)免疫系统

免疫系统由免疫器官(胸腺、骨髓、脾、淋巴结等)、免疫细胞(巨噬细胞、树突状细胞、自然杀伤细胞、T 和 B 淋巴细胞等)和免疫活性分子(细胞表面分子、抗体、细胞因子、补体等)组成。

免疫器官按其出现的时间和功能不同可分为中枢免疫器官和外周免疫器官,两者通过血液循环和淋巴循环相互联系。中枢免疫器官发生较早,由骨髓和胸腺组成,多能造血干细胞在中枢免疫器官分化发育为成熟免疫细胞,并通过血液循环输送至外周免疫器官。外周免疫器官发生较晚,由淋巴结、脾、皮肤黏膜相关的淋巴组织等组成,在中枢免疫器官成熟的免疫细胞在这些部位定居,并在接受抗原刺激后产生免疫应答。

免疫细胞泛指所有参加免疫应答或与免疫应答有关的细胞及其前体细胞,主要包括淋巴细胞、单核吞噬细胞、粒细胞等,它们都来源于多能造血干细胞。造血干细胞(hemopoietic stem cell,HSC)是存在于组织中的原始造血细胞,具有自我更新和多向分化的潜能,是机体各种血细胞的共同祖细胞。造血干细胞在人胚胎第 2 周出现于卵黄囊,第 4 周时转移至胚肝,5 个月时骨髓开始造血,出生后骨髓成为造血干细胞的主要来源。正常情况下,大部分造血干细胞处于静止状态,当机体需要时,其中一部分增殖分化成定向干细胞,另一部分分裂增殖,维持造血干细胞数量的相对恒定。在多种细胞因子的参与下,原始的造血干细胞分化成髓系干细胞和淋巴干细胞。前者进而发育成红细胞、粒细胞和单核吞噬细胞,后者可分化成为前体 B 细胞和前体 T 细胞,分别在骨髓和胸腺内进一步发育成为成熟 B 淋巴细胞和成熟 T 淋巴细胞。

(二) 免疫应答

体内的免疫细胞通常处于静止状态,细胞必须在抗原刺激活化后,经免疫应答过程,产生免疫效应细胞和效应分子,才能执行免疫功能。体内的免疫应答有两种类型:非特异性免疫应答和特异性免疫应答。

非特异性免疫应答是生物体在长期种系发育和进化过程中逐渐形成的一系列防卫机制,个体出生时就已具备,在感染早期(数分钟至 96 小时)发挥防御功能。参与非特异性免疫应答的细胞主要包括单核吞噬细胞、自然杀伤(NK)细胞和多形核中性粒细胞。这类细胞可经其表面表达的分子,识别表达于多种病原体表面的分子发挥免疫功能。例如,单核吞噬细胞和 NK 细胞都表达糖基受体,能结合表达于多种革兰阴性细菌表面的脂多糖,将病原体摄入细胞内形成吞噬体。后者与溶酶体融合形成吞噬溶酶体,通过氧依赖性和氧非依赖性杀菌系统杀伤清除病原体。同时产生大量细胞因子和其他炎症介质,介导炎症反应和免疫调节。这种非特异性免疫应答不经历克隆增殖,不产生免疫记忆。

特异性免疫应答的执行者是 T 淋巴细胞和 B 淋巴细胞。这类细胞呈克隆分布,每一克隆的细胞表达一种抗原识别受体,特异性识别天然大分子中具有特殊结构的小分子(如蛋白质中的多肽、糖中的寡糖、核酸中的核苷酸片段等)。这些能被 T 或 B 细胞受体特异性识别的小分子,称之为抗原(antigen, Ag)。T 细胞识别的主要是蛋白质中的多肽,但 T 细胞不能直接识别游离的多肽,只能识别与主要组织相容性复合体分子结合的抗原肽-MHC 分子复合物。只有抗原肽-MHC 复合物才能与 T 细胞受体结合,使相应 T 细胞克隆活化。除抗原刺激外,T 细胞的充分活化还需要抗原提呈细胞提供辅助刺激信号及细胞因子。T 细胞一旦活化,会出现克隆扩增数目增加,并在不同细胞因子的影响下,分化成不同的效应细胞,发挥效应功能杀伤靶细胞。同时部分活化细胞分化为记忆性 T 细胞,再次遇到相同抗原时,可迅速增殖活化产生更快、更强、更有效的免疫应答。B 细胞活化也需要经细胞表面受体识别抗原,但 B 细胞要充分活化,还需接受 T 细胞提供辅助刺激信号和细胞因子,进行克隆扩增并转化成浆细胞,分泌相应抗体,通过抗体的中和作用、调理作用和抗体介导的细胞毒作用(ADCC)发挥免疫功能。在 T 和 B 淋巴细胞介导的特异性免疫应答中,必须经历抗原识别、克隆活化增殖分化以及产生效应细胞和记忆细胞的过程,因而应答产生较晚,常在感染 5 ~ 7 天后才起作用,但其作用特异,强而有效,故能在清除病原体、促进疾病恢复以及防止再次感染中发挥重要作用。

(三) 特异性免疫应答的基本过程

正常情况下,机体接触外源性抗原后产生特异性免疫应答。特异性免疫应答可分为三个阶段:识别阶段、激活阶段和效应阶段。

免疫应答的识别阶段是指在成熟淋巴细胞上特异性抗原受体与抗原结合的过程。B 淋巴细胞表面表达的 B 细胞受体(BCR)与抗原结合,参与体液免疫应答。T 淋巴细胞通过其表面 T 细胞受体识别抗原提呈细胞表面的抗原肽-MHC 复合物介导细胞免疫应答。

免疫应答的激活阶段是在识别特异性抗原后随之而来的一系列反应。所有淋巴细胞在对抗原的应答中都要经历两个主要变化。首先是增殖,抗原特异性淋巴细胞克隆增多并增强保护性反应。其次,淋巴细胞从具有识别功能的细胞分化成具有清除抗原功能的细胞。这样,抗原激活的 B 细胞分化成浆细胞,分泌抗体结合并清除抗原;T 细胞则活化成为具有效应功能的效应性 T 细胞。

免疫应答的效应阶段是活化的淋巴细胞通过效应物质或效应细胞清除抗原的过程。如细胞毒性 T 细胞直接杀伤靶细胞、辅助性 T 细胞释放细胞因子辅助体液免疫和细胞免疫、抑制性 T 细胞抑制免疫细胞功能。淋巴细胞行使功能也需要其他非淋巴细胞的参与,通过非特异性免疫发挥作用。如抗体与外源性抗原结合增强血液单核吞噬细胞的吞噬作用、NK 细胞的杀伤效率,同时也能激活补体,共同清除外源性抗原。

(四)抗体产生的一般规律

1. **个体发育中抗体产生的规律**　人类个体发育过程中抗体的产生类似于种系发生的规律,体内首先生成的 IgM 在胚胎晚期已能由胎儿自身合成,新生儿 3 个月后开始合成 IgG,4 ~ 6 个月出现 IgA。

2. **初次免疫应答和再次免疫应答的规律**　在抗原的诱导下,B 细胞活化、增殖、分化成浆细胞,产生的抗体经淋巴液和血液流向全身,血液中的抗体浓度随应答时间的持续而增高。初次受抗原刺激时,机体发生初次应答;再次接受相同抗原刺激时,机体产生再次应答(图 11-1)。

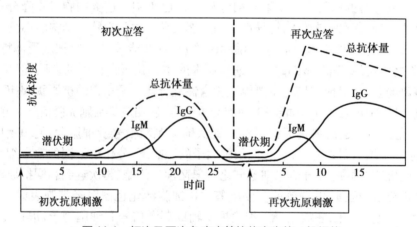

图 11-1　初次及再次免疫应答抗体产生的一般规律

抗原刺激后至血清中能检测到特异性抗体有一个潜伏期,此期的长短取决于抗原的性质、抗原进入机体的途径、所用佐剂类型及宿主状况,可短至几小时,也可长达数周。而后抗体量呈几何级数增加,增加的速度与抗原性质等因素相关。持续数天或数周较高浓度后,抗体浓度逐渐降低。初次应答所产生的抗体所需潜伏期长,抗原刺激后 1 ~ 2 周才出现特异性抗体,且浓度较低,在体内维持的时间较短,主要以 IgM 为主,随后出现 IgG,抗体的亲和力也较低。

再次应答:再次应答的细胞学基础是初次应答过程中形成了记忆性 B 细胞,由于记忆 B 细胞已经历增殖和突变等过程,与抗原有较高亲和力。因此,当相同抗原再次进入机体后,免疫系统迅速、高效地产生特异性应答。再次应答产生抗体的潜伏期短,接触抗原后 1 ~ 3 天血液中即出现抗体,且抗体浓度高,亲和力高,在体内持续时间长,以 IgG 为主。

免疫应答的这一规律具有重要的临床意义。根据抗体产生的规律指导免疫规划,制订最佳免疫规划方案,可使免疫机体产生高效价、高亲和力抗体,以维持长久的免疫力。

二、儿童免疫的特点

(一)儿童免疫应答的特点

儿童的免疫系统尚未完全发育成熟,参与非特异性和特异性免疫应答的免疫细胞功能也不成熟,因而,对于病原体的免疫应答反应相对较弱。一般新生儿脐带血中的单核细胞杀菌活性和抗体介导的细胞毒作用(antibody dependent cell-mediated cytotoxicity,ADCC)都和成人基本相同,但吞噬病原体的能力不如成人。对初生鼠的实验研究表明:单核吞噬细胞的不成熟限制了新生动物的特异性免疫应答水平。脐带血中,很多中性粒细胞的细胞核在形态学上不成熟,而且在随机活动和化学趋化实验中,其游走能力不如成人,但其吞噬和杀死金黄色葡萄球菌和大肠埃希菌的速度一般与成人相同。NK 细胞是一群无需抗原预先作用,通过细胞表面受体识别体内异常细胞并加以杀伤和清除,在机体免疫监视和早期抗感染免疫中起重要作用的细胞。而新生儿 NK 细胞活性非常低,出生后 1~5 个月内达到成人水平。而且单个 NK 细胞结合、溶解病原体的功能均受到抑制。参与特异性免疫应答的细胞同样存在功能不全的情况。新生儿 T 细胞的表现介于成熟胸腺细胞和成人外周血初始 T 细胞之间。约从孕 14 周开始,T 细胞游走至血和脾中,到孕 18 周,T 细胞在脾中的百分数与成人相同。脐血中的 T 细胞绝大多数是初始 T 细胞,而成人外周血的 T 细胞中仅有 50% 为初始 T 细胞,而另外 50% 为记忆或成熟 T 细胞。CD25 是 T 细胞活化的标志物,活化的新生儿 T 细胞表达 CD25 较同样活化的成人 T 细胞弱。由于新生儿 T 细胞相对不成熟,导致其细胞免疫功能不成熟。B 细胞最早于孕 9 周出现于人胚胎的肝脏,这种发育早期的 B 细胞尚未表达 B 细胞系特异性表面标志,从孕 15 周开始,胎儿血和脾中的 B 细胞群和成人的表面标记相同,但无功能。正常婴儿在出生前即可制造少量 IgG,母体 IgG 用尽后,儿童自己制造的 IgG 一般在 3 岁时才达到成人水平。2 周龄婴儿已开始产生黏膜 IgA,分泌型 IgA 浓度在 6~12 个月时可达到成人水平,而血清 IgA 出现较晚,约 12 岁时才达到成人水平。

尽管有研究表明婴幼儿的某些免疫防御能力低下,但研究结果并不一致,可能是由于体外试验和体内情况不尽相同。实际上,有学者认为婴幼儿对病原体的免疫反应能力低下,可能是其免疫系统虽已基本完善,但因为以往未曾接触感染原,而未能建立免疫记忆反应。因此,在接触抗原后往往引发水平较低的初次免疫应答,而不像成人出现记忆性淋巴细胞介导水平较高的再次免疫应答。

(二)影响儿童免疫反应的因素

由于儿童免疫系统相对脆弱和正处于发育成熟阶段,因此易受各种外来因素的影响,应经常注意和避免这些不良因素的影响,以维持儿童免疫系统的稳定和正常。

1. **营养** 儿童正处于生长发育阶段,需要的各种营养素相对比成人更多,尤其婴幼儿期生长发育最快,故需要的更多。若各种营养素供给不足,不但影响儿童的正常生长发育,还势必影响儿童免疫系统功能的正常发育。例如,严重蛋白质-热能营养不良的儿童可出现细胞免疫功能紊乱和血清抗体减少,因而容易发生各种细菌、病毒和真菌等感染,且感染往往迁延不愈,危及生命。微量元素铁和锌的缺乏可抑制 T 淋巴细胞活化、增殖和分化功能,迟发型皮肤超敏反应减弱或消失。T 细胞功能障碍,还影响 B 细胞的活化,使免疫球蛋白产生障碍、IgG 亚类缺陷。铁的缺乏还影响中性粒细胞功能,降低杀菌指数、使细胞内超氧阴离子释放障碍。维生素对维持正常免疫系统也很重要。维生素 A 及其衍生物可促进单核巨噬细胞产生白细胞介素-1(IL-1),促进 T 细胞生长和膜表面 IL-2 受体的表达,促进 B 细胞生长和免疫球蛋白产生。β-胡萝卜素主要存在于深色水果和蔬菜中,可直接促进 NK 细胞产生并增强其细胞毒作用。维生素 D 具有介导单核细胞进一步分化成熟的作用,并能促进单核巨噬细胞产生 IL-1。因此,维生素 A 和 D 的缺乏,会使免疫功能减弱,导致机体易患感染性疾病。最近的研究还发现一些营养过剩性疾病,如肥胖病,也可发生免疫功能低下。由于血浆胆固醇过多,抑制了细胞膜脂蛋白的合成,阻碍膜表面黏附分子、各种受体或配体的表达,从而影响 T 和 B 细胞活化、增殖和分化,并使吞噬细胞吞噬、杀菌和抗原提呈作用减弱。不饱和脂肪酸过多也影响细胞表面分子表达,影响 T 细胞功能。此外,高锌导致具有锌离子受体的淋巴细胞和巨噬细胞过多地与锌离子结合,改变了细胞的膜结构,影响免疫功能。因此,摄入适量、均衡、多样的饮食对维持儿童免疫系统的正常至关重要。

2. **疾病** 许多感染性疾病对儿童免疫系统的功能均有较大影响。虽然感染可增强机体免疫功能,免疫接种即建立在此理论的基础上,但感染也可使机体免疫功能降低,免疫调节紊乱,或导致其他传染病、自身免疫病以及超敏反应性疾病的发生。例如患麻疹后,机体的细胞免疫功能减退,使儿童原有的纯化蛋白衍生物(purified protein derivative,PPD)实验阳性结果消失,潜伏于体内的结核病灶重新活动,并向全身扩散;流感患者有并发细菌性肺炎的倾向;患风疹、水痘、流行性腮腺炎、脊髓灰质炎或接种某些活疫苗后,可使机体免疫水平下降,并易继发其他感染。而患艾滋病的个体,由于人类免疫缺陷病毒(HIV)直接侵犯和大量杀伤 $CD4^+$ T 细胞,致使机体免疫功能极度低下,易继发各种严重感染和肿瘤,导致患者死亡。病毒(呼吸道合胞病毒、巨细胞病毒等)感染所致疾病的急性期出现周围血 $CD4^+/CD8^+$ 细胞比率增高,发生细胞免疫紊乱。尽管这种紊乱是一过性的,在疾病的急性期过后会恢复正常,但在此基础上易继发其他感染,故应引起重视。一些严重的非感染性疾病如先天性心脏病、肾脏病、血液病和肿瘤都会影响儿童免疫功能的正常。因此,应保持儿童身体健康,预防各种疾病的发生,避免对免疫系统的不良影响。

3. **药物** 炎症和免疫两个过程在组织、细胞和分子水平上有着紧密的联系,因此,目前常用的抗炎药物会不同程度影响免疫功能。以临床上常用的糖皮质激素为例,该药有强大的抗炎作用,但同时又有一定的免疫抑制作用。糖皮质激素抑制巨噬细胞产生 IL-1、抑制淋巴细胞产生 IL-2、影响抗体产生和细胞免疫、对免疫系统的许多细胞产生影响、使细胞因子对靶细胞的作用受阻。激素不仅使外周血的淋巴细胞、单核细胞和嗜酸性粒细胞计数减少,而且体外实验也证实它损伤炎症细胞的功能,包括单核吞噬细胞的趋化效应、吞噬活性、杀菌功能以及对抗原的加工和呈递作用。激素对免疫系统的抑制与剂量成正比。抗恶性肿瘤的药物也损伤免疫细胞。环磷酰胺不仅能杀伤增殖期的淋巴细胞,还影响某些静止细胞,致使血液中的淋巴细胞减少。环孢素能抑制巨噬细胞产生 IL-1 以及 T 辅助细胞产生 IL-1 受体(IL-1R),从而干扰 IL-2 的产生、抑制活化的淋巴细胞表达 IL-2R 和分泌 γ-干扰素。因此,临床上应严格选择上述药物的适应证,避免不良反应。

第二节 免 疫 规 划

免疫规划的目的是为了预防疾病和根除疾病。免疫规划被认为是健康领域具有历史意义的进步。儿童接种疫苗是常规健康保健的一个部分。

数个世纪以前,人类就已经知道,患某些疾病后,痊愈的人不再患该疾病。因此,曾经将少量天花脓疱中的液体接种到未感染个体,从而模拟自然感染后获得免疫力,取得了一定效果,但也具有很大的危害。直到 1796 年,Edward Jenner 用危害较小的牛痘病毒,作为天花疫苗获得成功,为扑灭天花作出了巨大贡献。1980 年 5 月 8 日,世界卫生组织正式宣布"地球上的人类已免于天花疾病",天花已在地球上被灭绝。这是第一个有文献记载的使用活的、可稀释的病毒疫苗的例子,并揭开了现代免疫学的序幕。1876 年,Robert Koch 证实炭疽热是某种特殊细菌所致,其后又陆续发现了许多常见病的致病菌。在此基础上,免疫规划取得了很大成功。

一、免疫接种的类型

特异性免疫获得的方式有自然免疫和人工免疫两种。自然免疫是指机体感染病原体后建立的特异性免疫,包括胎儿和新生儿经胎盘或乳汁从母体获得抗体。人工免疫则是人为地使机体获得特异性免疫,包括主动免疫和被动免疫。

(一)主动免疫

主动免疫接种的基本原则至今没有改变而且仍很简单,即设法使宿主和致病微生物或其产生的毒素接触,产生免疫应答,合成抗体,产生免疫记忆。以后再与此致病微生物接触时,宿主已有部分防御能力并产生更快而有效的再次免疫应答,这种应答能在显著发病前限制或消灭这种感染。初次免疫应答以合成 IgM 开始,数日天后产生较大量的 IgG。局部感染或全身注射抗原后,胚胎能形成抗体,新生儿也有一系列免疫应答的能力,但被由胎盘传递到母体 IgG 的抑制作用所限制。这种抗体在出生 3 个月后因分解代谢而逐渐消失,此后婴儿产生体液免疫应答就不再受到限制。

(二)被动免疫

被动免疫接种是给人体注射含特异性抗体的免疫血清或细胞因子等制剂,以治疗或紧急预防感染的措施。这些物质虽然能使接种者立即获得保护性的免疫力,但因异种血清具有免疫原性,因此可诱发血清病和过敏反应。此外,由于保护性物质并非由被接种者自己产生,缺乏主动补充的来源,维持时间短,易被清除也严重限制了预防的期限。尽管如此,用动物的抗血清作被动免疫接种仍然是破伤风和狂犬病预防的重要手段。

二、免疫接种的原则

1. **鉴定有无使用的必要** 必须有临床和流行病学的联合报告认为某种传染病的流行是健康的主要威胁,一般以国家设立的传染病监控中心和世界卫生组织机构临床和流行病学的报告为基础。

2. 要制备一种特异性的免疫预防制剂,除安全无明显毒副作用外,还必须有可靠的效果。疫苗的可接受性也非常重要,否则难以达到覆盖率。

3. 疫苗接种的程序十分重要,疑有合并症时,应从流行病学方面比较风险和益处,然后做出权衡。对使用疫苗的保健工作者应做慎重的指定,并注意禁忌证。

4. 特殊环境或有职业风险的人,需进行额外相应的免疫接种。

三、免疫规划程序的主要内容

免疫程序包括免疫起始月(年)龄、接种次数、间隔时间、加强免疫以及几种疫苗的联合免疫等问题。

（一）免疫起始月龄

确定免疫起始月龄,主要考虑两个因素:产生理想免疫反应的最小月龄和疾病侵袭的最小月(年)龄。如果免疫的月龄太小,由于婴儿的免疫系统发育不完善,或婴儿受母体被动免疫的干扰,接种疫苗往往不能成功或免疫效果不理想;若过于推迟免疫月龄,将会增加儿童传染病感染的危险性,理想的免疫起始月龄应该是机体来自母体的抗体临近消失,并已具有产生免疫应答能力的月龄。

新生儿对结核病没有先天获得免疫,出生后就是易感者,新生儿接种卡介苗后,已经能产生细胞免疫应答能力,所以现行免疫程序规定,婴儿出生后就可以接种卡介苗。

生后 2 个月的婴儿即可对脊髓灰质炎疫苗产生理想的免疫应答,而该病侵袭人群的年龄绝大部分在 1 周岁以内,所以现行免疫程序规定,在婴儿出生后 2 个月开始免疫。

婴儿虽然有微量百日咳的母体被动抗体,但考虑到百日咳对婴儿的威胁较大,婴儿在出生 3 个月就可以产生理想的免疫应答,所以规定婴儿出生后 3 个月开始接种百白破混合疫苗。

麻疹疫苗的免疫起始月龄,国内外曾进行过大量研究,认为麻疹的胎传抗体在婴儿出生后 8 个月左右大都消失,而 1 岁以内婴儿患麻疹占有一定的比例,因此规定婴儿在生后满 8 个月开始接种麻疹疫苗。

（二）接种次数

疫苗的接种次数与疫苗性质有关,活疫苗(菌苗)接种后,在体内能繁殖、保持一定的抗原水平、产生持久的免疫力。而死疫苗(菌苗)需要多次接种,即必须经抗原的多次刺激才能使抗体形成可靠的免疫力。我国免疫程序规定,乙肝疫苗、百白破混合疫苗必须基础免疫 3 针,卡介苗、麻疹疫苗接种 1 次完成基础免疫。

（三）针次间隔

接种 2 次或 2 次以上的疫苗,每次之间必须要有一定的间隔时间,而间隔的长短对免疫效果是有影响的,特别是灭活疫苗和含有吸附剂的疫苗。两针之间的长间隔比短间隔所产生的免疫应答要好。但是,长间隔虽能引起较好的免疫应答,但间隔时间过长,可能要推迟产生保护性抗体水平的年龄,使儿童增加暴露感染的机会。所以,间隔时间要适当。例如百白破基础免疫间隔以 1 个月为最合适。

（四）加强免疫

机体在完成疫苗的基础免疫之后,随着时间的推移抗体逐渐衰退,少数人抗体可能消失。因此,在适当的时机进行一次加强免疫,可刺激机体产生回忆性免疫应答反应(IgG 二次反应),从而使抗体增长并维持较长时间。根据疫苗免疫持久性的观察,对各种疫苗的加强免疫年限都作了具体规定。如百白破混合疫苗在完成 3 针基础免疫后,第 2 年进行 1 次加强免疫。

（五）联合免疫问题

由于人工主动免疫制剂逐渐增多,在安排免疫规划的程序上往往会发生矛盾,几种疫苗需要在同一月龄(年龄)接种。解决的办法之一就是采用联合免疫。

1. 联合免疫的方法

（1）采用几种抗原制成多联多价制剂:常用的多为死菌苗和类毒素,目前的正式制剂有百日咳菌苗、白喉类毒素和破伤风类毒素的三联混合制剂;伤寒、副伤寒乙、丙三联菌苗;霍乱、伤寒、副伤寒乙、丙和破伤风类毒素五联制剂等。

（2）采用几种制剂不同途径或不同部位同时接种：如采用注射百白破三联混合制剂，同时口服脊髓灰质炎糖丸疫苗，可以得到与分别免疫同样的效果。

2. 联合免疫应注意的问题

（1）免疫反应问题：将几种疫苗同时接种，可能增加免疫的反应，因此要适当减少剂量。

（2）免疫效果：几种不同抗原之间有协同或干扰现象，不能任意将多种疫苗联合接种，应严格按照免疫程序的规定进行。现有资料证实，卡介苗、脊髓灰质炎糖丸疫苗与百白破三联制剂这3种疫（菌）苗可以在不同部位、以不同途径同时接种，既不会产生免疫干扰，也不增加免疫反应，对漏种的婴幼儿补种和边远山区实行基础免疫有好处。

（3）机体的免疫状态能影响免疫效果：如接种对象对联合免疫制剂中的某一种抗原已有抗体，则可产生对其他抗原的干扰现象。

（六）早产儿的免疫接种

目前实施的儿童免疫程序是针对足月儿制定的。早产儿生长发育状况滞后于足月儿，在免疫系统方面，尤为突出，其 T 细胞和 B 细胞功能比足月儿更不成熟，以致某些疫苗接种效果较差。

1. 乙肝疫苗 按现行免疫程序要求，新生儿出生后立即接种乙肝疫苗，而早产儿的最佳接种策略是将首次接种时间推迟到出院时，或体重超过 2000g 时，或在 2 月龄时。

2. 百白破三联疫苗 虽然早产儿接种百日咳疫苗后抗体水平低于足月儿，但白喉、破伤风类毒素的免疫原性很强，早产儿的白喉和破伤风抗体水平与足月儿相仿，而且预防百日咳、白喉、破伤风所需抗体要求并不太高，因此，可以按目前使用的免疫程序进行接种。

3. 脊髓灰质炎疫苗 目前我国均使用口服脊髓灰质炎减毒疫苗（OPV），研究表明，按现行免疫程序给较大早产儿接种 OPV，均可诱导产生充分的免疫应答。

四、影响疫苗效果的因素

1. 接种疫苗的时间可影响疫苗的效果 一般来说，首次接触抗原产生保护性抗体所需的时间比大多数感染性疾病致病的时间长，因此，应在接触感染原前使用疫苗。当预先免疫过的个体再次接触感染原时，能迅速发生再次免疫应答，产生大量抗体。

2. 预先感染可增强机体对疫苗的反应 例如曾患疟疾或来自疟疾流行地区的自愿者注射疟疾疫苗后，产生较高水平的抗疟疾分泌型 IgA，这一现象在曾接受疫苗的对照组中则没有出现。

3. 冷链 冷链是指为保证疫苗从生产企业到接种单位运转过程中的质量而装备的储存、运输冷藏设施和设备，包括冷藏车、配有冷藏设备的疫苗运输车、冷库、冰箱、冷藏箱、冷藏包、冰排及安置设备的房屋等。疫苗是特殊的药品，对温度敏感，因此从制造到使用的现场，每个环节都可能因温度不符合规定要求而失效。在储运过程中，一旦温度超出 $2 \sim 8$℃，疫苗就要被销毁。因为疫苗的特殊性，所以配送储存都必须在适宜的温度下进行，一条完整的冷链不能断开。如果存在偏差将导致疫苗变性、失效，不能发挥应有的作用。

4. 接种途径直接影响疫苗的效果 对于那些不能自我复制的免疫原，这一因素尤为重要。因此，针对呼吸道感染的病毒或细胞可制备滴鼻式或气雾式疫苗，效果要优于注射型疫苗。含有佐剂（如氧化铝）的疫苗应作肌内深层注射而不能作皮下注射，注射部位最好选择臀部上侧。最好使用生产商推荐或食品与药物监督管理部门批准的免疫途径。

5. 首次接种时间、复种的间隔以及复种的时间 对疫苗的效果也有一定影响，因此其确定应以免疫理论和疫苗实验为基础,同时要考虑疫苗的量、辅佐剂等多种因素的影响。

五、疫苗的类型

（一）灭活疫苗

选用免疫原性强的病原体,经人工大量培养后,用理化方法灭活,使之不能感染机体,也不能增殖,但仍保存相应的免疫原性。灭活疫苗具有安全、易于保存和运输等优点,主要诱导特异性抗体的产生,要维持血清抗体水平需多次接种。目前可供应用的灭活疫苗包括霍乱、伤寒、钩端螺旋体、百日咳、狂犬病、甲型肝炎和乙型脑炎疫苗等。

（二）减毒活疫苗

将病原微生物(细菌或病毒)反复传代,使其产生定向变异,虽保留一定的剩余毒力、免疫原性和繁衍能力,但丧失致病性。活疫苗接种类似隐性感染或轻症感染,减毒病原体在体内有一定的生长繁殖能力,一般只需接种一次。多数活疫苗的免疫效果持久而良好,除诱导机体产生体液免疫外,还可产生细胞免疫,经自然感染途径接种还有黏膜局部免疫形成。减毒活疫苗存在恢复突变的可能性,虽然概率极低,有免疫缺陷者和孕妇一般不宜接种。目前应用的减毒活疫苗有卡介苗、麻疹、腮腺炎、脊髓灰质炎、风疹和水痘疫苗等。

（三）多糖疫苗

细菌的多糖和脂多糖是重要的致病物质,因而,可用化学方法从病原微生物中提取长链糖分子制成多糖疫苗。但有些多糖疫苗属非胸腺依赖性(TI)抗原,免疫原性较差,可将多糖分子连接在蛋白质上成为胸腺依赖性(TD)抗原,增强多糖的免疫原性。尽管多糖不能有效诱导记忆性 B 细胞,重复注射也不引起抗体滴度增高,但多糖不易降解,可长期存在于淋巴组织中刺激特异性 B 细胞。多糖疫苗诱导产生 IgM 抗体较多而 IgG 较少。小于 2 岁的婴幼儿因免疫系统不成熟,对多糖疫苗无稳定的免疫应答。现已获准使用的有脑膜炎球菌多糖疫苗、肺炎球菌多糖疫苗以及 B 型流感杆菌多糖疫苗。

（四）亚单位疫苗

从细菌或病毒培养物中,以生物化学和物理方法去除有害成分和对激发机体保护性免疫无关的成分,保留其有效的免疫原性成分制成的疫苗。亚单位疫苗不含核酸,从而避免了某些病毒致癌的危险性。进入临床试验的有用百日咳杆菌丝状血凝素制备的无细胞百日咳疫苗;用流感病毒血凝素和神经氨酸酶制备的流感疫苗;用乙型肝炎表面抗原制备的乙肝疫苗。

（五）合成的多肽抗原疫苗

根据已知的微生物有效免疫原序列,设计多个氨基酸的直链和支链多聚物,连接适当的载体与佐剂制成。这种疫苗可以诱导有效的特异性免疫应答,不良反应轻微。此类疫苗的不足之处在于免疫原性较弱,但可通过研制新的载体与佐剂克服。现代免疫预防的观点认为:强免疫原性及其诱导的有效免疫应答取决于若干表位的合理组合和搭配,合成的多肽抗原疫苗的优势在于可对表位进行合理组合。目前合成的抗原疫苗还没有应用于人体,但这种疫苗可能是未来新疫苗研制的发展方向。

（六）基因工程疫苗

用基因工程方法或分子克隆技术,分离出编码病原体抗原的基因片段,将其转入原核或真核系统表达出具有免疫原性的抗原分子,制成疫苗,或者将病原体的毒力相关基因删除掉,使其成为具有毒力的基因缺失疫苗。许多实验给动物接种基因工程疫苗后,均可产生针对外源性基因编码抗原的体液和细胞免疫应答。基因工程疫苗不含活的病原体和病毒核酸,安全有效。目前获批准使用的有乙型肝炎病毒疫苗、口蹄疫疫苗和莱姆病疫苗等。

（七）DNA 疫苗

将含有编码特定抗原蛋白质的基因序列克隆到合适的质粒载体上,制备成核酸表达载体,通过肌内注射等方法将其导入机体内,然后宿主细胞的转录系统合成抗原蛋白质,从而激发机体免疫系统产生针对外源蛋白质的特异性免疫应答反应。DNA 疫苗在体内可持续表达,免疫效果好,维持时间长,但其机制和安全性还不十分确定。外源性 DNA 是否与宿主细胞基因整合,是否诱导自身抗 DNA 抗体产生等方面也有待验证。目前进入临床试验的有疟疾 DNA 疫苗和 HIV DNA 疫苗,后者经世界卫生组织协调,自 2001 年起在我国广西、新疆、云南进行免疫规划。

第三节 儿童免疫规划程序

免疫程序的制订和实施是免疫规划工作的重要内容,科学的免疫程序不但能充分发挥免疫规划的效果、节省疫苗、减少浪费,同时还可以减少接种异常反应的发生。

免疫程序包括儿童基础免疫程序(常规免疫程序)和成人、特殊职业人群、特殊地区需要接种疫苗的免疫程序两种。

基础免疫是指人体初次、全程和足量地进行某种疫苗的免疫规划。每种疫苗基础免疫的次数和剂量是不同的。儿童基础免疫程序包括的疫苗有乙型病毒性肝炎疫苗、卡介苗、脊髓灰质炎疫苗、百白破混合疫苗和麻疹疫苗,主要是针对乙型肝炎、结核病、脊髓灰质炎、百日咳、白喉、破伤风和麻疹共 7 种对儿童健康和生命有严重威胁的疾病进行预防。每个国家或一个国家的不同地区,根据疾病的流行情况、卫生资源、经济水平、实施条件及居民的自我保健要求,还可增加儿童免疫疫苗接种的种类,如甲型肝炎、腮腺炎疫苗、水痘疫苗、流行性乙型脑炎疫苗、流行性脑脊髓膜炎疫苗和风疹疫苗等。

一、我国现行的儿童免疫程序

1982 年国家卫生计生委(原卫生部)颁布的《全国免疫规划工作条例》中,对我国儿童基础免疫程序曾作了规定。随着免疫预防理论和实践的不断深化,疫苗剂型的改进,冷链装备的逐渐完善,1986 年国家成立了全国儿童免疫规划协调小组,颁发了儿童基础免疫程序,并确定每年的 4 月 25 日为全国儿童免疫规划日。2008 年国家卫生计生委(原卫生部)颁布了《免疫规划工作规范》,使免疫程序更加符合我国实际和世界卫生组织(WHO)的统一要求。

执行现行的儿童免疫程序,必须掌握以下三个问题:

1. **初次免疫起始的月龄应按规定而不能擅自提前** 除卡介苗、乙肝疫苗在婴儿出生后即可接种外,脊髓灰质炎疫苗必须在婴儿出生后满 2 足月,百白破混合疫苗必须满 3 足月,麻疹疫苗必须满 8 足月才能接种。可在规定完成月龄范围内晚接种,但不能提前接种。

2. **接种的针次间隔不能缩短** 现行儿童免疫程序规定,脊髓灰质炎疫苗和百白破混合疫苗 3 针(次)之间的时间间隔,最短不得少于 28 天,最长时间未作规定,但必须在规定的月龄范围内完成。

3. **在规定的月龄范围内完成基础免疫** 为了能在规定时间内完成儿童基础免疫,城市应开设免疫规划门诊或开展按周、按月接种;已装备冷链的农村应实行按月、双月接种,山区和较偏僻的农村可实行按季度接种制度;少数民族地区由于交通不便,基层卫生组织尚不健全,居住分散,可在保证各种疫苗起始月龄和针次间隔时间(≥30 天)的前提下,制订可行的免疫程序和接种形式,但必须在 18 个月内完成 5 种制品的基础免疫。

对于某些特殊人群和自然疫源性疾病流行区需要接种的疫苗,以及对儿童需要普遍接种的疫苗,如流行性乙型脑炎疫苗、甲型肝炎疫苗、A 群流行性脑脊髓膜炎多糖疫苗、流感疫苗的免疫程序或免疫方案,可按当地上级部门要求而定。扩大国家免疫规划疫苗免疫程序见本章末表 11-1。

二、基础免疫制剂与接种

(一)卡介苗

由于结核病是一种严重威胁人类健康的常见、多发的慢性传染病,接种卡介苗对降低结核病的发病率具有重要意义。

1997 年原卫生部免疫规划专家咨询委员会论证,决定取消原儿童免疫程序(1986 年《实施新的儿童免疫程序的通知》)中对 7 岁、12 岁(农村)儿童的复种要求,停止卡介苗复种工作,任何人群已进行过初种的,不再进行复种。要求卡介苗初种尽可能在儿童出生后 24 小时内完成,达不到此要求的地区,应保证儿童在 12 月龄内尽可能早地获得卡介苗免疫。

1. **接种对象** 出生后数天至 2 个月内的正常婴儿,或 3 个月以上结核菌素试验阴性的儿童,一年级小学生结核菌素试验阴性反应者。

2. **接种部位及方法** 采用皮内注射。在左上臂三角肌附着处皮肤用乙醇消毒,待干后,皮内注射 0.1ml,皮内注射用的卡介苗浓度为 0.1ml 中含菌量相当于 0.05~0.075mg。

3. **禁忌证** 凡有活动性结核病、急性传染病、肾炎、心脏病、湿疹、免疫缺陷病或其他皮肤病者均不能接种。曾患过结核病、结合菌素试验阳性反应的儿童,都不需再接种卡介苗。

(二)乙肝疫苗

为了加强乙型病毒性肝炎的预防和控制,我国推行新生儿及学龄前儿童乙肝疫苗接种工作。并且已经将乙肝疫苗纳入儿童免疫规划。目前我国使用的主要有乙型肝炎血源疫苗和乙肝基因工程疫苗两种,适用于所有可能感染乙肝者。

1. **接种对象** 新生儿、学龄前儿童及其他易感人群。

(1)未做孕妇乙肝病毒表面抗原筛查的地区,所有新生儿接种 3 针(次),每次 10μg 乙肝疫苗。

(2)已做孕妇乙肝表面抗原筛查的地区(妊娠 6~9 个月筛查),按检查结果安排接种:①乙肝表面抗原阴性孕妇的新生儿,接种 3 针(次),每次 10μg 乙肝疫苗;②乙肝表面抗原阳性孕妇的新生儿,第 1 针(次)接种 30μg,第 2、3 针(次)均接种 10μg 乙肝疫苗;③乙肝表面抗原及 e 抗原双阳性孕妇的新生儿,出生后应注射乙肝免疫球蛋白。继之接种 3 针(次),每次 30μg 乙肝疫苗。

(3)学龄前儿童及其他易感人群,接种 3 针(次),每次 10μg 乙肝疫苗。

2. **接种部位及方法** 上臂三角肌肌内注射,同一手臂不接种其他疫苗。实行"0,1,6"3 针(次)免疫接种,具体方法为:对于新生儿,"0"指出生后 24 小时内接种第 1 针(次);"1"指第 1 针(次)后间隔 1 个月接种第 2 针(次);"6"指第 1 针(次)后间隔 6 个月接种第 3 针(次)。

对于学龄前和其他易感人群,"0"指第 1 针(次)接种;"1"指接种第 1 针(次)后间隔 1

个月接种第 2 针(次);"6"指接种第 1 针(次)后间隔 6 个月接种第 3 针(次)。

第 1、2 针(次)为基础免疫,第 3 针(次)为加强免疫。在执行免疫程序时,第 3 针(次)接种结合冷链运转,可在与第 1 针(次)接种间隔 5～8 个月期间内完成。

乙肝表面抗原阳性母亲的新生儿,第 1 针(次)接种必须在出生后 24 小时内完成。

3. **禁忌证**　患有发热、急性或慢性严重疾病者及过敏体质者禁用。

（三）脊髓灰质炎糖丸疫苗

2000 年 10 月,世界卫生组织西太平洋地区宣布成为无脊髓灰质炎区域,标志着我国已达到无脊髓灰质炎目标。但是目前,一些国家特别是与我国接壤的部分国家仍有脊髓灰质炎流行,脊髓灰质炎病毒输入我国并引起流行的危险依然存在。近几年,我国也发现了脊灰疫苗变异病毒导致的病例,因此我国提出了"全国保持无脊灰状态,直至全球实现消灭脊灰目标"。

我国现在普遍应用的口服疫苗,是 Sobin 三价混合减毒活疫苗,可产生局部免疫和体液免疫。在流行期间,可对 2 个月以上的儿童应急接种,服 1 次三价活疫苗,可在 3～4 周内控制流行。

1. **接种对象**　2 个月以上的正常儿童。

2. **接种方法**　出生后满 2 足月开始口服,连服 3 次,每次间隔 1 个月(4～6 周),4 岁加强免疫口服 1 次。注意不能注射。

脊髓灰质炎糖丸疫苗(儿童麻痹糖丸)必须低温保存。-20℃ 以下保存有效期为 2 年,4～8℃ 保存有效期为 5 个月,若在 20～22℃ 保存,有效期为 10 天,30～32℃ 保存,有效期为 2 天。糖丸必须在规定的保存期内服用,以免使用后无效。服用时须用冷开水溶化喂服或直接喂在儿童嘴里,让糖丸自行含化后咽下,切勿加在热开水或热的食物内服用,以免影响免疫效果。

3. **禁忌证**　发热、患急性传染病、免疫缺陷、接受免疫抑制剂治疗者及孕妇忌服。严重腹泻者暂缓服用。

（四）百白破三联制剂

百白破联合疫苗接种后可使机体产生体液免疫应答,用于预防百日咳、白喉、破伤风。

1. **接种对象**　3 个月以上正常婴儿。

2. **接种部位及方法**　臀部外上方 1/4 处或上臂外侧三角肌附着处,肌内注射。婴儿于 3 足月开始注射,连续 3 次,每次间隔 1 个月(4～6 周);加强免疫通常在基础免疫后 18～24 月龄内进行。

百白破联合疫苗于 2～8℃ 避光保存和运输,不得冻结,并且要在规定的有效期内使用。使用时应充分摇匀,如出现摇不散的凝块、有异物、制品曾经冻结、标签不清和过期失效者不可使用。

3. **禁忌证**　患有癫痫、神经系统疾病及抽风史者禁用。急性传染病(包括恢复期)及发热者,暂缓注射。

（五）麻疹疫苗

目前较为常用的是麻疹减毒活疫苗,接种后可刺激机体产生抗麻疹病毒的免疫力,用于预防麻疹。

1. **接种对象**　出生后 8 个月以上未患过麻疹的正常儿童。

2. **接种部位及方法**　上臂外侧三角肌附着处,皮下注射。6～7 岁加强免疫 1 次。麻疹疫苗为减毒活疫苗,不耐热,最适宜的保存温度是 8℃ 以下。

3. 禁忌证 患严重疾病、急性或慢性感染、发热或对鸡蛋有过敏史者不得接种。

第四节 其他疫苗的应用

根据疾病的流行情况、卫生资源、经济水平、实施条件及居民的自我保健要求,还有些疫苗儿童可以使用。

(一)甲型肝炎减毒活疫苗

目前全世界预防甲型肝炎实行的是减毒活疫苗与灭活疫苗并行的政策。WHO 近年主张发展中国家应采用价廉的活疫苗。国产活疫苗与进口灭活疫苗两种疫苗的免疫持久性观察至今亦相当。目前我国生产的主要是甲型肝炎减毒活疫苗。灭活疫苗主要是进口。疫苗应冷藏运输,于 2~8℃或 -20℃以下避光保存。

1. 接种对象 年龄为 1 周岁以上的甲肝易感者。

2. 接种部位及方法 上臂外侧三角肌处,皮下注射。

3. 禁忌证 身体不适,腋温超过 37.5℃者;患急性传染病或其他严重疾病者;免疫缺陷或接受免疫抑制剂者;过敏体质者禁用。

(二)风疹减毒疫苗

风疹是一种儿童常见的出疹性疾病,孕妇患风疹常伴有胎儿感染,进而发生畸形或神经系统后遗症。风疹疫苗由人体细胞培养而成,可产生亚临床感染,而不扩散感染易感者。疫苗应于 8℃以下避光保存和运输。

1. 接种对象 年龄为 8 个月以上的小儿、青少年和未查出对风疹有免疫力的年轻人,女孩应该争取在育龄前接种。

2. 接种部位及方法 上臂外侧三角肌附着处,皮下注射。

3. 禁忌证 患严重疾病、发热或有过敏史者不能接种;妊娠妇女严禁使用;妇女怀孕前3 个月内不宜接种本疫苗。

(三)腮腺炎疫苗

用于预防由腮腺炎病毒引起的流行性腮腺炎。本疫苗于 8℃以下避光保存和运输。

1. 接种对象 8 足月以上的腮腺炎易感者。

2. 接种部位及方法 上臂外侧三角肌附着处,皮下注射。

3. 禁忌证 患严重疾病、急性或慢性感染、发热或对鸡蛋有过敏史者、孕妇禁用。

另外还有进口"麻腮风"三联疫苗,除可预防腮腺炎外,还可预防麻疹、风疹。

(四)水痘减毒活疫苗

水痘-带状疱疹病毒具有高度传染性,在儿童中的传播占 90% 以上。主要传播途径为空气飞沫、直接接触和母婴垂直传播。接种水痘减毒活疫苗后,机体可产生对水痘-带状疱疹病毒的保护性抗体。本疫苗于 2~8℃避光保存和运输。

1. 接种对象 12 足月~12 周岁的健康儿童及水痘易感者。

2. 接种部位及方法 上臂三角肌附着处,皮下注射。

3. 禁忌证 有严重疾病史、过敏史、免疫缺陷病者及孕妇禁用;一般疾病治疗期、发热者缓用。

育龄妇女接种本疫苗后至少 3 个月应避孕。接种本疫苗后一般无反应,在接种后第 6~18 天内少数人可有短暂一过性的发热或轻微皮疹,一般无须治疗。

（五）流行性感冒病毒疫苗

目前在我国使用的流感疫苗有 3 种：全病毒灭活疫苗、裂解疫苗和亚单位疫苗。每种疫苗均含有甲 1 亚型、甲 3 亚型和乙型 3 种流感灭活病毒或抗原成分。这 3 种疫苗的免疫原性和副作用相差不大。接种流行性感冒病毒疫苗后，可产生对流行性感冒病毒的保护性抗体，用于预防流行性感冒。一般于流行性感冒流行季节前或期间进行免疫规划。此疫苗于 2 ~ 8℃ 避光保存和运输，严防冻结。

1. **接种对象** ①重点推荐人群：60 岁以上人群；慢性病患者及体弱多病者；医疗卫生机构工作人员，特别是一线工作人员；小学生和幼儿园儿童。②推荐人群：养老院、老年人护理中心、托幼机构的工作人员；服务行业从业人员，特别是出租车司机，民航、铁路、公路交通的司乘人员，商业及旅游服务的从业人员等；经常出差或到国内外旅行的人员。③慎用人群：怀孕 3 个月以上的孕妇。

2. **接种部位及方法** 上臂三角肌下方，肌内或皮下注射，严禁静脉注射。6 个月 ~ 3 岁儿童接种两针，间隔 2 ~ 4 周。3 岁以上儿童及成人接种一针。在流感流行高峰前 1 ~ 2 个月接种流感疫苗能更有效发挥疫苗的保护作用。推荐接种时间为 9 ~ 11 月份。各地区可根据当地流行的高峰季节及对疫情监测的结果分析预测，确定并及时公布当地的最佳接种时间。

3. **禁忌证** ①对鸡蛋或疫苗中其他成分过敏者；②吉兰-巴雷综合征患者；③怀孕 3 个月以内的孕妇；④急性发热性疾病患者；⑤慢性病发作期；⑥严重过敏体质者；⑦12 岁以下儿童不能使用全病毒灭活疫苗；⑧医生认为不适合接种的人员。

（六）流行性脑脊髓膜炎疫苗

国内目前应用的是用 A 群脑膜炎球菌荚膜多糖制成的疫苗，用于预防 A 群脑膜炎球菌引起的流行性脑脊髓膜炎。疫苗于 2 ~ 8℃ 避光保存和运输。

1. **接种对象** 6 个月 ~ 15 周岁的儿童和少年。

2. **接种部位及方法** 上臂三角肌附着处，皮下注射。初次免疫儿童年龄从 6 月龄开始，基础免疫接种 2 针，每针间隔 3 个月。3 岁以上接种 1 针，接种应于流脑流行季节前完成。根据需要每 3 年复种 1 次。在遇有流行的情况下，可扩大年龄组作应急接种。

3. **禁忌证** ①中枢神经系统感染的患者；②有高热惊厥史的人；③有严重心脏、肝脏、肾脏疾病，尤其是脏器功能不全者；④有精神系统疾病和精神病的人；⑤有过敏史者，过敏史包括药物和食物过敏；⑥发热或正处于疾病的急性期，也不宜接种流脑疫苗，可等康复后再补种。

（七）流行性乙型脑炎疫苗

乙型脑炎疫苗分为灭活乙脑疫苗和乙脑减毒活疫苗两类。接种乙型脑炎疫苗可预防流行性乙型脑炎。疫苗应于 2 ~ 8℃ 避光保存和运输。

1. **接种对象** 乙脑流行地区 6 个月以上到 10 岁以下儿童，以及由非疫区进入疫区者；减毒活疫苗则用于 1 岁以上儿童。

2. **接种部位及方法** 上臂三角肌附着处，皮下注射。由于乙型脑炎疫苗初次接种后，至少要 1 个月体内乙脑的抵抗力才能达到高峰，故在流行期开始前 1 个月应完成疫苗的接种工作。我国南方一般 6 月份开始发病，所以免疫规划应在 4 月份完成；北方在 7 月份开始流行，免疫规划应在 5 月份完成。

3. **禁忌证** 发热，患急性传染病、中耳炎、活动性结核，心、肾及肝脏等疾病，体质衰弱、有过敏史或癫痫者，先天性免疫缺陷者，近期或正在进行免疫抑制剂治疗者或孕妇。

（八）b 型流感嗜血杆菌结合疫苗

b 型流感嗜血杆菌结合疫苗，又称安尔宝或 Hib 疫苗，接种后可使机体产生主动免疫，用于预防 b 型流感嗜血杆菌引起的疾病。b 型流感嗜血杆菌引起的脑膜炎,主要发生在 2 岁以内,可导致后天性的智力障碍。目前世界上已有 20 多个国家将 Hib 列入免疫规划并取得了成功,大大减少了 Hib 所引起的疾病,甚至消失。因此该疫苗被世界卫生组织纳入扩大免疫规划范围内。该疫苗有与白喉类毒素结合的称为 PRP-D、与破伤风类毒素结合的称为 PRP-T、与奈瑟脑膜炎球菌外膜蛋白复合物相结合的 PRP-OMPC、与非毒性突变的白喉 CRM197 结合的称为 Hibtiter HbOC。

1. **接种对象**　上述结合疫苗能产生极好的抗体效价,由于不同疾病发病的高峰年龄不同,所以接种对象的年龄也因此而异。HbOC、PRP-T 可在婴儿 2 个月时开始应用;PRP-D、PRP-OMPC 可在 15 个月~2 岁以内应用。

2. **接种方法**　肌内注射,对于血小板减少症和出血性疾病患者应于皮下注射。Hib 疫苗的免疫接种,要根据儿童开始接种的年龄,选用不同的程序:婴儿从 2 月龄开始接种,间隔 1~2 个月 1 次,共 3 次;6~12 月龄的婴儿需注射 2 次,每次间隔 1~2 个月;1~5 岁儿童只需注射一次。绝对禁止静脉内注射。

3. **禁忌证**　高热时禁用。

（九）轮状病毒疫苗

轮状病毒感染性腹泻是婴幼儿急诊和死亡的第二位病因,发展中国家情况则更加严重,我国每年大约有 1000 万婴幼儿患轮状病毒感染性胃肠炎,占婴幼儿总人数的 1/4。轮状病毒疫苗是减毒重组的活性疫苗,又称口服轮状病毒疫苗,可刺激机体产生对 A 群轮状病毒的免疫力,用于预防婴幼儿 A 群轮状病毒引起的腹泻。目前对轮状病毒引起的病毒性腹泻尚无特效的治疗药物,抗生素无效,接种轮状病毒活疫苗是预防的唯一有效手段。

1. **接种对象**　6 个月~5 岁婴幼儿。

2. **接种方法**　口服。

3. **禁忌证**　患急性传染病,心、肾及肝脏等疾病,营养不良、免疫缺陷者和免疫力低下的婴幼儿。

第五节　免疫规划效果评价

评价免疫规划效果是免疫规划管理工作的一项重要内容,是检查免疫规划执行的情况,衡量工作质量、总结经验、发现问题的有效措施。国家卫生计生委(原卫生部)于 1987 年制定下发了《免疫规划技术管理规程(试行)》,规定了免疫规划工作的评价指标,常用的如下:

1. **建卡率**　即某地已建立免疫接种卡人数与该地应建立免疫接种卡人数的百分比。

$$建卡率(\%) = \frac{某地已建立卡片的人数}{某地应建卡人数(调查儿童数)} \times 100\%$$

2. **接种率**　即某疫苗按照免疫程序接种的人数与应接种人数的百分比,应接种人数包括禁忌证人数和外地寄居在本地 3 个月及以上的人数,不包括外出 3 个月及以上的人数。

$$接种率(\%) = \frac{某疫苗按免疫程序接种人数}{某疫苗应接种人数(调查月龄儿童数)} \times 100\%$$

3. **接种针次漏减率（简称接种漏减率）**　同一批儿童第 2(3)针次与第 1(2)针次接种率的差。

（1）接种第 2 针次漏减率（%）＝ $\left(\dfrac{\text{已接种第 1 针人数}}{\text{应接种第 1 针人数}} - \dfrac{\text{已接种第 2 针人数}}{\text{应接种第 2 针人数}}\right) \times 100\%$

（2）接种第 3 针次漏减率（%）＝ $\left(\dfrac{\text{已接种第 2 针人数}}{\text{应接种第 2 针人数}} - \dfrac{\text{已接种第 3 针人数}}{\text{应接种第 3 针人数}}\right) \times 100\%$

4."五苗"覆盖率（5 种疫苗全程接种率） 4 种疫苗均完成基础免疫的人数占应完成基础免疫人数的百分比。

$$\text{"五苗"覆盖率}（\%）＝\frac{\text{4 种疫苗均完成基础免疫的人数（符合要求的接种数）}}{\text{4 种疫苗应完成基础免疫的人数（调查月龄儿童数）}} \times 100\%$$

分析未接种和未按免疫程序规定接种的原因,以便采取针对性措施,进一步提高接种率。

5. 疫苗使用率 某疫苗实际使用数量与某疫苗领取数量的百分比。

$$\text{疫苗使用率}（\%）＝\frac{\text{某疫苗实际使用数量}}{\text{某疫苗领取数量}} \times 100\%$$

6. 冷链设备完好率 冷链设备正常运转数量与该设备装备数量的百分比。

$$\text{冷链设备完好率}（\%）＝\frac{\text{某设备正常运转数量}}{\text{该设备装备数量}} \times 100\%$$

7. 免疫成功率

（1）抗体阳转率（%）＝ $\dfrac{\text{某疫苗初免后抗体阳转人数}}{\text{检测人数}} \times 100\%$

抗体阳转率是指初免前无抗体,免疫后产生了抗体;或初免前有抗体而初免后抗体呈 4 倍及以上增长者。

（2）结核菌素试验阳转率（%）＝ $\dfrac{\text{卡介苗接种后结素试验阳转人数}}{\text{接种前结素试验阳性人数}} \times 100\%$

（3）白喉锡克氏试验阴转率（%）＝ $\dfrac{\text{初免后锡克氏试验阴转人数}}{\text{初免前锡克氏试验阳性人数}} \times 100\%$

（4）卡介苗瘢痕率（%）＝ $\dfrac{\text{接种卡介苗有瘢痕人数}}{\text{调查人数}} \times 100\%$

8. 年发病率 某地在某年内某传染病新发病例的频率,一般以每 10 万人口表示。

$$\text{年发病率}（1/10\text{ 万}）＝\frac{\text{某地某年某病新发病例数}}{\text{该地该年平均人口数}} \times 10^5/10 \text{ 万}$$

9. 年龄发病专率 某地在某年内某年龄人群新发病例的频率,一般每 10 万人口表示。

$$\text{年龄发病专率}（1/10\text{ 万}）＝\frac{\text{某地某年某年龄新发病例数}}{\text{该地该年该年龄平均人口数}} \times 10^5/10 \text{ 万}$$

10. 疾病漏报率 被调查人群和医疗单位在某一时期内漏报某传染病例数与调查中某传染病发病总例数的百分比。

$$\text{某病漏报率}（\%）＝\frac{\text{某病漏报的病例数}}{\text{该病漏报病例数＋该病已报病例数}} \times 100\%$$

$$校正发病率（\%）= \frac{报告发病率}{100-漏报率}（分母 \neq 0 时适用）$$

表 11-1　扩大国家免疫规划疫苗免疫程序

疫　苗	接种对象 月（年）龄	接种 剂次	接种部位	接种 途径	接种剂量/ 剂次	备　注
乙肝疫苗	0、1、6 月龄	3	上臂三角肌	肌内 注射	酵母苗 5μg/0.5ml， CHO 苗 10μg/1ml、 20μg/1ml	出生后 24 小时内 接种第 1 剂次，第 1、2 剂次间隔≥28 天
卡介苗	出生时	1	上臂三角肌 中部略下处	皮内 注射	0.1ml	
脊灰疫苗	2、3、4 月龄,4 周岁	4		口服	1 粒	第1、2 剂次,第2、 3 剂次间隔均≥28 天
百白破疫苗	3、4、5 月龄, 18～24 月龄	4	上臂外侧三 角肌	肌内 注射	0.5ml	第1、2 剂次,第2、 3 剂次间隔均≥28 天
白破疫苗	6 周岁	1	上臂三角肌	肌内 注射	0.5ml	
麻风疫苗（麻 疹疫苗）	8 月龄	1	上臂外侧三 角肌下缘附 着处	皮下 注射	0.5ml	
麻腮风疫苗 （麻腮疫苗、麻 疹疫苗）	18～24 月龄	1	上臂外侧三 角肌下缘附 着处	皮下 注射	0.5ml	
乙脑减毒活疫 苗	8 月龄,2 周 岁	2	上臂外侧三 角肌下缘附 着处	皮下 注射	0.5ml	
A 群流脑疫苗	6～18 月龄	2	上臂外侧三 角肌附着处	皮下 注射	30μg/0.5ml	第1、2 剂次间隔 3 个月
A+C 流脑疫苗	3 周岁,6 周 岁	2	上臂外侧三 角肌附着处	皮下 注射	100μg/0.5ml	2 剂次间隔≥3 年;第 1 剂次与 A 群流脑疫苗第 2 剂次间隔≥12 个 月
甲肝减毒活疫 苗	18 月龄	1	上臂外侧三 角肌附着处	皮下 注射	1ml	
出血热疫苗 （双价）	16～60 周岁	3	上臂外侧三 角肌	肌内 注射	1ml	接种第 1 剂次后 14 天接种第 2 剂 次,第 3 剂次在第 1 剂次接种后 6 个 月接种

续表

疫 苗	接种对象月（年）龄	接种剂次	接种部位	接种途径	接种剂量/剂次	备 注
炭疽疫苗	炭疽疫情发生时，病例或病畜间接接触者及疫点周围高危人群	1	上臂外侧三角肌附着处	皮上划痕	0.05ml（2滴）	病例或病畜的直接接触者不能接种
钩体疫苗	流行地区可能接触疫水的7~60岁高危人群	2	上臂外侧三角肌附着处	皮下注射	成人第1剂0.5ml，第2剂1.0ml 7~13岁剂量减半，必要时7岁以下儿童依据年龄、体重酌量注射，不超过成人剂量1/4	接种第1剂次后7~10天接种第2剂次
乙脑灭活疫苗	8月龄（2剂次），2周岁，6周岁	4	上臂外侧三角肌下缘附着处	皮下注射	0.5ml	第1、2剂次间隔7~10天
甲肝灭活疫苗	18月龄，24~30月龄	2	上臂三角肌附着处	肌内注射	0.5ml	2剂次间隔≥6个月

注：1. CHO疫苗用于新生儿母婴阻断的剂量为20μg/ml。

2. 未收入药典的疫苗，其接种部位、途径和剂量参见疫苗使用说明书。

（彭延文）

第十二章

儿童保健管理

儿童健康和发展是国家经济、社会发展与文明进步的重要体现,儿童保健是以提高儿童的健康水平和人口素质为目标的一项社会性较强、涉及面较广的工作,是卫生事业的一个重要组成部分。儿童保健管理(child care management)包括社区(散居)儿童保健管理和学龄前集体儿童卫生保健管理。

第一节　儿童保健的组织机构与网络

妇幼卫生机构承担着降低孕产妇和婴儿死亡率,减少出生缺陷,提高人口素质的重任,同时,还肩负着对辖区内儿童健康相关医疗保健服务的质量控制和管理、儿童健康教育与健康促进、儿童保健业务指导和培训、儿童保健信息收集和管理等公共卫生职能。儿童保健工作是通过一定的组织形式对儿童个体或群体提供预防保健和医疗服务。在中国,从中央到城乡基层都有一套完整的儿童保健行政管理和专业管理机构,各级机构有明确的职责,形成网络。

一、儿童保健的组织机构

(一)儿童保健管理机构的设置

目前,中国的儿童保健管理机构基本与妇女保健管理机构合并设置,其行政管理机构主要指中华人民共和国国家卫生和计划生育委员会妇幼健康服务司及其下属的各省(自治区)、市、地(州或盟)、县(区或旗)卫生厅(局)中的妇幼健康服务处(科、股)等,负责本地区儿童健康服务的组织、领导和协调工作。各级儿童保健行政管理的组织体系见图12-1。

(二)儿童保健专业机构的设置

在中国,大多数的儿童保健专业机构与妇女保健专业机构合并设置,主要指中国疾病预防控制中心妇幼保健中心儿童卫生保健部,省、市、自治区和地(市、州或盟)、县(区或旗)妇幼(婴)保健院(所、站)儿童保健中心或儿童保健部(科),儿童保健所,儿童医院及儿童保健专业研究机构等。上述儿童保健专业机构受同级卫生行政部门领导和上一级儿童(或妇幼)保健专业机构的业务指导。街道和乡(镇)区卫生服务中心或卫生院设公共卫生科,在业务上受县(区或旗)儿童(或妇幼)保健院(所、站)的领导及县(区或旗)医院儿科指导,社区卫生服务站或村卫生室至少有一名医生负责儿童保健工作。各级儿童保健专业管理的组织体系见图12-2。

(三)儿童保健网

儿童保健网(child health care network)指为了保护儿童的身心健康,由妇幼保健专业机

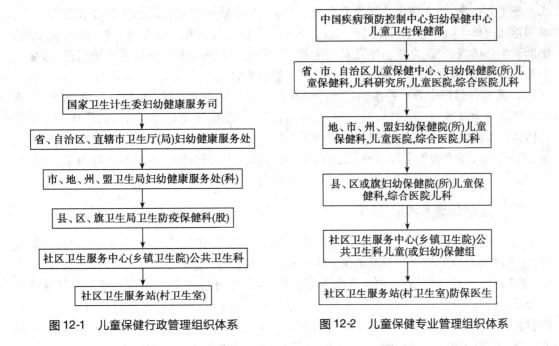

图 12-1　儿童保健行政管理组织体系　　　图 12-2　儿童保健专业管理组织体系

构和有关部门结合而成的一种组织系统。它设置在妇幼"三级保健网"中,由省、市、县(区)级儿童(或妇幼)保健机构与基层卫生保健部门(城市的街道社区卫生服务中心或驻区内各医疗卫生机构公共卫生科,农村的乡镇卫生院公共卫生科妇幼保健组、村级卫生室)结合,构成覆盖该区域儿童的网络组织。

1. 各级儿童保健网的构成及职能

(1) 三级网:①构成:由省、自治区、直辖市妇幼保健院(所)的儿童保健科和儿童医院组成,农村由县市级妇幼保健院(所)的儿童保健科和综合医院儿科组成,为三级保健网的最高级。②职能:主要负责指导辖区内儿童保健系统管理工作,包括:负责辖区儿童保健系统管理技术指导、培训和督导检查工作;开展辖区内儿童保健服务、儿童保健新技术和新业务并推广应用;掌握辖区内儿童健康状况和主要指标变化情况;负责儿童保健相关信息的收集、统计、上报、分析、反馈和指导工作;接受基层儿童保健中疑难或危重患儿转诊。

(2) 二级网:①构成:由城市的区级妇幼保健院(所)和区医院儿科,工矿、企业、学校医院的保健科,或农村的乡镇卫生院妇幼保健组组成,是三级保健网的枢纽和关键环节。二级网的保健工作接受上级专业机构指导,同时也指导下级儿童保健人员开展工作。②职能:主要负责辖区儿童系统保健工作,包括:承担新生儿访视、高危新生儿筛查和管理、婴幼儿和学龄前儿童系统保健服务和管理工作;负责儿童死亡入户调查;负责辖区内儿童保健相关信息的收集、录入和上报工作;督促和指导下一级儿童保健工作;做好健康教育工作。

(3) 一级网:①构成:由城市街道社区卫生服务中心和各医疗机构内设的公共卫生科妇幼保健组,或工矿、企业、学校医务室,或农村的村卫生室组成,是三级保健网的基础。一级网的保健工作质量优劣直接影响儿童的健康。②职能:一级网的保健工作质量直接影响儿童的健康保障,其内容包括:社区卫生服务中心和各医疗机构的公共卫生科妇幼保健组人员承担新生儿访视、高危新生儿筛查和管理、婴幼儿和学龄前儿童系统保健服务和管理工作；掌握辖区内出生数、7 岁以下儿童数、新生儿和 5 岁以下儿童死亡人数等，并及时登记上报；协助新生儿访视，发现高危新生儿及时上报，督促社区 7 岁以下儿童接受系统保健；按要求参加上级专业机构召集的工作例会；大力开展健康教育工作。

2. **儿童保健网中各级关系** 三级保健网在城市以街道为基础、区为枢纽、市为中心，而农村则以村为基础、乡为关键、县为中心；各负其责、分级指导、相互联系，共同形成一个完整的体系。在网络体系中，上级机构负责对下级机构的业务指导、承担下级机构的人员技术培训，现场辅导，疑难病例会诊、转诊，工作计划安排和检查，组织协作开展科研项目等；下级机构对上级机构负责各项任务的执行和服务质量的保证。

二、儿童保健机构的任务

儿童保健机构的主要任务是以预防为中心，以基层为重点，保健与临床相结合，具体包括：①开展 7 岁以下健康儿童系统保健管理和高危儿管理，做好儿童生长发育监测和营养评价、定期健康检查，降低婴儿和 5 岁以下儿童死亡率；②开展托儿所和幼儿园卫生保健的专业指导和管理工作，切实提高托幼机构卫生保健工作质量；③开展与儿童保健目标一致的临床服务，做好儿童常见疾病和多发疾病的防治工作，分析发病因素，制订有效防治措施，降低发病率，提高治愈率；④配合疾病预防控制部门，开展儿童预防接种和传染病管理工作；⑤积极协同教育等有关部门开展儿童早期教育工作，进行心理和行为测定、评价和心理卫生指导，促进儿童心理健康发展；⑥开展儿童健康教育和健康促进，宣传科学育儿、优生优育、疾病和常见意外损伤的防治等知识，指导儿童家长合理喂养和科学护理；⑦开展儿童保健咨询工作；⑧开展儿童生命、健康等保健信息统计和评价工作，掌握区域内婴儿死亡率、5 岁以下儿童死亡率、儿童生长发育和身心健康水平及影响因素等，提出干预措施和策略并实施；⑨预防保健针对影响儿童身心健康的主要问题开展调查研究工作，推广儿童保健适宜技术；⑩根据区域内儿童保健专业技术人员配置情况和实际需要，有计划地培训和考核儿童保健人员。

三、儿童保健工作的基本理论和基本技能

1. **儿童保健基本知识和基本理论** 儿童保健的基本知识和基本理论包括预防医学、儿童发育学、社会儿科学、围产医学、儿童营养学、儿童心理学、遗传学基础、免疫学基础和基础儿科学等。

2. **儿童保健基本技能** 儿童保健基本技能和基本操作包括人体测量方法、健康检查、生长监测、营养评价及指导、心理行为评价及指导、疾病的人群控制及监测、儿童健康管理、流行病学方法、卫生统计、科研设计、健康教育与健康促进、高危儿童管理、培训及儿童保健组织管理等。

四、儿童保健队伍

1. **儿童保健队伍构成** 儿童保健队伍由儿童（或妇幼）保健院（所）、儿童医院、妇产医院、综合医院等儿童保健工作者，儿科和产科医师，儿童保健科学研究及教学人员和社区儿童保健人员共同组成。

2. **儿童保健队伍建设** 儿童保健队伍作为中国预防保健队伍中的一支力量，在保障儿

童身心健康、提高人口素质的工作中发挥着重要作用。随着人们生活水平的提高和医疗卫生事业的发展,儿童保健工作越来越受到重视,儿童保健队伍不断壮大,专业技术水平也在不断提高。但是,随着医学模式的转变,从传统的生长发育朝着身心全面保健的方向发展,当前儿童保健队伍与中国儿童保健事业的发展形势仍不相适应。因此,应加强儿童保健队伍的建设,重点是调整知识结构,培养专业高级人才,对现职的中、初级人员应有计划、有步骤地进行较深层次、专业化培训,不断更新和拓宽他们的知识面,以便更科学、更切合实际地开展儿童保健工作。

第二节　散居儿童保健

散居儿童保健是指对散居在家庭中,由父母或其他家庭成员抚养照料的 7 岁以下儿童,进行系统的医学监督和保健管理。在城市承担散居儿童保健工作的机构是妇幼保健院、儿童保健科、儿童保健所、综合医院保健科及社区卫生服务中心公共卫生科妇幼保健组;在农村则是县妇幼保健院、所、站儿童保健科,乡卫生院公共卫生科妇幼保健组和村卫生室。

一、散居儿童保健系统管理概述

1. **管理的目的**　根据儿童不同时期生理、心理特点和保健需求,结合本地区实际情况,通过定期而连续地观察和检测儿童生长发育及健康状况,及时发现并矫治影响身心健康的危险因素,降低儿童发病率和死亡率,促进儿童身心全面发展。

2. **管理的对象**　凡长期(3 个月以上)在所辖范围内居住、未进入托儿所或幼儿园等集体儿童保教机构而散居在各个家庭中的 7 岁以下儿童(包括非辖区户籍的儿童)均为散居儿童系统保健服务的对象,重点是 3 岁以下婴幼儿。

3. **管理的内容**　散居儿童保健系统管理的内容主要是针对不同年龄儿童生理和心理发育特点,建立儿童健康手册或档案,通过开展新生儿疾病筛查与访视、定期儿童健康检查(child health check-up)、生长监测(growth monitoring)与指导、营养与喂养指导、心理行为发育监测与指导、早期综合发展、健康安全保护、免疫规划实施与指导、五官保健与指导、常见疾病的防治、高危儿管理和健康教育与健康促进等提供系统的基本保健服务。

4. **管理的服务流程**　散居儿童保健系统管理的服务流程见图 12-3。

5. **管理方法**　①以社区为基础,建立健全三级儿童保健网,由儿童或妇幼保健人员进行系统管理;②各医疗和卫生保健机构开设社区儿童保健门诊,进行散居儿童保健系统管理;③配合疾病预防与控制部门对儿童实施免疫规划工作;④开展家庭访视,做好新生儿、健康儿和高危儿等的专案管理;⑤指导家庭自我监测,宣传和指导家长正确使用儿童生长发育监测图;⑥开展多种形式的儿童保健健康教育与健康促进活动,提高抚养人儿童保健知识水平和技能;⑦建立逐级会诊和转诊制度,使在保健系统管理中发现的散居儿童身心健康问题得到及时诊治。

二、儿童保健系统管理的形式

散居儿童人数众多、居住分散,家庭环境和条件各异,保健需求也不相同,为了使其能得到系统、有效的保健服务,必须进行科学的管理。目前散居儿童保健系统管理主要采取建立儿童保健区域化管理和在各级儿童(或妇幼)保健机构开设儿童保健门诊两种形式。

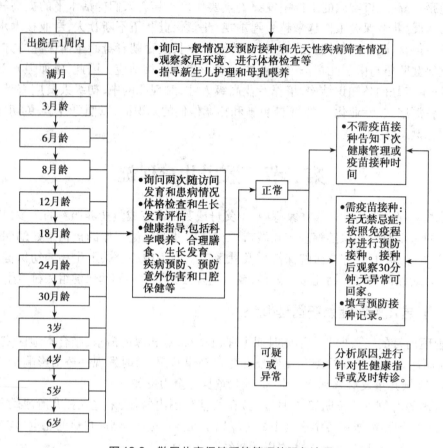

图 12-3　散居儿童保健系统管理的服务流程

（一）儿童保健区域管理

1. **确定儿童保健管理区域**　制订散居儿童保健工作管理常规,在划分的各工作区域,必须有专人负责 7 岁以下散居儿童保健系统管理工作。

（1）城市:城市散居儿童保健工作区域主要以街道或居委会为单位,实行社区保健负责制,统一管理内容、方法和评价指标,分工负责。同时,也可以市、区儿童(或妇幼)保健机构为中心,联合所辖范围内的医疗保健机构(包括综合性医院儿科、专科医院保健科、教学和科研单位),采取就近划片包干管理。

（2）农村:农村散居儿童保健工作区域应以村为单位建立乡村医师保健责任制,采取县、乡、村分级管理。由于农村儿童保健力量薄弱,基础较差,多采取以乡镇卫生院为主的工作方法,在乡、村逐级进行评价,落实各项保健任务。

2. **管理区域的工作任务**

（1）调查基础资料:了解地段内人口资料,如总人口数、出生情况、死亡情况、各年龄组儿童数等;了解儿童家庭背景,掌握儿童健康状况等。

（2）建立管理常规:根据不同年龄儿童特点建立相应管理常规,如个体健康保健卡,包括儿童姓名、性别、出生日期、家庭住址、定期体检或生长监测情况等,保健卡为原始基本资料,应由专人保管。

（3）定期进行统计工作:包括新生儿访视率、定期体检覆盖率、保健系统管理率、婴儿及儿童死亡率、儿童体格发育状况等。

（二）儿童保健门诊

儿童保健门诊(child health care service)是各级医疗保健机构为健康儿童的保健和咨询所开设的门诊。它的服务对象、内容和方法都不同于医疗机构的儿科疾病门诊。

1. 儿童保健门诊的工作内容

（1）健康检查和缺点矫治：包括新生儿、婴幼儿和学龄前儿童的生长发育监测、健康体格检查及评价、疾病筛查，在检查中发现的缺点和疾病，应给予及时矫治。

（2）预防接种：按照儿童免疫规划要求和程序，为所管辖范围内儿童实施预防接种。

（3）保健咨询指导：通过儿童保健咨询，定期了解儿童、家庭及环境等情况，对儿童和抚养人开展有针对性的、多种形式的健康教育与健康促进活动，向儿童抚养人提供所需的卫生保健信息，针对他们的问题提出适当的建议和专业技术服务，使其能够自己选择有利于儿童健康的信念、价值观和行为，学习有关保健技能，提高其自我保健意识、保健知识水平和保健技能。

（4）儿童保健专科门诊：根据条件与保健服务需求开设相应专科门诊，如儿童营养性疾病门诊、儿童心理与行为测评门诊、五官保健门诊、高危儿随诊门诊、遗传咨询门诊等，专科门诊需配备有专长的医师担任。

1）儿童营养性疾病门诊：针对儿童在生长过程中出现的体格发育、喂养问题给予咨询指导，进行儿童体格生长检查和评价分析，营养或微量元素测评，科学喂养咨询和婴儿辅食添加指导，儿童常见营养性疾病（贫血、营养不良、肥胖、微量元素缺乏和佝偻病等）的诊治。

2）儿童心理与行为测评门诊：根据儿童心理发展规律和不同年龄阶段的心理行为特征，定期对儿童进行心理行为发育评估，及时掌握其心理行为发育水平，早期识别儿童心理行为发育偏离或异常和影响因素，有针对性地开展随访、干预和健康管理。儿童心理保健服务流程见图12-4。

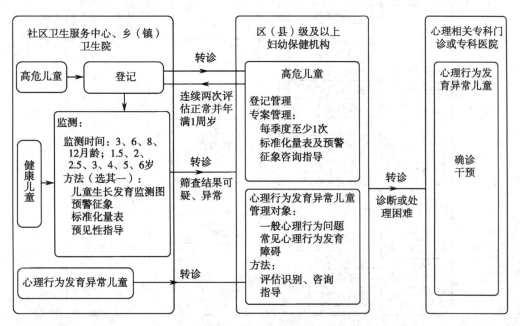

图12-4　儿童心理保健服务流程

3）五官保健门诊：包括：①眼及视力保健：开展眼保健宣传教育、视力评估和相关眼病的筛查，早期发现影响儿童视觉发育的眼病，及早矫治或及时转诊，保护和促进儿童视功能的正常发育。儿童眼及视力保健服务流程见图12-5。②耳及听力保健：早期发现听力损失，及时进行听觉和言语干预或康复，减少儿童听力和言语残疾。儿童耳及听力保健服务流程见图12-6。③口腔保健指导：定期对儿童进行口腔健康检查，并对家长进行口腔保健指导，提高家长和儿童的口腔健康意识，帮助家长掌握正确的口腔卫生保健知识和技能，培养儿童养成良好的口腔卫生习惯，预防儿童龋病等口腔疾病。儿童耳及听力保健服务流程见图12-7。

4）高危儿随诊门诊：对管辖范围内的高危儿开展管理，应实行定期随访，进行体格及发育检查，神经行为发育评估，针对高危问题进行早期干预和治疗，并建立各级转诊制度。

（5）完成疾病诊疗任务：对常见病和多发病应采取积极有效的治疗，使患儿早日康复。主要针对急性呼吸道感染、腹泻、贫血、佝偻病、营养不良、单纯性肥胖症、微量元素缺乏症等疾病进行诊断和鉴别诊断，开展防治和管理工作。

2. **儿童保健门诊的人员配置** 可根据儿童保健门诊的业务工作决定。儿童保健医师应取得相应的执业资格，并接受过儿童保健专业技术培训，按照国家儿童保健有关规范的要求进行儿童健康管理，既要熟练掌握儿童生理、心理和营养等知识，还要能进行健康体格检

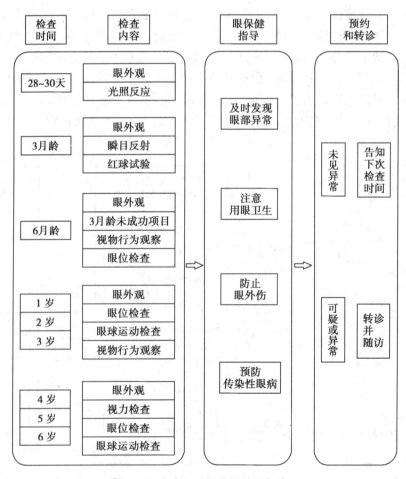

图 12-5 儿童眼及视力保健服务流程

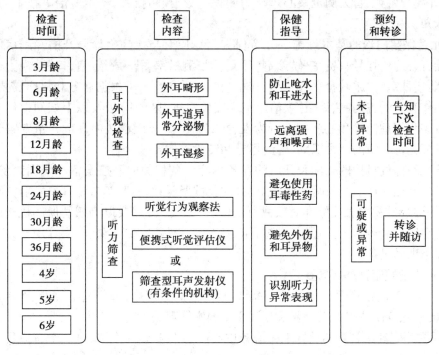

图 12-6　儿童耳及听力保健服务流程

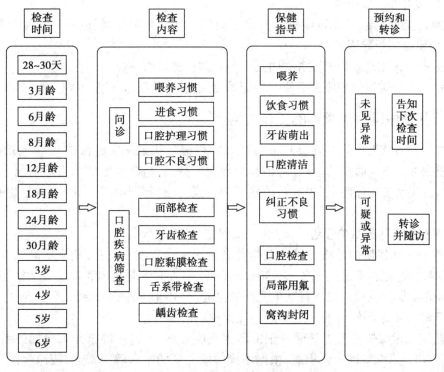

图 12-7　儿童口腔保健服务流程

查、婴幼儿喂养咨询、智力测定及心理行为测评指导、预防接种、缺点矫治等技术,并具备一定的临床知识和经验。

3. 儿童保健门诊的基本设施　儿童保健门诊应有与疾病门诊分开的专用房间。业务用房包括:预诊室,挂号收费室,候诊室(厅),体格测量室,智力测定室,口腔、视力或听力检查室,预防接种室,健康教育室,治疗室和相关的辅助科室。可根据业务和科研需要,开设儿童保健工作有关的咨询室、诊断室、治疗室和实验室等,区(县)级及以上妇幼保健机构应有高危儿童监测管理门诊和儿童心理行为发育门诊用房,开展辖区内高危儿童专案管理和心理行为发育异常儿童的评估识别、咨询指导和转诊工作。

根据妇幼保健机构的条件和开展的业务内容配备相关的医疗设备和培训设备,如体重秤、量床、身高测量计、软尺、听力筛查工具(便携式听觉评估仪,筛查型耳声发射仪)、视力筛查工具(国际标准视力表或标准对数视力表灯箱);区(县)级及以上妇幼保健机构应配备儿童心理行为发育量表和工具;保暖或防暑降温设备;黑板、宣传橱窗、电视等用于儿童保健健康教育和培训的设备。

（三）儿童健康管理服务要求

1. 开展儿童健康管理工作的人员需取得相应执业资格,并经过儿童保健专业技术培训,按照国家儿童保健相关规范要求开展儿童健康管理。

2. 开展儿童健康管理的社区卫生服务中心(站)和乡镇卫生院、村卫生室应具备儿童健康管理所需的基本设备和条件。

3. 社区卫生服务中心(站)和乡镇卫生院、村卫生室应通过多种途径掌握辖区内7岁以下儿童数,做好儿童健康管理工作。

4. 加大宣传力度,将儿童健康管理服务内容告知儿童家长,使他们愿意接受儿童保健服务,并提供健康指导服务。

5. 尽力将儿童健康管理服务在时间上与预防接种时间结合。

6. 每次儿童健康管理服务后应及时记录相关信息,并纳入儿童健康档案。

三、儿童保健系统管理的工作内容

儿童保健系统管理是由各级儿童(或妇幼)保健机构组织实施保护儿童健康的服务形式。即根据儿童不同时期的生理、解剖和心理发育特点,结合本地区的实际情况,从小儿出生就开始提供系统的保健服务,旨在消除不利因素,促进有利因素,全面提高儿童的身心健康水平。

1. 围产期保健的系统管理　详见《妇女保健学》有关章节。

2. 新生儿期保健的系统管理　新生儿各种功能尚未发育完善,免疫功能低下,发病率高,病情变化快,死亡率占儿童各年龄阶段的首位,与人们保健知识和技能关系密切。因此,城乡各级儿童保健机构都应重视新生儿期的保健(newborn health care)工作。新生儿期保健及系统管理的主要措施,详见第七章新生儿保健。

3. 健康儿童保健的系统管理　正常新生儿满月后,应转入健康儿童保健的系统管理。主要包括:建立系统管理卡或手册;根据不同时期儿童的生理解剖特点,按照规定的时间进行定期体格测量和健康检查;正确使用生长发育监测图(growth and development monitoring chart)和开展儿童健康教育(health education)等。0~6岁儿童健康检查流程见图12-8。

婴儿期、幼儿期和学龄前期保健及系统管理的主要措施,详见第六章儿童各年龄期的特

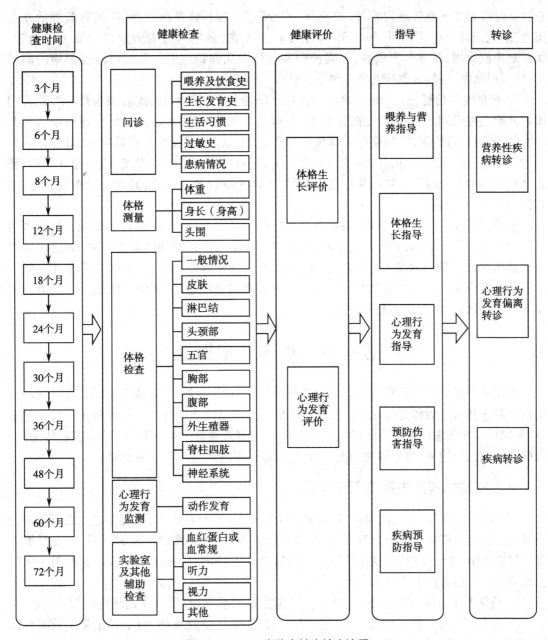

图 12-8 0~6 岁儿童健康检查流程

点与保健的有关内容。

4. **高危儿保健的系统管理** 儿童保健管理中,高危儿包括:早产儿,双胎或多胎儿,低出生体重儿,满月后体重增加不足 600g 的新生儿,生长监测中体重不增或下降的儿童,患有活动性维生素 D 缺乏性佝偻病、中度及以上营养性缺铁性贫血、中度以上营养不良、先天性心脏病、先天畸形、反复发作性气管炎、哮喘、慢性疾病(如结核、慢性肾炎等)影响生长发育的儿童,以及免疫功能低下或缺陷、遗传代谢病、智力低下,反复感染疾病、消化功能紊乱的儿童等。

高危儿的管理:①建立专案管理:在其健康档案上标记"高危儿"字样,注明病种以便于查找。除按健康儿童管理内容外,根据每一个高危儿的具体情况,制订确实有效的治疗方案,定期到门诊复查,一般是每0.5~1个月检查1次,逾期未检查者要追访或上门访视。②针对不同病因,指导合理喂养、正确护理和进行防病知识宣教。③对已恢复健康的高危儿,应及时结案,并转入健康儿童保健系统管理。

5. 传染病防治管理 开展经常性的传染病防治知识宣传教育,配合疾病预防控制部门做好儿童免疫规划工作,建立预防接种卡,全程足量对儿童进行预防接种;发现传染病患儿应在24小时内进行家访,确诊后填写传染病登记卡,及时上报,采取有效措施,对患儿隔离并治疗;对疫源地及患儿用具、排泄物等进行消毒;对疑似患者也应隔离、检疫和观察;对传染病密切接触者及时开展被动免疫或药物预防,防止继续蔓延,必要时转上级医院治疗,达到控制传染病的目的。

6. 儿童保健其他管理工作 各级儿童保健机构要设立信息科(组),有专职人员从事信息管理工作,通过统一的妇幼卫生报表、专题调查和某些项目的抽样定点监测(如全国的出生缺陷监测、5岁以下保健死亡监测等)途径收集儿童保健资源、儿童保健服务和儿童健康水平等重要信息。既可作为卫生行政部门和业务机构分析现况、评价工作效果和决策的主要依据,又可供历年工作情况的比较。

第三节 集体儿童保健

集体儿童是指在托儿所、幼儿园(简称托幼机构)集体生活、学习或活动的儿童。托幼机构是学龄前儿童生活和受教育的重要场所。集体儿童保健是根据托幼机构内儿童的保健重点,采取相应预防保健措施,保教结合,为集体儿童创造良好的生活环境,预防控制传染病,降低常见病的发病率,培养健康的生活习惯,保障和促进儿童身心健康发展。

一、托幼机构卫生保健工作任务

托幼机构的保健工作,既要保证入园(所)儿童的正常体格发育,又要促进儿童心理和智力发展。托儿所应贯彻以保为基础、保教结合的方针,在做好保健工作的同时,开展早期教育。根据2010年颁布的《托幼机构卫生保健管理办法》第十五条的要求,托幼机构卫生保健工作的任务主要有以下几方面内容:

1. 根据儿童不同年龄特点,建立科学、合理的一日生活制度,培养儿童良好的卫生习惯。

2. 为儿童提供合理的营养膳食,科学制订食谱,保证膳食平衡,满足其正常生长发育需要,防止发生营养缺乏性疾病。

3. 严把进入托幼机构健康检查关,建立健康检查制度,开展儿童定期健康检查工作,建立健康档案。坚持晨间检查和全日健康观察,做好常见病和多发病的预防,发现问题及时处理或报告。

4. 制订与儿童生理特点相适应的体格锻炼计划,开展适合儿童身心发展的游戏及体育活动,并保证儿童户外活动时间,提高儿童抗病能力和促进儿童身心健康。

5. 做好急、慢性传染病的管理,协助落实国家免疫规划工作,预防传染病的发生。

6. 加强日常保育护理工作,对体弱儿进行专案管理。配合妇幼保健机构定期开展儿童眼、耳、口腔保健,开展儿童心理卫生保健。

7. 建立卫生安全管理制度,采取各种安全保障措施,落实各项卫生安全防护工作,预防儿童意外伤害的发生。

8. 严格执行卫生消毒制度,做好室内外环境和个人卫生、美化和绿化等工作,为儿童创造卫生、安全、整洁和优美的环境。加强饮食卫生管理,保证食品安全。

9. 制订健康教育计划,对儿童及其家长开展多种形式的健康教育活动,培养儿童健康的生活习惯、学习自我保健的技能。

10. 做好托幼机构各项卫生保健工作信息的收集、汇总和报告工作。

二、托幼机构卫生保健工作职责

托幼机构卫生保健工作需要多部门协作,主要包括托幼机构、妇幼保健机构和相关机构(如疾病预防控制机构、卫生监督执法机构、食品药品监督管理机构等),各部门应认真履行各自的卫生保健工作职责,共同完成托幼机构卫生保健工作,保证和促进集体环境下儿童身心健康。

(一)托幼机构的职责

1. 按照《托幼机构卫生保健管理办法》和《托儿所幼儿园卫生保健工作规范》要求,设立保健室或卫生室,配备符合相关资质的卫生保健人员。

2. 制订适宜的园(所)卫生保健工作制度和年度工作计划。严格执行工作人员和儿童入园(所)及定期健康检查制度和晨午间检查及全日健康观察制度;做好儿童转园(所)健康管理工作;定期开展儿童生长发育监测和五官保健;开展园(所)的传染病预防控制工作,如入园(所)儿童预防接种证的查验、配合疾病预防与控制机构按时完成预防接种、建立儿童传染病预防控制制度、明确传染病疫情报告人和及时报告、园(所)内环境卫生、日常卫生和消毒工作;园(所)的伤害预防控制工作;并实施和定期检查。

3. 根据不同年龄时期儿童的生理和心理特点,制订合理的一日生活制度、体格锻炼和膳食营养计划并实施。

4. 严格执行食品安全工作要求,食堂从业、管理人员和食品安全监管人员上岗前应参加食品安全法律法规和儿童营养等专业知识培训。做好儿童的膳食管理工作,为儿童提供符合营养要求的平衡膳食。

5. 卫生保健人员按时参加妇幼保健机构召开的工作例会,并接受相关业务培训与指导;定期对托幼机构内工作人员进行卫生保健知识的培训;积极开展传染病、常见病防治的健康教育,负责消毒隔离工作的检查指导,做好疾病的预防与管理。

6. 完成卫生保健工作记录和统计分析,并将数据按要求及时上报辖区内妇幼保健机构。

(二)妇幼保健机构的管理职责

1. 配合卫生行政部门,制订辖区内托幼机构卫生保健工作规划、年度计划并组织实施,制订辖区内托幼机构卫生保健工作评估实施细则,建立完善的质量控制体系和评估制度。

2. 受卫生行政部门委托,妇幼保健机构对取得办园(所)资格的托幼机构每 3 年进行 1 次卫生保健工作综合评估,并将结果上报卫生行政部门。

3. 地市级以上妇幼保健机构负责对当地托幼机构卫生保健人员进行岗前培训及考核。县级以上妇幼保健机构每年至少组织 1 次相关知识的业务培训或现场观摩活动。

4. 妇幼保健机构定期对辖区内的托幼机构卫生保健工作进行业务指导。对辖区内承担托幼机构儿童和工作人员健康检查服务的医疗卫生机构进行相关专业技术的指导和培训。

5. 协助辖区内食品药品监督管理、卫生监督和疾病预防控制等部门,开展食品安全、传染病预防与控制宣传教育等工作。

6. 负责定期组织召开辖区内托幼机构卫生保健工作例会,交流经验、学习卫生保健知识和技能。收集信息,掌握辖区内托幼机构卫生保健情况,为卫生行政部门决策提供相关依据。

(三)相关机构的管理职责

1. 疾病预防控制机构负责定期为托幼机构提供疾病预防控制的宣传、咨询服务和指导。

2. 卫生监督执法机构依法对托幼机构的饮用水卫生、传染病预防和控制等工作进行监督检查。

3. 食品药品监督管理机构中负责餐饮服务监督管理的部门依法加强对托幼机构食品安全的指导与监督检查。

4. 乡镇卫生院、村卫生室和社区卫生服务中心(站)通过妇幼卫生网络、预防接种系统及日常医疗卫生服务等多种途径掌握辖区中的适龄儿童数,并加强与托幼机构的联系,取得配合,做好儿童的健康管理。

三、托幼机构卫生保健工作内容

(一)健康检查

1. 儿童健康检查

(1)入园(所)前健康检查:儿童入托幼机构前应在当地指定的医疗卫生机构(体检机构及人员应当取得相应的资格,并接受相关专业技术培训),按统一要求进行全面健康检查,防止儿童把传染病带入园(所),健康检查合格后方可入园(所)。健康检查主要包括:①询问儿童基本情况,如生长发育史、预防接种史、常见病及急性传染病史、药物及食物过敏史等;②体格测量:体重、身长(高)、头围、胸围等;③全身各系统物理检查:皮肤及淋巴结、头面部及五官,颈部、心、肺、腹部、脊柱和四肢,外生殖器及肛门等;④辅助检查:血、尿、粪常规,肝功能等。凡患有急、慢性传染病和近期内有传染病接触史者不能入园(所);对体检中发现疑似传染病者应暂缓入园(所),并及时确诊治疗。

(2)定期健康检查:了解儿童入园后的生长发育和健康状况,并及时向家长反馈健康检查结果。

1)检查次数:根据儿童年龄特点进行,原则是年龄越小体检次数越多,婴儿每3个月左右1次,幼儿每6个月1次,3岁以上儿童每年1次,在体检中如发现缺点和疾病要积极采取矫治措施。

2)检查内容:①按常规进行全面体格检查,如测体重、身长(身高),检查口腔、皮肤、心肺、肝脾、脊柱、四肢等,测查视力、听力,检测血红蛋白或血常规;②发育筛查:4岁以下采用丹佛发育筛查(DDST),4岁以上采用学前能力筛查50项;③听觉筛查:1~3岁儿童每年进行1次听力筛查;④视觉筛查:6岁前是视觉发育的敏感期,也是弱视、斜视和屈光不正易矫正期,应重视视觉筛查,对于4岁以上儿童每年检查1次视力。

(3)晨午检查和全日健康观察:

1)晨间检查(morning inspection):儿童每天早晨入园(所)前,由保健医师认真检查,防止传染病和把可能造成儿童创伤的危险物品带入。检查步骤包括一问、二摸、三看、四查:

①问:向家长询问儿童离园(所)后到来园(所)期间的生活情况和一般健康状况,如精神、饮食、睡眠、大小便情况,有无传染病接触史,有无异常情况等;②摸:用手摸儿童额部和手心以筛查儿童有无发热,如怀疑应立即测量以确定是否发热;③看:察看儿童精神状况,有无面色、眼神和皮肤异常,有无流涕、流泪和结膜充血等疾病征象;④查:根据当地儿童传染病流行情况对易感儿童进行重点检查,有无传染病的早期症状或体征,以便及早发现传染病患儿,同时检查儿童是否携带不安全物品,如小刀、玻璃球、玻璃片等。一旦发现问题应及时处理。

2)午间巡视及全日健康观察:卫生保健人员每天深入班级巡视2次,并向各班保教人员了解儿童缺勤情况及缺勤原因,保健医师和保教人员应随时观察儿童健康状况,包括饮食、睡眠、大小便、精神状况、情绪、行为等,并作好观察及处理记录。发现患病、疑似传染病或异常情况儿童应采取相应措施,尽快隔离并与家长联系,及时到医院诊治,并追访诊治结果。

(4)特殊情况回园(所)检查:对于离开园(所)3个月以上的儿童,返回前需重新按照入园(所)检查项目进行健康检查;有传染病接触史的儿童待检疫期过后无症状才可回园(所);患传染病的儿童,经隔离或治疗后恢复健康并通过医师证明隔离期已满,无传染性时,经体检证实其健康后方能回班;转园(所)儿童持原托幼机构提供的儿童转园(所)健康证明(有效期3个月)和0~6岁儿童保健手册可直接转园(所)。

2. 工作人员的健康检查

(1)上岗前健康检查:工作人员在参加托幼机构工作前,必须按照《管理办法》的规定到当地卫生行政部门指定的医疗机构进行全面健康检查,取得健康检查机构签发的《托幼机构工作人员健康合格证》,方能上岗工作;精神病患者或者有精神病史者不能进入托幼机构工作。

(2)定期健康检查:托幼机构在岗工作人员每年进行1次健康检查,发现患有发热、腹泻、流感、活动性肺结核等呼吸道传染性疾病,痢疾、伤寒、甲型病毒性肝炎、戊型病毒性肝炎等消化道传染性疾病,淋病、梅毒、滴虫性阴道炎、化脓性或者渗出性皮肤病等症状或疾病者,应调离工作岗位,避免与儿童接触,治愈后须持县级以上指定的医疗卫生机构出具的诊断证明,并取得"托幼机构工作人员健康合格证"后,方可回园(所)工作。在岗工作人员患有精神病者,应当立即调离托幼机构。

3. 健康记录 每个儿童及工作人员均应建立健康档案,定期进行健康分析,对发现的问题及时进行矫治。

(二)卫生与消毒

1. 环境卫生 ①定期清扫室内外环境,每周进行1次全面检查,为儿童提供整洁、安全和舒适的环境;②室内应有防蚊、蝇、鼠、虫及防暑和防寒设备,消灭蚊、蝇、鼠、虫孳生地;③经常开窗,保持室内空气清新,采取湿式清扫方式清洁地面,厕所每天定时打扫,做到清洁通风、无异味;④卫生洁具各班专用专放并有标记;⑤床上用品和被褥每月清洗1~2次,夏季枕席或凉席每天用温水擦拭;⑥保持玩具和图书表面的清洁卫生。

2. 个人卫生 ①儿童日常使用的茶杯、餐具、玩具、便盆及生活设施等应定期清洗和消毒,餐具要做到每餐消毒。生活用品专人专用,保持清洁,要求每名儿童每天1巾1杯专用,每人1床位1被,不交叉使用。②培养儿童良好的卫生习惯,饮用开水,不随地吐痰,饭前便后用肥皂、流动水洗手,早晚洗脸、刷牙,饭后漱口,做到勤洗头和澡、勤换衣、勤剪指(趾)甲。

③保教人员应注意个人卫生,保持仪表整洁。饭前便后和护理儿童前应用肥皂、流动水洗手;上班时不留长指甲;不在园(所)内吸烟。

3. 预防性消毒　①儿童活动室和卧室应经常开窗通风,保持室内空气清新。②餐桌每餐使用前消毒,水杯每天清洗消毒,反复使用的餐巾每次使用后消毒,擦手毛巾每天消毒。③门把手、水龙头和床围栏等儿童易触摸的物体表面每天消毒。坐便器每次使用后及时冲洗,接触皮肤部位及时消毒。托幼机构环境和常用物品的预防性消毒方法见表12-1。

表12-1　托幼机构环境和物品预防性消毒方法

消毒对象	物理消毒方法	化学消毒方法	备注
空气	开窗通风每天至少 2 次;每次至少 10 ~ 15 分钟		在外界温度适宜、空气质量较好、保障安全性的条件下,应采取持续开窗通风的方式
	采用紫外线杀菌灯进行照射消毒每天 1 次,每次持续照射时间 60 分钟		1. 不具备开窗通风空气消毒条件时使用 2. 应使用移动式紫外线杀菌灯。按照每立方米 1.5W 计算紫外线杀菌灯管需要量 3. 禁止紫外线杀菌灯照射人体体表 4. 采用反向式紫外线杀菌灯在室内有人环境持续照射消毒时,应使用无臭氧式紫外线杀菌灯
餐具、炊具、水杯	煮沸消毒 15 分钟或蒸汽消毒 10 分钟		1. 对食具必须先去残渣、清洗后再进行消毒 2. 煮沸消毒时,被煮物品应全部浸没在水中;蒸汽消毒时,被蒸物品应疏松放置,水沸后开始计算时间
	用餐具消毒柜、消毒碗柜消毒。按产品说明使用		1. 使用符合国家标准规定的产品。 2. 保洁柜无消毒作用。不得用保洁柜代替消毒柜进行消毒
毛巾类织物	用洗涤剂清洗干净后,置阳光直接照射下暴晒干燥		曝晒时不得相互叠夹。暴晒时间不低于 6 小时
	煮沸消毒 15 分钟或蒸汽消毒 10 分钟		煮沸消毒时,被煮物品应全部浸没在水中;蒸汽消毒时,被蒸物品应疏松放置
		使用次氯酸钠类消毒剂消毒 使用浓度为有效氯 250 ~ 400mg/L、浸泡消毒 20 分钟	消毒时将织物全部浸没在消毒液中,消毒后用生活饮用水将残留消毒剂冲净
抹布	煮沸消毒 15 分钟或蒸汽消毒 10 分钟		煮沸消毒时,抹布应全部浸没在水中;蒸汽消毒时,抹布应疏松放置

续表

消毒对象	物理消毒方法	化学消毒方法	备注
		使用次氯酸钠类消毒剂消毒 使用浓度为有效氯400mg/L、浸泡消毒20分钟	消毒时将抹布全部浸没在消毒液中,消毒后可直接控干或晾干存放;或用生活饮用水将残留消毒剂冲净后控干或晾干存放
餐桌、床围栏、门把手、水龙头等物体表面		使用次氯酸钠类消毒剂消毒 使用浓度为有效氯100～250mg/L、消毒10～30分钟	1. 可采用表面擦拭、冲洗消毒方式 2. 餐桌消毒后要用生活饮用水将残留消毒剂擦净 3. 家具等物体表面消毒后可用生活饮用水将残留消毒剂去除
玩具、图书	每两周至少通风晾晒一次		适用于不能湿式擦拭、清洗的物品暴晒时不得相互叠夹。暴晒时间不低于6小时
		使用次氯酸钠类消毒剂消毒。 使用浓度为有效氯100～250mg/L、表面擦拭、浸泡消毒10～30分钟	根据污染情况,每周至少消毒1次
便盆、坐便器与皮肤接触部位、盛装吐泻物的容器		使用次氯酸钠类消毒剂消毒。使用浓度为有效氯400～700mg/L、浸泡或擦拭消毒30分钟	1. 必须先清洗后消毒。 2. 浸泡消毒时将便盆全部浸没在消毒液中。 3. 消毒后用生活饮用水将残留消毒剂冲净后控干或晾干存放
体温计		使用75%～80%乙醇溶液、浸泡消毒3～5分钟	使用符合《中华人民共和国药典》规定的乙醇溶液

注:1. 表中有效氯剂量是指使用符合国家卫生计生委《次氯酸钠类消毒剂卫生质量技术规范》规定的次氯酸钠类消毒剂。

2. 传染病消毒根据国家法规《中华人民共和国传染病防治法》规定,配合当地疾病预防控制机构实施。

(三)传染病预防与控制

1. **防治传染病**　对传染病应采取早预防、早发现、早隔离和早治疗的综合保健措施,消除或切断传染源、传染途径,保护易感儿童。预防传染病应从以下几方面着手:

(1)督促家长按免疫程序和要求完成儿童预防接种。配合疾病预防控制机构做好托幼机构儿童常规接种、群体性接种或应急接种工作。

(2)建立传染病管理制度,每天登记儿童出勤情况,了解因病缺勤儿童的患病情况,对疑似患传染病的,及时报告给园(所)疫情报告人,对托幼机构内发现的疑似传染病患儿和传染病患儿,应及时设立临时隔离室,对患儿采取有效的隔离控制措施,并及时向属地疾病预防控制机构报告。

(3)定期对儿童及其家长开展预防接种和传染病防治知识的健康教育,提高其防护能力和意识,在传染病流行期间不带儿童到公共场所,减少被传染的机会。

(4)发生传染病后的管理:应及早向防疫部门报告,及时隔离传染源,对接触者采取多种方法进行预防和检疫,对所在班进行有效的消毒隔离。主要包括:①隔离传染源:很多传染病在发病早期即有传染性,患儿和患病工作人员隔离越早传播范围越小。卫生保健人员都应熟悉儿童常见传染病的早期症状和隔离期。对疑有传染病的儿童和工作人员应实行隔离检疫,无隔离条件的可让孩子离园(所)观察;对确诊传染病的患儿应离园(所)隔离治疗。②彻底消毒、切断传染途径:根据传染病的传染途径,配合当地疾病预防控制机构对患儿和患病工作人员接触物品和环境,即传染病病原体污染(或可疑污染)的物品和环境实施随时性消毒与终末消毒,以杀灭可能存在于外界环境中的病原体。③接触者的医学观察:目的是观察传染病的早期症状,以早期发现续发患者,缩小传播范围。对发生传染病的班级按要求进行医学观察,在医学观察期间,托幼机构不办理入托和转园(所)手续,不能接纳新生,班级间相对隔离,各班工作人员要固定,其他生活制度照常进行。④保护易感儿:应加强晨午检查和全日健康观察,并采用必要的预防措施,对接触传染病的易感儿童采取药物预防和被动免疫,如肌注丙种球蛋白等,可减轻症状或避免发病。⑤当患传染病的儿童隔离期满后,需要凭医疗卫生机构出具的痊愈证明方可返回园(所)。常见传染病隔离医学观察及返园(所)条件要求见表12-2。

表12-2 托幼机构常见传染病隔离医学观察及返园(所)条件要求

病种	潜伏期	密切接触者医学观察期(天)	医学观察内容	返园(所)条件
手足口病	2~7天	7	儿童有无发热,手、足、口、臀部有无皮疹	临床症状消失后1周。持有医院痊愈证明
水痘	10~24天 常见12~17天	21	儿童有无皮疹	痂皮硬结干燥,无新疹出现,但不得少于发病后14天
流行性腮腺炎	8~30天 常见14~21天	21	儿童有无发热、单侧或双侧腮腺肿痛	腮腺肿退后1周。持有医院痊愈证明
麻疹	6~21天 常见10天	21	儿童上呼吸道卡他症状,口腔黏膜斑和皮疹	出疹后5天,如有合并症状应延长到10天。持有医院痊愈证明
流行性感冒	数小时~4天 常见1~3天	4	儿童有无发热、头痛、咽痛、鼻塞、流涕、全身酸痛	病后(或体温正常后)7天
病毒性肝炎(甲肝)	15~45天 常见30天	42	精神、食欲和小便颜色等有无异常,做好记录并及时就医检查	①保教人员在临床痊愈后观察3个月,如无明显临床症状,且每隔1个月一次复查,连续3次肝功能正常;②患儿出院后,尚须继续观察1个月,且需持有医院痊愈证明;③密切接触者医学观察不少于6周(从发病之日算起)
病毒性肝炎(戊肝)	15~75天 常见40天	42		

病种	潜伏期	密切接触者医学观察期（天）	医学观察内容	返园（所）条件
细菌性痢疾	数小时~7天 常见1~4天	7	①大便次数及形状,做好记录。对大便异常者,可在园(所)内暂时隔离,及时就医做大便检查培养。②同班级出现续发确诊患者时,对班内密切接触的儿童、保教人员须进行带菌检查	①症状消失后,2次大便培养(隔天一次)阴性;无大便培养条件的情况下,应于症状消失后1周。持有医院痊愈证明。②慢性痢疾和带菌者,通过药敏试验选择最敏感药物给予彻底治疗,大便培养连续3次(每次间隔1周)均为阴性。定期进行访视管理
流行性脑脊髓膜炎	1~10天 常见2~3天	7	儿童的体温和咽部黏膜有无炎症,皮肤及口腔黏膜有无出血等	①患者在临床症状消失后3天,但自发病日起不得少于7天;②有条件时要做细菌涂片或培养,连续2次阴性;③持有医院痊愈证明
猩红热	1~7天 常见2~5天	7	儿童有无发热、咽扁桃体内假膜、鼻涕带血、精神萎靡,并做好记录	隔离治疗不少于7天,且咽拭子培养连续3次(隔天一次)阴性。持有医院痊愈证明
脊髓灰质炎	3~35天 常见5~14天	20	有无发热、腹泻、四肢酸痛等表现	隔离治疗不少于40天。持有医院痊愈证明

（四）常见病预防与管理

1. 通过健康教育普及儿童卫生保健知识,提高托幼机构保教人员、家长和儿童的防病意识,培养儿童良好的卫生习惯、提供合理平衡膳食、加强体格锻炼,提高对疾病的抵抗能力。

2. 对贫血、营养不良、肥胖等营养性疾病,反复感染、腹泻、先天性心脏病、过敏、哮喘、癫痫等疾病和低视力、听力异常、龋齿等儿童进行登记管理,加强日常健康观察和保育护理工作,督促家长及时带患病儿童进行治疗和复诊。

3. 开展儿童心理卫生知识的宣传教育,发现心理行为问题的儿童及时告知家长进行诊疗。

（五）一日生活安排

托幼机构应根据不同年龄时期儿童的生理和心理特点,结合所在地区的季节变化和托幼机构的实际情况,制订合理的生活制度,培养儿童良好的生活习惯,保证儿童身心健康发展。应根据不同年龄儿童的生长发育特点和季节,将儿童一天的生活内容,如睡眠、进餐、大小便、活动、游戏和学习等,在时间、顺序、次数和间隔方面进行合理安排,注意动静结合、集体活动与自由活动结合、室内活动与室外活动结合,不同形式的活动交替进行。

1. **制订生活制度的原则** 儿童年龄不同,睡眠时间和次数、进餐次数、学习和活动时间也应不同。此外,还应根据儿童体质的强弱,不同季节、不同地区和家长工作时间的需要等进行调整。保证儿童每天充足的户外活动时间,一般情况下,全日制儿童不少于 2 小时,寄宿制儿童每天不少于 3 小时;根据儿童年龄特点和托幼机构服务形式合理安排每天进餐和睡眠时间,如儿童正餐间隔时间 3.5 ~ 4 小时,进餐时间 20 ~ 30 分钟/餐,餐后安静活动或散步时间 10 ~ 15 分钟,3 ~ 6 岁儿童午睡时间根据季节以 2 ~ 2.5h/d 为宜,3 岁以下儿童日间睡眠时间可适当延长。7 岁以下儿童一日生活活动时间分配参见表 12-3。

表 12-3　7 岁以内儿童一天生活活动时间分配

年龄（月）	饮食		一天安排活动时间（h）	睡眠时间（h）			
				昼夜		夜间	共计
	次数	间隔时间（h）		次数	持续时间		
2 ~	6	3 ~ 3.5	1 ~ 1.5	4	1.5 ~ 2	10 ~ 11	17 ~ 18
3 ~	5 ~ 6	3 ~ 3.5	1.5 ~ 2	3	2 ~ 2.5	10	16 ~ 18
6 ~	5	4	2 ~ 3	2 ~ 3	2 ~ 2.5	10	14 ~ 15
12 ~	5	4	3 ~ 4	2	1.5 ~ 2	10	12 ~ 13
18 ~	4	4	4 ~ 5	1	2 ~ 2.5	10	12 ~ 13
36 ~ 84	4	4	5 ~ 6	1	2 ~ 2.5	10	12

2. 执行生活制度的注意事项

（1）严格执行一日生活制度,卫生保健人员应当每天巡视,观察班级执行情况,不要随意变更以保证儿童在托幼机构内生活的规律性和稳定性。

（2）保教人员要严格执行各项已制定的工作常规,保证生活制度的贯彻落实。

（3）对体弱儿、动作缓慢和有残疾的儿童要给以适当照顾,以一般照顾与个体照顾相结合为原则。

（六）儿童膳食

为了保证儿童生长发育的需要,必须重视膳食营养,供给充分的热量和各种营养素。每天应根据不同年龄儿童生长发育速度及活动量来决定热量和主要营养素的供给量。

1. 膳食管理

（1）托幼机构食堂应按照食品安全、餐饮服务许可管理、餐饮服务食品安全监督管理、学校食堂与学生集体用餐卫生管理等相关法律法规和规章的要求,取得《餐饮服务许可证》,建立健全食品安全管理制度。

（2）托幼机构应为儿童提供符合国家《生活饮用水卫生标准》的生活饮用水,保证儿童按需饮水。

（3）儿童膳食应有专人负责,成立膳食委员会(由领导、保健人员、炊事人员、保教人员及家长代表组成),定期召开会议,民主管理儿童膳食营养、伙食费的使用等问题。根据季节供应情况,制订适合儿童年龄的食谱,定期更换。工作人员的膳食应与儿童膳食严格分开。

（4）儿童食品应当在具有《食品生产许可证》或《食品流通许可证》的单位采购。

（5）准确掌握儿童出勤数,做到每天按儿童出勤人数供应主副食。

（6）进餐环境应卫生、整洁、舒适。餐前做好充分准备,按时进餐,保证儿童情绪愉快,培养儿童良好的饮食行为和卫生习惯。

（7）托幼机构中的炊事员应接受专门培训,提高烹调技术,使每个儿童都能吃饱、吃好、吃得合理。每种食物的烹调方式既要注意色、香、味的多样化,又要注意合理、平衡的膳食营养。

2. 饮食卫生

（1）食品卫生:除米和面粉外,儿童饮食中的鱼、肉和蔬菜等应当天购买,当天使用。禁止加工变质、有毒、不洁、超过保质期的食物,买来的熟食要加热消毒后再食用,避免食物中毒及肠道传染病发生。库存食品应当分类、注有标识、注明保质日期、定位储藏。留样食品应当按品种分别盛放于清洗消毒后的密闭专用容器内,在冷藏条件下存放48小时以上,并作好记录。

（2）食堂和厨具卫生:儿童食堂环境及炊事用具应保持清洁卫生。食堂每天清扫、消毒,保持内外环境整洁;食品加工用具必须生熟标识明确,刀、案板、盆、筐、抹布等要做到生熟分开使用、定位存放。食物应备有防蝇设备。

（3）餐饮具卫生:儿童用餐饮具或熟食盛器每次用完后,应集中清洗消毒,消毒后保洁存放。

（4）炊事员卫生:炊事人员应养成个人卫生习惯,上班前洗手,入厕所前脱工作服,便后肥皂洗手,勤剪指甲,勤洗澡。

3. 膳食营养　根据不同年龄儿童生理需求,以《中国居民膳食指南》为指导,参考《中国居民膳食营养素参考摄入量（DRIs）》和各类食物每天参考摄入量,详见第四章儿童营养与膳食。

4. 营养评价　托幼机构应每季度进行一次膳食调查和营养评价,以改进儿童营养状况。可根据儿童摄入食物的总量,按照各类食物营养成分表,计算儿童每天摄入的热能和各种营养素量,并与供给量标准比较,作出评价,不足之处应采取改进措施。儿童热量和蛋白质平均摄入量,按照标准要求,全日制托幼机构和寄宿制托幼机构分别应达到"DRIs"的80%以上和90%以上;维生素A、B_1、B_2、C及矿物质钙、铁、锌等应达到"DRIs"的80%以上。三大营养素热量占总热量的百分比是蛋白质12%～15%,脂肪30%～35%,碳水化合物50%～60%。每天早餐、午餐、晚餐热量分配比例为30%、40%和30%。优质蛋白质占蛋白质总量的50%以上。此外,有条件的托幼机构还可以为贫血、营养不良和食物过敏等儿童提供特殊膳食。

（七）体格锻炼

体格锻炼（physical training）是儿童保健的一项积极主动措施,能增进儿童身心健康及抗病能力,培养儿童坚韧不拔的意志和顽强的品格。托幼机构应根据儿童的年龄和生理特点,每天有组织地开展各种形式的体格锻炼,掌握适宜的运动强度,保证运动量,提高儿童身体素质,详见第十章儿童生活安排与体格锻炼。

（八）伤害预防

托幼机构应建立定期全园（所）安全排查制度和落实预防儿童伤害的各项措施。对入园（所）后的儿童及其家长要定期进行安全教育,保障儿童人身安全,防止意外伤害发生。同时应建立重大自然灾害、食物中毒、踩踏、火灾、暴力等突发事件的应急预案,一旦发生儿童意外伤害,应立即采取有效急救处理措施,并及时向有关部门报告。

1. 房屋、大型玩具和电器设备要有安全设施及装置,定期进行检查和维修;房屋、游戏场地、路面要平整,如有沟坑及路障要及时填平及排除;教室的家具和玩教具应符合国家相关安全标准和规定,摆放要安全,以防儿童被砸伤或挤压伤等。

2. 保教人员要有高度的责任感,应接受预防儿童伤害相关知识培训,提高对儿童意外伤害的预见性,消除安全隐患;还应接受儿童伤害的急救技能培训,具备一定预防意外伤害的知识和简单的急救技术,以减低意外伤害发生的危害程度。

3. 要加强药品、热水瓶、剪刀、煤炉等危险物品的管理,以预防中毒、烫伤、外伤、烧伤等。

4. 应加强对保教人员、儿童及监护人的安全教育和突发事件应急处理能力的培训,普及安全知识,提高自我保护和自救的能力。

（九）健康教育

1. 根据不同季节和疾病流行等情况制订托幼机构全年健康教育工作计划,并组织实施。

2. 采取多种形式和多种途径开展儿童保健健康教育,包括举办健康教育课堂、发放健康教育资料、宣传专栏、咨询指导和家长开放日等。要求每季度对保教人员进行1次健康知识讲座;每学期至少举办1次家长讲座,向家长宣传儿童卫生保健知识,重点为膳食营养、心理卫生、疾病预防、儿童安全及良好行为习惯培养等知识,使园(所)教育与家庭协调一致;积极组织儿童开展健康教育活动。

3. 做好健康教育记录,定期了解相关知识的知晓、良好生活卫生习惯养成和儿童健康状况等健康教育效果。

（十）卫生保健信息收集

日常的卫生保健工作应有固定登记册和统计报表,做到每月、每季、每年都有保健工作小结,如儿童生长发育进展、营养供给、疾病发生等情况,以衡量工作质量,有利于改进和提高。

1. **健康档案** 包括儿童入园(所)健康检查表、儿童健康检查表或手册、儿童转园(所)健康证明和保教人员健康合格证等。

2. **常规资料的登记** 包括出勤、晨午间检查和全日健康观察、营养性疾病、常见病、传染病、预防接种、卫生消毒、缺点矫治、疾病、体弱儿管理、体格检查、智力测定、体格锻炼、膳食管理、健康教育、意外伤害和死亡登记等。

3. **卫生统计指标** 包括体格发育评价、健康检查及评价、膳食营养评价、出勤率、缺点矫治率、各种常见病的患病率、传染病的发病率、预防接种率等,掌握儿童健康及营养状况。

四、托幼机构卫生保健工作评价

托幼机构是进行儿童保健和教养的基地,是卫生和教育事业的重要组成部分。为了推动和提高托幼机构的卫生保健工作,应制订有关指标,定期进行检查和评价。

1. **卫生保健制度的健全情况** 健全的卫生保健制度是保证卫生保健工作正常进行的一种手段。托幼机构应建立:①健康检查制度;②疾病防治制度;③合理的生活制度;④合理的膳食管理制度;⑤体格锻炼制度;⑥早期教育制度;⑦安全管理制度;⑧家长联系制度;⑨卫生保健资料登记、统计制度。

2. **各种卫生保健工作执行情况** ①健康检查和各项指标完成情况:入园(所)体检率;定期健康检查受检率;儿童体格发育评价;工作人员体格检查受检率。②采取疾病防治措施情况:预防接种建卡率,"五苗"全程免疫接种率;传染病发病率,有无传染病暴发或续发传染病发生;常见病和多发病管理,有无疾病登记,各种疾病的发病率,治病管理情况。③儿童营养状况及膳食管理:有膳食计划、制订合理的食谱;定期进行膳食调查,评价儿童对能量和各种营养素的摄入水平,及时提出改进措施,不断改进膳食;有膳食委员会或有专人负责儿童膳食,账目清楚。④严格执行环境卫生、个人卫生及消毒隔离制度,并有具体措施。⑤采取预防意外伤害措施,执行情况及效果如何。⑥对不同年龄儿童安排各种体格锻炼及体育运动,有时间安排,具体计划和记录。有足够的室内外活动时间。⑦各项记录表格健全,各种资料记录完整、齐全,有分析和总结。⑧是否开展科学研究工作,是否定期组织保教人员进行业务学习。

五、托幼机构卫生保健设施

托幼机构的卫生保健设施范围很广,包括:房舍、设备的要求,室内设施(桌、椅、床),盥洗室,卫生室,隔离室,厨房,厕所,室外场地,个人生活用具的卫生要求等。

(一)房屋要求

托幼机构应尽量选择地基干燥、地势平坦,远离车站及交通拥挤处,环境安静,没有空气污染,安全、阳光充足、排水方便的地方。

托幼机构内应有活动室、卧室、餐室、配膳室、盥洗室、保健室、办公室、厕所及户外活动场地等。根据《托儿所幼儿园卫生保健管理办法》要求,保健室或卫生室面积至少 $12m^2$,且应有《医疗机构执业许可证》。此外,最少应有一间隔离室或临时隔离室,供怀疑或发现传染病时隔离用。儿童用室内自然采光好,空气流通,门窗有防蚊、蝇及安全设备,各班应有单独的套房和活动场地,便于管理和控制传染病。

(二)设备要求

托幼机构内的设备要适合儿童生理和心理发展的年龄特点,设备的尺寸和式样都应使儿童保持适宜的体位;生活用具数量要足,每个儿童应有固定的专用设备。保健室或卫生室内有儿童观察床、桌椅、药品柜、资料柜、流动水或代用流动水等设施,同时应配备儿童杠杆式体重秤、身高计、量床、国际标准视力表或标准对数视力表灯箱、体围测量软尺等设备,以及消毒压舌板、体温计、手电筒等晨检用品和消毒剂、紫外线消毒灯或其他空气消毒装置。

(三)设备安全

托幼机构的儿童由于其年龄特点,他们好动、好奇,缺乏生活经验,易发生意外伤害。因此,应加强安全措施,建立安全制度。活动器材安全性符合国家相关规定。家具、用具、玩具构造应坚固耐用,表面光滑平坦,没有尖锐棱角,大型玩具(滑梯、荡船、压板、攀登架等)要有安全措施,烤火炉要有防护板,热水瓶、粥锅、奶锅、汤锅要放到孩子够不着的地方,药品必须由专人妥善保管等。

六、托幼机构卫生保健人员配备

托幼机构需要根据招收儿童的数量配备符合国家规定的卫生保健人员。一般要求是按照收托 150 名儿童至少设 1 名专职卫生保健人员的比例配备卫生保健人员,收托 150 名以下儿童的可配备兼职卫生保健人员。托幼机构卫生保健人员在上岗前,应接受当地妇幼保健机构组织的卫生保健专业知识培训并考核合格。

第四节　残疾儿童保健

残疾儿童(disabled child)是指生理功能、解剖结构、心理和精神状态异常或丧失,部分或全部失去日常生活自理、学习和社会适应能力的儿童。包括由于先天发育障碍或异常的先天性残疾者、由疾病(包括急性病和慢性病)所致的病残者以及由于损伤所致的伤残者等。

残疾儿童保健管理是为了减轻残疾对儿童身心发育的不良影响,帮助残疾儿童尽可能像健全儿童那样学习和生活。由于残疾对儿童的身心功能必定有不同程度的影响,因此,在管理的形式和方法上要有特殊考虑。

一、中国残疾儿童患病现状

残疾人问题是一个全球性普遍存在的社会问题,残疾人中 1/3 是儿童。2006 年第二次全国抽样调查结果显示,中国 0 ~ 6 岁残疾儿童约有 167.8 万,占残疾儿童总数的 32.6%,在五类残疾儿童中,智力残疾所占比例最高,约 95.4 万,其他残疾依次为肢体残疾、听力残疾、视力残疾和精神病残疾。由此可见,儿童残疾仍然是影响人口素质的重要问题,给儿童及其家庭、社会带来沉重的经济和精神负担。

二、儿童致残的原因

导致儿童残疾的因素有很多,主要包括以下几个方面:

1. **疾病**　①传染病:如脊髓灰质炎、乙型脑炎、流行性脑膜炎、脊柱结核等;②母孕期疾病:如风疹、宫内感染、妊娠毒血症等。

2. **严重的营养不良**　蛋白质严重缺乏可致智力发育迟缓,维生素 D 严重缺乏可致骨骼畸形,维生素 A 严重缺乏可导致失明等。

3. **意外损伤**　儿童不同时期的损伤都有可能造成儿童残障,如分娩时的产伤、道路交通伤害、运动损伤、烧伤、中毒等,可导致颅脑损伤、脊髓损伤、骨骼肌肉损伤等。

4. **遗传因素**　某些基因突变或遗传疾病,尤其是某些染色体病或单基因病和多基因病,可导致出生缺陷(唇裂、腭裂、先天性心脏病、癫痫等)、精神发育迟滞和精神疾病等。

5. **其他因素**　①物理或化学因素:如噪声、链霉素或庆大霉素中毒,可引起听力下降或丧失;②社会和心理因素:如突发家庭事件、精神刺激等,可引起精神疾患。

三、残疾的分类及分级

(一)残疾分类

1. **国际残疾分类**　按照残疾的程度和影响,可分为缺损、残疾和残障三类。

(1) 缺损(impairment):又称结构功能缺损,指由于发育上的缺陷、疾病或损伤,造成人体生理、心理、解剖结构或功能受到损害,对独立生活、学习和工作有不同程度的影响,但生活仍能自理,是生物器官系统水平上的残疾。

(2) 残疾(disability):又称个体能力障碍,指缺损带来人体某种功能(或能力)的降低、丧失(或受限、缺乏),以至不能独立进行日常生活的主要活动(如穿衣、洗漱、进食、行动、语言交流），是个体水平上的残疾。

（3）残障（handicap）：由于残损或残疾程度严重，身心功能严重障碍，不但个人生活不能自理，而且影响参加社会生活和工作，是社会水平上的残疾。

例如，小儿麻痹症后遗的残疾，按其程度和影响，可分为缺损、残疾和残障。当后遗的残疾只影响一侧下肢时，虽有肌肉萎缩，肌力减退，轻度跛行，但仍能独自行走、上下楼梯，属于缺损；而一侧或双侧下肢严重肌肉萎缩、瘫痪、畸形，手术后仍不能完全矫正，需借助支具或拐杖行走，上下楼梯有一定困难者属于残疾；如果四肢肌肉均瘫痪，个人生活不能自理，不能参加社会生活及工作时，就属残障。

2. **中国残疾分类**　根据中国的实际情况，以生活活动和参与社会是否有障碍为标准，一般按残疾部位分：①视力残疾：由于各种原因导致双眼视力障碍或视野缩小，很难从事一般人所能从事的工作、学习或其他活动。按其程度和影响可分为盲或低视力。②听力语言残疾：由于各种原因导致双耳听力丧失或听觉障碍，听不到或听不真周围环境的声音；语言残疾是指由于各种原因导致不能说话或语言障碍，很难与一般人进行正常的语言交往活动。听力语言残疾按其程度和影响可分为聋、重听和单纯的语言障碍。③智力残疾：智力活动能力明显低于一般人水平，并显示出适应行为的障碍。按其程度和影响可分为极重度、重度、中度和轻度智力残疾。④肢体残疾：四肢残缺或四肢、躯干麻痹、畸形，导致人体运动系统不同程度的功能丧失或功能障碍。按其程度和影响可分为1~4级肢体残疾。⑤精神病残疾：精神病患者病情持续1年以上，影响其社交和在家庭、社会应尽职能上出现不同程度的紊乱和障碍。按其程度和影响可分为极重度、重度、中度和轻度精神病残疾。

（二）残疾分级

按照残疾儿童日常生活活动、行动、排泄功能、感官和语言交流功能、智能和适应能力等方面的障碍程度加以判断。通常分为：Ⅰ级：严重残疾；Ⅱ级：中度残疾；Ⅲ级：轻度残疾。

1. **日常生活活动（包括进食、穿衣、梳洗、戴假肢或支具等）**　Ⅰ级：生活完全不能自理，上肢功能有严重障碍；Ⅱ级：在协助下能进行日常生活活动，上肢功能有中度障碍；Ⅲ级：生活基本能自理，上肢功能有轻度障碍。

2. **行动（包括步行、上或下楼梯、使用轮椅、身体从床移动至椅和用厕等）**　Ⅰ级：完全不能独立行动，下肢功能有严重障碍；Ⅱ级：在扶持下可以活动，利用轮椅能独自做部分活动，下肢功能有中度障碍；Ⅲ级：基本能独立活动，须使用步行辅助器具（假肢、支具）或利用轮椅活动，下肢功能有轻度障碍。

3. **感官与语言交流功能（包括言语、听觉和视觉）**　Ⅰ级：聋、盲、哑，不能进行语言交流，无有用的视力；Ⅱ级：在他人的帮助或指导下能进行语言交流，视力、听力和语言交流功能严重障碍；Ⅲ级：基本能进行语言交流，但视力、听力及语言交流有一定缺陷，如轻度构音障碍、轻度失语、要戴眼镜或助听器或经常要用药物治疗。

4. **排泄功能（包括大小便自理和控制程度）**　Ⅰ级：经常有大小便失禁；Ⅱ级：在别人帮助下能处理好大小便排泄问题，偶有大小便失禁；Ⅲ级：基本能控制大小便，虽有急尿、急便或插导尿管，但尚能控制或自理，能参加社交活动和工作。

5. **智能与适应能力（包括家庭环境、社会环境和工作要求等）**　Ⅰ级：完全不能适应在家庭和社会环境中生活，需长期休养或住院治疗；Ⅱ级：适应能力较差，需在别人指导和帮助下,才能适应家庭和社会环境,能做少量家务或工作;Ⅲ级:基本能适应家庭和社会环境,但需对环境、工作性质稍作调整和改变。

四、儿童残疾筛查和康复

积极开展残疾儿童早期干预,及时给予康复服务,多数儿童可以重建生活自理、学习以及社会交往能力,应重视儿童残疾筛查和康复工作。

（一）儿童残疾筛查管理

长期以来,党和政府高度重视预防出生缺陷和减少儿童残疾工作,采取各种干预策略预防和减少了残疾的发生,通过相关的医疗、康复干预,减轻了残疾的严重程度。但是,由于我国残疾儿童早期筛查、早期诊断和早期干预的工作机制未有效建立,造成一些残疾儿童错过了早期康复训练的最佳时机。2013 年 10 月,由中国残疾人联合会与国家卫生和计划生育委员会共同印发了《0~6 岁儿童残疾筛查工作规范(试行)》(以下简称《规范》),对儿童残疾的筛查、转介、评估和早期干预等相关服务内容提出了工作要求,标志着我国在全国范围内建立残疾儿童筛查工作机制。

1. **儿童残疾筛查范畴** 目前,我国重点对视力、听力、肢体、智力和孤独症五类残疾儿童进行筛查和预防。

2. **不同残疾筛查技术要求** 根据儿童的年龄特点,按照《规范》中五大类残疾筛查、诊断、早期干预技术和方法,进行儿童视力、听力、肢体、智力残疾和孤独症的逐级筛查,做到正确评估和指导。

3. **筛查工作流程** 按照《规范》的筛查程序和转介流程要求(图 12-9),社区卫生服务中心、乡镇卫生院等可在儿童健康检查的同时,负责开展辖区内 0~6 岁儿童初筛工作,妇幼保健机构负责复筛工作,及时转介辖区内疑似残疾儿童,以确保疑似残疾儿童的残疾评估以及康复安置。

4. **规范儿童残疾筛查信息管理** 做好辖区 0~6 岁儿童残疾筛查的信息登记、上报和管理工作,建立残疾儿童随报信息系统及国家卫生和计划生育委员会与中国残疾人联合会共享确诊残疾儿童信息工作机制。

（二）儿童残疾康复

康复服务是帮助残疾儿童改善生存状况、恢复功能、实现自立的基本手段,其目的是采用各种有效的措施,消除或减轻残疾儿童身心和社会功能障碍,从而使其增强自立能力,改变生活,达到个体生存的最佳状态。有康复需求的残疾儿童可在专业人员指导下,开展康复门诊及社区与家庭康复。

1. **康复门诊或康复中心** 主要对残疾儿童进行保健治疗和康复训练,如脑性瘫痪、弱智、孤独症、盲聋哑、肢体残疾等儿童,可在康复中心进行系统中西医结合的对症治疗以及智力、语言和运动等方面的功能训练。也可开设儿童康复专科门诊,对同一疾患的残疾儿童进行定期集中治疗和教育训练,同时培训患儿家长,让其学习相关的训练方法,回到家中继续训练,可加强康复训练的效果。

残疾儿童康复治疗的基本原则:①功能训练:采取多种方法,着重于保存和恢复人体的功能活动;②全面康复(又称整体康复或综合康复):从生理、心理、教育和社会生活能力上进行全面、整体的康复训练,使残疾儿童能与普通人一样正常生活,而不是与社会隔离;③融入

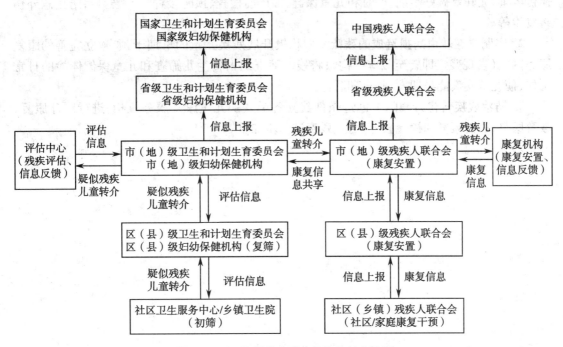

图 12-9　0～6 岁儿童残疾筛查和转介流程

社会：要通过康复和功能训练以及环境的调整，使残疾儿童能重新参加社会生活活动。

残疾儿童康复门诊或康复中心，应有必要的功能训练设备（运动、语言训练、劳动技能等）和诊断条件，以及从事康复医疗和教育方面的专门人员。

2. 残疾儿童的社区康复　社区康复（community-based rehabilitation，GBR）是利用和依靠社区的医疗卫生人力资源或家人，发现本地区的残疾儿童，并组织和指导进行力所能及的家庭康复治疗。同时要教育群众，关心和爱护残疾儿童，帮助残疾儿童，为其学习、就业和参加社会生活创造条件。我国城乡利用三级医疗保健网开展社区康复，使大多数残疾儿童能够享有基本的康复服务。各级政府成立由卫生、民政、残联等有关部门参加的社区康复领导小组，分工合作，共同制订社区康复规划，并组织实施。

按照全面康复的原则，社区康复工作应包括：①残疾预防：依靠社区力量开展儿童免疫规划、保健咨询、营养卫生、精神卫生、安全防护和卫生宣传工作；②残疾普查：依靠社区力量了解残疾儿童的人数、分布、残疾种类和致残原因，以便制订预防和康复计划；③医学康复：依靠社区力量，以家庭或乡、镇为基地对残疾儿童进行康复功能训练和其他简易康复治疗；④教育康复：依靠社会力量对社区内的残疾儿童进行特殊教育，或者帮助残疾儿童上学；⑤社会康复：组织社区内的残疾儿童参与社会活动，教育社区内群众，消除歧视残疾儿童的偏见，帮助残疾儿童重返社会。

五、儿童残疾预防

残疾预防应在国家、地方、社区和家庭等不同层次及在胎儿、新生儿、婴幼儿、学龄前和学龄等不同时期进行残疾预防。

1. 减少各种病损的发生　开展妇幼健康教育工作，实行优生优育、严禁近亲结婚，加强遗传咨询,尤其要做好孕期、产时和儿童保健,如产前检查、预防接种、合理营养,防止意外伤害发生等。

2. **限制或逆转由病损造成的残疾** 应积极开展残疾儿童的早期干预,建立完善的康复服务网络(发现残疾即转至相应机构);将残疾筛查纳入新生儿筛查和儿童保健体检的日常工作,使儿童残疾能早期发现、早期矫治。

3. **防治残疾转化为残障** 创造条件建立各类残疾儿童康复服务机构,进行医疗康复、教育康复、社会康复和社会教育,防止残疾进一步加重。

(张 静)

第十三章

儿童营养性疾病

广义的儿童营养不良（malnutrition）包括营养低下（undernutrition）、微量营养素缺乏（micronutrients deficiency）、超重（overweight）及肥胖（obesity）。近20年来，5岁以下儿童生长迟缓率有所下降，但在南亚和南非仍然居高不下。2011年世界卫生组织（WHO）报道，全球营养不良儿童累及至少1.65亿儿童；约5200万儿童体格消瘦；同时，全球每年约有3百余万儿童因消瘦、生长迟缓、维生素A缺乏和锌缺乏等营养问题死亡，约占儿童总死亡数的45%。此外，研究已证实，儿童超重是成人期肥胖、糖尿病等非传染性疾病的重要促发因素。

第一节　蛋白质-能量营养不良

蛋白质-能量营养不良（protein-energy-malnutrition，PEM）是因各种原因所致蛋白质和能量缺乏的一种营养缺乏症，常同时伴有其他营养素的缺乏，多发生于3岁以下婴幼儿。随着经济水平的提高，我国儿童严重PEM的发生率和严重程度有所下降，但由于自然环境、食物资源和文化背景等因素影响，轻度或亚临床状态的PEM仍然普遍存在，尤其在不发达地区。2012年5月31日，国家卫生计生委（原卫生部）关于我国儿童营养状况的发展报告指出，我国5岁以下儿童生长迟缓率为9.9%，低体重率为3.6%，消瘦率为2.3%。轻度或亚临床状态的PEM常易被忽视，但其对儿童的生长发育、抵御疾病的能力都有很大影响，是目前威胁我国儿童健康的重要问题之一。

【病因】

1. **母亲及胎儿营养低下**　母亲及胎儿营养不足可引起胎儿生长受限、早产、低出生体重，若未及时干预可持续至生后。

2. **摄入不足**　喂养不当是造成PEM的重要原因之一，如乳类摄入量不足、未适时或适当地进行食物转换、偏食和挑食等。此外，部分地区可因灾荒（地震、海啸、旱涝等）、战争造成食物供给短缺。

3. **疾病因素**　反复呼吸道感染和腹泻，消化道畸形，内分泌、遗传代谢性疾病及影响生长发育的其他慢性疾病均可造成消化吸收不良；此外，急慢性传染病恢复期、糖尿病、恶性肿瘤等均可因需要量增多而造成营养相对缺乏。

【发病机制】

1. **新陈代谢失常**　①糖代谢：糖原储存不足或消耗过多，造成血糖过低，重者发生低血糖性休克。②蛋白质代谢：摄入不足或参与供能，造成负氮平衡，血浆总蛋白、白蛋白和氨基酸浓度低。重者导致水肿，组织器官萎缩。③脂肪代谢：由于体内储存脂肪消耗，脂肪减少，血胆固醇下降。肝脏对脂肪的合成、加工与分解异常，可造成肝大及脂肪肝。④水电解质代

283

谢:总液量相对较多,细胞外液呈低渗性,体内血钠、血钾、血镁、血氯等浓度低。⑤其他营养素:常常有维生素和微量元素缺乏。

2. **组织器官功能低下** ①消化系统:胃肠道壁变薄,腺体萎缩,蠕动减弱,各种消化酶减少,导致吸收不良,肠道菌群失调而腹泻。胰腺滤泡萎缩、胶质减少,但胰岛不受影响。②循环系统:心肌纤维纤细和变性,收缩力减弱,导致心搏量减少、血压偏低和脉搏细弱。③泌尿系统:浓缩能力下降引起尿量增多和低比重尿。④中枢神经系统:脑组织只能利用糖产生能量,血糖低下使供能不足,DNA 合成减少,脑皮质细胞减少,层次紊乱,胶质细胞增生。早期表现为烦躁,后期可出现抑制的表现。⑤免疫功能:非特异性和特异性免疫功能均低下,如皮肤屏障功能、白细胞吞噬功能、补体结合功能降低,免疫球蛋白 IgG、IgM、IgA 减少和细胞免疫功能降低,易并发各种感染并且常常迁延不愈。

【临床表现】 根据以蛋白质缺乏为主或以能量缺乏为主,临床上可分为水肿型(Kwashiorkor)或消瘦型(marasmus)。我国的实际情况是儿童中营养不良绝大多数是两者并存,不易将它们截然分开。PEM 在临床上表现为消瘦、体重不增、皮下脂肪减少或消失、肌力和肌张力低下、表情淡漠呆滞或与烦躁交替出现、运动反应迟钝、食欲低下等。常伴有腹泻、贫血、维生素缺乏症,以及低蛋白血症引起的可凹性水肿。

【诊断】

1. **病史** 喂养史及膳食调查对于儿童 PEM 诊断非常重要。可采用食物回顾法询问家长,回顾儿童 24 小时、48 小时或数天内所有食物和液体的摄入情况,了解患儿蛋白质和能量等营养素的实际摄入量,并将结果与推荐摄入量(recommended nutrient intake,RNI)进行比较,以确定是否存在蛋白质和能量的摄入不足。此外,腹泻、感染性疾病等原发性疾病史也有助于 PEM 的诊断。

2. **体格评价指标** PEM 的体格诊断可分别以体重/年龄、身长(身高)/年龄和体重/身长(身高)为评估指标,采用标准差法进行评估和分类,当评估结果低于中位数(median,M)减 2 个标准差(standard deviation,SD)分别视为低体重、生长迟缓和消瘦(表 13-1)。

表 13-1 蛋白质-能量营养不良评估及分类

指标	测量值标准差法	评价
体重/年龄	M-3SD ~ M-2SD	中度低体重
	<M-3SD	重度低体重
身长(身高)/年龄	M-3SD ~ M-2SD	中度生长迟缓
	<M-3SD	重度生长迟缓
体重/身长(身高)	M-3SD ~ M-2SD	中度消瘦
	<M-3SD	重度消瘦

3. **实验室检查** 目前尚无特异性检测指标,以下方法供临床参考。PEM 时患儿的体内代谢发生变化,主要表现为蛋白质合成减少,分解增多,因此可以利用某些实验室检测方法进行早期诊断。

(1)血浆白蛋白:正常儿童应在 35g/L 以上;PEM 时可出现下降,30 ~ 34g/L 可疑,25 ~ 29g/L 作为诊断依据,<25g/L 可确诊。

(2)血清前白蛋白:正常儿童水平为 150 ~ 296mg/L,100 ~ 150mg/L 为轻度缺乏,50 ~ 100mg/L 为中度缺乏,<50mg/L 为重度缺乏。

（3）尿中羟脯氨酸排出量：PEM 时尿中羟脯氨酸排出量减少，治疗开始后排出量增加。此指标可采用与尿中肌酐的比值作为校正指数应用于临床工作，羟脯氨酸指数在 4 岁以内较少受到体内外其他因素影响而比较恒定，因此适用于婴幼儿。羟脯氨酸指数测定的标本为任意一次尿样，正常学龄前儿童为 2.0～5.0，生长缓慢者<2.0。

（4）其他蛋白质：如甲状腺素结合蛋白、视黄醇结合蛋白等，均为肝脏合成的微量蛋白质，PEM 时其血清水平下降明显。因其半衰期短，所以在 PEM 早期即出现显著变化，是比较敏感的指标，但目前尚未被广泛应用，亦无统一的判定标准。

【治疗】治疗 PEM 时首先要考虑去除原发病因，重点应以纠正热量和蛋白质摄入不足为主，同时兼顾其他营养素的补充。

1. 治疗原发病　在我国儿童中，目前导致继发性 PEM 的病因多为感染性疾病，两者互为因果加重病情。因此，在治疗营养不良时应认真寻找感染病灶，治疗原发病。此外，对于消化系统疾病或畸形者应尽快采取措施进行治疗。

2. 纠正营养摄入不足

（1）能量和蛋白质补充：对于轻度 PEM 患儿，因其消化能力尚好，可通过调整饮食的方式补充足够的能量和蛋白质。中、重度 PEM 患儿，其消化功能已经受损，其他组织器官的功能亦低下，因此在治疗开始时应遵循由少增多的原则，根据目前身长查出理想体重，每天给予能量 167～250kJ(40～60kcal)/kg 和蛋白质 1g/kg，以满足基础代谢的需要，以后视消化功能的情况逐渐增加能量至 501～625kJ(120～150kcal)/kg，蛋白质至 3～4g/kg，待体重接近正常后，再回复到推荐量水平。如此大数量的能量和蛋白质，常常不能仅靠食物的形式达到，而且消化器官的功能低下，亦不容许过多的食物摄入。因此，常需考虑用肠外营养的方式治疗。

（2）水电解质平衡：PEM 的患儿如存在脱水或电解质紊乱时应给予及时纠正。需要注意：①由于细胞内蛋白质分解时部分钾离子游离出细胞而造成总体钾缺乏，但是此时血钾水平可能正常，在治疗中应注意及时补钾；②PEM 时常存在代谢性酸中毒和低蛋白血症，使血清中游离钙增加，在治疗后由于酸中毒和低蛋白血症得以纠正，血清中游离钙迅速减少，如不注意补钙则可能发生低钙血症，导致全身抽搐或手足搐搦症。

（3）补充维生素：PEM 常伴有多种维生素的缺乏，治疗时应常规给予推荐量的维生素 A、C、D 和 B 族等，如有某种维生素缺乏的表现应给予较大剂量进行治疗。

（4）蛋白质合成促进剂：在能量和蛋白质补充的前提下，可给予蛋白同化类固醇制剂，如苯丙酸诺龙，每次肌内注射 10～25mg，每周 1～2 次，连续 2～3 周，能促进体内蛋白质合成和增进食欲。

（5）支持疗法：病情严重，呈衰竭者，可少量多次输新鲜血或血浆。

【预防】宣传正确喂养的知识和方法，有助于改善因摄入不足所致 PEM；而对于因疾病因素所致继发性 PEM 则应通过改进环境卫生、加强预防接种等手段防止感染性疾病和传染病的发生，对已发生的营养不良患儿要争取早期诊断和治疗，防止其发展加重。

第二节　缺铁性贫血

缺铁性贫血（iron deficiency anemia，IDA）是由于铁摄入量不足、吸收量减少、需要量增加、利用障碍或丢失过多等原因，引起人体贮存铁缺乏导致血红蛋白合成量减少而发生的一种贫血。缺铁性贫血是儿童,特别是6个月以上的婴幼儿最常见的一种贫血,严重危害儿童健康,是我国儿童保健重点防治的疾病之一。

【病因】

1. **先天储铁不足**　妊娠期孕母的铁逆浓度梯度跨胎盘主动转运至胎儿,尤其在妊娠晚期母胎铁转运量最大。因此,早产、双胎或多胎、异常的胎-母输血、胎-胎输血、孕母严重缺铁等均可导致胎儿体内储铁不足而发生贫血。

2. **铁摄入不足**　婴儿期以乳类食品为主,此类食品含铁量均较低,如人乳含铁0.05mg/100g,吸收率为50%,牛乳含铁0.05mg/100g,吸收率仅10%,羊乳更少。因此,长期单纯母乳喂养而未及时添加富含铁的食物,或未使用铁强化配方乳是儿童IDA的重要原因。较大儿童则因饮食习惯不良、拒食、偏食、挑食或摄入动物食品较少也易发生IDA。

3. **铁吸收障碍**　不合理的饮食搭配和胃肠疾病均可影响铁的吸收。如长期腹泻和呕吐、肠炎、脂肪痢等,可影响铁的吸收,同时加速铁的排泄;急、慢性感染时,食欲减退,胃肠道吸收不良,均可造成IDA。

4. **铁需求量增加**　婴儿和青春期儿童生长发育迅速,尤其是早产儿,对铁的需求量大,若未及时添加富铁食物,易发生IDA。

5. **铁丢失增多**　体内任何部位长期慢性失血均可导致铁丢失。如消化道出血、胃肠炎、肠息肉、梅克尔憩室、钩虫感染及青春期女孩月经过多等均可导致铁丢失增加。

【发病机制】缺铁性贫血经过以下三个阶段:①铁减少期(iron depletion,ID):此阶段仅有贮存铁减少,即在骨髓、肝、脾及其他组织贮存备用的铁蛋白及含铁血黄素减少,细胞内含铁酶类亦减少,但血清铁不降低,红细胞数量和血红蛋白含量也维持在正常范围。②红细胞生成缺铁期(iron deficient erythropoiesis,IDE):由于储存铁进一步降低或耗竭,血清转铁蛋白饱和度降低,血清铁转运至骨髓幼红细胞参与血红蛋白合成减少,红细胞游离原卟啉(free erythrocyte protoporphyrin,FEP)水平增高,但临床仍无贫血。③缺铁性贫血期(iron deficiency anemia,IDA):当骨髓幼红细胞可利用铁完全缺乏,各种细胞含铁酶亦渐缺乏,血清铁亦下降或显著降低,铁饱和度降低至10%左右,骨髓中红细胞系统呈代偿性增生。此时,临床上则表现为小细胞低色素性贫血。

此外,由于铁缺乏可使体内很多含铁酶及铁依赖酶的活性减低,而这些酶与机体生物氧化、组织呼吸、脑细胞、髓鞘或神经递质分解与合成有关。因此,铁缺乏时可出现细胞功能紊乱,产生一系列非造血系统的表现。

【临床表现】

1. **一般表现**　皮肤黏膜逐渐苍白,以唇、口腔黏膜、眼结膜、甲床和手掌最明显。学龄前和学龄儿童可自述疲乏无力、头晕、眼前发黑、耳鸣等,不爱活动,肌肉松软。患儿食欲缺乏,甚至厌食导致体重增加缓慢或不增,易并发感染。

2. **髓外造血表现**　肝、脾可轻度肿大,年龄越小,病程越久,贫血越重,肝脾大越明显。但肿大程度少有超过中度者,淋巴结肿大也较轻。

3. **非造血系统表现**

(1) 消化系统:食欲减退,少数有异食癖(如喜食泥土、墙皮、煤渣等);常有呕吐、腹泻。可出现口腔炎、舌炎或乳头萎缩。重者有胃酸减少、萎缩性胃炎或吸收不良综合征。肠道渗漏综合征可单纯大便潜血阳性或有肠道蛋白质、免疫球蛋白及铜、钙等元素的丢失。肠道对铅或镉的吸收增加。

（2）神经系统：婴幼儿发生缺铁时，可导致认知发育落后和行为异常改变，并可能对大脑发育造成永久性影响，即使铁剂治疗后认知行为落后状态亦不能完全逆转。这些异常包括儿童出现屏气发作、脑假瘤、颈神经麻痹和外周神经病等症状和疾病，以及一些行为偏异，如倦怠或烦躁不安、表情淡漠，对周围环境不感兴趣，注意力难以集中，学习记忆能力下降，智力及动作能力落后，感觉异常，学习能力降低，精神及动作发育差。

（3）心血管系统：重度贫血（Hb<60g/L）时可出现心率增快、气促、心脏扩大、心尖区有收缩期杂音，甚至发生心力衰竭。

（4）骨骼肌肉：肌肉作功的耐力及爆发力差，骨板间宽度增加（X线影像），骨折愈合延迟。

（5）免疫系统：表现为互相矛盾的两方面，即缺铁时呼吸道感染的机会增多，但铁过多能促进非致病细菌生长，也常合并感染。

（6）其他：缺铁性贫血患儿身高、体重可能较正常儿童偏低。

【诊断】 根据病史，尤其是喂养史、临床表现和血象特点，一般可作出诊断。必要时可作骨髓检查，进一步作有关铁代谢的生化检查有确诊意义。铁剂治疗有效可证实诊断。根据中华医学会儿科学分会血液学组、儿童保健学组制定的《儿童缺铁和缺铁性贫血防治建议》，IDA 诊断标准如下：

1. 血红蛋白（hemoglobin，Hb）降低 符合 WHO 儿童贫血诊断标准，即 6 个月 ~ 6 岁<110g/L；6 岁 ~ 14 岁<120g/L。由于海拔高度对 Hb 值的影响，海拔每升高 1000m，Hb 上升约 4%（表 13-2）。

2. 外周血红细胞呈小细胞低色素性改变 平均红细胞容积（MCV）<80fl，平均红细胞血红蛋白含量（MCH）<27pg，平均红细胞血红蛋白浓度（MCHC）<0.31。

3. 具有明确的缺铁原因 如铁供给不足、吸收障碍、需求增多或慢性失血等。

4. 铁剂治疗有效 铁剂治疗 4 周后 Hb 应上升 20g/L 以上。

表13-2 血红蛋白及血细胞比容水平（低于以下水平存在贫血）

年龄或性别	血红蛋白 （hemoglobin，Hb）g/L	血细胞比容（hematocrit）	
		mmol/L	L/L
6 ~ 59 个月儿童	110	6.83	0.33
5 ~ 11 岁儿童	115	7.13	0.34
12 ~ 14 岁儿童	120	7.45	0.36
非妊娠妇女（>15 岁）	120	7.45	0.36
妊娠妇女	110	6.83	0.33
男性（>15 岁）	130	8.07	0.39

注：100g hemoglobin = 6.2mmol hemoglobin = 0.30 l/l hematocrit

5. 铁代谢检查指标符合 IDA 诊断标准：下述 4 项中至少满足 2 项，但应注意血清铁和转铁蛋白饱和度易受感染和进食等因素影响，并存在一定程度的昼夜变化。

（1）血清铁蛋白（serum ferritin，SF）：降低（<15g/L），建议最好同时检测血清 CRP，尽可能排除感染和炎症对血清铁蛋白水平的影响。

（2）血清铁（serum iron，SI）：<10.7μmol/L（60μg/dl）。

（3）总铁结合力（total iron binding capacity，TIBC）：>62.7μmol/L（350μg/dl）。

（4）转铁蛋白饱和度（transferrin saturation，TS）：<15%。

6. **骨髓穿刺涂片和铁染色**　骨髓可染色铁显著减少甚至消失、骨髓细胞外铁明显减少（0~+）（正常值:+~+++）、铁粒幼细胞比例<15%，仍被认为是诊断 IDA 的"金标准"；但由于为侵入性检查，一般情况下不要进行该项检查。对于诊断困难，或诊断后铁剂治疗效果不理想的患儿，有条件的单位可以考虑进行，以明确或排除诊断。

7. **排除其他小细胞低色素性贫血**　尤其应与轻型珠蛋白生成障碍性贫血鉴别，注意鉴别慢性病贫血、肺含铁血黄素沉着症等。凡符合上述诊断标准中的第 1 和第 2 项，即存在小细胞低色素性贫血者，结合病史和相关检查排除其他小细胞低色素性贫血，可拟诊为 IDA。如铁代谢检查指标同时符合 IDA 诊断标准，则可确诊为 IDA。基层单位如无相关实验室检查条件，可直接开始诊断性治疗，铁剂治疗有效可诊断为 IDA。骨髓穿刺涂片和铁染色为侵入性检查，不作为 IDA 常规诊断手段，在诊断困难和治疗无效情况时才考虑进行。

【防治】

（一）预防

1. **做好母亲孕期营养保健工作**　母亲孕期的营养和胎儿有直接关系，妊娠期间应增加营养，保证有足够的蛋白质、铁和维生素 C，强调平衡膳食。从妊娠第 3 个月开始，按元素铁 60mg/d 口服补铁，必要时可延续至产后；同时补充小剂量叶酸（400μg/d）及其他维生素和矿物质。分娩时延迟脐带结扎 2~3 分钟，可增加婴儿铁储备。

2. **指导合理喂养**　对于 0~6 月龄婴儿提倡母乳喂养，并适当增加哺乳期女性铁的摄入。6 月龄后及时添加含铁丰富且吸收率高的食物，如猪血、瘦肉、豆制品等。对于幼儿，注意食物的均衡和营养，多提供富含铁的食物，鼓励进食蔬菜和水果，促进肠道铁吸收，纠正儿童厌食和偏食等不良习惯。

3. **早产儿**　纯母乳喂养儿应从 2~4 周龄开始补铁，剂量为每天 1~2mg/kg 元素铁，直至 1 周岁。人工喂养儿应采用强化铁配方奶，奶量足够时一般不需额外补铁。

4. **足月儿**　尽量母乳喂养 4~6 月龄，此后应添加富含铁的食物；必要时可按每天 1mg/kg 补充元素铁。WHO 推荐预防 IDA 铁补充剂量见表 13-3。

5. **寄生虫感染防治**　在寄生虫感染的高发地区，应在防治贫血同时进行驱虫治疗。

表 13-3　WHO 推荐预防 IDA 铁补充剂量表

年龄组	补充指标	补充量	持续时间
低出生体重婴儿	全部都补充	2mg/(kg·d)	从 2 个月开始持续到 23 个月
6~23 个月儿童	缺乏铁强化食品及 IDA 率>40% 的地区	2mg/(kg·d)	全部 6~23 个月儿童补充 3 个月
24~59 个月儿童	IDA 率>40% 的地区	2mg/(kg·d)，最高达 30mg/(kg·d)	补充 3 个月
学龄期儿童（>60 个月）	IDA 率>40% 的地区	30mg/d，叶酸 250μg	补充 3 个月

（二）治疗

1. **一般治疗**　加强护理，避免感染，合理喂养，给予富含铁的食物，注意休息。

2. **病因治疗**　尽可能查找导致缺铁的原因和基础疾病，并采取相应措施去除病因。如纠正厌食和偏食等不良饮食行为习惯、治疗慢性失血疾病等。

3. **饮食疗法**　①注意饮食合理搭配:增加富含铁质的食品，对于消化能力差的患儿，转换食物必须谨慎,可在药物治疗开始数天后,临床症状好转,食欲增加时逐渐引入,遵循从少到多的原则,以患儿能耐受为宜,以免由于增加食物过急而造成消化不良;②减少妨碍铁剂吸收的食物及增加促进铁吸收的食物:如富含维生素 C 的食物,以利于铁的吸收;③如果牛奶蛋白过敏,应换用深度水解或氨基酸配方粉进行替代。

4. **铁剂治疗** 尽量给予铁剂口服治疗。

(1)口服铁剂治疗:采用亚铁制剂口服补铁,利于铁的吸收。多种亚铁制剂可供选择,应根据供应等情况决定采用何种制剂,但应按元素铁计算补铁剂量,即每天补充元素铁 4~6mg/kg,餐间服用,每天 2~3 次,可同时口服维生素 C 促进铁吸收。常用铁剂及其含铁量,即每 1mg 元素铁相当于:硫酸亚铁 5mg、葡萄糖酸亚铁 8mg、乳酸亚铁 5mg、枸橼酸铁铵 5mg或富马酸亚铁 3mg。口服铁剂可能出现恶心、呕吐、胃疼、便秘、大便颜色变黑、腹泻等副作用。如果出现上述情况,可改用间歇性补铁的方法(补充元素铁每次 1~2mg/kg,每周 1~2次或每天 1 次),待副作用减轻后,再逐步加至常用量。餐间服用铁剂,可缓解胃肠道副作用。必要时可同时补充其他维生素和微量元素,如叶酸和维生素 B_{12}。

(2)疗程:应在 Hb 正常后继续补铁 2 个月,恢复机体储存铁水平。

(3)疗效标准:补充铁剂 2 周后 Hb 值开始上升,4 周后 Hb 值应上升 10~20g/L 及以上。

第三节 维生素 D 缺乏性佝偻病

维生素 D 缺乏性佝偻病(rickets of vitamin D deficiency)为缺乏维生素 D 引起体内钙、磷代谢失常,钙盐不能正常地沉着在骨骼的生长部分,导致生长期的骨组织矿化不全,产生以骨骼病变为特征的与生活方式密切相关的全身性慢性营养性疾病。维生素 D 缺乏性佝偻病多见于婴幼儿,对健康危害较大,是我国儿科重点防治的四病之一。

【病因】

1. **维生素 D 来源不足**

(1)胎儿期贮存不足:胎儿通过胎盘从母体获得的维生素 D 可满足生后一段时间的生长需要。孕母妊娠期尤其是妊娠后半期户外活动少,阳光照射不足、营养不良、肝肾疾病、慢性腹泻等可引起体内维生素 D 水平低下,致使胎儿体内维生素 D 贮存不足。此外,早产或双胎婴儿出生后早期也存在维生素 D 不足。

(2)日照不足:日光中波长 296~310nm 的紫外线照射人体皮肤,其基底层内贮存的 7-脱氢胆固醇(7-dehydrocholesterol)转化为胆骨化醇,即内源性维生素 D_3(3-cholecalciferol)。日光中紫外线易被城市高楼、尘埃、烟雾、衣服及普通玻璃所遮挡或吸收,影响人体内源性维生素 D_3 生成,容易发生维生素 D 缺乏。另外,户外活动少,冬、春季节出生的婴儿,日照时间短或紫外线较弱的地区(如北方地区),患病率较高。

(3)食物中摄入不足:天然食物中维生素 D 含量较低,如母乳和牛乳中维生素 D 浓度分别为 60IU/L 和 40IU/L,而婴儿维生素 D 的 RNI 为 10μg(400IU),若不额外补充维生素 D制剂,可能发生维生素 D 缺乏。

2. **需要量增多** 婴幼儿生后生长较快,尤其是双胎、早产儿体内维生素 D、钙、磷储备不足,对维生素 D 需求量大,若不及时补充,易发生维生素 D 缺乏而致佝偻病。

3. **疾病及药物因素** 慢性呼吸道感染、胃肠道及肝肾疾患、吸收不良综合征以及囊性纤维化等均可影响维生素 D 和钙磷的吸收及在体内的利用。某些药物,如利福平、异烟肼及抗癫痫药等加速 25-(OH)D$_3$ 降解,也易导致维生素 D 缺乏。

【发病机制】 维生素 D 长期缺乏,血中钙、磷水平下降,甲状旁腺功能继发性亢进,分泌甲状旁腺素增加,此时旧骨的骨质吸收、溶解,释放钙加速,使血清钙浓度维持在正常或接近正常水平;但甲状旁腺素抑制肾小管对磷的重吸收,大量的磷经肾排出,使血磷进一步降低,钙磷乘积也下降,由于骨盐不能有效地沉积,致使骨样组织的钙化过程发生障碍,成骨细胞代偿增生,造成骨骺端骨样组织堆积,骺端增厚、向两侧膨出,碱性磷酸酶分泌增多,形成临床所见的"肋骨串珠"、"手、足镯征"、"方颅";扁骨和长骨骨膜下的骨质也矿化不全,骨皮质被骨样组织替代,骨膜增厚,骨质疏松,受肌肉牵拉和重力影响而容易弯曲变形,产生一系列佝偻病的骨骼体征和血生化改变。血磷是体内代谢过程中不可缺少的物质,血磷减少使代谢缓慢,致中间代谢产物堆积,造成代谢性酸中毒,后者又加重代谢紊乱,刺激甲状旁腺分泌 PTH,形成恶性循环。维生素 D 缺乏性佝偻病和手足搐搦症的发病机制见图 13-1。

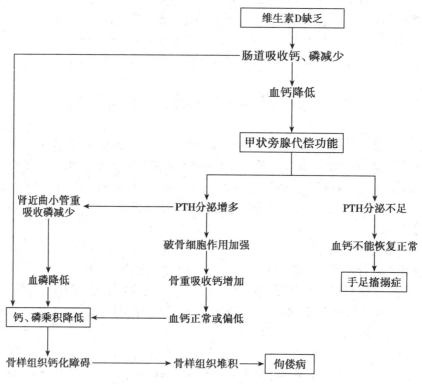

图 13-1 维生素 D 缺乏性佝偻病和手足搐搦症的发病机制

【临床表现】 主要为骨骼改变、肌肉松弛和非特异性神经精神症状。临床可分为活动期(初期、激期)、恢复期和后遗症期。

1. 活动期早期(初期) 大多数在生后 3 个月开始,主要表现为神经精神症状,如易激惹、烦躁不安或对周围环境不感兴趣、不活泼或表情淡漠;夜间睡眠不安、惊啼等;多汗而与周围环境无关,由于头部汗液的刺激而常摇头擦枕,致使枕部脱发,形成"枕秃"。此期无骨骼病变,但血清 25-(OH)D$_3$ 减少,PTH 升高,血钙和血磷降低,碱性磷酸酶稍高或正常,病期可持续数周至数月。

2. 活动期(激期) 出现甲状旁腺功能亢进,钙、磷代谢失常和典型的骨骼改变。

（1）骨骼系统改变：①头部：颅骨软化为佝偻病的早期表现，多见于3~6个月婴儿，好发于枕颞部，以手指轻按枕骨或顶骨的后部有乒乓球样感觉；8~9个月的婴儿，额骨和顶骨双侧骨样组织增生呈对称性隆起，出现方颅（图13-2A），严重时呈鞍状或十字状颅形，头围也较正常增大；前囟大，且在18个月以后尚未闭合；出牙延迟至1岁以后。②胸部：肋骨骨骺端因骨样组织堆积而膨大，于肋骨与肋软骨交界处可扪及圆形隆起，以第7~10肋骨最明显，从上至下如串珠样突起，称佝偻病串珠（rachitic rosary，图13-2B），可压迫肺而致局部肺不张，并易患肺炎；因膈肌附着处的肋骨软化，呼吸时被膈肌牵拉而内陷，形成横沟，称郝氏沟（Harrison groove）；胸廓骨骼改变多见于1岁左右患儿，肋骨骺端内陷，胸骨向前突起，形成鸡胸；剑突区内陷，形成漏斗胸。③脊柱及四肢：由于骨样组织增生而致手腕、足踝部也形成钝圆形环状隆起，呈佝偻病"手镯"与"足镯"（图13-2C），多见于6个月以上婴儿；患儿会坐或开始站立与行走后，由于受重力的牵引，加之肌肉及关节处韧带松弛，可使脊柱畸形，严重者可见骨盆畸形（髋外翻），两下肢由于负重于身体重量易发生股骨、胫骨和腓骨弯曲，形成"O"或"X"形腿（图13-2D）。

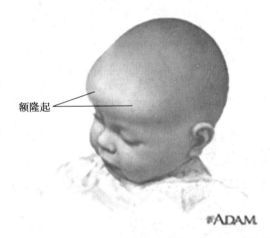
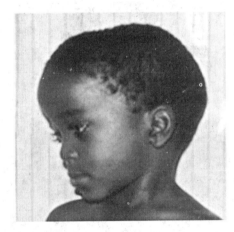

额隆起

图13-2A 佝偻病方颅（见文末彩插）

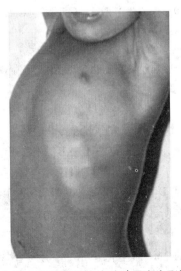

图13-2B 佝偻病肋骨串珠（见文末彩插）

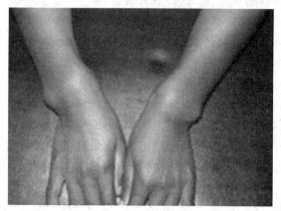
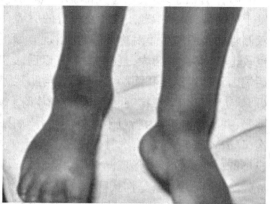

图 13-2C　佝偻病手镯、足镯（见文末彩插）

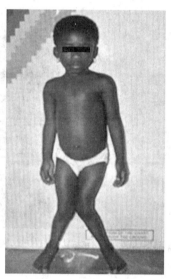
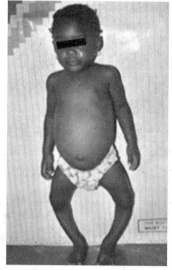

图 13-2D　佝偻病 X 形腿、O 形腿（见文末彩插）

（2）其他表现：严重低血磷导致肌肉糖代谢障碍，使全身肌肉松弛、肌张力降低，坐、立、行等运动功能发育落后，腹肌松弛而呈蛙腹状。重症患儿脑发育亦受累，表情淡漠，条件反射形成缓慢；语言发育落后。

活动期佝偻病患儿的血钙、磷均降低，碱性磷酸酶明显升高，血清 25-(OH)D_3 减少，PTH 升高，X 线显示长骨干骺端临时钙化带模糊或消失，呈毛刷样，并有杯口状改变；骨小梁结构紊乱、模糊，骨质疏松，密度减低 [图 13-3A、图 13-3B(2)]，可出现骨干弯曲。

3. **恢复期**　初期或活动期的患儿经日光照射或维生素 D 常规治疗后，临床症状和体征逐渐减轻或消失；血清钙、磷浓度逐渐恢复正常，碱性磷酸酶需 1～2 个月降至正常水平；骨骺 X 线影像在治疗 2～3 周后有所改善，出现不规则的钙化线，以后钙化带致密增厚，骨质密度逐渐恢复正常。

4. **后遗症期**　无任何临床症状，血生化正常，X 线检查骨骼干骺端活动性病变消失，重症佝偻病可留有不同程度的骨骼畸形。

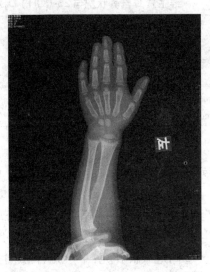

图 13-3A 活动期佝偻病骨骼 X 线改变

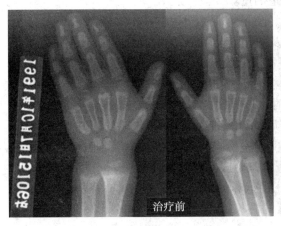

治疗前

图 13-3B（1） 活动期佝偻病治疗前骨骼 X 线改变

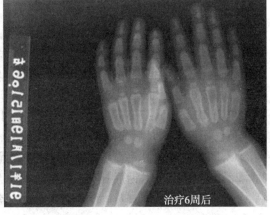

治疗6周后

图 13-3B（2） 活动期佝偻病治疗后骨骼 X 线改变

【诊断】维生素 D 缺乏性佝偻病的诊断主要依据维生素 D 摄入不足的病史及临床表现，并可通过 X 线摄片及生化检查进一步确诊。由于维生素 D 缺乏性佝偻病早期骨骼改变不明显，易激惹、多汗等神经精神症状又无特异性。因此，必须结合高危因素进行综合分析。通过长骨干骺端 X 线片可以明确是否存在佝偻病的骨骼改变；血生化检查对于明确诊断维生素 D 缺乏性佝偻病非常重要。血清 25-(OH)D_3 水平在维生素 D 缺乏性佝偻病早期即可明显降低，是最可靠的诊断指标，提倡在有条件的医疗保健单位开展高效液相法检测 25-(OH)D_3。维生素 D 营养状况与 25-(OH)D_3 水平间的关系见表 13-4。

【预防】佝偻病的预防应从围产期开始，婴儿为重点对象，并应系统管理到 3 岁，即做到"抓早、抓小、抓彻底"。应进行广泛宣传教育，使母亲学到有关的知识。

1. **母亲** 孕妇应经常户外活动，进食富含钙、磷的食物。妊娠后期为冬春季的妇女宜适当补充维生素 D 400～1000IU/d（10～25μg/d），以预防胎儿期维生素 D 贮存不足。使用维生素 AD 制剂应避免维生素 A 中毒，维生素 A 摄入量<1 万 IU/d。

表 13-4　维生素 D 营养状况与 25-（OH）D$_3$水平

维生素 D 营养状态					
严重缺乏 （可出现佝偻病）	缺乏	不足	充足	理想水平	中毒
25-（OH） D$_3$水平　<10ng/ml （25nmol/L）	<20ng/ml （50nmol/L）	21～29ng/ml （52～72nmol/L）	>30ng/ml （75nmol/L）	30～40ng/ml （75～100nmol/L）	>150ng/ml （375nmol/L）

2. 婴幼儿

（1）婴幼儿适当进行户外活动接受日光照射,每天 1～2 小时,尽量暴露身体部位,如头面部、手足等。

（2）维生素 D 补充:①婴儿(包括纯母乳喂养儿):生后 2 周摄入维生素 D 400～800IU/d(10～20μg/d)至 2 岁。维生素 D 补充量应包括食物、日光照射、维生素 D 制剂、维生素 D 强化食品中的维生素 D 含量。②高危人群补充:早产儿、低出生体重儿、双胎儿生后即应补充维生素 D 800～1000IU/d(20～25μg/d),3 个月后改为 400～800IU/d(10～20μg/d)。③有条件可监测血生化指标,根据结果适当调整剂量。

【治疗】

1. 维生素 D 治疗　治疗目的为控制病情及防止骨骼畸形,治疗原则以口服为主。维生素 D 制剂选择、剂量大小、疗程长短、单次或多次、途径(口服或肌注)应根据患儿具体情况而定,强调个体化给药。剂量为 2000～4000IU/d(50～100μg),1 个月后改为 400～800IU/d(10～20μg/d)。口服困难或腹泻等影响吸收时,可采用大剂量突击疗法,维生素 D 每次 15 万～30 万 IU(3.75～7.5mg),肌注,1～3 个月后以口服维生素 D400～800IU/d(10～20μg/d)维持。用药 1 个月后应随访,如症状、体征、实验室检查均无改善应考虑其他疾病、注意鉴别诊断,同时应避免高钙血症、高钙尿症及维生素 D 过量。

2. 其他治疗　①钙剂补充:乳类是婴幼儿钙营养的可靠来源,一般佝偻病治疗可不补钙;②微量营养素补充:应注意其他多种维生素的摄入;③外科手术:严重骨骼畸形可外科手术矫正畸形。

【维生素 D 中毒】

1. 原因　任何原因(误服、滥用、超量等)导致大量维生素 D 的摄入或对维生素 D 敏感者均可引起持续性高钙血症,继而发生各脏器组织钙盐沉积,影响其功能者为维生素 D 中毒。中毒剂量个体差异较大,儿童每天服用 500～1250μg(2 万～5 万 IU)或每天 50μg/kg(2000IU/kg)连服数周或数月可发生中毒;对维生素 D 敏感的儿童,每天服 100μg(4000IU),持续 1～3 个月亦可中毒。

2. 临床表现　①轻度:多为早期,出现厌食、恶心、倦怠、烦躁不安伴低热。②中度:可出现呕吐、腹泻或顽固性便秘,多饮、多尿,肌张力低下,体重减轻,皮肤干燥。③重症:食欲完全消失;嗜睡和惊厥;心界扩大、心音低钝、心律不齐、心动过速、心脏杂音(收缩期)伴高血压、心电图 ST 段可升高;严重者可发生慢性肾衰竭。

3. 诊断　由于缺少特异性临床表现而易漏诊或误诊。临床可根据长期摄入大剂量维生素 D 病史,血钙>3mmol/L(12mg/dl)及骨 X 线检查作出诊断。若有条件的医院可做血清 25-（OH）D$_3$水平检测,25-（OH）D$_3$>250nmol/L(100ng/ml)为过量、>375nmol/L(150ng/ml)为中毒。骨 X 线摄片,长骨干骺端临时钙化带增宽、致密,骨干皮质增厚,骨质疏松致骨硬化。

4. 预防 ①做好佝偻病防治的卫生保健知识宣传,把知识教给广大家长,充分利用自然条件大力提倡多晒太阳。按照推荐量合理服用维生素 D。②医疗保健人员要确切掌握维生素 D 的预防量、治疗量的指征。③食品加工部门要注明强化维生素 D 食品的含量,每天进食的限量,以防引起中毒。

5. 治疗 ①轻症病例:停止服用维生素 D。选择含钙少的食物如粥类,并给予大量维生素 A、维生素 B、维生素 C 直至中毒症状消失。亦可适当补液,可减轻其毒性作用。②重症病例:可用糖皮质激素,使钙的吸收减少,血清钙、血清磷迅速降低。一般用泼尼松口服每天 1~2mg/kg,1~2 周,血钙可降至正常。亦可口服氢氧化铝减少肠钙吸收。血钙过高者可采用呋塞米或依地酸二钠促其排泄,但需注意保持水电解质平衡。

第四节　维生素 A 缺乏

维生素 A 缺乏症是由于各种原因引起体内维生素 A 不足造成的一种全身性疾病。在发展中国家,维生素 A 缺乏仍然是威胁儿童健康和生存的主要因素之一。据 WHO 估计,全球约 33.3% 的 5 岁以下儿童血清视黄醇<0.7μmol/L(200μg/L),处于维生素 A 缺乏风险中。我国 2002 年的全国性调查结果显示,6 岁以下儿童中血清视黄醇<0.7μmol/L(200μg/L)的检出率为 11.7%,属于轻到中度儿童维生素 A 缺乏地区。

【病因】

1. 摄入不足 维生素 A 为脂溶性维生素,小肠维生素 A 的消化吸收需胆盐和脂肪参与,膳食中脂肪含量过低,如长期以米糊、稀饭、炼乳或脱脂奶喂养,易导致维生素 A 缺乏。

2. 吸收障碍 儿童患慢性腹泻、肝胆系统疾病、胰腺疾病都会影响维生素 A 的吸收,造成维生素 A 缺乏。

3. 需要量增加 早产儿肝内维生素 A 贮存较少,如生长发育过快则容易引起维生素 A 缺乏。严重感染,如麻疹、肺炎、结核、高热时维生素 A 需要量增加,也容易并发维生素 A 缺乏。

4. 转化及利用障碍 甲状腺功能减退或糖尿病时,胡萝卜素不能有效转化为视黄醇,可引起维生素 A 缺乏症状。在低蛋白血症和锌缺乏时,维生素 A 不能与维生素 A 结合蛋白、前白蛋白结合为复合物进行转运,维生素 A 排出体外增加,也可引起维生素 A 缺乏。

【发病机制】维生素 A 在人体的代谢功能中起非常重要的作用,并参与很多生理生化过程。因此,维生素 A 缺乏可影响很多生理功能和产生多种病理变化,如引起毛囊角化等皮肤黏膜改变;角膜软化、夜盲等眼部症状;可使免疫细胞内视黄酸受体的表达相应下降,影响机体的免疫功能;干扰肝脏储存铁利用,造成儿童贫血;还可导致男性睾丸萎缩,精子数量减少、活力下降,甚至影响胎盘发育。

【临床表现】

1. 眼部表现 最早出现的症状是暗适应能力降低(暗适应时间延长,暗光下视力减退,进而夜盲),但在婴幼儿不会诉说,不易发现。暗适应力减退的现象持续数周后,眼结膜出现干燥症状,自觉眼干不适、畏光,经常眨眼或揉搓导致感染。眼部检查可见在角膜两旁的结膜由于干燥出现皱褶,形成泡沫样白斑,称为比奥斑(Bitot spots)。进一步发展出现角膜混浊、软化,严重时可发生角膜溃疡、坏死引起穿孔,虹膜、晶状体脱出,导致失明。这些表现多见于小年龄儿童罹患消耗性感染性疾病,如麻疹、疟疾等之后,多数为双侧同时发病。

2. **皮肤表现** 皮肤症状多见于年长儿,可无眼部症状。皮肤干燥、鳞状脱屑、角化增生,抚摸时有鸡皮疙瘩或粗沙样感觉;指甲脆薄多纹,易折断,失去光泽;头发干燥,易落。皮损开始见于四肢伸侧,以后可累及其他部位。

3. **生长发育障碍** 长期严重维生素A缺乏主要影响骨骼系统的生长发育,表现为长骨增长迟滞,身高落后。同时齿龈发生增生和角化,影响成釉质细胞发育,牙齿釉质易剥落,失去光泽,易发生龋齿。由于颅骨、脊椎骨发育受阻,引起脑和脊髓组织受压,导致颅内压增高和脊神经萎缩。

4. **造血系统表现** 类似缺铁性贫血表现,血红蛋白、血细胞比容和血清铁水平下降,血清铁蛋白正常,肝脏和骨髓储存铁反而增加。

5. **亚临床维生素A缺乏** 患儿虽无上述临床表现,但其抗感染功能受到损害,患儿易患呼吸道、消化道和泌尿道感染。

【诊断】维生素A缺乏的诊断可依据高危因素、临床表现以及实验室检查结果等综合判断。

1. **临床诊断** 长期动物性食物摄入不足,慢性消耗性疾病史或各种消化道疾病,急性传染病史,应高度警惕维生素A缺乏病。如出现夜盲或眼干燥症等眼部特异性表现,以及皮肤的症状和体征,诊断本病并不困难。为了进一步早期确诊,应根据当地条件进行实验室检查。

2. **实验室诊断** 血清视黄醇浓度是目前最普遍采用的评估维生素A营养状况的血液生化指标。5岁以下儿童,血清正常视黄醇水平为 $1.05 \sim 1.75 \mu mol/L(300 \sim 500 \mu g/L)$;若视黄醇水平 $<0.7 \mu mol/L(200 \mu g/L)$,可视为维生素A缺乏高风险,$<0.35 \mu mol/L(100 \mu g/L)$可确诊为维生素A缺乏。视黄醇浓度介于 $0.70 \sim 1.05 \mu mol/L(200 \sim 300 \mu g/L)$时,为亚临床型维生素A缺乏。由于感染状况下血清视黄醇浓度下降,因此,建议对血清视黄醇浓度介于 $0.70 \sim 1.05 \mu mol/L(200 \sim 300 \mu g/L)$,并具有高危因素的儿童,进行相对剂量反应试验(relative dose response,RDR)以确定诊断。其方法是在空腹时采取静脉血(A_0),然后口服视黄醇制剂 $450 \mu g$,5小时后再次采取静脉血(A_5),测定两次血浆中维生素A的水平并按公式(如下)计算RDR值,如RDR值大于20%为阳性,表示存在亚临床状态维生素A缺乏。

$$RDR\% = \frac{A_5 - A_0}{A_5} \times 100\%$$

血浆视黄醇结合蛋白<23.1mg/L,也提示维生素A缺乏可能。

【预防】

1. **膳食的营养平衡** 经常食用富含维生素A的动物性食物和深色蔬菜。小年龄儿童是预防维生素A缺乏的主要对象。婴儿期应提倡母乳喂养,人工喂养婴儿应尽量选择维生素A强化的乳方。

2. **每天推荐供应量** 婴幼儿为 $400 \mu g$ 视黄醇当量(retinol equivalent,RE)(1324IU),5岁以上儿童为 $750 \mu gRE(2482IU)$,少年和成人为 $800 \mu gRE(2648IU)$,孕妇为 $1000 \mu gRE(3310IU)$,乳母为 $1200 \mu gRE(3972IU)$。

3. 在维生素A缺乏的高发地区,可以采取每隔6个月给予一次口服 60 000μgRE(20万

IU)的预防措施。

4. 对患感染性疾病如麻疹、疟疾和结核病等,以及慢性消耗性疾病的患者应及早补充维生素 A 制剂。

(1) 有慢性腹泻等维生素 A 吸收不良者可短期内肌注维生素 A 1~2ml/d,3~5 天后再改为口服,也可用维生素 A 水剂 30mgRE(100 000IU)/d,连用 5 天后改为 7.5mgRE(2.5 万 IU)/d。

(2) 全部麻疹患儿都应补充一次维生素 A。如果已知患儿所在地区缺乏维生素 A 或维生素 A 缺乏所致死亡>1%,间隔 24 小时补充第二次维生素 A。这有助于减少眼部损伤和夜盲症的发生。维生素 A 的补充可降低 50% 麻疹病例死亡。推荐的特殊剂量如下:①<6 月龄婴儿 15mgRE(50 000IU);②6~11 月龄婴儿 30mgRE(100 000IU);③≥12 月龄儿童 60mgRE(200 000IU)。如果患儿已有维生素 A 缺乏的临床体征,如比奥斑,4~6 周后第三次补充维生素 A。

5. **特殊人群** 采用大剂量维生素 A 预防(表 13-5):服用时应避免过量造成中毒。

表 13-5　6~59 个月儿童维生素 A 补充量（WHO 推荐）

目标人群	6~11 个月婴儿（包括 HIV+）	12~59 个月儿童（包括 HIV+）
剂量	10 万 IU(30mgRE)维生素 A	20 万 IU(60mgRE)维生素 A
频率	1 次	每 4~6 个月 1 次
给药途径	口服水剂,棕榈酸视黄酯或视黄醋酸盐油剂	
给药指针	目标人群所在地:24~59 个月儿童夜盲发生率≥1% 或 6~59 个月儿童维生素 A 缺乏率(血清视黄醇≤0.70μmol/L)≥20%	

【治疗】

1. **调整饮食去除病因** 提供富含维生素 A 的动物性食物或含胡萝卜素较多的深色蔬菜,有条件的地方也可以采用维生素 A 强化的食品如婴儿的配方奶粉和辅食等。此外,应重视原发病的治疗。

2. **维生素 A 制剂治疗** 轻症维生素 A 缺乏病及消化吸收功能良好者可以每天口服维生素 A 制剂 7500~15 000μg(相当于 2.5 万~5 万 IU),分 2~3 次服用。如有慢性腹泻或肠道吸收障碍者或重症患者,可先采用深部肌注维生素 AD 注射剂(每支含维生素 A 7500μg 和维生素 D 62.5μg)0.5~1ml,每天 1 次,连用 3~5 天,病情好转即改口服。经维生素 A 治疗后临床症状好转迅速,夜盲常于 2~3 天后明显改善,干眼症状 3~5 天消失,结膜干燥、比奥斑 1~2 周后消失,角膜病变也渐好转,皮肤过度角化需 1~2 个月方痊愈。症状消失后服用预防剂量维生素 A 制剂。

3. **眼局部治疗** 除全身治疗外,严重的维生素 A 缺乏病患者常需眼部的局部治疗。为预防结膜和角膜发生继发感染,可采用抗生素眼药水(如 0.25% 氯霉素)或眼膏(如 0.5% 红霉素或金霉素)治疗,一天 3~4 次,可减轻结膜和角膜干燥不适。如果角膜出现软化和溃疡,可采用抗生素眼药水与消毒鱼肝油交替滴眼,约 1 小时一次,每天不少于 20 次。治疗时动作要轻柔,勿压迫眼球,以免角膜穿孔,虹膜、晶状体脱出。

第五节 其他微量营养素缺乏

（一）锌缺乏症

锌是人体内重要的微量元素,在体内的含量仅次于铁。锌参与体内多种酶的组成。锌缺乏症是指各种原因引起儿童体内锌不足导致多种系统功能紊乱的疾病。

【病因和病理】

1. **摄入不足** 动物性食物中含有较丰富的锌,且易被吸收;植物性食物中含有植酸和纤维素,影响锌的吸收,因此长期缺乏动物性食物可能导致体内锌缺乏。小婴儿自母体带来的锌储备很少,出生后几乎依赖食物中的锌维持需要,如为母乳喂养且母亲又不缺锌,则可满足机体需要。牛乳的含锌量高于人乳,但吸收利用率却低于人乳,因其中缺少促进锌吸收的配体,一般情况下牛乳喂养可以提供足够的锌。但如果用缺锌或低锌配方乳喂养,常易引起锌缺乏。

2. **需要相对增加** 生长发育迅速时期,营养不良恢复期,外科手术后,急性感染性疾病等情况下,对锌的需要量显著增多,如得不到适当补充,可能发生锌缺乏症。

3. **丢失增加** 创伤、饥饿、糖尿病、慢性肾病等疾病状态时,大量的锌从组织中释放入血,并从尿中排出体外,或因肾脏再吸收功能障碍导致锌的排泄量增多,均可造成体内锌总量的缺乏。

4. **遗传因素** 肠病性肢端性皮炎是常染色体隐性遗传的疾病,患儿小肠上皮黏膜细胞对锌的聚集能力低下,从而降低了锌的吸收,导致锌缺乏症发生。

5. **医源性缺乏** 接受青霉胺和组氨酸等螯合剂、长期接受肠外营养和严重烧伤的患者都应该及时补充锌,否则易发生锌缺乏。

锌参与 DNA 复制、转录和翻译的聚合酶的构成,锌缺乏会影响蛋白质和核酸的合成,以及细胞的分化和增殖,从而引起生长发育障碍。同时缺锌还会影响味蕾细胞的更新和许多消化酶的合成,造成消化能力下降,食欲缺乏。锌还参与维生素 A 还原酶和视黄醇结合蛋白的合成,缺乏时可造成维生素 A 利用障碍,表现出夜盲等维生素 A 缺乏的症状。此外,锌被证明具有维持和促进免疫功能的作用,缺锌可引起免疫活性细胞数量减少、某些淋巴因子活性降低、淋巴细胞表面受体发生改变等变化,导致免疫能力下降。

【临床表现】锌缺乏的临床表现是一种或多种锌的生物学活性降低的结果。查体可见毛发稀疏脱落、暗适应能力差、贫血、皮炎等表现。然而,这些症状和体征都缺乏特异性。锌缺乏症可分为两大类型。

1. **营养性锌缺乏症** ①生长缓慢:儿童期缺锌的早期典型表现是生长速度缓慢。儿童的身高、体重常低于正常同龄儿,严重者可出现侏儒症。②食欲降低:食欲缺乏、厌食、味觉减退。③异食癖:在锌缺乏的儿童中,常有食土、纸张、墙皮及其他嗜异物的现象,补锌后症状好转。④免疫功能下降:锌缺乏的儿童因细胞免疫功能受损而易患各种感染性疾病如腹泻、肺炎等。⑤伤口愈合缓慢:锌缺乏时,DNA 和 RNA 合成量减少,创伤处颗粒组织中的胶原减少,肉芽组织易于破坏,使创伤、瘘管、溃疡、烧伤等愈合困难。⑥其他:男性的第二性征发育和女性生殖系统的发育延缓;骨骼发育受影响;影响脑功能,使智商降低;也可出现嗜睡症、抑郁症和应激性症状。

2. 肠病性肢端皮炎 为常染色体隐性遗传性疾病,多发生于停止母乳改用人工喂养的婴儿期。主要表现不易治愈的慢性腹泻、脱发和皮炎;也可有厌食、嗜睡、生长落后及免疫功能低下等表现。皮肤损害的表现为肠病性肢端皮炎,严重的表现为各种皮疹、大疱性皮炎、复发性口腔溃疡。皮肤损害的特征多为糜烂性对称性,常呈急性皮炎,也可表现为过度角化。部分儿童表现为不规则散乱的脱发,头发呈红色或浅色,锌治疗后头发颜色变深。

【诊断】 主要依靠膳食调查、临床表现及实验室检查作出初步判断;必要时给予锌剂治疗,有助于诊断锌缺乏疾病。

1. 病史 仔细、详细地询问饮食史,如婴儿是否有断奶或改用牛乳喂养的历史,是否喂养中食物含锌量过低,或存在长期吸收不良的病史。

2. 临床表现 是否有生长发育迟缓、味觉灵敏度降低、食欲减退或厌食、异食癖、经常发生感染性疾病等临床表现。

3. 实验室检查 必要时可行实验室检查。目前临床上血清(浆)锌的测定是比较常用的指标。10 岁以下儿童血清锌浓度不应低于 $10.07\mu mol/L(65\mu g/dl)$。但是,血清锌水平反映的是锌代谢的动态平衡情况,故测定结果即使正常也不能完全排除总体锌水平低下的可能。

4. 试验治疗 如高度怀疑锌营养不良性疾病,可适当补锌,如补锌后症状、体征均好转或消失,可作为诊断的重要依据。

【预防】 坚持平衡膳食是预防锌缺乏的主要措施。初乳中含锌丰富,应提倡早开奶,让婴儿吃到初乳。无论母乳喂养和人工喂养儿都应适时添加含锌丰富的食品。动物性食品含锌较丰富,且利用率较高,如蛋黄、瘦肉、肝;植物性食品中仅坚果类含锌较高,如核桃、板栗、花生;其他植物性食品含锌较低,且吸收率也低。近年来,在牛奶中强化锌对预防锌缺乏也具有重要作用。在幼儿期要做到不偏食、不挑食,动物性食品和植物性食品要合理搭配。

【治疗】 积极治疗原发病;改进喂养方法,补充含锌丰富的食品,如肝、鱼、瘦肉、禽蛋等。缺锌的治疗常用口服锌制剂,一般用锌元素每天 0.5～1.0mg/kg,合硫酸锌 2.3～4.5mg/(kg·d),以 4 周为一疗程,必要时可再增加一个疗程。诊断性治疗也可用同样剂量,服用 2周。如患儿伴有呕吐、腹泻、手术后禁食或消化道其他疾病,不能口服治疗时,可经静脉补充锌。早产儿在体重未达到 3kg 前,可按元素锌 0.3mg/(kg·d)补给;正常足月儿至 5 岁,按元素锌 0.1mg/(kg·d)补给;5 岁后按每天总量 2.5～4.0mg 元素锌补充锌。

WHO 推荐,儿童腹泻时,应补充锌20mg/d,10～14 天(<6 个月的婴儿 10mg/d)。

(二)碘缺乏病

碘是人体必须从外界获取的重要微量元素,碘对人体的主要作用是构成甲状腺素。碘的摄入量低于每天需要量将引起甲状腺素合成减少,导致血清中甲状腺素水平降低。甲状腺素具有调节能量转换、促进新陈代谢、促进生长发育和维持中枢神经系统发育以及促进性腺发育等重要功能。碘缺乏常常是区域性的,根据发生的年龄阶段、表现形式,将因缺碘引起的体格生长迟滞、智力发育障碍、甲状腺肿大等系列表现,统称为碘缺乏病(iodine deficiency disorders,IDD)。地方性甲状腺肿和地方性先天性甲状腺功能减退,是碘缺乏病的两个典型表现。

【病因】

1. **胎儿期碘缺乏** 妊娠期间孕妇如碘的摄入不足,血浆中无机碘离子浓度降低,甲状腺产生的 T_3、T_4 较少,血液中 T_3、T_4 减少,导致通过胎盘的 T_3、T_4 也减少,因此不能满足胎儿的需要。

2. **环境因素** 食物和饮水中缺碘是导致人体碘缺乏的根本原因。海水和海产品,碘的含量非常丰富,是人类碘的重要来源。在远离海洋的内陆或山区,尤其在植被破坏的地区,土壤和水中的碘含量低,可导致食物碘的含量偏少,使人碘的摄入量不能满足需要量。部分地区水中碘的含量较低,在我国的西安、宝鸡、石泉及蓝田等地,饮水中的碘含量较低,甲状腺肿的发病率也较高。

3. **膳食因素** 人体碘的供给约 60% 来源于植物性食品,如土壤中的碘缺乏,可导致植物性食品碘的含量不足。有些食物会影响碘的吸收和利用,如低蛋白、高碳水化合物,可影响甲状腺对碘的吸收和利用;蔬菜中的木薯、甘蓝、卷心菜、大头菜、荠菜含有葡糖硫苷棉豆苷的水解产物,可抑制碘的有机化过程;玉米、小米、甜薯、高粱及各种豆类中在肠道中可释放出氰化物,进而被代谢成硫氰酸盐,可抑制甲状腺摄取碘化物;钙磷含量高的食物可妨碍碘的吸收,抑制甲状腺素的合成,加速碘的排泄。

【发病机制】甲状腺对缺碘有一个代偿适应过程,首先甲状腺上皮细胞的摄碘功能增强;同时碘的有机化过程增强,即一碘酪氨酸合成增多而二碘酪氨酸相对减少,其结果是三碘甲腺原氨酸(T_3)合成增多而四碘甲腺原氨酸(T_4)减少,T_3/T_4 比值升高;T_4 的下降反馈性地导致促甲状腺激素(TSH)生成增加;在以上因素的共同作用下,甲状腺球蛋白的合成也代偿性增强,使得甲状腺滤泡常出现胶质潴留。T_3 是甲状腺素的主要活性形式,T_3 与核受体结合后才能发挥激素作用,与周围组织中核受体结合的主要是血浆中的 T_3;但是中枢神经系统与周围组织有所不同,与其细胞内核受体结合的 T_3 主要来自血浆中的 T_4,T_4 进入脑细胞后经脱碘酶(Ⅱ型)作用后转变为 T_3 才能与核受体结合。缺碘时最早受累的现象是血浆 T_4 下降,如果发生在神经系统生长发育的关键时期即胎儿期或其后的婴幼儿时期,则可能引起神经系统功能障碍和智力低下。由于 TSH 升高造成甲状腺上皮细胞和滤泡增生,最终使甲状腺的体积逐渐增大,形成甲状腺肿。

儿童时期缺碘引起的严重生长发育障碍(地方性先天性甲状腺功能减退)与甲状腺发育不良、下丘脑-垂体功能缺陷、甲状腺素合成途径中酶缺陷导致的散发性先天性甲状腺功能减退,临床表现有相似之处,但发病机制有所不同。

【临床表现】不同年龄的儿童碘缺乏的表现有所区别,新生儿和婴幼儿多以体格生长和智力发育迟滞为主要表现。新生儿常见生理性黄疸期延长、体温低、对外界反应低下、嗜睡、食欲缺乏等症状;在生后 6 个月甲状腺功能减退的表现逐渐明显,临床可见头大、颈短、面部黏液性水肿、眼距宽、鼻梁低平、唇厚、舌大、腹部膨隆的特殊面容和体形,体格检查可发现患儿具有智力低下、身高、体重指标落后等生长发育落后的表现,以及痉挛性瘫痪、共济失调、聋、哑等神经系统损伤体征,有些患儿还出现性发育迟缓。学龄期和青春期儿童则可以出现甲状腺肿的表现,临床可见甲状腺均匀肿大(弥漫型),以及在甲状腺部位可以摸到一个或多个结节(结节型),或者两者同时出现(混合型)。

儿童时期甲状腺素水平低下将影响体格生长发育和智力发育成熟,其具体表现视缺碘发生的时期、程度和持续时间而不同,不同时期碘缺乏造成的损伤如表 13-6。

表 13-6　不同时期碘缺乏的损伤

年龄期	损 伤 表 现
胎儿期	流产、死婴、先天性畸形、围产期死亡率升高、婴儿死亡率升高;地方性甲状腺肿神经型:智力发育障碍、聋、哑等;地方性甲状腺肿黏液型:黏液性水肿面容、智力发育障碍、甲状腺功能减退、精神运动障碍等
新生儿期	新生儿甲状腺功能减退
儿童和青春期	智力和体格发育障碍
成人期	甲状腺肿及其并发症、甲状腺功能亢进
所有年龄期	甲状腺肿、甲状腺功能减退、智能损伤、对核放射损伤的易感性增加

【诊断】由于碘缺乏对于生命早期生长发育的影响最为严重,且造成的损伤难以逆转,所以新生儿筛查非常重要,我国已经将促甲状腺激素(TSH)测定作为新生儿疾病筛查的内容之一,纸片法初筛结果大于 20mU/L 时再测定血清 T_4 和 TSH 以确诊。

对于新生儿筛查结果可疑或者临床可疑缺碘的儿童都应该检测血清 T_3、T_4、TSH 的水平。在缺碘早期或机体对缺碘尚处于代偿状态时,T_3 水平可能正常,失代偿时则下降;T_4 水平下降、TSH 水平上升是临床诊断碘缺乏病的实验室检查依据。正常人 24 小时尿碘应在 100g/L 以上,低于 100g/L 表示可能已经缺碘,低于 50g/L 表示轻度缺碘,低于 25g/L 表示严重缺碘。

居住在碘缺乏地区以及当地有碘缺乏病发生的流行病学资料对诊断非常重要。根据临床表现和实验室检查结果,诊断碘缺乏病并不困难。

国内碘缺乏的诊断标准:

1. 地方性甲状腺肿诊断标准(1978 年我国防治地方性甲状腺肿专业会议制订) ①居住在甲状腺肿病区;②甲状腺肿大超过本人拇指末节或有小于拇指末节的结节;③排除甲亢、甲状腺癌等其他甲状腺疾病;④病区划分标准(以乡为单位)轻病区:居民甲状腺肿患病率>3%;7~14 岁中小学生甲状腺肿大率>20%;尿碘 25~50μg/L 肌酐;重病区居民甲状腺肿患病率>10%;7~14 岁中小学生甲状腺肿大率>50%;尿碘<25μg/L 肌酐。

2. 地方性克汀病诊断标准(1980 年制订) 必备条件:①出生、居住于低碘地方性甲状腺肿地区;②有精神发育不全,主要表现为不同程度智力障碍。辅助条件:①有不同程度的听力、语言及运动神经障碍;②甲状腺功能减退症,有不同程度的身体发育障碍,克汀病形象(傻相、面宽、眼距宽、塌鼻梁、腹部膨隆等);③不同程度的甲状腺功能减退表现(黏液水肿、皮肤毛发干燥、X 线骨龄落后和骨骺愈合延迟、血浆 PBI 降低,血清 T_4、TSH 升高)。具备必备条件和辅助条件中的任何一项或一项以上而又可排除分娩损伤、脑炎、脑膜炎及药物中毒病史者可诊断为地方性克汀病。

【治疗】甲状腺肿患儿在有效补碘后数月或数年内肿大的甲状腺或小结节逐渐消退,巨大的甲状腺肿结节或有并发症的可进行手术治疗。对于存在甲状腺萎缩或者目前仍有甲状腺功能减退的患儿,则需使用甲状腺素替代治疗。

1. 补碘治疗 主要适用于重度的弥漫型甲状腺肿患儿。可用复方碘溶液每天 1~2 滴(约含碘 3.5mg),或碘化钾每天 10~15mg,连服 2 周为一疗程,两个疗程之间停药 3 个月,反复治疗 1 年。

2. **甲状腺素替代治疗** 常用有两种制剂：L-甲状腺素钠和干甲状腺素片。L-甲状腺素钠主要含有 T_4，每片 $50\mu g$ 或 $100\mu g$，婴儿每天 $8\sim14\mu g/kg$，儿童每天 $4\mu g/kg$，每天 1 次口服。干甲状腺片含有 T_3、T_4，从动物组织中提取而来，每片 $40mg$，开始使用剂量从小到大，间隔 $1\sim2$ 周加量一次，直至临床症状改善，血清 T_4、TSH 水平正常，此时剂量可作为维持剂量每天服用。具体用法见表 13-7。

表 13-7　甲状腺片治疗参考剂量

年龄	开始剂量（mg/d）	维持剂量（mg/d）
6 个月	$5\sim10$	$15\sim30$
~1 岁	$10\sim30$	$30\sim60$
~3 岁	$30\sim40$	$60\sim80$
~7 岁	60	$80\sim140$
~14 岁	80	$120\sim180$

【预防】 碘缺乏的有效、安全和经济的预防措施是在食盐中强化碘。目前，在世界卫生组织和联合国儿童基金会的推动下，食用碘化盐已经成为一个全球的行动，并且卓有成效地防治了碘缺乏病的发生。我国从 20 世纪 90 年代开始实行食盐碘化措施，已经基本实现了全国范围的食盐碘化。

第六节　儿童超重与肥胖

儿童超重（overweight）是指体重超过同年龄、同性别儿童正常值范围的状态；而肥胖症（obesity）则是长期能量摄入超过消耗，全身脂肪组织堆积的一种营养障碍性疾病。根据 2011 年 UNICEF、WHO 和世界银行联合分析，世界范围和联合国地区 5 岁以下儿童超重率约 7%，较 1900 年增加了 58%，估计 2025 年超重率可达 9.9%，超重与肥胖已成为最常见的公共健康问题之一。儿童肥胖与生活方式密切相关，不仅影响其生长发育，还可延续至成年，引起成人期冠心病、高血压、糖尿病、胆石症、痛风等疾病。因此，超重及肥胖的防治应引起社会及家庭的重视。

【病因】 超重与肥胖是遗传和环境因素共同作用的结果，其中生活方式和个人行为模式是主要危险因素。

1. **摄入过多** 持续能量摄入超过生理需要，过多的能量以脂肪的形式存储于体内。

2. **活动过少** 由于儿童活动过少造成能量相对过剩而形成肥胖。

3. **遗传因素** 肥胖症具有家族遗传倾向，20%~50% 的儿童肥胖症与遗传因素有关。双生子研究表明肥胖有高度遗传性；肥胖双亲的后代发生肥胖者约 80%，双亲之一肥胖的后代发生肥胖者为 40%~50%，正常双亲的后代发生肥胖者约 14%，提示肥胖的家族性发生与多基因遗传有关。

4. **宫内因素** 儿童出生体重与孕妇营养有关，如孕妇进食过多或患妊娠期糖尿病，特别是在孕期后 3 个月，易发生胎儿过重并导致出生后儿童肥胖。

5. **其他** 食欲调节失常，内分泌代谢失调，甚至是心理因素，如情感创伤、精神紧张等均可引起儿童肥胖。

【临床表现】　主要表现为体重明显超过同龄儿童,皮下脂肪肥厚,分布均匀,腹部偶尔可见白色或紫色条纹。骨龄发育正常或超过同龄儿,性发育提前。严重者因通气功能不良而致缺氧和二氧化碳潴留,表现为疲倦、嗜睡、呼吸暂停、打鼾等,影响睡眠,可导致上课注意力不集中,学习成绩下降。此外,严重肥胖者可有内分泌代谢紊乱表现。通常患儿活动量少,因怕被人讥笑而不愿与人交往,甚至出现自卑、孤僻离群等心理障碍。

【诊断】　儿童超重与肥胖症的诊断需要从过量摄食的病史、临床表现、体格评价及实验室检查等方面综合判断。

1. **超重与肥胖的体格诊断指标**　2 岁内儿童,若体重/身长 ≥P97th 为超重;2 岁以上儿童和青少年肥胖,首选国际推荐的 BMI 作为评价指标。体质指数(body mass index,BMI)= 体重(kg)/[身高(m)]^2。凡 BMI/年龄 ≥P95th 为超重;P85th ~ P95th 为超重危险;<P5th 为低体重。中国学龄儿童青少年超重、肥胖筛查 BMI 值分类标准见表 13-8。

表 13-8　中国学龄儿童青少年超重、肥胖筛查 BMI 值分类标准

年龄（岁）	男（超重）	男（肥胖）	女（超重）	女（肥胖）
7	17.4	19.2	17.2	18.9
8	18.1	20.3	18.1	19.9
9	18.9	21.4	19.0	21.0
10	19.6	22.5	20.0	22.1
11	20.3	23.6	21.1	23.3
12	21.0	24.7	21.9	24.5
13	21.9	25.7	22.6	25.6
14	22.6	26.4	23.0	26.3
15	23.1	26.9	23.4	26.9
16	23.5	27.4	23.7	27.4
17	23.8	27.8	23.8	27.7
18	24.0	28.0	24.0	28.0

2. **实验室检查**　肥胖者体内甘油三酯、胆固醇、极低密度脂蛋白、游离脂肪酸均可升高,高密度脂蛋白降低。肝脏超声波检查可见脂肪肝。肥胖者体内嘌呤代谢异常,可有血尿酸增高。

【预防】

1. **健康教育**　加强宣传力度,使人们对肥胖症有正确认识,肥胖儿不是健康儿,让家长摒弃"越胖越健康"的陈旧观念;改变不良的生活方式、饮食习惯和不合理的膳食结构,使人群中肥胖症的危险因素水平大大降低,从而减少肥胖症的发生;提高对危险因素易感人群的识别,并及时给予医疗监督,以控制肥胖症的进展。

2. **不同年龄段预防措施**

（1）母亲孕后期就应避免增重过多,以防分娩出生体重过大的巨大新生儿。

（2）出生后应坚持母乳喂养,6 个月前不喂半固体或固体淀粉类食物;婴幼儿期应定时到儿保门诊作生长发育监测,早期发现过重肥胖倾向,及时加以纠正。

（3）学龄前期儿童应养成良好的生活习惯和进食习惯,不要偏食糖类、高脂、高热量食

物,执行平衡膳食,对超重儿童要限制食物摄入量,使体重接近标准范围;培养参加各种体力活动和劳动的习惯。

（4）儿童少年期,特别是青春期容易发胖,尤其是女孩。肥胖后心理压力增大,宜及早加强饮食指导。膳食要遵循少糖、少油,保证蛋白质和多食水果蔬菜的原则,尤其要少吃甜点心。同时要增加运动量,多承担家务劳动和坚持 1～2 项体育运动,持之以恒方能见效。并应定期监测体重,防止发生肥胖症。

【治疗】 肥胖症的治疗原则是减少产热能性食物的摄入和增加机体对热能的消耗,使体内脂肪不断减少,体重逐步下降。饮食疗法和运动疗法是两项最主要的措施,药物或外科手术治疗均不宜用于儿童。强调以运动处方为基础,以行为矫正为关键技术,饮食调整和健康教育贯彻始终;以家庭为单位,以日常生活为控制场所;肥胖儿童、家长、教师、医务人员共同参与的综合治疗方案。

1. **饮食控制**　在控制体重增加过快的同时又要兼顾儿童的生长所需,所以控制饮食还需要依据生长监测数据进行调整。饮食结构上除减少脂肪和碳水化合物的量外,蛋白质、维生素和微量元素仍按体重计算量供给。为了满足患儿的食欲,可供给较多的富含纤维的蔬菜。还要严格控制零食。

2. **增加体格锻炼**　肥胖儿应坚持长期的体育锻炼,以增加能量消耗。运动形式可选择有氧运动,有氧运动与无氧运动交替,技巧运动。运动强度依据个体的平均强度,一般为最大氧消耗的 50%（为最大心率的 60%～65%）。运动频率为每周 3～5 次。运动时间为 1～2 小时。运动期限以 3 个月为一个阶段,1 年为一个周期。要逐渐养成习惯,避免半途而废。

3. **药物**　单纯性肥胖症不主张药物治疗。药物治疗主要针对并发症的治疗,如护肝、降血脂等。

4. **解除精神负担**　消除紧张,增强信心,鼓励患儿多参加集体活动。

（吴康敏）

第十四章

儿童神经心理行为偏异

儿童神经心理行为发育水平包括感知觉、大运动、精细动作、语言和社会适应性行为等心理过程。儿童神经心理行为发育和体格生长一样,在正常范围内具有个体差异,少数还会有偏异,从而造成儿童生长发育以及心理发展水平落后、行为偏离或障碍,这些均需要早期识别和干预。

第一节　儿童常见不良行为习惯

儿童常见不良行为习惯是指儿童在生长发育过程中,出现与年龄不相符的动作和行为,通常是可以矫正的。这些动作和行为随着年龄增长、疏导教育或者环境的改变,可逐渐消失,一般不会持续到成年期。儿童期常见的不良行为习惯包括吮手指、咬指甲、习惯性交叉擦腿和屏气发作等,这些不良行为习惯的出现也常常伴有相应的心理问题,很容易导致儿童意外伤害、社交困难和适应困难,从而引起儿童的紧张和焦虑,应及时发现并进行矫治。

(一)吮手指

吮手指(sucking fingers)指儿童自主或不自主地反复吸吮拇指、示指或其他手指的行为。作为一种原始反射,婴儿早期吸吮手指是一种正常生理现象,如饥饿时,吸吮自己的手指会得到如吮吸母亲乳头样的满足。婴儿在寂寞无聊、焦虑不安,或身体有疼痛、不舒服时,吮吸手指也可聊以自慰、减轻焦虑、转移对身体疼痛和不舒服的注意力,也可起到帮助儿童入睡或减少哭闹的作用。婴儿口唇接触到任何物体,都会引起吸吮反射。因此,婴儿期吸吮手指头是常见的,发生率可高达90%,2~3岁后,随着年龄的增长,对外界环境兴趣的增加,对自身刺激的注意力则渐渐减少,吸吮手指的行为也会在不知不觉中自行消退,学龄期以后会逐渐消失。如果对儿童的关心过少,不能与外界环境建立足够的联系,如饥饿、疾病、孤独无伴、缺乏玩具或者不良情境经常存在,那么此种行为可能形成习惯而难以消除。

吸吮手指的病因可能是多方面的,从最初的生理反射性行为发展成不良行为习惯。多数儿童是在情绪紧张或焦虑不安的时候发生,与父母的教育方式不当有关,并伴有睡眠障碍、磨牙齿等症状。西方一些研究者基于弗洛伊德的人格随着性心理发展的理论认为吮吸手指以满足口欲的需要有利于性心理发育。如果这些欲望得不到满足或过于满足,就会产生固结现象,形成以自我为中心、过度依赖、悲观、退缩、猜疑等人格特征,并可能在以后出现吮手指、咬指甲、饮食过度等不良行为。

预防和矫正儿童吸吮手指的关键在于从小就养成良好的习惯,纠正不良的喂养方式,避免如一哭就塞乳头之类的错误哺乳方法,应让儿童有充分时间接触周围环境,和更多地参加游戏,把注意力从吸吮手指上转移开。对于已经养成此类不良习惯的儿童,可使用行为治疗来矫正其行为。

（二）咬指甲

咬指甲（nail biting）指儿童反复出现自主或不自主咬指甲和指甲周围皮肤的行为，严重时可咬足趾。一些儿童因反复咬指甲，致使手指受伤、指甲周围的皮肤出血和反复感染，造成有些儿童指甲顶端凹凸不平，严重的甚至手指变形。儿童可伴有紧张不安、情绪焦虑及其他行为问题，如吸吮手指、睡眠障碍、多动等。

咬指甲大部分开始于3~6岁儿童，个别可持续至青春期。咬指甲行为一般随着年龄的增加发生率下降。儿童咬指甲的现象主要与心理紧张、情绪不稳定有关。一些具有性格内向、敏感、易紧张焦虑等特点的儿童容易有以上表现。咬指甲的行为，可缓解精神紧张和焦虑不安，长此以往则会形成固定习惯，但一部分儿童的诱因不明。心理学认为咬指甲一般都是无意识行为，是口欲期的一种延续，是缓解紧张、分散注意力的一种不良的习惯性行为。

矫正咬指甲行为可采取行为治疗的方法（如习惯矫正训练），使儿童意识到咬指甲的害处，长期咬指甲可将指甲下积攒的致病细菌吃进嘴里，随唾液进入体内而导致儿童生病。因而要从小培养儿童良好的卫生习惯，养成经常剪指甲的良好习惯，增强自我控制能力。此外，应查找使儿童感到紧张、焦虑不安的原因，以减轻压力，缓解这种行为。咬指甲行为一般可随着儿童年龄的增长而逐渐消失。

（三）习惯性交叉擦腿

习惯性交叉擦腿（habitual rubbing thigh）又称情感交叉综合征，是指小儿通过摩擦会阴部引起兴奋的一种习惯性动作。可见于周岁的婴幼儿，多数在2岁后发生，女孩较男孩多见。

该习惯发生的原因，可能与会阴及生殖器局部刺激引起瘙痒（如外阴部炎症、湿疹、包皮过长）使儿童出现摩擦外阴的行为；还有些儿童用玩弄生殖器来缓解紧张情绪，经常与此便形成不良习惯。

具体表现为患儿在父母的怀抱中两腿交叉，或于入睡前，或醒后平躺于床上，两腿骑跨于小凳子上，双腿交叉内收、互相紧贴，上下摩擦，会阴部肌肉收缩，面色潮红、两眼凝视，一般可持续数分钟或更长时间方能停止，家长干预时往往无法终止，强行干预或制止时会导致情绪的愤怒。在发作过程中，儿童始终神志清楚，对周围环境反应正常，在发作时或发作间期脑电图无癫痫波。

若发现以上现象应积极寻找和去除局部刺激的因素，家长应带孩子及时就医，协助儿童做好个人卫生，不要穿过于紧身的内裤，减少对外阴部的局部刺激和摩擦。儿童出现这种不良习惯时，家长要冷静对待，勿惩罚打骂，要耐心解释教育，给孩子以心理上的安慰，可分散其注意力或让儿童站起来及做其他事情。对于小年龄儿童，家长可采取将其双腿轻轻分开的方法，使用玩具或其他方式转移孩子的注意力。晚上尽量使儿童有困意时再上床以使其尽快入睡，早上醒来后尽快起床，减少儿童醒后独自待在床上的时间，养成上床即睡、睡醒即起的睡眠习惯。该症预后良好，随着儿童年龄增长，大多数可自行减少和消失。

（四）屏气发作

屏气发作（breath holding spell）是指儿童在遇到强烈的刺激（如疼痛）时，出现高声哭叫，随之出现呼吸加快加深的过度换气症状，以致呼吸暂时停止，口唇发绀，严重者还会出现短暂的意识丧失及抽搐。发作过程一般短暂，持续30秒~1分钟，出现全身肌肉松弛，随后再哭出声来。有该行为的儿童每次发作前，通常与父母或环境之间有明显的矛盾冲突，如要求未得到满足。父母通常在初次发作时采取一些不适当的要挟方式将其强化而持续存在下来,随着年龄增长其发生次数逐渐增多,每天发作次数不定,重者可达一天数次。3~4岁以后屏气发作逐渐减少,可自发缓解,6岁以后极少见。

儿童出现屏气发作时,家长不要过分惩罚或斥责,这样只会促使该行为的再次发生,要采取疏导的方式帮助孩子学会控制情绪。一旦发生意识丧失,切勿惊慌失措,可立即采取措施,将孩子平躺于床上,保持环境安静,以减少脑部缺氧,减少或避免一切不良刺激。患儿发作一般在数分钟内自行恢复,不需特殊用药。个别严重的孩子如持续时间长时,可以用手指按压人中、印堂、合谷穴,使孩子很快苏醒。如屏气发作频繁,应及时送医院就诊。

矫正屏气发作重点在于预防。告诫家长不要溺爱迁就,要正确对待孩子的要求,既要耐心说服教育,又不要溺爱、百依百顺,过于严格的教育方式也易造成儿童性格的偏异。该症预后良好,随着年龄的增长发作次数会逐渐减少或消失。

第二节　精神发育迟滞

精神发育迟滞(mental retardation,MR)又称智力低下,指个体在发育期内(18岁以前)智力明显低于同龄正常儿童水平,并伴有社会适应行为显著缺陷的一组综合征。精神发育迟滞儿童不仅有智力问题,其他精神活动也有缺陷,主要表现为认知、语言、情感、理解、思维、记忆、逻辑推理、运动和社会化等方面的障碍,也可伴随精神障碍或躯体疾病,是一种病因复杂的疾病和残疾。

各国家、各地区由于调查方法和诊断标准的不同,其患病率的差异很大。WHO报道世界各国和各民族的发病率不低于1%~3%。我国1988年对全国8个城市地区及6个农村地区抽样调查0~14岁儿童精神发育迟滞的总患病率为1.2%,其中城市为0.5%~0.8%,农村为1.2%~1.7%。男性略多于女性。2001年中国残疾人联合会六省市0~6岁残疾儿童抽样调查显示,智力残疾患病率为0.931%。

【病因】精神发育迟滞是由多种因素引起发育时期的脑功能障碍,致病因素错综复杂,涉及范围广泛。近年来,由于医学和分子生物学的发展,每年均有新的致病因素被发现。

WHO将导致精神发育迟滞的病因分为:①感染、中毒;②脑机械损伤、缺氧;③代谢、营养、内分泌因素;④肉眼可视的脑部疾病;⑤先天畸形综合征;⑥染色体病;⑦围产期因素;⑧伴发精神疾病;⑨社会心理因素;⑩特殊感官缺陷及其他因素。

精神发育迟滞的病因可分为:①出生前:遗传;代谢异常(基因突变、染色体畸变、遗传性代谢缺陷,如氨基酸、碳水化合物、脂肪、黏多糖、嘌呤等代谢障碍);其他遗传异常(常染色体显性、隐性及伴性遗传等);母体妊娠期受到有害因素的影响(如妊娠7~15周时感染风疹病毒、巨细胞包涵体病毒、弓形虫等;放射线;药物、毒物或化学毒素如汞、乙醇、苯妥英钠、三甲双酮、氨嘌呤等);孕妇严重营养不良、严重躯体疾病、内分泌异常、妊娠中毒症、先兆流产、多胎妊娠、胎盘功能不足等。②出生时:早产、低出生体重儿、产伤、颅内出血、宫内缺氧或出生时窒息等。③出生后:中枢神经系统感染,如脑膜炎、脑炎;胆红素脑病;颅脑外伤、颅内出血;脑缺氧、代谢性或中毒性脑病;甲状腺功能减退;幼年时重度营养不良;早期刺激和教育剥夺;重金属或化学品中毒等。

【临床表现和分类】

1. 临床表现

(1)智力发育落后:主要可表现感知、记忆、语言和思维方面的障碍。婴幼儿时期可表现为语言发育迟缓,与正常同龄婴幼儿相比,早期可落后 4~5 个月甚至达 1 年。幼儿时期主要表现为大运动、语言、精细运动等全面落后。学龄期主要表现为学业成绩差。轻度精神发育迟滞患儿一般能接受小学教育,但很难接受初中教育。智力低下严重时可影响儿童的生长发育。在神经系统病变如脑瘫、脑积水、脑白质营养不良、脑灰质病变等一系列脑病中,多合并智力低下。

（2）运动发育迟缓:运动发育比正常儿童明显落后。俯卧、抬头、坐、爬、站、走等动作起始年龄都比正常同龄儿童晚,尤其是学会走路的年龄差距明显,往往要到 3~4 岁或更晚才会走,甚至还走不稳。

（3）喂养及对环境的反应:婴儿期间出现喂养困难,可表现为不会吸吮,容易吐奶,还可表现为对环境反应性比较敏感,但有些儿童的反应性差;对环境中的人及事物不感兴趣,整天非常安静,很少哭闹,甚至因为过分安静而显得"省心"。另一些儿童则表现一种不可抑制的兴奋和活动增多,如无目的地,碰到什么就摸什么。

（4）躯体异常表现或特殊体征:如伸舌样痴呆、先天愚型面容(眼距增宽、塌鼻梁、舌头常拖在嘴外、通贯掌等)、毛发枯黄、皮肤白皙(苯丙酮尿症的孩子皮肤异常白)、咖啡色斑、皮肤脱色斑、身材矮小(甲状腺功能减退)、小头畸形、耳廓畸形、唇腭裂、指趾和关节畸形以及视、听力障碍等。

（5）心理行为特征:此类儿童性格较内向孤僻,缺乏主动需要和兴趣;感知范围狭窄,感知速度缓慢,记忆范围狭窄,思维肤浅,固执;大多中重度患儿有明显语言缺陷,如发音不清和障碍、词语贫乏等;情绪、情感不稳定、分化延迟,难以形成道德感、责任感,还常有歪嘴、咬手指、焦虑、恐惧、好攻击和异食癖等。

美国精神缺陷学会拟定的精神发育迟滞各年龄阶段的发育特征,对判断临床表现具有参考价值,见表 14-1。

表 14-1 精神发育迟滞的发育特征

程度	学龄前（0~5 岁） 发育与成熟阶段	学龄期（6~20 岁） 训练及教育阶段	成年期（21 岁以上） 社会及职业实践阶段
极重度	显著迟钝,感觉与运动功能极少,生活完全需要他人照料	具有一些运动功能,可接收极为有限的生活习惯和自我照顾的训练	有一些运动功能及少许语言功能,能作极为有限的自我照顾,终身需人照顾
重度	运动发育差,言语极少,自我表达能力少或无,一般不能接受训练,生活完全需他人照顾	能说话,可学着表达自己的意思,可学会基本生活习惯	在全面监护下,可有部分自我照顾能力及防卫能力
中度	能说出和表达自己的意思,不能进行社交活动,运动发育良好,经过训练可学会自我生活照顾,但仍需监护	经过训练可学会一些社交和职业技能,学习不会超过小学二年级水平,在熟悉的范围内可能外出	在照顾性条件下可做些非技术性或半技术性工作来自己谋生,稍遇社会及经济困难即需给予监护和指导
轻度	有社交能力及表达能力,感觉及运动功能发育稍迟,一般要到较大年龄才能发觉其异常	10 岁以后能学会相当于小学 6 年级的学业,经指导能适应社会生活	具有维持较低生活水平所必需的社会及职业能力,遇到较大的社会或经济困难时需给予指导和帮助

2. **分类**　WHO 根据精神发育迟滞者的智商(IQ)分类:①极重度 IQ 低于 20,约占总患病数的 5%;②重度 IQ 为 20～34;③中度 IQ 为 35～49,重度和中度两者约占总患病数的 20%;④轻度 IQ 为 50～70,约占总患病数的 75%。

【诊断】　精神发育迟滞的诊断标准包括:①智能显著低于平均水平,IQ 测验结果均为 70 或更低(婴幼儿则按临床判断,不做测验);②同时存在至少两个下述方面的适应功能缺陷或损害:交流、自我照料、家庭生活、社交技巧、社区设施的使用、自我取向、学业能力、工作、消遣、卫生和安全;③18 岁以前起病,也分为轻度、中度、重度、极重度四个等级。

由于造成精神发育迟滞的原因很多,应综合病史、躯体和神经系统检查、神经心理测量(智力及行为评价等)、实验室检查、神经电生理和神经影像学等检查,尽可能作出病因学诊断。

【鉴别诊断】

1. **痴呆**　指 18 岁之后由于各种原因导致的智力低下,根据程度不同而表现症状各异。

2. **孤独症谱系障碍**　此类儿童以语言发育障碍、交流缺陷和刻板行为为主要临床表现,部分儿童可存在不同程度的智力障碍。如均满足其诊断标准,可同时作出两种诊断。

3. **儿童精神分裂症**　本症表现为感知觉的障碍(妄想、幻觉等),思维、情感、意志活动的不协调和分裂,大多数儿童的智力影响不明显。

【治疗】　精神发育迟滞的治疗原则是早期发现、早期诊断、早期干预。

1. **病因学治疗**　精神发育迟滞大部分不能进行病因治疗,只有很少一部分有明确病因,如患苯丙酮尿症,尽早开始低苯丙氨酸饮食疗法;甲状腺功能减退者及早开始甲状腺素治疗,并供给充分的蛋白质、维生素、钙及铁质,以促进生长发育。病因治疗需同时进行教育干预。

2. **对症治疗**　有些伴有精神症状和行为异常的患儿可进行相应的对症治疗。如精神发育迟滞伴躁狂、情绪障碍等采用抗精神病治疗有效,对惊厥或癫痫者可用抗癫痫治疗,对伴随注意缺陷多动障碍者可给予哌甲酯对症治疗。但需注意这些药物的副作用,宜从小剂量开始使用。

3. **特殊教育干预**　教育干预是精神发育迟滞儿童的主要治疗方法。特殊教育干预计划制订的重要依据是对精神发育迟滞儿童的严重程度分级的评估。按照小儿正常的发育程序,根据智力水平的评估制订有针对性、有计划、有目标、循序渐进的教育训练计划。特殊教育干预的目的是通过教育训练,使精神发育迟滞儿童的潜在能力发挥到最大限度。轻度精神发育迟滞儿童和一部分中度精神发育迟滞儿童重点训练劳动技能,使其能承担大部分家务,学会一些知识和技能,达到生活自理,自食其力。大部分轻度精神发育迟滞儿童通过特殊教育训练在成年后可过接近正常人的生活。中度精神发育迟滞儿童应重点训练生活自理能力和社会适应能力,可望通过训练掌握简单的卫生习惯和基本生活能力。重度精神发育迟滞儿童重点训练生活自理能力,可望达到生活自理或半自理,以减轻家长的负担。

【预防】

1. **一级预防,防病于未然**　作好婚姻咨询和计划生育工作,父母亲应健康无不良生活习惯;加强孕期保健,做好产前检查、预防妊娠并发症;开展遗传咨询及产前诊断,做好围产期保健;定期进行发育评价,预防疾病,避免发生脑损伤。

2. **二级预防,防治各类精神发育迟滞**　患先天性克汀病、苯酮尿症、先天性脑积水等疾病,应早期治疗;对高危儿要定期随访,及时发现发育异常,早期干预,避免发生继发性脑损伤及后遗症。

3. 三级预防,防止、治疗精神发育迟滞所致或所伴随的并发症,以减轻精神发育迟滞的严重程度。

第三节 注意缺陷多动障碍

注意缺陷多动障碍(attention deficit hyperactivity disorder,ADHD)又称多动症,是指发生于儿童时期,主要表现为与患儿年龄不相称的注意力不集中、活动过度、情绪冲动,伴有认知障碍和学习困难的一组综合征。属于破坏性行为障碍,在儿童行为问题中颇为常见。1995年,我国自然科学名词审定委员会又定名为注意缺陷伴多动障碍(attention deficit disorder with hyperactivity)。

注意缺陷多动障碍国外报告发病率占学龄儿童3%～10%,我国在3%～10%。注意缺陷多动障碍现患病率调查结果存在较大差异,可能与国家或地区间存在实际患病差异及应用调查诊断的方法或量表不一致有关。按DSM-Ⅲ-R和(或)DSM-Ⅳ诊断标准,在学龄儿童中较公认的患病率为3%～5%。男女童发病率为(4～9):1。以美国DSM-Ⅳ诊断系统为工具,学龄期儿童的患病率可高达5%～10%,成人期有4%左右。

【病因】目前对注意缺陷多动性障碍的病因和发病机制还不完全清楚,目前认为主要是由于多种生物因素、心理因素和社会因素所致的一种综合征。

1. **遗传** 家族研究显示,注意缺陷多动障碍成人和儿童的一级亲属(父母和同胞)患病危险率高于正常对照,可达2～8倍,成人注意缺陷多动障碍的相关研究也发现类似情况。注意缺陷多动障碍一级亲属中注意缺陷多动障碍共病情况如反社会行为、冲动以及焦虑均明显高于正常儿童家庭。双生子研究发现注意缺陷多动障碍遗传率为0.6%～0.9%。领养研究发现,注意缺陷多动障碍血缘亲戚较高比率有相同的注意缺陷多动障碍症状。分子遗传学研究发现DRD$_4$(多巴胺D$_4$受体)、DRD$_5$(多巴胺D$_5$受体)、DAT(多巴胺转运体)、DBH(多巴胺β羟化酶)、5-HTT(五羟色胺转运体)、HTR1B(5-羟色胺受体IB)和SNAP-25(突触体维系蛋白25)可能和注意缺陷多动障碍有关。

2. **孕期及围产期因素** 母孕期因素,如妊娠期高血压疾病、营养不良、贫血、酗酒、吸毒、病毒感染服药等;分娩过程损伤、早产、难产、颅内出血、围产期缺氧等;低体重儿,婴儿中枢神经系统感染等。

3. **神经生物学因素** 结构影像学显示,注意缺陷多动障碍儿童脑容量较小,大脑皮质和灰质均减少。研究显示患儿的右侧前额叶体积缩小。个别研究还显示注意缺陷多动障碍患儿有胼胝体形态学异常,有较小的尾状核。部分研究也发现患儿右侧小脑体积较小。少数研究发现注意缺陷多动障碍可能有较小的颞叶、顶叶或枕叶。功能脑影像学检测(SPECT)发现,注意缺陷多动障碍患者大脑皮质启动区和上部前额区的葡萄糖代谢低下,两侧前额叶、尾状核和基底神经节区血流减少,而服用哌甲酯后可增加这些区域的血流。电生理方面的研究显示,注意缺陷多动障碍儿童有觉醒不足,而且还表现有慢波增加、α波减少和平均频率下降等非特异性改变。诱发电位实验发现注意缺陷多动障碍儿童较普遍反应潜伏期延长和波幅降低,提示患儿脑发育成熟偏迟。

4. **神经生化因素** 研究显示,注意缺陷多动障碍儿童存在单胺类中枢神经递质的改变,如多巴胺(DA)与去甲肾上腺素(NE)等活动的异常。患儿去甲肾上腺素、多巴胺等脑内神经递质浓度降低,削弱了中枢神经系统的抑制活动,使儿童动作增多和注意力不集中。

5. 心理社会因素　家庭和社会诸因素对该症的发展和结局产生影响。儿童家庭关系不和睦,动辄打骂或在学校受不当体罚及歧视等,都能使儿童受到较大精神创伤,导致行为异常;管教不当,溺爱、百依百顺,会使孩子十分任性、骄横、不愿或不能自控;对孩子苛刻、粗暴,则会导致成长期过分心理紧张,情感压抑,出现行为紊乱。不良的家庭环境,如缺乏沟通、关爱、良好教养、粗暴、溺爱和冷淡均可导致心理行为障碍,注意力不集中。

6. 其他　儿童神经系统处于快速发育完善阶段,轻微的铅负荷增高即可引起神经生理过程的损害,导致多动、注意集中困难、易激惹、运动失调、反应迟钝等。儿童高血铅常与空气污染、饮食、异食癖以及缺乏照料而接触含铅量较高的塑料玩具、油漆物品等有关。但与ADHD的关系尚不肯定。有报道人工食品添加剂(如防腐剂、人工色素等)和水杨酸盐与ADHD的发生有某种潜在关联,若食物中去除这些物质,有些ADHD儿童的行为和学习问题可得到改善。

【临床表现】

1. 注意集中困难　注意缺陷多动障碍的核心症状是注意缺陷,其结果是不能有效地学习。表现为在课堂上注意力不集中、有意注意涣散、选择注意短暂,易被无关刺激吸引或好做"白日梦",答非所问、丢三落四、遗漏作业、胡乱应付、学绩不良,有"听而不闻、视而不见"表现;在游戏中也显得不专心,不能耐心等待或轮换,与他人交谈时眼神游离等。

2. 活动过度　与年龄不相称的活动过度。在婴幼儿时期表现为易兴奋、多哭闹、睡眠差、喂食困难,难于养成定时大小便规律,气质难养育类型者居多。自幼手脚不停乱动,显得格外活泼,睡眠偏少。行走多以跑代步,好喧闹、无坚持性、好翻物、破坏等。入学后,课堂上小动作多、坐不稳、好喧闹打扰周围的同学;好奔跑攀爬、冒险、大喊大叫、招惹别人、不知疲倦,睡眠缺乏安静;作业时无法静心、东张西望、好走动;平时做事唐突冒失、过分恶作剧和富有破坏性;做事缺乏缜密考虑,不顾后果及危险。个别儿童属于"觉醒不足型",在课堂上表现瞌睡或没精打采。

3. 冲动行为　适应新情景困难、易过度兴奋、做事欠考虑、行为冲动、不顾及后果,甚至伤害他人;突然大叫大喊、不守纪律、来回走动、做事急不可待、冒险行为多、容易产生过激反应、吵闹和破坏性强。有学者提到,注意缺陷多动障碍儿童"心灵见解能力"偏低,难于理解别人内心活动、表情或无恶意的玩笑,因而常做出与场景不符的反应。

4. 学习困难　注意缺陷多动障碍儿童的智力水平大都正常,有些处于临界状态,可能与测验时注意不集中有关。注意缺陷和多动的直接结果是不能有效输入信息,从而导致学习失败。具体表现是视听辨别能力低下、手眼协调困难、短时记忆困难;可能出现写字凌乱歪扭,时间方位判断不良,辨别立体图困难,不能把握整体,精细动作,如写字绘画笨拙,缺乏表象,出现类似儿童学习障碍的表现,常伴有神经系统阳性软体征。

注意缺陷多动障碍儿童常常伴随其他发育障碍或精神障碍,如对立违抗障碍、焦虑障碍、品行障碍、心境障碍或人格障碍、物质滥用等。共患的障碍不仅使患儿的病情更为复杂,也使患儿需要更多的治疗干预,对患儿的预后有不同程度的不良影响。儿童注意缺陷多动障碍的临床表现不仅因处境不同而不同,不同的发育阶段也有不同表现,见表14-2。

表 14-2 注意缺陷多动障碍在不同年龄阶段的临床表现

年龄阶段	临 床 表 现
婴儿期	不安宁,易激惹,行为不规则变化,过分哭闹,叫喊,饮食差,活动度保持高水平
学龄前期	干预每一件事,注意集中时间短暂、不能静坐,好发脾气,很早入睡或很早醒来,对动物残忍,行为具有攻击性、冲动性、破坏性,参加集体活动有困难,情绪易波动,遗尿
学龄期	注意集中时间短暂,好白日做梦(女孩),不能静坐(男孩),忍受挫折的耐受性差,对刺激的反应过强,学习困难,不能完成作业,具有攻击性,好冲动,与同伴相处困难,自我形象不好
中学时期	接受教育(能力)迟钝,注意集中时间短暂,缺乏动力。不可靠,具有攻击性,好冲动,对刺激的反应过强,过失行为多,情绪易波动,说谎,容易发生事故,自我形象不好
成年时期	注意容易转移,好冲动性,情感易爆发,与同伴的关系难持久,不能放松,参加集体活动有困难,酗酒,戏剧性表现,工作不能胜任,经常与人争执或打架

【诊断】 应综合病史、躯体和神经系统检查、精神检查、辅助检查的结果予以诊断。注意缺陷障碍的诊断必须符合以下条件:①注意缺陷和多动-冲动每类症状都在 6 项以上,症状至少持续 6 个月,并达到难以适应的程度,而且与发育水平不相一致;②多动-冲动和注意问题都出现于 7 岁以前;③某些表现存在于两个以上场合,如在学校、在工作室(或诊室)、在家;④对社会功能、学业或职业功能、人际关系等产生不良影响;⑤排除精神发育迟滞、广泛发育障碍、精神分裂症或其他精神障碍的可能。DSM-Ⅳ诊断标准:

1. **症状 A 或 B 有一项成立**

A. 下列注意缺陷的症状有 6 项(或以上)时常出现,持续至少 6 个月,已达到适应不良并与其发展阶段不相称的程度:注意缺陷(inattention):①无法专注于细节的部分,或在做学校作业或其他的活动时,出现粗心的错误;②很难持续专注于工作或游戏活动;③对他(她)说话时,好像都没在听;④很难遵照指示做事或无法完成功课、家事或工作(并不是由于对立性行为或无法了解指示的内容);⑤组织规划工作及活动有困难;⑥逃避或不愿意做需要持续性动脑的工作(如学校或家庭作业);⑦弄丢工作或活动必须要用的东西(如玩具、学校作业、铅笔、书、工具或文具);⑧很容易受外在刺激影响而分心;⑨在日常生活中忘东忘西的。

B. 下列多动-冲动的症状有 6 项(或以上)时常出现,已持续至少 6 个月,已达到适应不良并与其发展阶段不相称的程度:多动(hyperactivity):①在座位上手脚动个不停或局促不安地扭动;②在教室或是其他必须持续坐着的场合,会任意离开座位;③在不适当的场合,乱跑或爬高爬低(在青少年或成人可仅限于主观感觉到静不下来);④很难安静地玩或参与休闲活动;⑤总是一直在动或是像被马达驱动着一般停不下来;⑥话很多(在 ICD-10,此症状归纳于冲动);冲动(impulsivity):⑦在问题还没问完前就冲口回答;⑧在游戏中或团体活动中,很难等待轮流;⑨打断或干扰别人(如插嘴或打断别人的游戏)。

2. 有些造成损害的多动-冲动或注意缺陷的症状,在 7 岁以前即出现。

3. 此症状造成的某些损害存在于两种或两种以上的情景(如在学校或工作场所及在家中)。

4. 必须有明确证据显示社会、学业或职业功能存在着临床重大损害。

5. 症状不是出现在广泛性发育障碍、精神分裂症或其他精神病性障碍的病程中,也无法以其他精神障碍(如心境障碍、焦虑障碍、分离障碍或人格障碍)来解释。

【鉴别诊断】

1. **精神发育迟滞** 此类患儿可伴有注意力障碍和多动,学习困难也很突出,容易与注意缺陷障碍儿童混淆。精神发育迟滞 IQ 在 70 以下者,表现整体智力水平的下降,且社会适应能力普遍低下。注意缺陷多动障碍是有明显的智力结构不平衡,个别智力因子低下。详细了解其生长发育史可以鉴别。

2. **品行障碍** 这类儿童的行为表现有明显违反与年龄相应的社会规范或道德准则,损害个人或公共利益,有较强的攻击行为。如患儿不伴有多动和注意障碍,只诊断品行障碍。如患儿同时伴有多动和注意障碍,并符合注意缺陷多动障碍诊断标准,则两个诊断均可作出。研究表明约 40% 的注意缺陷多动障碍可与品行障碍并存。

3. **儿童少年精神分裂症** 发病初期常有注意缺陷多动障碍表现,一般起病较晚(6 岁以后),且有精神分裂症特征,如情感淡漠、人格改变、思维障碍、妄想和幻觉等,随着病情发展逐渐明显。据此可与注意缺陷多动障碍相鉴别。

4. **抽动-秽语综合征** 常伴有注意缺陷多动障碍,但本征主要表现为不自主、间歇性、多次重复的抽动,包括发音器官的抽动,症状奇特不难鉴别。

5. **正常儿童的多动** 一些活泼好动的儿童可表现好动和注意集中时间短暂的症状。此类儿童以男孩为多,常由于外界的无关刺激过多、疲劳、学习目的不明确,缺乏注意训练,平时未养成有规律的生活习惯而致;一般学习困难不明显,适应良好。可与注意缺陷多动障碍相鉴别。

【治疗及预后】 注意缺陷多动障碍是一种慢性神经和精神疾病,需要通过医生、家长、学校老师和患儿一起合作,针对每个个体制订恰当的治疗目标。其原则应根据患儿的病情和具体需要,合理选择并综合运用药物、心理行为治疗或个体化教育项目,对患儿进行全面的干预,从而最大限度地改善患儿的症状及社会功能。

1. **药物治疗**

(1) 中枢兴奋剂:盐酸哌甲酯(利他林),可促进神经传递介质的释放,阻滞儿茶酚胺类神经递质的回收,从而加强大脑皮质的兴奋过程。常用剂量为 0.1~0.6mg/kg,宜从小剂量开始。临床用量也可按年龄计算,6 岁以下的儿童不建议使用。7 岁以上,开始早餐时服 10mg,午餐服 5mg,服用 1 周后若未见疗效,则每次各加 5mg,每天总量不超过 30mg。少数患儿可在下午加服一次中午的半量,对完成作业有帮助。常见的副作用是食欲减退、头昏、失眠、腹痛和心悸等。双休日和节假日可以停服,以减少服用剂量和副作用。学龄前儿童、青春期后的年长儿原则上不用药。有癫痫、高血压、心脏疾病儿童慎用或禁用。

盐酸哌甲酯缓释片每天 1 次晨服。给药后作用可持续 12 小时。整片用水送下,不能咀嚼、掰开或压碎。应根据患儿个体需要及疗效而定。每次可增加剂量 18mg,直至最高剂量 54mg(每天 1 次、晨服)。一般每周调整 1 次剂量。起始剂量推荐为每天 1 次 18mg。副作用有头痛、胃痛、食欲下降、失眠。有明显焦虑、紧张和激越症状的患儿(可能会使这些症状加重)、青光眼患者、有家族史或诊断有抽动-秽语综合征的患儿以及 6 岁以下儿童禁用。不建议患有严重胃肠道狭窄的患者(病理性或医源性)、吞咽困难或吞咽药片有明显困难的患者使用。

(2) 选择性去甲肾上腺素再摄取抑制剂:托莫西汀。治疗 7 岁以上儿童及成人注意缺陷多动障碍,疗效与哌甲酯相当。初始时盐酸托莫西汀的每天总剂量应约为 0.5mg/kg,并且在 3 天的最低用量之后增加给药量,每天总目标剂量约为 1.2mg/kg,可每天早晨单次服药或早晨和傍晚平均分为 2 次服用。对儿童和青少年,每天最大剂量不应超过 1.4mg/kg 或 100mg。

体重超过 70kg 的儿童、青少年和成人,初始每天总剂量应为 40mg,并且在 3 天的最低用量之后增加给药量,至每天总目标剂量约为 80mg,每天早晨单次服药或早晨和傍晚平均分为两次服用。再继续使用 2 ~ 4 周后,如仍未达到最佳疗效,每天总剂量最大可以增加到 100mg,对体重超过 70kg 的儿童和青少年以及成人,每天最大推荐总剂量为 100mg。与食物同服或分开服。

(3) 其他药物:可乐定。可作用于大脑蓝斑部位去甲肾上腺素神经元前突触受体,对 Tourette 症和注意缺陷多动障碍均有效,与利他林合用对治疗顽固性注意缺陷多动障碍和注意缺陷多动障碍伴有抽动的患儿较适宜。剂量为:开始每天服 0.05mg,以后缓慢加量至每天 0.15 ~ 0.3mg,分 3 次服用。偶有低血压、嗜睡、头痛及腹痛等副作用。长期服用不可突然停药,以防血压反跳。

(4) 中医中药:我国有很多治疗注意缺陷多动障碍的中医方剂,但尚缺乏大样本双盲随机对照研究证明其疗效。

2. 心理治疗

(1) 行为治疗:利用条件反射原理,在训练中适当行为出现时,就给予奖励,以求保持,并继续改进;当不适当行为出现时,就加以漠视,或暂时剥夺一些权利,以表示惩罚。实施该法前,必须确定患儿的某些行为为"靶行为",通过阳性强化法或消退法来强化或消除该"靶行为"。一般结合奖惩原则,如代币制、活动奖赏,暂时隔离法效果较佳。此类训练由家庭、儿童门诊以及学校三方面结合进行,疗效才能突出和稳固。行为矫治与药物结合进行效果更佳。

(2) 认知训练:对注意缺陷多动障碍儿童的自我控制、自我约束、多加思考和提高解决问题的能力进行训练。目的在于使患儿养成"三思而后行"及在活动中养成"停停、看看和听听"的习惯,增强自我调节能力。

(3) 感觉统合训练:我国从 20 世纪 90 年代中期开始引进推广。该训练可作为一种注意缺陷多动障碍的辅助治疗方法。感觉统合训练的关键是同时给予儿童前庭、肌肉、关节、皮肤触摸、视、听、嗅等多种刺激,并将这些刺激与运动相结合,从而改善注意缺陷多动障碍症状。

(4) 家长培训和学校干预:从国外引进的一套实用性很强的父母培训手册,核心是通过循序渐进的步骤教给父母如何管理孩子的行为。目前国内已开展和组织小型家长学习班,由医生讲解有关注意缺陷多动障碍的知识和特殊照管方法,也可让家长相互交流育儿心得及各自看法,同时也能宣泄心中的郁闷,改正不良的教养态度与方法。这种方式也可移用到学校,对象为患儿的老师,以获得教师的理解与配合。

多数患儿的症状到少年期后逐渐缓解,但约 30% 患儿症状持续到成年。如不治疗,注意缺陷多动障碍儿童到成年时,大约有 1/3 出现精神障碍,如注意缺陷多动障碍的残留症状、反社会人格障碍、酒药依赖、焦虑症等。

第四节 儿童孤独症

儿童孤独症(infantile autism)于 1943 年最早被文献记载,由美国 Keo Kanner 医师首次报道,他描述 11 名儿童行为的共同特征是:极端孤僻,不能与他人发展人际关系;语言发育迟缓,没有语言或虽有语言却不用来与人沟通;重复简单的游戏活动,对环境事物要求固定的同一性;对某些物品的特殊偏好,机械地背诵文字或公式,缺乏想象力等等,Kanner 将这类患儿命名为早发性婴儿孤独症。1982 年我国南京脑科医院的陶国泰教授最早诊断并报告案例。

2012 年美国疾病控制与预防中心(CDC)发布全国范围调查 0～14 岁儿童孤独症的患病率为 1:88。2013 年最新报道则高达 1:50(研究包括 2011～2012 年间 6～17 岁孤独症确诊人数)。孤独症已经成为世界范围内极为关注的疾病。我国于 2001 年由中国残疾人联合会牵头,联合原卫生部、民政部、公安部,对全国六省市(江苏、河南、贵州、天津、吉林、甘肃)60 000多名 0～6 岁儿童进行 5 种残障的抽样调查,孤独症的患病率为 0.101%。2004 年北京市残联与卫生部门对 3 万名 6 岁以下儿童进行抽样调查,孤独症的患病率为 0.153%。2006 年全国第二次残疾人抽样调查数据显示全国有孤独症儿童 4.1 万人。近年来多个权威机构(WHO、中残联等)预测我国孤独症儿童至少在 100 万以上。在孤独症儿童中,男孩患病率明显高于女孩,为 4:1～7:1。

【病因】

1. **遗传关联研究**　英国和斯堪的纳维亚的早期双生子研究报道,同卵双生子(MZ)典型孤独症的同病率大于 60%,而异卵双生子(DZ)同病率为 0%;如果用较宽的孤独症表型(包括交流、社交障碍)重新评估,同卵双生子的同病率从 60% 增加到 92%,异卵双生子从 0% 增加到 10%。提示遗传因素在孤独症的发病中起着至关重要的作用。

2. **染色体研究**　Brow 等(1986)报道的 7 个研究中心总结的 183 名男性孤独症,脆 X 阳性者 24 名(13.1%);另一报告是 614 名孤独症男性中脆 X 阳性者 47 名(7.7%)。Benereeh(1985)研究 28 名脆 X 阳性的男性中 15 名为孤独症(占 53.5%)。Turner 和 Chudey(1983)指出患儿年龄、智力水平与脆 X 的表达频率有关,年龄越小,智力越低,脆 X 表达越强。

通过分子遗传学连锁研究发现,染色体上多个区域是孤独症的连锁区(如 2 号染色体长臂、7 号染色体长臂和 15 号染色体长臂等),但此区域包括数百个基因,目前尚无法精确定位于哪个基因。

目前的研究已发现数个与孤独症存在关联的易感基因。例如影响大脑皮质中神经元迁移的 RELN 基因和 MET 基因,它们参与中枢神经系统发育期的神经元迁移;还有研究发现孤独症患者脑内 RELN 蛋白的水平显著降低。

3. **脑影像学研究**　匹兹堡大学脑影像学研究发现,孤独症患者不同脑区之间的连接下降;也就是,大脑不同的区域不能有效地连接。最近在美国的北卡罗来纳州研究发现,孤独症患者不仅是脑区之间,他们单个脑区的脑细胞之间的连接也缺乏,这提示可能有神经细胞之间的连接受损。

4. **围产期有害因素的研究**　2002 年瑞典的研究发现 Apgar 评分低是独立的危险因素,也有研究报道早产或低体重或 Apgar 评分低也是危险因素。2008 年澳大利亚一项关于孤独症患儿父母方面危险因素的研究显示,早产、母亲年龄≥35 岁、多次生育等因素与孤独症的发生呈现"剂量"关系。另外,研究发现,父母生育年龄大、出生体重低和孕期产时缺氧也增加了儿童患孤独症的危险,尽管还未被证实,但在今后应作为潜在的混杂因素进一步研究。

5. **心理理论的研究**　有学者提出,缺乏"心理理论"是导致孤独症儿童的言语、交往和社会功能缺陷的原因。所谓"心理理论"不是指一套科学理论,而是反映人所具有的体察自己和他人心理状态的一种能力,如需要、信念、愿望、意图、感知、知识、情绪等。孤独症儿童的心理理论明显不足。所以,日常行为、学习技能及社会交往活动方面存在明显困难。一般来说,普通儿童在 4 岁左右就具备了心理理论,但孤独症儿童心理理论的发展存在很大缺陷。

【临床表现】孤独症的主要表现:社会交往障碍,语言发育及交流障碍,兴趣和行为方面的障碍,称为孤独症的三大核心症状。

1. **社会交往障碍**　患儿自幼就出现对人缺乏兴趣和关注;如不理会也不理解他人的情感表现,无视周边人的存在,不会与其他小朋友交往和沟通,独自玩耍,缺乏与他人目光对视,显得极其孤独;对父母的离开和返回无动于衷,不会对父母微笑,缺乏对父母的依恋与亲情,母亲拥抱时不会贴近身体,自幼缺乏模仿,6～7 个月时还分不清亲人和陌生人;饥饿、疼痛或不舒服时,不会向父母寻求食物或安慰,不会用言语或姿势来表示需求;较大患儿同样缺乏互动性社会交往,与小朋友无法建立友谊。

2. **语言发育障碍**　存在语言交流质的损害,主要为语言运用功能的损害。如语言发育较同龄儿晚,甚至无言语;患儿中约有 1/2 终身保持缄默,仅以手势或其他形式表达自己的要求。也有些患儿 2～3 岁语言功能出现后,又逐渐减少甚至完全消失。常以哭或尖叫表示他们的不舒适或需要。稍大的患儿可能会拉着大人的手走向他们想要的东西。面部表情淡漠,很少用点头、摇头、摆手等体态语言表示他们的意愿。

有些患儿语言存在,但不会主动与别人交谈,不会维持或提出话题,不懂使用“你、我、他”等代词,对别人的呼唤缺乏反应或毫不在意。他们常常是在“对”人说话,而不是“与”人交谈,语言交流十分困难。常模仿电视节目、收音机里的台词或别人说过的话,犹如“鹦鹉学舌”,或自言自语。患儿还可有语音、语调、语速、语言节律及轻重音等方面的异常,讲出的话怪异平淡,无感情色彩。

3. **兴趣范围狭窄以及刻板、僵硬的行为方式**　对一般儿童所喜爱的玩具和游戏缺乏兴趣,尤其不会玩有想象力的游戏,通常对一些不作为玩具的物品特别感兴趣,如车轮、瓶盖等可旋转的东西。多数患儿对电视广告、天气预报等敏感且感兴趣,并且很快记住和复述。对各类电器及电器开关等有执着的兴趣和偏好。有些患儿还对塑料袋、门锁、某些水果等产生依恋行为。患儿对有生命的东西很少产生依恋,对物体的非主要特性感兴趣,如喜欢反复摸光滑的地面、看物品旋转等。对环境、日常生活要求一成不变,如只吃固定的食物,吃饭时要求坐固定位置,固定偏好一两件衣服或鞋子,拒绝更换衣裤鞋袜等。有的还喜欢把玩具或物品排列成行,如被搞乱,就显得痛苦或大发脾气。几乎所有的孤独症儿童都拒绝学习或从事新的活动。

常有仪式性或强迫性动作,如扭转手指或弹弄手指、拍手;沉湎于记忆天气预报、一些国家的首都、家庭成员的生日等。稍大患儿常反复问同一个问题,不可克制地触弄或嗅闻一些物体,如妈妈的手、衣服或袜子等。

4. **感觉障碍和动作异常**　患儿对某些刺激过于敏感或麻木,如对疼痛感迟钝,对突发巨声缺乏反应,对某些微弱声音或刺激有异常的应答,表现为“听而不闻、视而不见”。患儿常以摩擦、拍打、撞头、咬硬东西、摇晃或旋转身体等动作以引起自身感觉。患儿常出现旋转而不觉头晕,自伤行为多见,对汽车、高楼和有毛动物等一般儿童害怕的东西,他们无畏惧感。还常伸颈、装腔作势做出些怪异姿势,有的患儿还莫明其妙地发笑或哭。孤独症患儿几乎都好动,难以控制。常用脚尖走路或以跑代走,东张西望,眼神飘忽,集中注意的时间短暂。

5. **智力障碍和认知偏异**　约 50% 患儿处于中、重度智力低下(IQ 低于 49),25% 为轻度

（IQ 为 50～70），还有 25% 可在正常水平。那些正常或轻度智力低下的患儿常被视为脾气古怪，而不作为病态前往医院就诊，其中多属于高功能孤独症或 Asperger 综合征。有些患儿在操作、视-空技能、机械记忆方面表现突出，而在象征性、抽象思维和逻辑程序方面的能力显著低下。部分患儿智力低下的同时又表现"孤独性才能"，在音乐、计算、推算日期、机械记忆和背诵等方面呈现特异功能，被称为"白痴天才"。

6. **早期表现** 患儿早期较难养抚，表现为睡眠少、好尖叫，只有在童车里被推着走、被抛着玩、听音乐或其他节奏感强的声音时才可安静下来；倔强和固执，对拥抱缺乏回应，洗澡和穿衣时挣扎、反抗；有的则表现得特别安静，整天不声不响地躺着，不注意周围的动静，不理会父母的来去，饥饿或不舒服时缺乏相应表示，常在童车里摇晃或撞头，并对发光的东西、旋转的风扇和车轮子等有特殊兴趣，而对一般儿童感兴趣的东西则无动于衷。6～7 个月仍分不清亲人和陌生人，不恐惧陌生人；常回避眼对视，忽视周围人，不需要父母的关注与爱抚，与人感情疏远。发育行为的典型异常或偏迟，过早出现一些与正常儿童迥异的情况，如出生 4 个月就能集中注意看某些物体或图画，7 个月时能看到父母叫"爸、妈"，2 岁左右对认字感兴趣，并很快认得许多字等。

【诊断】 主要根据上述临床表现进行诊断，常用诊断标准包括社会交往质的障碍、语言和非言语交流质的障碍、活动和兴趣范围显著狭窄、刻板僵硬，起病于 36 个月内。可参考 ICD-10、DSM-IV 和 CCMD-3 的诊断标准。

【鉴别诊断】

1. **精神发育迟滞** 该病症也属于发育障碍，表现为智力整体低下，并伴有社会适应缺陷，有的患儿亦可有不同程度的缺乏感情、任性和刻板重复的行为，但社会应答、人际交往能力一般相当于他们的发育水平，语言发育水平不足，但无质的损害。精神发育迟滞可以和儿童孤独症并存，严重的病例两者鉴别会有一定困难。

2. **儿童少年精神分裂症** 可根据起病年龄、发育过程和临床特征进行鉴别。儿童精神分裂症大多在少年期起病，起病前有一正常发育阶段。精神分裂症常有幻觉、妄想等思维和感知觉的特殊症状。个别难以鉴别的病例，经系统抗精神病治疗，精神分裂症疗效较好。

3. **选择性缄默症** 这类患儿讲话有明显的选择性，仅在某些场合或公共场合拒绝讲话或交往，有时以手势、点头、摇头或单音进行交流，但在家中可与家人正常交谈。

4. **感受性语言发育障碍** 这是一种特定的发育障碍，患儿对语言的理解力低于其智龄所应有的水平，患儿的语言表达全面受损。患儿在 5 岁前，可有孤独症的某些行为表现，如社会交往障碍等，但这类患儿能利用手势和表情与人交往，而且有想象性游戏活动。

5. **强迫症** 本症出现的强迫性思维和强迫性刻板动作与孤独症中的刻板性行为相似，但强迫症患儿对其强迫症状感到不适，希望去掉症状，即有克制强迫的需求。孤独症儿童常出现刻板重复动作，但他们不愿意改变自己奇特的仪式动作和刻板的行为。

【治疗】孤独症目前尚无明确的治疗方法，主要采取教育训练、行为矫治和药物治疗等综合措施。

1. **教育训练** 孤独症儿童的教育属于特殊教育，其目的在于教会他们有用的社会技能，如日常生活的自助能力、与人交往的方式和技巧、与周围环境协调配合及行为规范、公共设施的利用等最基本的生存技能。教育训练特别要注意个体化训练，按照每位儿童的具体症状、程度，分别制订出详细的计划和步骤。教育训练开始的年龄越小越好，获得后的技能越容易固定下来。在教育的过程中要特别注意父母的作用，首先要让父母接受现实，并让父母学会训练的方法。看起来非常简单的生活基本技能和习惯,对于孤独症儿童却需要很长时间才能领会和掌握,因此教育和训练必须耐心和持之以恒。

2. 行为和心理矫治 重点在促进孤独症儿童的社会化和语言发育上。尽量减少那些干扰患儿功能与学习不协调的病态行为,如刻板、自伤、侵犯性行为。语言训练的重点是促进患儿的自发语言,同时最大限度地扩大其交往范围和能力。可通过听觉统合训练削弱特定声音频率,减轻患儿的情绪反应,促进其适应性行为的发生。在行为矫治中,对患儿行为的塑造应分小步骤进行,并对每一步设定的行为要给予强化,从易到难,逐渐至更复杂和更抽象的技能学习。

3. 药物治疗 药物不是主要的治疗,而是与其他治疗结合在一起,改善患儿活动过度、攻击行为、自我伤害、焦虑和刻板动作等。常用的药物有氟哌啶醇、哌甲酯、纳曲酮、利培酮等。儿童保健医师只有熟悉和掌握用药指征,才宜药物治疗,否则应就诊精神科医师进行治疗。

【预后】 儿童孤独症是慢性病程,预后的好坏与疾病的严重程度、早年语言发育状况、智商高低、病因及训练教育状况等有关。而预后研究报告的结果差异较大,但与20年前的报道相比,近10年的文献报道预后良好的百分率在增加(前者5%～17%,后者4%～32%),而预后差或很差的百分率在减少(前者61%～73%,后者20%～48%)。对于那些智商高于60～65并在早年的学习中获得了功能性语言的患儿,预后好一些。目前对这一障碍的神经心理机制有了更好的理解,教育训练的方法有了进一步改进,并提供了更多的社区资源,孤独症患儿的预后将会更好。

第五节 语言和言语障碍

言语是人类所特有的心理社会现象,是由语音、词汇和语法所构成的符号系统,是思想交流的工具。言语是指发出的声音和说的话,是多种神经活动的综合活动。语言是建立在条件反射的基础上的高级信号活动过程。人们的语言信号是通过眼、耳感知后输入大脑中枢,经过语言处理分析器处理分析、储存后,再经神经传出支配语言运动器官咽、喉、舌而进行语言的口头表达。若这3个环节中的任何一环发生功能失常,均会产生语言或言语障碍。儿童言语和语言障碍(speech and language disorder)又称沟通障碍。言语障碍是指儿童在发音准确性和保持适当的言语流畅性及节律或者有效使用嗓音方面表现的缺陷及困难。语言障碍则是指儿童在理解或运用语言符号及其规律方面发生的问题,或儿童语言能力的发展明显落后于同龄正常儿童水平。

在学龄前儿童中沟通障碍是最为多见的发育问题,有7%～10%儿童言语和语言的发育低于正常标准,而3%～6%的儿童有语言感受或表达障碍,并影响日后阅读和书写。语言是儿童学习、社会交往和个性发展中的一个重要的能力。因此,早期发现、早期诊断和及时治疗言语和语言障碍至关重要。

(一)语言发育迟缓

语言发育迟缓(language delay)是指儿童口头语言的发育明显落后于同龄儿童的正常发育水平。

【病因】

1. 遗传因素 研究发现患儿家族亲属近亲中,常有语言发育迟缓者;部分患儿出生时有脑损伤的历史,如难产、产伤导致神经系统发育受损,尤其是左侧大脑半球受损,对语音的识别困难,EEG 显示异常。

2. 耳部感染及构音器官疾病 如慢性中耳炎、经常慢性的耳部感染,导致听觉障碍、语言信息的接受(理解)和信息发出(表达)等受其影响,导致语言发育迟缓。再者,构音器官异常,口腔中的舌系带过短、唇裂、腭裂等也会直接导致语言功能损害。

3. 语言环境脱离 在儿童发育的早期被剥夺或脱离语言环境可以导致语言发育障碍。再者,有些家庭忽略儿童语言的训练,认为"贵人语迟",所以孩子有要求都是用手去指或拉大人手到所需物品面前,大人就会领会孩子的意图,也有些家庭把孩子交给老人或保姆(尤其用外地方言讲话),孩子听不懂,学习语言无所适从,也很少教其讲话,导致孩子发育迟缓。

【临床表现】语言发育明显落后,过了说话的年龄仍不会讲话。如 12 个月不会咿呀学语,18 个月不会讲单词,30 个月不会讲短句,有需求与人交往只会用手势或眼神来表达意愿,有时只能发出一些单音或模糊不清的音节,使人无法听懂,词汇量匮乏、单一,有极少数儿童常常因学习语言受挫而不愿张嘴学习讲话。语言发育迟缓大多是由于大脑功能发育不全或功能障碍所致,除了语言的问题还多伴有其他问题,如不愿与他人交流、智力低下等。

1. 表达性言语发育迟缓 患儿在 18 个月以后,可以听懂和理解别人的讲话内容,也能做出相应的情感反应或举动,只是语言表达欠佳,不能正确使用语言,不会组合词组,他们到学龄期后,往往可伴发阅读学习困难,学习成绩较差。

2. 感受性语言发育迟缓 患儿到 18 个月以后,仍不能理解简单指令的含义,对语言反应少,听不懂别人讲话,也不能正确理解别人的讲话内容,回答问题反应差。到学龄期,会表现出学习困难,尤以阅读能力、计算能力较差,语言理解困难和遵循指令困难,有的会伴有情绪及行为异常,如焦虑不安、活动多、退缩等。

【诊断】ICD-10 研究用诊断标准如下:

1. 表达性语言障碍 ①采用标准化测验,表达性语言能力低于同龄人两个标准差;②采用标准化测验,表达性语言能力至少低于非言语智商一个标准差;③采用标准化测验,感受性语言能力在同龄人两个标准差范围以内;④非语言交流的应用与理解以及语言想象能力在正常范围;⑤排除直接影响口语应用的神经系统。感官或躯体损害;广泛性发育障碍、非言语智商低于 70。

2. 感受性语言障碍(混合性感受性/表达性障碍) ①采用标准化测验,语言理解能力低于同龄人两个标准差。②采用标准化测验,感受性语言技能至少低于非言语智商一个标准差。③排除直接影响语言感受性的神经系统、感官或躯体损害;广泛性发育障碍。

【鉴别诊断】

1. 先天性聋哑 此症是因耳聋而无法学习语言,造成语言障碍,用电测听仪及脑干听觉诱发电位检查听力,可发现异常,如确有耳聋,则不是语言发育迟缓。

2. 精神发育迟滞 患儿学习语言的能力低下,语言发育迟缓。此类儿童智力水平明显低下,对语言理解能力较慢,常伴有特殊的面容和神经系统体征。

3. 孤独谱系障碍 可有语言发育落后,但孤独症存在明显的交往障碍,缺乏情感交流,存在刻板重复的动作行为,表现明显孤独,因此不难鉴别。

【预防和矫正】

1. **创造丰富的语言环境** 婴儿期是语言发育的准备期,应该让儿童生活在丰富的语言环境中,不要认为婴儿听不懂,就不与其讲话;要围绕儿童的一天生活活动,多跟其进行语言交流,如在引逗其玩耍时多用语言刺激。婴儿能理解大人说话的意思时,可通过游戏、讲故事、读儿歌、看图画书等方式,跟儿童边说边玩,促进其语言的发展。大人教儿童的语言一定要准确,速度要慢,使其听清、听准。2~3岁是学习口语的关键期,应让其多听各种声音,并用语言告之其内容,使其留下深刻的记忆,为学好口语奠定基础。在临床中,应及早识别语言发育的异常(表14-3),如发现语言问题,应在进一步证实的同时及早干预。

2. **采取一对一的训练、集体训练与家庭训练相结合的方式** 语言训练要由浅入深、由易到难、由简单到复杂,循序渐进地进行,对表达性语言发育迟缓者要训练他们模仿别人讲话,多给他们听一些简短的有情节的故事、儿歌、小诗词等等,以训练他们的模仿发音,培养他们的跟读能力,一旦他们有兴趣,很快就能进步,预后较好。

对感受性语言发育迟缓者,要训练他们对别人讲话的理解能力,同时也要让他们模仿别人讲话,以增强对语言的理解深度,或采用行为疗法的正性强化也可取得一定效果,这类患儿成年后可能在社会适应能力和语言功能方面有不同程度的缺陷。

表 14-3 语言发育异常的警告信号

年龄	表 现
12 个月内	2 个月对熟悉的声音和脸无微笑 3 个月对他人无微笑 4 个月不能试图模仿声音 8 个月无牙牙学语 8 个月不会"躲猫猫"游戏或对此无兴趣 12 个月不能说一个字的词 12 个月无任何手势,如挥手"再见"或摇头 12 个月不能指点任何物品或图片
1~2 岁	18 个月不能使用 15 个单词 18 个月用手势代替说话表示需求 18 个月不愿意模仿声音或有限地运用辅音和元音 2 岁不能模仿说单词或动作 2 岁不能听从简单的指令
2~3 岁	3 岁不能将单词组成短句或句子 3 岁不能自发与人进行交流 3 岁不能正确发"b、p、m、d、t、n、l、g、k、h" 与人进行交流时常常表现受挫 局限于玩某些玩具或反复玩某些玩具 词汇有限 不能与他人交往和游戏 不能理解或回答简单的问题
4 岁	外人(非家庭成员)不懂其说的话 不能复述简单的故事或不能清楚地回忆最近发生的事件

（二）口吃

口吃（stuttering）又称为结巴，是儿童时期常见的一种言语流畅性功能障碍，主要表现为言语不自主的重复，发音的延长或中断，无法表达清楚自己所想表达的内容。大约有50%于5岁前起病，男孩比女孩多见。

【病因】

1. 遗传因素 国内调查报道有家族史的口吃儿童占20.1%，多见于父母及兄弟之间，同卵双生子的患病率明显高于异卵双生子，口吃的家族性形成，遗传因素占很大部分。

2. 心理因素 突然的应激刺激与环境改变。当孩子遭受突然的精神刺激，受到过度的惊吓，甚至强烈的声音；更换环境，家庭搬迁、转园、转校；受到老师家长严厉批评或惩罚，父母离异、家庭不和睦、亲人的突然去世；家庭教养方式不当等均可产生恐惧心理，引起患儿焦虑、紧张、害怕等不良情绪，精神紧张则可导致口吃。

3. 发育性因素 由于此期儿童言语功能发育还不成熟，在学习说话的过程中，掌握的词汇量有限，语言表达时还不能快速正确地选择词汇，讲话时难免有犹豫或重复使用的词语或停顿现象，甚至用错词、发错音，发音器官和表达能力在跟不上思维的速度时，发音器官肌肉痉挛（口、舌、唇、齿、喉）可能会出现口吃现象。

4. 模仿学习 儿童模仿能力较强，易接受暗示，如果常常与口吃患者密切接触，看到别人说话结巴，出于好奇心而有意识地模仿其讲话，久而久之就不自觉地形成习惯，使自己也变得口吃。

本症学龄前期与学龄期儿童多见，轻度语音障碍者不易及早发现，父母常认为孩子口齿不清，是撒娇的表现，对发声异常认为是发声器官未发育成熟，而未加注意。

【临床表现】口吃的基本症状是发音器官（即喉、舌、唇、齿等）肌肉的痉挛，表现为言语节律性异常，说话不流畅，如音节及词的部分重复辅音元音的延长等。在受到别人嘲笑，表现紧张，想说又怕说错时，越紧张就越出现音或单词的重复停顿，每句话在说出第一个字后即停顿，紧接着再重复一遍或两遍，或重复第一个字，或拖长第一个字的发音，或中途某个字难以发音而间断，在说话前出现急速的呼吸，这时往往使劲才能说出来。伴有面红耳赤，张嘴结舌。口吃的儿童当情绪放松、唱歌、耳语及独自阅读时口吃现象会减轻或消失。

口吃患儿智力正常，语言功能正常。口吃儿童在学校常常被同学嘲笑和欺负，他们有时不能参加学校的一些用语言表达的活动，为此有的患儿常常伴有情绪行为问题，缺乏自信心，害怕上课被老师提问，不愿参加集体活动，逐渐变得孤僻、退缩。大部分患儿不经任何治疗可以自愈，也有个别不能自愈者，转成慢性口吃，发展至成年期。

【诊断要点】经常反复的或延长声音、音节，或总是踌躇或中间停顿，以致破坏讲话节律，可能在说话重复、延长或语言停顿时伴有面部和身体其他部位的移动，言语表达内容无障碍。不是由神经系统疾病、抽动和精神病性言语紊乱所致。

【防治】

1. 早期发现 在孩子早期学习说话时，父母应注意孩子的发音器官，是否有舌系带过长或过短，是否有唇腭裂等影响吐字情况；发音是否清晰、准确，如发现有口吃倾向，干预越早越好，不要疏忽大意，以避免延伸转为慢性口吃。

2. 早期矫治 一经发现患儿有口吃倾向，就要积极采取干预措施，不要过于严厉斥责和批评,而是要态度温和,耐心,循循善诱,给予积极引导,慢慢养成不急不忙的讲话习惯,可采取一问一答简单的对话方式,放慢讲话速度。年龄较大儿童可直接教其全身肌肉放松,呼吸均匀,与讲话协调,控制讲话速度,训练有节奏地说话,大声朗读儿童读物、故事等。

3. **为患儿营造和谐温馨的家庭环境** 帮助克服口吃引起的心理障碍及紧张情绪。建立信心,更多参加集体活动和锻炼,克服自卑心理。给患儿设计一种缓慢说单词或短语的游戏,也可以用一些词或音节唱歌,用手打拍子或敲击乐器,以获得节奏效应训练节律;锻炼在集体会议上的演讲、朗读能力,告知患儿,经过努力,口吃是完全可以矫正的。

4. **重视周围环境中不利因素对患儿口吃的影响** 口吃的发生和发展与患儿本人及周围人群对口吃的态度有很大关系。因此,应尽可能消除环境中的紧张因素,避免在公开场合、大庭广众之下过分纠正患儿讲话,以引起周围人的讥笑,要让患儿尽量放松,树立信心,大胆适应环境。

5. **生物反馈治疗** 通过生物反馈治疗,练习全身肌肉放松,尤其是口腔肌肉、喉部肌肉放松,以达到自我调节作用。改变听觉反馈,尤其延迟听觉反馈的应用,可提高口吃者言语流畅性。

6. **药物治疗** 针对合并有情绪行为障碍的儿童,可适当给予抗焦虑、抑郁药物,常用舍曲林、劳拉西泮,并给予必要的心理疏导。

第六节 儿童情绪障碍

儿童情绪障碍发生于儿童、青少年时期,是以焦虑、恐惧和强迫等症状为主要表现的一组疾病。包括特发于儿童期的情绪障碍,如儿童分离焦虑、社交恐惧性焦虑等,以及儿童恐惧性障碍、儿童强迫障碍、创伤后应激障碍等。由于此类障碍与正常焦虑、恐惧情绪难以区分,家长不易察觉,通常被忽视。但该疾病对儿童情绪及社会功能影响较大,应给予足够关注。

一、儿童焦虑障碍

多数学者认为儿童焦虑障碍(child anxiety disorders)与心理社会因素、遗传因素及后天环境因素有关。

【病因】

1. **心理社会因素** 儿童所处的家庭及学校的环境,虽然较成年人单纯,但在他们生活中也常常有矛盾出现。儿童在早期社会化的过程中,人格的形成极易受到父母的影响,对各种应激事件的突然发生,他们应付的能力和方式往往单纯和简单,有时身处矛盾而无法应对,就会出现情绪波动;问题经常得不到及时解决,进而会发生情绪疾病。

2. **遗传因素** 在遗传基因的作用下,子女不仅继承父母的体型外貌,还会继承父母的个性及情绪反应特征。有研究证明,单卵双生子的患病率明显高于双卵双生子的患病率,并有家族性高发病率。父母的焦虑情绪投射到患儿身上,他们会出现情绪不稳定、遇事多疑敏感、焦虑不安、多愁善感、易紧张、做事优柔寡断、胆怯、孤僻、固执、不善表达自己的意见等等。女孩较男孩发生率高,年龄大的儿童较年龄小的儿童发生率高。提示遗传在发病因素中的作用较大。

3. **后天环境因素**　父母离异,家庭不和谐,溺爱,过分关注;对孩子要求苛刻,学习负担过重,遭遇突然应激事件及环境的突然变化,如火灾、地震等,均可引起患儿出现急性应激反应。

【**临床表现**】焦虑障碍是一组以焦虑不安为主的情绪体验,这种焦虑包括主观的焦虑体验、不安的焦虑行为以及自主神经功能紊乱的症状。

学龄前儿童由于语言发育不够完善,表达能力有限,对焦虑的体验还不能完全用语言表达出来。临床表现为情绪烦躁:①不满意时,好哭或吵闹,难以安抚和照顾;②气质上多属于难养型,经常出现害怕,怕黑,不敢独处;③经常纠缠大人,不愿父母离开,寸步不离地跟在父母身旁;④送到幼儿园很长时间都难以适应,表现为大哭大闹、拒绝。

学龄期儿童表现为:①上课不专心听讲,注意力不集中,难以完成课堂作业,学习成绩下降。在学校容易与同学发生矛盾和冲突,对老师的批评则难以接受,大发脾气,捶胸顿足。②逐渐出现拒绝上学,食欲下降,胃肠道功能紊乱,有时恶心、呕吐、腹泻或呈营养不良容貌。③晚间入睡困难,容易惊醒,做噩梦及排泄紊乱。④自主神经功能紊乱,表现为心慌、胸闷、呼吸急促、憋气、头晕、出汗、四肢发凉、尿频、失眠、多梦等。患儿的表现形式或程度不一,或以其中一种为主要的临床表现形式。

【**分类**】

（一）**根据起病形式、临床特点和病程分类**

1. **急性焦虑发作**　病程为发作性,症状出现快。表现为突发的紧张、恐惧,强烈的烦躁不安,伴有明显的自主神经功能紊乱的症状,如心跳加快、呼吸急促、震颤、大汗淋漓、面色苍白,也可伴有胃肠道反应,如恶心、呕吐、腹痛等。一般发作时间短暂,持续几分钟至10分钟,也有的发作频率高,可在一周或一个月内数次发作,间歇期症状消失,多发生于具有焦虑倾向的儿童。

2. **广泛性焦虑症**　焦虑为广泛持久性,持续时间长,他们往往会将身边发生的事件与自己联系。如班上有同学丢失东西,明明不是他拿的,他也会担心同学、老师会怀疑他。总是会把事情往最坏的地方想,产生不可控制的焦虑。有些患儿症状可持续2~3个月,多发生于青少年时期,平均年龄10~14岁。可伴随躯体症状的产生,如头痛、腹痛、全身无力、肌肉紧张等。

（二）**根据发病原因和症状特征分类**

1. **分离性焦虑**　多见于学龄前儿童,主要表现为与亲人及长期抚养人分离时的不安,而产生明显的焦虑情绪,如过分担心亲人离开后会发生危险及意外,感到大祸临头,犹如生死离别,恐惧害怕,不吃不睡,而不愿离开亲人。去幼儿园或上学时,即使勉强送去,也表现强烈的哭闹、难以适应、愤怒,焦虑或伴随躯体化症状,如恶心、呕吐、头疼、头晕、胸闷、憋气、尿频、尿急等,病程可持续数月或者数年。

2. **社交恐惧性焦虑**　这类患儿每当与人接触或谈话时就会紧张、害怕,尤其在接触陌生人或到新环境中,则表现出明显的紧张和不适应,在集体环境中常常回避与人接触。不敢与人对视,有些学龄前儿童恐惧上幼儿园,学龄儿童害怕上学,即使送入幼儿园或学校,也只是安静地坐在自己的座位上,有的连厕所也不敢去,以致小便在裤子里。

【诊断】

（一）广泛性焦虑障碍的 DSM-Ⅳ诊断标准

1. 至少在 6 个月以上的多数日子里,对于不少事件和活动(例如工作或学习),呈现过分的焦虑和担心(忧虑性期望)。

2. 患儿发现难以控制住自己不去担心。

3. 这种焦虑和担心都伴有下列 6 种症状之 1 项以上(在 6 个月中,多数日子里至少有几种症状):①坐立不安或感到紧张或兴奋;②容易疲倦;③思想难以集中或头脑一下子变得空白;④易激惹;⑤肌肉紧张;⑥睡眠障碍(难以入睡或常醒转,或辗转不安的令人不满意的睡眠)。

4. 这种焦虑和担心不局限于某种障碍的某些症状,即不仅焦虑或担心惊恐发作(如惊恐性障碍)、在公共场合感到难堪(如社交恐惧症)、被污染(如强迫症)、离家或离开亲人(如分离性焦虑障碍)、体重增加(如神经性厌食)、有多重躯体诉述(如躯体化障碍)、患严重疾病(如疑病症),而且这种焦虑和担心并不是发生在创伤的应激障碍之时。

5. 焦虑、担心或躯体症状引起具有临床意义的苦恼或社交、职业或其他重要功能的损害。

6. 此障碍并非由于某种物质(如滥用某种药物、治疗药品),或由于一般躯体情况(如甲状腺功能亢进所致的直接生理性效应),也排除心境障碍、精神病性障碍或广泛性发育障碍的可能。

（二）分离性焦虑障碍的 DSM-Ⅳ诊断标准

1. 对家人或依恋者离别感到过度焦虑,与发育水平不相称,表现为至少下述中的 3 项:①与家人或主要依恋者离别时或预期此事时出现过度苦恼,反复如此;②持久地过分担心主要依恋者一去不返或他们可能受到伤害;③持久地过分担心不幸事件将会把自己与主要依恋者分开;④长期因为害怕离开主要依恋者而不愿意或拒绝上学或去其他地方;⑤长期过分害怕或不愿意独处,或害怕家中没有主要依恋者或其他环境中没有对自己有意义的成人;⑥没有主要依恋者陪伴便不愿意或拒绝去睡,或拒绝离家外宿,长期如此;⑦反复做有离别情节的噩梦;⑧与家人或主要依恋者离别时或预期此事时,则述说躯体症状,反复如此。

2. 持续时间至少 4 周。

3. 18 岁以前起病。

4. 问题引起有临床意义的社交、学业(职业)或其他重要功能的损害。

5. 6 岁以前起病为早发性。

（三）社交恐惧性焦虑的 DSM-Ⅳ诊断标准

1. 在与所熟悉的人们作与年龄相称的社交关系时发生问题,或在同伴中出现焦虑。

2. 处于所害怕的社交场合,几乎必然不可避免地会产生焦虑,因而可能采取限制这个场合或为此场合所诱发的形式。这种焦虑可能表现为哭闹、发脾气、惊呆,或者从有不熟悉人们的场合退缩出来等。

3. 患儿一般都设法避免这种场合,否则便以极度的焦虑或痛苦烦恼而忍耐着。

4. 这种对所恐惧的情景的设法避免、焦虑性期待或痛苦烦恼,显著地干扰了个人的正常日常生活、职业(或学业)、社交活动或关系,或者对于具有这种恐惧感到显著地痛苦烦恼。

5. 应有至少 6 个月病期。

6. 这种害怕或逃避都不是由于某种物质(如滥用物质、治疗药品)或由于一般躯体情况所致的直接生理性效应,也不可能归于其他精神障碍(如伴或不伴广场恐惧的惊恐障碍、分离性焦虑障碍、躯体变形障碍、某种广泛性发育障碍或分裂样人格障碍)。

7. 如存在某种躯体情况或其他精神障碍,那么"1."所述的害怕与之无关。如不是害怕自己的口吃、帕金森病的震颤、神经性厌食或贪食症的异常进食行为。

【治疗】儿童焦虑症以综合治疗为原则,以心理治疗为主要手段。

1. **心理治疗**　首先要了解引起焦虑的原因,耐心听取患儿的主诉及家长的介绍,有目的地与患儿交谈,解除诱发焦虑的心理应激因素,建立良好的信任关系,并对其耐心进行分析,使患儿认识到存在的心理疾患,取得患儿的积极配合。另外要对有焦虑倾向的父母给予支持性心理干预,帮助他们认识自身的个性特点,可能对患儿产生的不良影响,采取必要的家庭治疗。

2. **药物治疗**　以抗焦虑药为主,常用药物有阿普唑仑、劳拉西泮、地西泮、坦度螺酮等,也可使用新型抗抑郁药物的抗焦虑作用,如舍曲林、艾司西酞普兰等,宜从小剂量开始,短期使用。

3. **放松疗法及生物反馈治疗**　建议家长带孩子更多参加户外活动,适当参加体育锻炼及游戏活动,使其全身肌肉松弛,可以听些放松愉快的音乐,以改善紧张、焦虑不安的情绪,亦可取得疗效。

二、儿童惊恐障碍

儿童惊恐障碍(panic disorder)指儿童对某些特定的事物和情景突然产生异乎寻常的强烈的恐惧体验,对其劝说解释也很难消除这种恐惧,明显影响到患儿的正常生活和学习,同时还可以伴有焦虑的情绪体验及自主神经功能紊乱。但需注意区别于正常儿童对一些事物和特殊情景,如对黑暗、动物、昆虫、死亡、登高、尖锐的物体产生的暂时的恐惧。正常儿童因年龄不同,其恐惧内容也各异;随着儿童年龄而表现内容不同,而且随着儿童年龄增长,恐惧逐渐减少或消失,并不影响儿童生活行为与社会活动,则均不属于恐惧症。

【病因】

1. **社会心理因素**　父母或抚养人的教育方式不当,如年龄小的儿童吵闹时,父母故意用一些可怕的形象(如动物:老虎、狮子;鬼怪:红眼绿鼻子,四个毛蹄子,走路叭叭响,要吃哭孩子)来吓孩子,企图抑制孩子哭闹,从而造成孩子产生恐惧的心理,还可导致自主神经紊乱的症状,紧张出汗、手脚冰凉、心跳加速、睡眠障碍等。

2. **环境的刺激**　如家庭中父母感情不和,经常打架,甚至打得头破血流,看到父母打架孩子精神非常紧张,再看到母亲头上流出鲜红的血,感到将面临危险而产生恐惧,并发生恐血症;再如,邻居或亲戚有人死亡,孩子跟着父母去悼念,无意中看到死人,从而摆脱不了死人的形象,逐渐产生对死亡的恐惧等。

3. **遗传素质**　患惊恐障碍儿童的家庭(父或母、兄或姐)有类似神经质的现象,如某个家庭中有两个女儿都对血液产生惊恐。当问其家庭史时,发现其父自幼有对血液的恐惧。一般这样的患儿会具有神经质特征,如胆小、害羞、依赖、内向不合群、遇事极易紧张等。

【临床表现】

1. **对某种事物的恐惧**　多数儿童患恐惧症前有一定精神刺激因素。第一次受刺激后，造成心理应激反应，具有致病意义。恐惧症是一种"习得"的非适应性行为，并通过强化而固定下来。常见的恐惧内容有：对黑暗，对动物，对社交，对上学，对于亲人分离的恐惧等。儿童对某一情景产生异常强烈而持久性的恐惧，并有焦虑不安，明显影响儿童的行为和社交活动。患儿明知此恐惧是不必要的，但却无法自制，因此内心十分痛苦，情绪抑郁不欢。

2. **回避行为**　患儿对恐惧对象常有回避现象，即企图逃避恐惧现场。如对死亡产生恐惧的患儿，路过坟地都会十分恐惧，表现为全身发抖，两腿软弱无力，说话口齿不清。年龄小的儿童上幼儿园，第一次看见老师，常常是回避的目光，低头不语，或躲在亲人的背后，不敢独自进教室，不敢当众讲话，拒绝回答别人的提问；如果强迫回答，就会表现紧张，面色苍白或哭泣。

3. **自主神经系统紊乱症状**　如面色苍白或潮红，心慌，胸闷，呼吸短促，四肢震颤或软弱无力，重者可瘫软在地，恶心呕吐，昏厥，痉挛等，常伴有睡眠障碍和饮食障碍。

【诊断】　恐惧发作 DSM-Ⅳ 诊断标准：一段时间的极度害怕或不舒服，有下列 4 种以上症状突然发生，并在 10 分钟内达到顶峰：①心悸、心慌或心率增快；②出汗；③颤抖；④觉得气短或气闷；⑤窒息感；⑥胸痛或不舒服；⑦恶心或腹部不适；⑧感到头昏、站不稳、头重脚轻，或晕倒；⑨环境解体（非现实感）或人格解体（感到并非自己）；⑩害怕失去控制或将要发疯；⑪害怕即将死亡；⑫感觉异常（麻木或刺痛感）；⑬寒战或潮热。

【治疗】

1. **支持性心理治疗**　对患儿要采取积极正确的教育方法，学会尊重患儿，不要用严惩、打骂、神鬼、妖怪及关黑屋子的方法来恐吓患儿。要从小培养鼓励患儿勇敢、自信，敢于面对各种困难，树立克服困难的勇气。通过示范，让患儿观察学习别人的行为来增加和获得良好的行为，以减少和消除不良的恐惧心理。

2. **系统脱敏疗法**　让被矫正的患儿，在安逸舒适、绝对安全而放松的环境中，通过想象或逐级暴露于引起恐惧和焦虑的实际情景中或实物之前。然后，逐渐提高与其恐惧、焦虑有关的刺激强度并与其相对抗，让他对惧怕的时间或物品的敏感性逐渐减轻，以致完全消失。在模拟训练中，极可能地给予正性强化刺激，促使患儿建立信心，以达到治疗效果。

3. **药物治疗**　帮助患儿减轻焦虑、恐惧的情绪。可给予抗焦虑药物，如阿普唑仑、劳拉西泮、坦度螺酮、地西泮等，帮助患儿改善睡眠，缓解情绪。

三、儿童强迫障碍

儿童强迫障碍（children obsessive-compulsive disorder）是指在儿童时期重复的、持久的进行某些活动或动作，以强迫行为及强迫观念为主要表现，明知不必要但又无法克制、内心十分痛苦的一种心理障碍，常伴有情绪障碍和适应困难，并影响日常生活和学习活动。在儿童中，强迫症约占 1%，男孩稍多于女孩。起病多在 6 岁以后，10～14 岁儿童多见。儿童在心理发展过程中，可能会出现类似强迫症状或仪式样动作，呈阶段性，但持续一段时间后会自然消失，不会给患儿带来强烈的情绪反应或影响其生活。

【病因】

1. **遗传因素**　具有遗传的易感性,单卵双生子强迫症同病率高于双卵双生子,家系调查发现本症患者家庭成员中患病率明显高于一般人群。

2. **神经递质的异常**　中枢5-羟色胺功能的异常与强迫症的发生有关。因为选择性5-羟色胺再摄取抑制剂能有效治疗强迫症,推测强迫症与5-羟色胺功能不足或水平下降有关。

3. **环境与父母的影响**　环境的突然改变以及精神压力,或者通过家庭中父母的长期影响。父母做事讲究完美、认真、过分拘谨、循规蹈矩、过分整洁干净,对生活、对学习过于固执刻板化,都可能是诱发强迫症的因素。环境的重大变迁、突然的心理创伤、严重的躯体疾病也可能是诱发因素。近些年来有研究提示,可能与脑部的额叶、边缘系统、基底核功能失调有关。

【临床表现】

1. **强迫性观念**　患儿反复考虑一些无意义的事情或错误的概念,如总怀疑做过的事情未做好,或者自己被传染了某种疾病。即使缺乏客观事实和依据,却仍然相信有可能;有些儿童反复纠缠于一些缺乏实际意义的问题上,如"1+1为什么等于2"。明明知道这种思考和怀疑是无意义的,但是非意愿地强迫自己考虑,而且无法摆脱控制。

2. **强迫性动作和行为**　儿童时期较为多见,表现为重复、刻板、仪式性行为,如患儿反复洗手,以致把手洗得粗糙无光泽;边洗手还要边数数,一直要数到他认为满意的数字为止;若中间被人打断,还要从头再来。有的患儿反复检查自己的书包;睡前反复检查自己的鞋子是否在床下,袜子是否放在枕头底下。当这种强迫症状受到周围人的干涉时,会出现焦虑不安的情绪,烦躁、哭闹,或逃避、退缩,或以更隐蔽的方式进行强迫性行为。

【诊断】

1. **强迫思维的定义**　①在病程中某一时间所体验过的思想、冲动意念或想象,会反复或持久地很不适合地闯入头脑,以致引起显著的焦虑或痛苦烦恼;②这种思想、冲动意念或想象并不单纯是对于现实生活中一些问题的过分担心;③患者企图忽视或压制这些思想、冲动意念或想象,或者用其他思想或行动来中和它们;④患者认识到这些强迫性思想、冲动意念或想象都是他(或她)自己头脑的产物(并不是被强加的思想插入)。

2. **强迫行为的定义**　①患者感到为了被迫作为强迫思维的反应或按照应该僵硬执行的规则而不得不进行的反复行为(例如洗手、排次序、核对)或精神活动(例如祈祷、计数、默默地重复字词);②目的在于预防或减少痛苦烦恼,或为了预防某些可怕的事件或情景而进行这些行为或精神活动;然而这些行为或精神活动实际上并不能起到所设计的中和或预防作用,或者实际上是明显的过分。

强迫障碍 DSM-Ⅳ诊断标准:

(1) 具有强迫思维或强迫行为。

(2) 在病程中的某一时,患者自己曾认识到这种强迫思维或强迫行为是过分的或不合理的。(注:这一点不适用于儿童。)

(3) 这种强迫思维或强迫动作产生了明显的痛苦烦恼,有时是费时的(一天花费1小时以上),或明显地干扰了正常的日常活动、职业(或学生)功能,或平常的社交活动或关系。

(4) 如有另一种轴Ⅰ型诊断存在,强迫思维或强迫动作的内容并不仅限于它。例如,进食障碍之专注于食物;拔毛症之拔除毛发;躯体变形症之考虑到自己的外貌;物质滥用障碍的沉湎于性冲动欲望或性幻想;重度抑郁障碍之反复地自责自罪。

（5）此障碍并非由于某种物质（例如成瘾药物、治疗药品）或躯体情况的直接生理性效应所致。（注：伴自知力不全;如当前发作的大部分时间,患者不能认识这种强迫思维或强迫动作是过分的或不合理的。）

【鉴别诊断】精神分裂症儿童也会表现有强迫症状,易与儿童强迫症混淆。但是精神分裂症的强迫症状多变,且与现实脱离,内容荒谬离奇。此外,尚有精神分裂症的特征性症状,应仔细观察,可与之区别。

儿童孤独症也有反复的、不可抑制的刻板行为,如在房间里反复数桌子和椅子的腿,但儿童孤独症有语言障碍、社会交往障碍、情感明显的障碍（与亲人缺乏亲切感）,而能鉴别之。

脑器质损伤所引起的精神障碍可有强迫症状,但此患儿有脑损伤历史,且强迫症状出现在脑损伤之后,智力受损并有神经系统体征,而强迫症患儿则无此类病史和症状。

【治疗】

1. **心理行为治疗** 了解患病的经过、发病的原因,父母的教育方法和教育特点,父母的个性,家庭状况,并要求父母积极配合,正确对待患儿的症状。帮助患儿建立克服疾病的信心,营造家庭气氛,不要横加指责,强迫制止。建议父母应该用良好的行为影响孩子。要鼓励患儿尽可能参加集体、文体及游戏活动。也可采取脱敏疗法、暴露疗法、生物反馈及放松疗法。

2. **药物治疗** 是最主要治疗方法之一,目前多选择5-羟色胺再摄取抑制剂,主要有氟西汀、舍曲林、帕罗西汀、艾司西肽普兰等。常见副作用有恶心、厌食、头痛、失眠等。宜从小剂量开始,治疗时间视症状缓解情况而定。

四、创伤后应激障碍

创伤后应激障碍（post traumatic stress disorder,PTSD）指儿童经历了灾难性事件后出现持续的、恐惧性的思维。这些往往涉及死亡或死亡威胁,伤害或身体致残的威胁,如战争、暴力、地震等,经历了创伤性事件后,患儿表现出强烈的恐惧和无助感,年幼孩子表现出反复做噩梦,反复玩与创伤有关的游戏,反复画与创伤有关的画。回避可能引起回忆的情景,发展中的退化、退缩行为,反社会攻击性行为,破坏性行为,学习问题等。

【临床特点】创伤后应激障碍可以发生在儿童期的任何一个年龄段,但不同的儿童、不同的发展水平对创伤的阈值不相同,有些儿童脆弱,易受伤害,有些则防御性较强。对于部分儿童,创伤后应激障碍会发展成慢性精神障碍,持续数十年,甚至终生。

【诊断】创伤后应激障碍的 DSM-Ⅳ 诊断标准:

1. 患者曾暴露于某一（精神）创伤性事件,存在以下两项者:①患者亲自体验、目睹或遭遇某一或数件涉及真正或几乎招致死亡的或严重的损伤,或者涉及自己或他人躯体完整性遭到威胁的事件;②患者有强烈的害怕、失助或恐惧反应。（注:如是儿童,则代之表现为紊乱或激越的行为。）

2. 以下列 1 种以上的方式持续地重新体验到这种创伤事件:①反复闯入性地痛苦地

回忆起这些事件,包括印象、思想或知觉。(注:如是幼儿,反复地进行表达创伤主题或一些有关的游戏。)②反复而痛苦地梦及此事件。(注:如是儿童,可能是令人可怕的梦而讲不清内容。)③似乎创伤事件正在重现的动作或感受,包括这种体验、错觉、幻觉及分离性闪回发作于再现之时的感觉,可发生于意识清醒时或酒醉时。(注:如是幼儿,可出现特殊创伤的再现。)④暴露于作为此创伤事件的象征或很相像的内心或外界迹象时,出现强烈的心理痛苦烦恼。⑤暴露于作为此创伤事件的象征或很相像的内心或外界迹象时,出现生理反应。

3. 对此创伤伴有的刺激作持久的回避,对一般事物的反应显得麻木(在创伤前不存在这种情况),如下列之 3 项以上:①努力避免有关此创伤的思想、感受或谈话;②努力避免会促使回忆起此创伤的活动、地点或人物;③不能回忆此创伤的重要方面;④很少参加有意义活动或没有兴趣参加;⑤有脱离他人或觉得他人很陌生的感受;⑥情感范围有所限制(例如,不能表示爱恋);⑦对未来没有远大设想(例如,不期望有一个好的职业、婚姻、儿女或正常生活享受)。

4. 警觉性增高的症状(在创伤前不存在),表现为下列之 2 项以上:①难以入睡,或睡得不深;②激惹或易发怒;③难以集中注意;④警觉过高;⑤过分的惊吓反应。

5. 病期(2、3 及 4 的症状)超过 1 个月。

6. 此障碍产生了临床上明显的痛苦烦恼,或在社交、职业或其他重要方面的功能缺损。

急性:病期在 3 个月之内;慢性:病期在 3 个月以上;伴延迟起病:症状在应激后至少 6 个月才发生。

【治疗】创伤后应激障碍的治疗主要包括:心理治疗、药物治疗或联合治疗。治疗方案的选择应依据孩子的病情及家长提供的详细病史,对婴幼儿和学龄前儿童来说,改善家长与孩子之间的交往模式至关重要。家长和孩子之间的不安全纽带是导致这个年龄孩子焦虑症状的重要危险因素,因此帮助成人解决失去和创伤性经历,减少生活压力,增加成人对家长角色的胜任感,均可以帮助家长发展与孩子的安全依恋。关注儿童气质因素也很重要,对抑制型孩子进行早期支持和辅导可减少焦虑障碍的发生。儿童和青少年的综合性治疗,包括对孩子和家长共同进行疾病教育、认知治疗、精神动力学心理治疗、家庭治疗和药物治疗等。

1. **心理治疗**

(1) 对于较轻的应激反应,可以通过自我调节不断提高患儿适应应激的阈值水平,有意识地减轻生活、学习及工作的压力,做到劳逸结合,积极参加社会活动及体育锻炼,保证充分的休息和良好的睡眠,可达到让患儿放松的目的。

(2) 积极寻求家庭及社会的支持系统,从家人、父母、朋友、老师那里得到同情和帮助,特别是寻求情感上的支持,也可以找相关有经验的心理医师,进行心理干预。

(3) 对于年龄较小、应激反应明显的患儿,可通过玩具游戏、角色扮演游戏来了解患儿的心理状态。通过玩具游戏的方式,经过心理投射作用让患儿表露其内心情感,再针对患儿的内心困扰去进行分析性心理治疗。

(4) 在心理干预治疗中,既要尊重患儿,又不要过分迁就、溺爱,保护好患儿的自尊心;不要过于严厉,切不可采取冷漠、不欢迎的态度;要取得患儿的积极配合,与患儿平等地交谈,对正确的观点加以肯定,对片面的观点要循循善诱地讲明道理,取得患儿的信任和理解。

2. **药物治疗**　抗焦虑、抑郁药物,可改善患儿应激反应带来的情绪行为异常,可起到改善睡眠、调节情绪、控制行为问题的作用。常用药物包括抗焦虑药、抗抑郁药、情绪稳定剂,对过度兴奋或有暴力行为的患儿,可适量合并抗精神病药物,以减少兴奋及冲动的行为。

(贾美香)

第十五章

儿 童 伤 害

伤害(injury)是一类严重威胁儿童生命安全和健康的疾病。无论是发展中国家还是发达国家,伤害已成为居民第四位或第五位死亡原因,是 1~14 岁儿童的第一位死因。2010 年全球疾病负担报告显示,全球伤害总死亡率为 74.3/10 万,每年死于伤害的人数全球超过 500 万。伤害死亡中半数以上是儿童和青少年,非故意伤害占据其中近 90%(图 15-1)。2005 年《中国卫生统计年鉴》显示:1~4 岁、5~9 岁和 10~14 岁儿童意外死亡在各个年龄组均是首位死因,占总死亡人数的 41.2%~50.9%,每年有近 5 万名 0~14 岁儿童因伤害死亡。儿童健康的成长环境越来越受到世界各国的关注,1989 年 11 月世界各国政府签署《儿童权利公约》明确指出:所有儿童享有在一个安全的环境中成长、不受伤害和暴力的权利。2006 年《世界预防儿童伤害报告》指出:如果我们要最终实现《千年发展目标》中"降低儿童死亡率"这个目标,我们就必须采取行动消除导致儿童伤害的因素。因为,伤害是可以被预防和控制的。

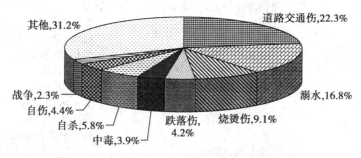

图 15-1 全球 0~17 岁儿童伤害致死原因构成图

第一节 伤害的定义与分类

伤害科学的定义对于人类认识、理解伤害事件性质,预防、控制伤害事件发生具有重要意义。对伤害事件的分类是进一步深入认识伤害的基础和前提。

一、伤害的定义

国内学者将伤害(injury)定义为:凡因能量(机械能、电能、热能等)的传递或干扰超过人体的耐受性造成机体组织损伤,或窒息导致缺氧以及由于刺激引起的心理创伤均称之为伤害。

早期人们习惯将伤害,特别是非故意伤害称为"意外事故"(accident)。用"意外事故"一词来代表"伤害"存在很大的局限性,首先,"事故"可能引起伤害,但也可能只引起经济或其他方面的损失而并不引起机体的损伤;其次,"意外事故"从含义上并不包括有预谋的故意伤害,如自杀、他杀、斗殴和虐待等。因此,1996 年在澳大利亚召开的第三届伤害国际会议上开始用"伤害"(injury)替代"意外事故"(accident)。伤害事件中,对非故意事件导致的伤害既往常称之为"意外伤害"。近年来,越来越多的学者建议使用"非故意伤害"来代替"意外伤害",因为"意外"是一种潜在有害的、无意识的和意料之外的突发事件,"意外"这个名词常被人误认为伤害的发生纯属偶然,原因不可知,也不可预测,因而无法进行预防与控制。但实际上意外伤害这一名词中的"意外"只是区别于故意伤害名词中的"故意"一词。因此,从人们理解的角度和从伤害预防控制的角度来说,使用"非故意伤害"一词更为恰当。

20世纪80年代,国际上公认的伤害定义为:因周围环境的能量(急性)作用导致的躯体损伤,它超过了躯体自身的承受力和恢复力。这里的能量包括机械能、电能、热能、电离辐射或化学能等。但伤害不仅仅限于导致躯体的损伤,伤害还包括由各种刺激给儿童造成的心理伤害。因为有些伤害给儿童心理造成的不利影响比对躯体的影响更大。因此,目前国内学者在对伤害定义时,将事件导致的心理创伤也称之为伤害。

二、伤害的分类

伤害的原因和后果较为复杂,在不同领域、不同学者是根据其研究或实践的目的进行分类,故对伤害的分类方法较多,尚无统一的分类标准。目前常采用根据伤害行为本身和造成伤害外部原因的划分方法,前者包括伤害的性质和部位进行分类,后者包括伤害的意图、原因、地点、活动类型等,具体分类见表15-1。

表15-1 伤害的分类

根据伤害本身分类		根据伤害的外部原因分类
伤害后果	损伤部位	意图
浅表损伤	颅内	非故意伤害
撞伤	眼部	他伤:攻击/谋杀
开放性创伤	面部	他伤:集体暴力
截肢	头部其他部位	自伤:自杀
骨折	颈部	自伤:其他
脱臼	手部	非确定性伤害
粉碎性创伤	上肢其他部位	尚未确定性伤害
器官损伤	胸腔内	尚未分类性伤害
异物损伤	胸部其他部位	尚未实施性伤害(如他伤:治疗伤)
血管损伤	腹腔内	原因
神经损伤	腹部其他部位	道路交通伤
烧烫伤	骨盆/后背	跌落伤
多发性损伤	腿部	穿刺伤
中毒	下肢其他部位	放射伤
毒性效应	脊髓	等
并发症	脊柱	地点
多发伤		家庭
		道路
		劳动场所(农场)
		医院
		等
		活动类型
		职业伤
		非职业伤
		体育活动伤
		等

WHO 于 1992 年完成了《国际疾病分类》的第 10 版（International Classification of Diseases,ICD-10）的修订,并在第 43 届世界卫生大会上正式通过,自 1993 年 1 月 1 日起生效,我国于 2002 年正式推广。ICD-10 确定的伤害分类是目前国际上比较公认和客观的分类方法（表 15-2）。ICD-10 是根据伤害的性质进行分类的。

表 15-2 ICD-10 外部原因造成的疾病和死亡分类

外部原因造成的疾病和死亡分类	ICD-10 编码
外部原因造成的疾病和死亡	V01-Y98
意外事故	V01-X59
交通事故	V01-V99
跌倒	W00-W19
砸伤、压伤、玻璃和刀刺割伤、机器事故	W20-W31、W77
火器伤及爆炸伤	W32-W40
异物进入眼或其他腔口、切割和穿刺器械损伤	W41-W49
体育运动中的拳击伤及敲击伤	W50-W52
动物咬伤或动、植物中毒	W53-W59、X20-X29
潜水或跳水意外、溺水	W65-W74
窒息	W75-W84
暴露于电流、辐射和极度环境气温及气压	W85-W99
火灾与烫伤	X00-X19
暴露于自然力量下（中暑、冻伤、雷击等）	X30-X39
有毒物质的意外中毒	X40-X49
过度劳累、旅行及贫困	X50-X57
暴露于其他和未特指的因素	X58-X59
故意自我伤害（包括自杀、自残）	X60-X84
他人加害（包括各种类型攻击行为、性暴力、忽视、遗弃、其他虐待综合征等）	X85-Y09
意图不确定的事件	Y10-Y34
刑罚与战争	Y35-Y36
药物反应、医疗意外、手术及医疗并发症	Y40-Y84
意外损伤后遗症及晚期效应	Y85-Y89
其他补充因素	Y90-Y98

（WHO ICD-10 1993）

按照伤害发生地点,儿童伤害主要可分为道路交通伤害、家庭伤害、校园伤害和公共场所伤害等。2012 年 6 月中国疾病预防控制中心与全球儿童安全组织联合发布的《儿童伤害预防倡导》显示,跌倒（跌落）和道路交通伤害仍然是我国儿童伤害的前两位;7～8 月是一年中伤害发生的高发期（19.4%）;家庭伤害的发生占到近 1/2（44.5%）。

目前,多根据伤害发生的意图,将伤害分为非故意伤害和故意伤害两大类。

第二节 儿童非故意伤害

非故意伤害（unintentional injury）指外来的、突发的、非本意的、非疾病的事件导致身体受到的伤害,如道路交通伤、溺水、跌落伤、烧(烫)伤、中毒、切割伤、动物咬伤、医疗事故等。2008年WHO和联合国儿童基金会(United Nations International Children's Emergency Fund,NUICEF)一份报告显示,全球每年约有83万名儿童死于非故意伤害(每天有2000多名),每年有数以千万计受伤儿童就医,留下终生残疾。非故意伤害是9岁以上儿童首位致死因素,即使在高收入国家非故意伤害导致的死亡也占到全部儿童死亡人数的40%。非故意伤害也是我国儿童的首位死因。

一、儿童非故意伤害的流行特征

世界各国有关伤害的研究报告无一例外地指出,伤害主要发生在低年龄人群,特别是儿童和青少年。其流行特征如下:

(一) 不均衡性

95%以上的儿童致死性伤害发生在低收入和中等收入国家,东南亚和西太平洋地区的死亡数在全球范围内是最高的。低收入国家和中等收入国家儿童伤害致死率比高收入国家高出两倍还多,其中火灾导致的死亡低收入国家的死亡率是高收入国家的11倍;低收入国家的溺水死亡率是高收入国家的6倍,因摔落和中毒所致的死亡率低收入国家则分别是高收入国家的5倍和4倍。同一国家不同地区也存在不均衡性,我国农村儿童非故意伤害发生率高于城市,其中农村留守儿童死亡风险比非留守儿童高2倍以上。不同年龄阶段儿童非故意伤害的发生率和死亡率以及非故意伤害的发生类型亦存在较大差异。

(二) 多样性与聚集性

2004年WHO统计显示每年发生率超过20/10万的15岁以下儿童非故意伤害达到22种之多,因此儿童非故意伤害的类型具有多样性。安徽一项农村1025名小学四年级至初中三年级学生过去1年内非故意伤害调查显示,过去1年有80.4%发生过非故意伤害,17.7%发生过1~2次,62.7%发生过3次及以上;25.6%发生过1~2种类型非故意伤害,54.8%发生过3种及以上类型非故意伤害。李迎春等调查也显示儿童非故意伤害具有一定的家族性特征,因此儿童非故意伤害具有聚集性。

(三) 可预防性

虽然儿童非故意伤害事件的现状异常严峻,但大多数儿童非故意伤害是可以进行事先预防的。防止儿童非故意伤害应该被视为是能够反复获利的投资。这也是一项能够获得实质经济效益的社会项目,发达国家许多干预儿童非故意伤害的措施已被证明是有效的。20世纪70年代初期,瑞典开展了一系列预防儿童非故意伤害的活动,30年间使儿童非故意伤害死亡率从25/10万下降到5/10万(图15-2)。儿童非故意伤害预防控制的有效性在澳大利亚、美国等也得到有效验证。但全球大部分国家均未采取有效干预措施,导致非故意伤害在全人群中的死亡总人数呈上升趋势(1990年全球约有298.83万人,而2010年上升到351.86万人),死亡率下降并不明显(20年间从59.0/10万,下降至51.5/10万)。我国1951~1994年车祸流行病学研究结果显示,43年间我国车祸发生数增加了42倍,死亡人数增加77倍,1984~1994年车祸死亡率由2.43/10万人上升到5.56/10万人,平均年增长率为12.9%。

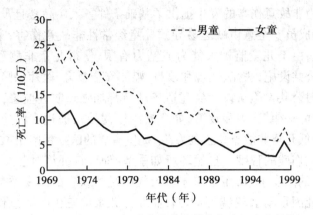

图 15-2 1969~1999 年瑞典儿童非故意伤害死亡率趋势图

二、儿童非故意伤害的影响因素

非故意伤害的发生由宿主（个体）、环境（物理或社会）、致病源或媒介物三方面因素综合促成。

（一）个体因素

包括年龄、性别、个性心理特征、生理-病理因素等。不同年龄均存在相应非故意伤害的危险性，如年龄小，其生活经验少，而认知、判断、活动能力、控制能力和避险能力也低，从而增加了非故意伤害的风险；但随着年龄的增加，儿童活动范围扩大，非故意伤害的风险也在增加，特别是进入青春期发育的青少年，由于个性张扬、喜欢冒险，以及对危险环境预知不足，从而增加了非故意伤害的风险。在儿童群体中，大多数非故意伤害表现为男童高于女童，这主要是由于男童活动频率高、活动范围广、活动强度大、行为更具有冲动等有关；另外，还与男童的社会化方式与女童不同有关，男童的社会责任驱使父母对其约束性小，父母更倾向允许其远距离活动；女童相对而言，在被动性非故意伤害事件中，受伤的概率会更大些，因为女性对突发事件的反应常不如男性，特别是在遇险时的自救能力相对男性弱。个性心理特征是影响儿童非故意伤害的重要原因，也是对非故意伤害高发个体进行筛查的主要指标，注意力缺陷伴多动障碍、行为冲动、自我控制能力不足的儿童，其主动性非故意伤害事件明显增加。16 岁以下越野车辆所引起的非故意伤害的青少年中，有 10% 患有 ADHD，而一般人群的发病率仅为 1%~4%。病例对照研究显示，ADHD 患者自我报告的交通意外，包括超速行驶、由于疏忽或错误而造成的撞车、反复撞车、严重撞车事件和吊销执照的发生都远远高于对照。驾驶需要三维甚至更高水平的空间视觉认知水平，以及在复杂交通中实际操纵的能力，ADHD 患者由于注意缺陷、分心、反应抑制、反应时间慢且多变等，都影响正在进行的感觉信息的加工；另外，ADHD 儿童与一般儿童相比，会夸大自我认知，自以为是，使伤害的发生增加。视力、听力、运动障碍和癫痫等不良生理因素患儿非故意伤害发生率较高。左利手者非故意伤害发生率是右利手者的 2 倍，可能与前者对生活设备（如电插销）、用品（如剪刀）的不适应有关，还可能与他们在脑神经发育（如唤醒功能、感觉-运动中枢协调性等）方面的某些尚不为人知的特征有关。

（二）环境因素

包括家庭环境、社会环境、自然环境等。环境因素在儿童非故意伤害的发生中，起着重要作用。环境因素为非故意伤害的发生提供了基础条件。家住高楼且没有防范措施易发生儿童的跌落伤;家庭成员安全意识缺乏易导致儿童经常性非故意伤害;家庭结构不健全,如单亲家庭、留守家庭,由于儿童监护人能力或精力有限,使得儿童非故意伤害的发生增加。社会环境因素包括公共设施,法律、法规和政策,媒体安全教育,医疗保障等都对儿童非故意伤害产生影响。如对公共设施从设计到建造各环节都加强预防性监督,并开展经常性安全检查;有力而且有效的法律、法规和政策(如严禁酒后驾驶);通过多种途径开展有效的安全教育宣传等,都会降低儿童非故意伤害的发生;提供有效的医疗保障可减少非故意伤害死亡的发生,可降低伤害、伤残的程度。自然环境如季节、地理特征等对儿童非故意伤害也有一定影响,夏季是溺水的高发季节,而冬季冰雪天气则是摔跌伤的高发季节;我国南方儿童非故意伤害的前三位死因是溺水、窒息和车祸,而北方儿童前三位非故意伤害死因是窒息、中毒和车祸。

(三)致病原或媒介物

许多物理环境在伤害的发生过程中都是重要的环境因素,可作为致病源和媒介物而发挥中介作用。如道路安全状况是车祸发生与否的物理环境,道路崎岖不平则易致车祸事故,道路设置一些安全保障措施(如分设快、慢车道,在自行车道和机动车道中设置栅栏)则对减少车祸性伤害有预防作用。

三、儿童非故意伤害的预防控制

(一)Haddon 模型

Haddon 开创的伤害预防研究,建立了著名的"三阶段三因素矩阵模型",即将非故意伤害事件的发生划分为发生前、发生时和发生后三阶段,每个阶段均从宿主、媒介物、环境三个因素方面实施预防。三级预防的策略可预防非故意伤害的发生,减少死亡,降低伤残。一级预防是最重要和优先的策略,它的目标是避免车祸、中毒、溺水、跌落等非故意伤害的发生;二级预防是保护发生非故意伤害的儿童,如使用座椅和安全带在车祸发生时保护儿童,在儿童运动场所设置保护性的措施等;三级预防是非故意伤害事件发生后,及时提供治疗和康复,以最大限度降低非故意伤害导致的死亡与伤残。

(二)主被动干预

主动干预(active intervention)是个体自身选择一定的安全设备或采取某些行为方式,以达到避免伤害的目的,如骑自行车佩戴头盔,减少头部损伤。主动干预针对的是全人群,无论是否会发生事故都常规使用某些安全装备,或采取某些安全行为方式,是防止非故意伤害最有效的措施。

被动干预(positive intervention)是通过环境因素的改造,减少伤害的风险。教育干预(educational intervention)是通过对家长和儿童的安全教育,减少环境中的危险因素,改变危险的行为方式,增加安全行为;技术干预或工程干预(engineering intervention)是通过设备与产品的设计与革新,使伤害风险减少,如家具无角,汽车配安全气囊,药品和日用品采用儿童无法开启的包装等;强制干预(enforcement intervention)主要是通过立法手段,如禁止酒后驾驶,规定驾驶和骑摩托车的最小年龄等;加强急救(emergency care and first aid)是通过完善急救系统,开通医院急救绿色通道,提高医院急诊处理和护理水平,使受伤儿童在最短的时间内得到最好的医疗服务,降低伤害的死亡率和减少功能损伤。上述 4 种被动干预方法称为"四 E 干预"。研究表明,最成功的预防非故意伤害的策略是技术干预或工程干预,其次是教育干预。在技术干预中,产品改良(如汽车中使用安全气囊、防止儿童开启的药瓶盖)的效果优于环境改变(如道路设计、抽屉上锁等)。

虽然发达国家的实践证明了许多预防策略的有效性,但"证据本身无法为成功或行动计划提供一个完整的方法",只有将研究结果付诸实践,才能将这些成果因地制宜地应用于具体的情况和环境。因此,各国、各地区应从实际出发,制订预防儿童非故意伤害策略,切实开展预防儿童非故意伤害活动。

四、常见儿童非故意伤害的急救处理

(一)道路交通伤

道路交通伤(road traffic injury)是指发生在公共道路上、至少涉及一辆移动车辆的碰撞或事故而引起的致命性或非致命性的伤害。

无论是发达国家还是发展中国家,道路交通伤均是导致儿童非故意伤害死亡的第一位诱因。全球每年死于道路交通伤的儿童人数超过26万;因道路交通伤导致的非致命性伤害儿童人数达到1000万以上;因道路交通伤死亡和救治的费用高达5180亿美元。另外,道路交通伤死亡的不仅是儿童,有20%~66%孤儿的父母或双亲是在交通事故中失去的。儿童死于道路交通伤的身份可以是行人、骑车者、汽车驾驶员、摩托车驾驶员、乘客,甚至是校车中的一员。

1. 预防与干预措施

(1)合理的道路交通规划:在校园、居住区和游乐场所周围强制减速;分道行驶,增加护栏,设置自行车、行人和汽车分隔带;合理增设交通标志,如在坡、弯路设置警示器,以减少突然横穿马路等行为,增加驾驶员的知觉反应时间等。

(2)有效的立法:制定并实施机动车驾驶员低限年龄的法律;对驾驶员设定并严格执行血液乙醇含量极限值并对违规者的零容忍(严格处置);引入并实施摩托车昼间行使灯开启制度;引入驾照分级制度等。

(3)科学的车辆设计与安全用具:摩托车设计昼间行使灯增加摩托车驾驶员的可见度;在车辆内使用保护用具,如设置儿童安全座椅、加高儿童座椅、使用安全带以及将儿童放在车后排座位等。

(4)正确的道路交通安全意识和行为:需要对儿童以及儿童的监护人培养良好的道路交通安全意识和行为。使用适宜的儿童约束措施并使用安全带;戴摩托车头盔或自行车头盔。父母从小让儿童识别交通标志,以身作则,不闯红灯,走人行天桥,不乱穿马路;教育儿童少年不骑"飞车",不骑车带人等。

2. 急救处理 道路交通事故发生时往往呈突发性、群体性、严重性等特征。遇到交通事故时应及时拨打120急救中心电话,报告交通事故所在位置。

(1)自我救护:在救护人员尚未赶到前儿童应学会一定自救技能。学会逃生;学会躲避;学会求救;初步判断伤势的轻重并进行相应处理,如扎进肢体的器物,伤口出血不多,不宜轻易拔出,以防大出血;肢体骨折后不宜活动,以防骨折移位等。

(2)医疗救护:现场急救中最重要的是现场心、肺复苏的处理,保持伤者呼吸和循环,即打开气道、人工呼吸、胸外心脏按压和药物复苏。现场处理后转运患者亦非常重要,首选装备精良、符合国家要求的急救用车,转运过程中应密切注意伤者的机体状况和伤情,及时给予对症处理。

（二）溺水

溺水（drowning）是指呼吸道中浸入液体，导致呼吸损伤的事故。事故后果可能致命也可能不致命，但有些非致命的溺水可以导致严重的神经系统损害。

全世界每天有超过450次儿童溺水死亡事件的发生，有数以千计的儿童因此而导致终生残疾，包括非致命性溺水导致的脑损伤。5岁以下儿童和15～19岁青春期儿童是溺水的高发年龄阶段，前者主要是由于缺乏看护的儿童（这个年龄阶段儿童更加好奇、多动，且不具备洞悉和躲避风险的能力）脱离成人监护而坠入水体发生的伤害；后者主要是易于冒险、冲动的青少年，由于他们缺乏成熟的预判和自救能力，主动接触危险水域所造成。溺水是我国农村地区特别是水网地区儿童伤害死亡的第一位原因，城市青少年溺水发生率也较高。

1. 预防与干预措施

（1）加强危险水域管理：排除浴缸、水池、水桶等盛水容器中多余的积水，使用重物或护栏隔离水井口和雨水收集点（如蓄水池、大水桶等），从而减少儿童可能接触危险水源的机会，避免溺水的发生。

（2）加强游泳池的安全管理：在泳池周围设置隔离护栏，并将此纳入立法。学校、社区的游泳设施都应规范管理，深、浅水区设醒目标志。

（3）加强学龄前儿童的看护：学龄前儿童对环境中危险因素认识不足，无自救能力，甚至在家庭浴缸、水桶中被淹死；学龄前儿童疏于看护时，在玩耍或行走时可跌入沟渠、水井、河塘。

（4）加强学龄儿童游泳的安全教育：学龄儿童溺水多与夏季游泳有关，家长应经常性地加强对游泳安全的教育，禁止在地形复杂的江河湖泊中游泳；有大人在场时游泳；要配备游泳圈等安全器材游泳。

（5）加强儿童溺水时自救和对溺水者援救的技能训练：指导儿童如果误落水或游泳时遇到困境时如何自我求救，如大声呼救、保持正确的身体姿势、调整自我呼吸等技能。当遇到他人落水时，儿童应该首先向成人求救，利用身边可利用的器物（如竹竿、绳子等）向落水者施救；儿童应对该水域有足够的了解，在自身救助能力足够有把握的情况下，尚可考虑亲身施救，切不可鲁莽行事。

2. 急救处理

（1）现场抢救：溺水的现场急救技术不仅是医疗人员掌握的基本能力，也是儿童和成人应该掌握的基本生存技能。现场抢救的关键是迅速使气道通畅，恢复呼吸、循环，迅速改善通气状况，使气体充分交换。具体措施有：①倾出呼吸道内积水：迅速除去口鼻污物、拉出舌头，使腰背部向上，头和下肢下垂，促使呼吸道和胸腹腔积水倾出；要注意切勿因倾水过久而延误呼吸、心跳的抢救。②呼吸复苏：人工呼吸是最有效的现场抢救，方法是口对口呼吸，并注射中枢神经兴奋剂（如尼可刹米、洛贝林等）。③心跳复苏：若患者心跳已停止，应在人工呼吸的同时做胸外心脏按压。

（2）医院内抢救：当患儿经现场抢救初步得到复苏后，应立即送往医院继续抢救：①进一步清理呼吸道分泌物及水分，保持呼吸道通畅，必要时进行气管插管；②应用气道持续正压呼吸机，使呼气及吸气均保持正压，对减轻肺水肿有较好的作用；③在有条件的情况下，继以间歇正压呼吸和高压氧治疗。当呼吸和心跳恢复后，需积极恢复有效循环，维持心律和血压，纠正酸中毒及电解质紊乱，治疗肺水肿，防止缺氧性脑损害等。

（三）烧（烫）伤

烧（烫）伤（burn/scald）是一类由于热辐射导致的对皮肤或其他机体组织的损伤。烧（烫）伤主要包括由热的液体或蒸汽导致的烫伤，由热的固体（热水袋、保暖瓶、取暖器）或烫的熨斗、厨房用具、燃着的烟草等物体所致的接触性烧伤，由燃着的烟草、蜡烛、灯具或火炉等引发火灾导致的烧伤，由接触化学反应性物质（如强酸或强碱）而引起的烧伤，由电流经过机体而导致的电烧伤。

烧（烫）伤是小儿经常遇到的伤害，多发生于 5 岁以下的儿童，婴幼儿约占半数以上。日常生活中以烫伤多见，烧伤其次，少数为化学灼伤或电灼伤。烧（烫）伤多发生在裸露部位，如头面部、四肢、臀部等。小儿皮肤薄而嫩，同等热力在其身上造成的损伤比成人重。严重烧伤可导致儿童死亡，非致命性烧伤可以导致长期的严重后果（如严重的伤疤、行动受限，甚至截肢），给受害儿童带来终生生理和心灵的创伤。家庭内发生的烫伤多于烧伤，但由火灾引起的烧伤后果最为严重。

1. 预防与干预措施

（1）环境与工程措施：研制儿童防护式打火机，研发安全的灯具与炉具，将烹饪区与生活区隔离等。

（2）制定相关法律和标准：制定并推行安装烟火报警器的法律、研究和执行有关家庭水龙头热水温度的法规、立法禁止烟火的生产和销售。

（3）厨房用品和电热用品的管理：厨房是儿童烧伤和烫伤发生的主要场所，在烧饭、烧水时，留心身边的儿童；火炉旁加防护罩；热水瓶放置在儿童不易拿到的地方，尤其不能放在儿童手可够着的桌子上；刚使用过的电熨斗应拿离儿童的视线，防止电熨斗底面的光亮吸引儿童用手触摸。煤气用后立即关掉总阀，火柴、打火机也应保管好。

2. 急救处理 烧（烫）伤发生后立刻迅速消除烧（烫）伤的原因，撤离火场，脱去燃烧或发烫的衣物；用冷水浸泡烧（烫）伤部位，如化学物品所致，用大量清水冲洗后（强酸、强碱除外），还应用对抗剂中和；保护创面，用消毒液清洁伤面后，用无菌纱布包裹避免污染；呼吸道烧（烫）伤，因肿胀而发生呼吸困难者，应立即做气管切开，插入套管，改道呼吸。医务工作者需根据烧（烫）伤的严重程度及时给予合理处理与治疗。

（四）跌落伤

跌落伤（fall）是由于重力作用，人体不慎跌倒、坠落，撞击在同一平面或较低水平面而导致的伤害。

全球每年有近 47 000 名 20 岁以下儿童青少年死于严重跌落伤。跌落伤是导致 5～9 岁和 15～19 岁两个年龄段儿童死亡的第 12 大原因。跌落伤是 5～14 岁儿童最主要的伤害和疾病负担，大多数国家医院急诊中跌落伤是最常见的儿童伤害类型，占到急诊就诊量的 25%～52%。跌落伤是我国 0～14 岁儿童非致性伤害的首位，2003 年上海、北京、广州 3 城市 0～14 岁儿童非故意伤害调查显示，跌落伤的发生率为 5.7%。家庭、幼儿园、学校及公共设施均是儿童非故意伤害的高发场所。

1. 预防与干预措施

（1）消除导致儿童跌落的环境：更换或维修儿童日常生活中的不安全物品，如儿童床、儿童学步车、游乐园器具、运动和游戏器具等。

（2）家庭中安装防护设备：父母应经常检查家庭门窗是否关闭严密。有好动、易冲动、好奇心强的儿童，特别是有注意缺陷伴多动障碍儿童的家庭，窗户和阳台安装防盗网，防止儿童从高层跌落。

（3）监督儿童娱乐活动：滑板、溜冰等运动性强、跌伤危险性高的活动，父母要指导、看护，佩戴手、膝防护用品。制订和推行游乐园安全标准。

（4）减少儿童可能爬高及摔倒的因素：父母除了不把儿童独自置于餐桌、床和椅子上等可能导致跌落的高处外，还要减少家庭环境中的危险因素，如卫生间铺设防滑地砖，保证卫生间、厨房和楼道有充足的照明，及时收拾地面上的杂物。

2. **急救处理** 儿童发生跌落伤后，应首先详细了解跌落伤发生的部位，根据受伤儿童的症状、体征和检查结果及时给予合理的处理。软组织挫伤或擦伤，应检查伤口的大小、深度、有无严重污染及异物存留，如有污染或异物应及时用冷开水或肥皂水将伤口洗净，并将异物清除；擦伤或挫伤轻者涂红药水，重者需消毒包扎。跌落伤情很重者，出现骨折、意识不清、休克或颅脑损伤等情况，应立即送往医院进一步检查及急救。

跌落伤儿童可能对受伤经过表述不清，体检难以合作，使诊治难度增大；另外，跌落严重的儿童可能存在慢性内脏出血，因此应告诉家长或儿童监护人密切观察患儿的症状，发现异常及时就医诊治。

（五）中毒

中毒（poisoning）是指因吸入、摄入、注射或吸收有毒物质而导致的细胞损伤，扰乱或破坏机体正常的生理功能，或导致死亡。

儿童中毒多发生在家庭，1～2 岁幼儿是中毒的高危人群。造成小儿中毒的原因主要是由于年幼无知、缺乏生活经验，不能辨别有毒或无毒。小儿的中毒和周围环境密切相关，多为急性中毒。意外中毒每年导致 45 000 例 0～19 岁儿童死亡，许多发达国家和发展中国家中毒已成为排在道路交通伤、烧烫伤、溺水之后导致 1～14 岁儿童非故意伤害死亡的第 4 大原因。严重非致命性中毒可导致儿童暂时性或永久性功能的损害。

1. **预防与干预措施**

（1）家庭正确贮藏和处理有毒物品：毒物或有潜在毒性的物品，应贴上明确的标志，放置在加锁的抽屉中，或放置在儿童拿不到的地方。不宜将药品放置在冰箱中，防止儿童误食。将有毒植物移离儿童生活的环境。

（2）改善有毒物品包装：家中药物、化学用品以及其他有毒物品的防护包装应进行改善，使得儿童不易打开。

2. **急救处理** 发生急性中毒，应立刻进行治疗，拖延时间往往失去抢救的机会。首先清除未被吸收的毒物：接触中毒者应立即脱去污染的衣服，用清水冲洗被污染的皮肤；吸入中毒者应立即移离有毒场所，呼吸新鲜空气，吸出呼吸道分泌物，必要时吸氧，昏迷者要注意舌根后倒和喉头水肿引起窒息；口服中毒者应采用催吐、洗胃、导泻和洗肠以清除毒物。现场紧急处理后，应进一步进行临床治疗，以防毒物吸收、促使已吸收的毒物排泄，以及相应的对症处理和特殊治疗。

（六）窒息

窒息（asphyxia）是指呼吸道由于内部或外部障碍引起的血液缺氧状态。

意外窒息最常发生在婴儿，年龄越小窒息导致死亡的比例越高。窒息是导致我国 5 岁以下儿童意外死亡的第一位死因，占婴儿意外死亡的 47%～90%。导致婴儿窒息主要的危险因素有婴儿与父母同床睡觉、松软床头或床上放置衣物、婴儿脖子上佩戴链子或绳子、夜间哺乳等导致异物堵住婴儿呼吸道。气管吸入性异物则是导致儿童窒息的主要原因，如花生米、果冻、笔帽、葡萄等。

1. 预防与干预措施

（1）喂养和带养指导：母亲夜间避免躺着给婴儿喂奶，以免母亲和婴儿熟睡后母亲的乳房堵塞婴儿的口鼻。避免与婴儿同睡一个被窝，预防成人熟睡后压迫或阻塞儿童呼吸道。避免寒冷季节把婴儿头部捂得严严实实。

（2）避免儿童进食或误食易造成气管阻塞的食品或异物：儿童进食葡萄干、糖果、花生、巧克力等呈小球状食品时，不宜讲话、奔跑和打闹；食物应切碎，鼓励儿童多咀嚼。纽扣、硬币、小塑料球、玻璃球应严格保管，放置于儿童拿不到的地方或锁进抽屉。

（3）消除儿童环境中潜在易窒息的危险因素：床上不宜放置松软的枕头、布娃娃和塑料袋；床与墙壁之间的间隙不宜过小，防止儿童跌落被卡；加强睡眠儿童的看护，防止过厚的被头阻塞口鼻。

2. 急救处理 一旦发现小儿窒息应立即进行急救。异物阻塞咽喉部时，应迅速用手掏出或用塑料管吸出阻塞物，同时改变体位，采取侧卧或俯卧位，继续清除分泌物，以解除窒息；如果口腔和咽喉部看不到异物，则不可强行挖取，因为强行挖取会使小儿深吸气，从而加速异物的吸入。对呼吸、心跳停止者应立即进行心肺复苏；凡窒息患儿均应立即送医院进行抢救。

多年来，预防儿童非故意伤害的研究一直试图找出伤害儿童的内在特征，但在追踪观察中发现，多动、冲动与伤害高发之间虽有联系，但有些危险特征的敏感性和特异性极低。因此，过分强调儿童非故意伤害的倾向性，容易使人们忽视对外部环境的重视。实际上，儿童非故意伤害的预防控制更应该重视儿童生存的外部环境，儿童保健工作者应加强安全教育、指导父母和儿童监护人减少家庭环境中非故意伤害危险因素的暴露；整个社会应从儿童的角度，对与儿童关系密切的生活环境进行改造，制定有效的立法和安全标准，为儿童创造更加适宜生存和发展的空间。

第三节　儿童故意伤害

故意伤害（intentional injury）指有目的的、有意的自我伤害行为或他人加害行为，故意伤害又统称为暴力（violence）。故意自伤行为包括各种方式的自杀、自残、自伤等；他人加害行为（assault）包括各种方式的他杀、被虐待/疏忽、被遗弃、家庭/社会暴力、强奸等。2010年全球疾病负担报告显示，每年死于故意伤害的人数全球超过134万人，死亡率为74.3/10万。2011年WHO报告显示，每年全世界约25万起杀人事件发生在10~29岁青年中间，占全球杀人总数的41%。

一、儿童故意伤害的类型

（一）自杀

自杀（suicide）指个体在意识清醒情况下自愿（而非被迫）的以自我伤害方式结束自己生命的行为。自杀机制很复杂，迄今尚无一种学说可完全解释。研究表明，自杀源于自身体内外多种因素的关联和综合，有各种提示警讯，是可预防的。儿童期自杀行为较为少见，自青春期开始增多，自杀是15~34岁青少年的第3位死因，且有持续低龄化的趋势。自杀有多种分类方法，美国国立卫生研究所（National Institutes of Health, NIH）自杀预防中心（1971

年)将自杀现象分为:①自杀意念(suicidal ideation):结束生命想法,但未付诸行动;②自杀未遂(attempted suicide):采取行动,但因方式不当或中途被救活,而未成功;③自杀死亡(completed suicide):有意图并采取行动,最终导致死亡。

(二)自伤

自伤(self-injury,self-harm)指由个体自己实施的、对自身机体或心理造成实质或潜在的伤害行为,常连续、反复发生,轻者导致损伤或潜在损伤,重者导致残疾或死亡。自伤行为不伴随自杀意图,这是自伤与自杀最主要的区别。自伤行为广义上指对躯体造成实际或潜在损伤的所有行为,严重者如上吊、服毒,轻者包括吸烟、酗酒等。狭义定义局限于那些易反复出现、直接指向躯体的行为,如表皮切割伤、烫伤等。根据美国 Skegg K 博士(2005)提出的分类模式,将非致命性自伤行为分成 5 类:①高致命性自伤行为:如上吊、开枪、服农药、吸入煤气、刺伤、电击伤、溺水等;②低致命性自伤行为:如服药过量、注射兴奋剂、切割伤、烧烫伤等;③造成组织损伤的自伤行为:如咬伤、抓伤、烟头烫伤,在皮肤表面刺字或图案,用针或其他尖物扎皮肤,阻碍伤口愈合,打自己,以头或拳头撞击某物、掐自己、拽头发等;④无肉眼可见损伤的自伤行为:如疯狂的运动方式,拒绝生活必需品(食物、水),拒绝治疗,故意做出鲁莽行为(如撞车)等;⑤有潜在危害的自伤行为:如故意酗酒、故意过量吸烟、故意封闭自己等。各种类型自伤行为间很难明确界定,常有互相重叠现象,构成了系列的自伤行为谱。学龄前儿童、小学生自伤行为较为少见,青春中期后快速增多。美国青少年首次实施自伤年龄多为 16 岁;欧洲自伤入院者的高危年龄女性为 15~24 岁,男性为 25~34 岁。

(三)校园暴力

校园暴力(school violence)是在校学生之间、师生之间、学生与社会其他人员之间,发生在校园内外的、故意的欺凌、敲诈、伤害等性质的暴力或非暴力行为,可导致学校成员身体和心理的伤害。根据 WHO 对暴力的分类,校园暴力归属于特定社区(学校)中的个人之间的暴力,包括发生在校内、上下学途中,学校组织的活动及其他所有与校园环境相关的暴力行为。校园暴力常见的形式有躯体暴力、言语暴力、性暴力、情感虐待等。各类暴力行为施暴者男性多于女性,受害者也以男生居多。施暴者大多是 18 周岁以下的未成年人。每年死于他杀的学龄儿童少年,约占 5~19 岁人群总数的 1%,其中直接死于校园暴力的比例在持续上升。近年来,随着电子产品的广泛使用,校园暴力除了采用传统的手段,使用电子产品进行的电子欺凌(electronic bullying)和网络欺凌(cyber bullying)现象正在迅速增加。

(四)虐待与忽视

虐待与忽视(abuse and neglect,maltreatment)指一个人对另外一个人实施的蓄意或非蓄意的,能够造成对方身心健康实际或潜在伤害与危害的一类伤害的总称。最常见的虐待与忽视主要为有抚养义务的成年人对儿童实施的虐待与忽视。

二、儿童虐待与忽视的概念与分类

儿童虐待与忽视(abuse and neglect,maltreatment)是普遍存在于人类社会、又长期被人们忽视的一个涉及公共卫生、人权、法律和社会等方面的严重问题。WHO 在 2010 年的报告中指出,每年估计有 31 000 名 15 岁以下儿童被杀害,由于很大一部分虐待造成儿童的死亡被不恰当地归咎于跌落、烫伤、溺水和其他原因,这一数字低估了儿童虐待问题的严重程度。2013 年联合国发布的《2013 暴力侵害儿童全球调查报告》中指出,全世界每年约有 4000 万 15 岁以下的儿童遭到虐待和忽视。虐待与忽视不但直接对儿童近期生理、心理和行为发育产生影响,而且会对其远期身心健康产生严重影响,甚者带来不良的社会后果。1962年Kempe CH等发表"受虐儿童综合征"(the battered child syndrome)的第一篇论文,才使相关研究真正进入一个科学发展时期。

（一）概念

儿童虐待与忽视是在特定时期、特定经济状况、文化环境、社会习俗和社会制度下被人们认识的行为。由于各个国家社会文化背景不同,对儿童虐待的认识和定义也不完全相同。通常情况下,虐待是指躯体虐待和性虐待,而忽视主要指情感方面和基本生活方面的不予关注。如果没有专指,虐待往往包含了忽视。

WHO对27个国家研究虐待方面的专家咨询后,提出虐待的定义为儿童虐待(child abuse)系指成人(在有能力情况下)未承担相应的法律责任和社会义务,蓄意或非蓄意对儿童施加的各种身心虐待、忽视和剥削行为(包括躯体虐待、情感虐待、性虐待、忽视、商业性或其他形式的剥夺),对儿童健康、生存、发育或自尊心造成实际或潜在危害的一类伤害的总称。我国《未成年人保护法》对虐待的注释是:虐待是指有抚养义务的人以打骂、禁闭、不给治疗或者强迫过度劳动等各种不正当手段,从肉体上、精神上迫害、折磨和摧残未成年人。尽管各国对虐待的定义不尽相同(实际上,给虐待加上一个统一的定义也是不科学的);但是任何一个国家或地区制定虐待的定义必须具备两个前提,一是有利于有效地保护儿童;二是能被大多数居民接受和认可。虐待的定义虽然还存在着较大的争议,但是有些虐待方式,如父母殴打儿童、严重忽视和性虐待,被认同还是比较一致的。

儿童忽视(child neglect)指成人未能尽责提供保证儿童情感和身体健康以及一般良好状态所需的照顾和养育,这种情况的发生可能是有意的或无意的。美国健康与人类服务部提供的忽视定义是"父母、监护人或其他照顾者未能提供儿童所需的基本需要"。

（二）分类

对儿童虐待与忽视的分类有助于对不同类型的虐待与忽视有更明确的界定,便于实际操作,便于更加有针对性地预防和干预。

1. **按虐待与忽视形式分类** 儿童虐待与忽视按形式可分为躯体虐待、性虐待、情感(精神)虐待、忽视和监护人虚夸综合征。

(1) 躯体虐待(physical abuse):指父母或其他人员(如其他监护人、教师、医护人员、朋友等)故意对儿童施以导致伤害或生命危险的暴力行为,躯体虐待是最常见的一种虐待形式。具体方式有用手击打、脚踢、用器械打、粗暴推操、咬/抓/掐/捏、针刺、捆绑/悬吊、烧烫、致使窒息等。此类虐待在发达或发展中国家都很常见,父母和照料者的目的可能并不是故意伤害儿童,而是过于严厉体罚的结果,但其行为本身构成了虐待。

(2) 性虐待(sexual abuse):指让发育尚未成熟的儿童参与他们不完全理解、无法表达知情同意,或违反法律,或触犯社会公德的性活动。童年期性虐待(child sexual abuse)包括身体接触性性虐待和非身体接触性性虐待。身体接触性性虐待包括:施虐者触摸或抚弄儿童身体敏感部位(如女孩的乳房或会阴部,男孩的外生殖器)、迫使儿童对其进行性挑逗和性挑逗式地触摸其身体、在儿童身上故意摩擦其性器官、试图与儿童性交和强行与儿童性交(包括口交、阴道性交和肛交);非身体接触性性虐待包括:施虐者向儿童暴露自己的生殖器、在儿童面前手淫、对儿童进行性挑逗、逼迫儿童录制色情录像、强迫儿童观看色情图片、视频或成年人性活动等。试图与儿童性交和强行与儿童性交属于最严重的性虐待。施虐者可能是成人,也可能是年龄较大或相对比较成熟的其他儿童青少年,他们相对于受虐者在责任、义务或能力方面处于明显的优势地位。性虐待并不是仅在女童中发生,男童也可能被性侵犯;并不仅仅是男性对女性的性暴力,亦有一定数量的男童在童年期遭受女性的性虐待。世界范围内的研究表明约有20%的女性和5% ~10%的男性报告在幼儿时期曾遭受过性虐待。2003年我国学者对湖北、河南、河北和北京4个地区2300名高二和高三学生进行的匿名调查显示,有16.7%的女生和10.5%的男生报告在16岁之前经历过不良的性经历。

(3) 情感(精神)虐待(emotional and psychological abuse):指所有可能对儿童的身体或心理健康造成损害,或者妨碍儿童身体、心理、精神、道德或社会发展的行为。精神虐待的方式包括:限制(如限制活动,限制儿童自由与权力等)、冷漠与疏远、贬低与轻视、责骂、威胁、恐吓、歧视或嘲笑等,让儿童目睹暴力事件也是情感(精神)虐待的一种重要表现形式。情感(精神)虐待分为主动情感(精神)虐待与被动情感(精神)虐待,主动虐待主要来自于家庭和教育机构,其表现是对儿童进行污辱、威胁、贬损、过度惩罚、戏弄刁难等;而被动虐待则是没有满足儿童的情感需求、对儿童漠不关心。

现实生活中父母和教育工作者对儿童学习过分的苛求,对儿童不择手段地驱使,以及日常生活中过分限制儿童活动自由,对儿童的生理、心理和行为产生不良的影响,也是一种情感(精神)虐待。

(4) 忽视(neglect):指父母或监护人本应该但却未能在儿童健康、教育、情感发育、营养、保护与安全的生活环境等方面创造有利于儿童健康成长的条件,以致危害或损害了儿童的健康或发展,或在本来可以避免的情况下使儿童面对极大的威胁。目前国际上普遍认为忽视应包括4个方面,即身体忽视、情感忽视、医疗忽视和教育忽视;也有学者认为还应包括安全忽视、社会忽视、营养忽视、衣着忽视、素质训练忽视等。根据各国分类情况和我国国情,目前国内将忽视分为6类:身体忽视、情感忽视、医疗忽视、教育忽视、安全忽视和社会忽视。

身体忽视(physical neglect)指不能为儿童发育提供必要的衣着、食物、住所、环境、卫生等;也包括忽略了对儿童正常发育的保护,如让儿童暴露于有毒有害的污染环境。身体忽视可发生在儿童出生后,也可发生在儿童出生前(如孕妇酗酒、吸烟、吸毒等)。

情感忽视(emotional neglect)指父母或其他监护人故意或无意地不提供有利于儿童健康发育所必要的言语和行为活动,最常见的是没有给儿童应有的爱(缺乏亲子依恋),忽略对儿童心理、精神、感情的关心和交流,缺少对儿童情感需求的满足。当前我国留守儿童的父母多数只能提供孩子基本的物质生活需求,而与孩子之间缺乏情感交流与沟通,留守儿童常常因缺乏心理慰藉而产生较强孤独感,这种现象应属于父母对儿童的情感忽视。

医疗忽视(medical neglect)指忽略或拖延儿童对医疗和卫生保健需求的满足。

教育忽视(educational neglect)指剥夺或没有尽可能为正常儿童或特殊教育儿童提供各种接受教育的机会,从而忽略了儿童智能开发和知识与技能的学习。教育忽视是性质最严重的违法行为之一。

安全忽视(safety neglect)指由于疏忽孩子生长和生活环境存在的安全隐患,从而使儿童有可能发生危害健康与生命危险。当前我国留守儿童的父母多数将孩子留给祖父辈代养,祖父辈对儿童的安全意识、保护能力等均相对不足,导致留守儿童非故意伤害、疾病等的发生率更高,这种现象应属于父母对儿童的安全忽视。

社会忽视(social neglect)指由于社会发展限制或管理部门对儿童权益的保护关注不足,

造成社会生活环境中的一些不良现象,可能对儿童健康造成损害,例如:离婚、单亲家庭、未婚妈妈、环境污染;不健康的音像作品及儿童读物;假冒劣质儿童食品和用品;应试教育给儿童带来的巨大压力;贫困对儿童教育和医疗保健机会的影响等。

(5) 监护人虚夸综合征(Munchausen syndrome by proxy):也称代理性伴病症或代理性孟乔森综合征,是一种特殊类型的儿童虐待。该名称来源于童话中的爱吹牛的 Munchausen 男爵。首次于 1977 年由英国的儿科医生 Meadow R 提出,指父母一方(通常是母亲)模拟、夸大或编造孩子有病的症状或体征,导致不必要的医学检查、住院或治疗。监护人并不直接施虐,而是通过捏造病史,或反复地使儿童遭受毒物、药物、感染因素或身体损伤而引起症状;或涂改实验室检查结果,或改变体温测量结果,或调换检查的标本等。以使得这些母亲可以模拟出各种各样的疾病,从而通过医疗机构的检查、处置、手术等医疗行为对儿童产生伤害。但儿童住院后,母亲否认有故意伤害、投毒、窒息等行为,儿童遭受巨大的痛苦。医务工作者应密切注意患儿父母或其他监护人与儿童之间的关系,父母或其他监护人在医生面前的虚夸现象,分析儿童的症状、体征与治疗反应是否一致等,以便及时发现这种罕见的儿童虐待现象。有监护人虚夸综合征的儿童常因腹泻与呕吐而导致脱水,或因注入污染物导致败血症或中毒等。

2. **按行为动机分类** 儿童虐待与忽视从行为动机上可分为有意虐待和无意虐待。儿童虐待与忽视行为大部分属于有意虐待,如殴打、性虐待、严重忽视等。但父母的某些行为其出发点是为了爱护和关心孩子,其效果往往并不理想,有时可能走向他们期望的反面,对儿童溺爱和加重孩子的学习负担就是典型的例子,这些可被称为无意虐待。所以,父母对待儿童应注重动机与效果的统一。

3. **按施虐者类型分类** 按照施虐者类型可分为家庭成员对儿童的虐待与忽视(儿童所遭受的躯体虐待、忽视、性虐待和情感虐待主要发生在家庭)、有关机构忽视与虐待儿童(如儿童福利院、医疗机构、学校等机构的工作人员对儿童施加的虐待与忽视)、家庭以外的剥削(如童工、强迫少年卖淫等)、其他虐待方式(如儿童同伴间的虐待行为等)。

4. **按虐待发生场所分类** 2006 年《联合国研究暴力侵害儿童行为问题独立专家的报告》中根据儿童暴力发生的场所,将儿童虐待分为发生在家庭和家人中的、学校和教育环境中的、监护和司法系统中的、工作场所的、社区内的暴力行为。

实际上,虐待与忽视之间并没有明显界线,此类行为可以部分重叠。躯体虐待和忽视总有或长或短的情感忽视;性虐待虽然是一种特殊的躯体虐待类型,也有一定情感(精神)虐待的成分。

三、儿童虐待与忽视的流行特征

当前世界各国的儿童虐待和忽视问题仍十分严重,2002 年世界卫生组织出版的《世界暴力与卫生报告》指出,2000 年全球约有 57 000 名 15 岁以下儿童死于被虐待。美国的一项研究显示,2010 年约有 695 000 名儿童遭受虐待与忽视,其中 1537 名死于虐待。在我国,有关儿童虐待和忽视的报道也越来越多,全国妇联和联合国儿童基金会的一项调查显示,我国74.1% 的儿童在成长过程中曾受到不同程度的虐待。1994 年美国国家预防儿童虐待委员会(National Committee to Prevent Child Abuse)调查显示,自 1986 年以来,儿童虐待与忽视各类型发生的比例相对稳定,即忽视 49%、躯体虐待 21%、性虐待 11%、情感(精神)虐待 3%、其他 16%。但目前儿童虐待与忽视可靠的流行病学资料仍明显不足。

（一）流行状况

1. **躯体虐待流行状况** 多数研究结果表明,躯体虐待是儿童虐待中最常见的形式。但不同地区,躯体虐待报告率存在较大差异。在英国、美国、新西兰、意大利、葡萄牙等发达国家报告过去 1 年中有 3.7% ~16.3% 的儿童遭受躯体虐待;马其顿、摩尔多瓦、拉脱维亚和立陶宛等东欧国家报告有 12.2% ~29.7% 的儿童遭受躯体虐待;俄罗斯、罗马尼亚报告有 24% ~29% 的儿童遭受躯体虐待。2010 年德国学者 Akmatov MK 对 28 个发展中国家和社会转型国家 2005 ~2006 年报告的 124 916 名 2 ~14 岁儿童虐待的资料分析显示,在非洲地区国家(如喀麦隆、科特迪瓦、冈比亚、加纳、几内亚、多哥等)64% 和 43% 的儿童报告遭受过中度躯体虐待和重度躯体虐待;在经济转型国家(阿尔巴尼亚、白俄罗斯、格鲁吉亚、哈萨克斯坦、吉尔吉斯斯坦、马其顿、黑山、塞尔维亚、塔吉克斯坦、乌克兰)报告遭受中度躯体虐待、重度躯体虐待的比例分别为 56%、46%。我国是一个发展中国家,对儿童虐待的研究起步相对较晚,至今尚无全国样本的儿童虐待数据,我国目前现有的研究报道儿童躯体虐待的报告率在 21.7% ~74.7% 之间。

2. **情感（精神）虐待流行状况** 瑞典、美国和英国等发达国家中 4% ~9% 儿童报告在过去 1 年中遭受过情感(精神)虐待。马其顿、拉脱维亚、立陶宛、摩尔多瓦等东欧国家儿童情感(精神)虐待的报告率为 12.5% ~33.3%。Akmatov MK 的系统分析显示,在非洲地区国家 83.0% 的儿童遭受过情感(精神)虐待,在经济转型国家情感(精神)虐待的报告率为 56%。我国近年来研究表明儿童情感(精神)虐待的报告率为 30.4% ~62.5%。

3. **性虐待流行状况** 2002 年有研究者对世界范围内 93 个关于男童和 143 个关于女童性虐待研究的系统分析显示:非接触性性虐待男生发生率为 3.1%,女生为 6.8%,接触性性虐待男生为 3.7%,女生为 13.2%;性交性性虐待男生为 1.9%,女生为 5.3%。2009 年 Gilbert R 等对多国的系统分析显示,在澳大利亚、新西兰、加拿大和美国等国家有 15% ~30% 的女童和 5% ~15% 的男童报告遭受过各种形式的性虐待,其中有 5% ~10% 的女童和 1% ~5% 的男童报告遭受过接触性性虐待。我国有关对大学生群体童年期性虐待的调查显示,童年期各种形式的性虐待报告率为 6.2% ~18.7%,女生为 7.4% ~22.11%,男生为 4.3% ~14.6%,其接触性性虐待的报告率女生为 5.8% ~11.55%,男生为 3.0% ~7.26%。

4. **忽视流行状况** 儿童忽视是儿童虐待与忽视中发生率最高的一类,约占儿童虐待与忽视总发生数的 1/2。2005 年美国卫生和公众服务部(United States Department of Health and Human Services)报告显示,美国儿童忽视占已报告"虐待与忽视"总数的 60% 以上。1998 年,加拿大对全国 13.55 万儿童进行了儿童伤害问卷调查,结果表明儿童伤害的发生率为 45%,其中 46% 为忽视。中国香港 1989 ~2000 年因"独留"(父母或照看者外出而将儿童独自留在家中)就致使 170 名 10 岁以下儿童丧生。我国学者潘建平于 2001 ~2012 年对全国 14 个省、25 个市 0 ~18 岁城乡儿童忽视状况调查显示,城市和农村各年龄组儿童受到忽视的频度(忽视率)和强度(忽视度)均较大(忽视度＝测得儿童的忽视分值/忽视满分值×100,表示儿童受到忽视的强度,最低为 0,最高为 100);其中男童比女童受到的忽视更多;农村儿童受到忽视的频度和强度均高于城市儿童(表 15-3)。在城、乡家庭间,均以单亲家庭中的儿童忽视率最高、核心家庭与三代同堂家庭中的儿童忽视率较低。

表 15-3 中国不同年龄、不同性别儿童青少年受忽视状况

地区	年龄组	忽视度（平均分）			忽视率（%）		
		男	女	平均分	男	女	平均分
城市	3～6岁（学龄前组）	42.7	41.8	42.2	32.6	23.7	28.0
	6～8岁（小学组）	43.3	42.3	42.8	31.5	26.2	28.8
	9～11岁（小学组）	43.6	40.5	42.1	34.8	22.7	27.2
	12～14岁（初中组）	46.9	45.9	46.4	24.9	19.9	22.4
	15～17岁（高中组）	51.1	48.2	49.7	39.2	26.1	32.8
农村	0～2岁（婴幼儿组）	45.0	45.1	45.0	54.7	55.1	54.9
	3～6岁（学龄前组）	44.6	44.3	44.4	55.9	51.6	53.7
	6～8岁（小学组）	46.3	45.8	46.0	41.4	39.0	40.2
	9～11岁（小学组）	45.5	44.1	44.8	46.3	38.7	42.5
	12～14岁（初中组）	48.9	48.5	48.7	47.2	42.9	45.1
	15～17岁（高中组）	50.6	49.6	50.1	52.8	46.0	49.4

（二）流行特征

①年龄:据美国统计,受虐待儿童中25%为2～6岁以下,3岁前的受虐儿童占所有受虐儿童的10%～15%。焦富勇等调查分析我国86例被虐待儿童年龄在1岁以内14例（16.28%）,1～3岁20例（23.26%）,3～7岁19例（22.09%）,7～16岁33例（38.37%）。国内外调查结果均表明,年龄越小受虐的危险性越大。②性别特征:世界范围内总体表现为男童躯体虐待、情感（精神）虐待、忽视的发生率高于女童,而性虐待的发生率则女童高于男童。报道显示澳大利亚有7‰～36‰的女童和3‰的男童遭受过性虐待,瑞士法语区12‰的男童和31‰的女童遭受过性虐待,意大利7‰的女童和3‰的男童遭受过性虐待。③地区特征:总体来说,各种形式虐待均表现为不发达国家高于发展中国家和经济社会转型国家,发展中国家高于发达国家。④流行趋势:美国从1960年开始要求报告儿童虐待和忽视,其"国家预防儿童虐待委员会"估计,1984～2003年的20年间美国儿童虐待和忽视增加了63%。但在某些长期得到关注儿童性虐待问题的地区,性虐待的案件已经明显下降,如美国性虐待案件已从1992年到2003年下降了47%;在加拿大渥太华地区,性虐待案件在20世纪90年代下降了50%。

目前,报告的流行病学资料,为儿童虐待与忽视的预防控制提供了重要的基线资料,但仍存在不足之处。首先,各国、各地区、各研究者在调查时使用的儿童虐待与忽视调查问卷存在巨大的差异,调查项目所涉及的范围直接影响研究对象的报告率;其次,不同研究中研究对象的选择千差万别,有代表性研究对象的选择是获得儿童虐待与忽视准确报告率的前提;再次,调查形式亦各不相同,定性调查与定量调查、对研究对象的直接调查和对研究对象监护人的调查,所获得的儿童虐待与忽视报告率是有很大差异的。

四、儿童虐待与忽视的影响因素

儿童虐待与忽视的发生与受虐儿童和施虐者个体、人际关系、社区、社会多个层面因素的影响有关。这些层面构成了儿童生活的生态系统环境。在各个层面中均存在能够增加儿童虐待易感性的因素,这些因素统称为危险因素。

（一）个体层面因素

1. 受虐儿童个体因素 儿童作为虐待的受害者,同时又可能成为虐待发生的诱因。受虐儿童个体因素主要包括:①生理特征:如性别、年龄等。不同类型的虐待与忽视在不同性别与年龄间均存在差异,如男童更容易受到躯体虐待,而女童容易受到性虐待;儿童虐待与忽视往往随着年龄的增加有逐渐下降的趋势。②儿童的生理缺陷:如冲动、多动、违拗、性格孤僻、早产、低出生体重、童年期疾病、外貌或躯体缺陷等个体因素均增加了受虐待的危险。有研究发现,发育障碍或残疾儿童(如肢体残障、精神发育迟滞、学习能力障碍等)是受虐待的高危人群,躯体虐待发生率高达64%。可能是这些因素破坏或瓦解了儿童与父母(或照料者)之间的依恋过程,起作用的不是这些因素本身,而是这些儿童与父母(或照料者)间的互动模式。抚养困难型儿童,母子难以建立良好的情感联结,往往也是受虐待的高危人群。③儿童的行为问题:如顽皮好动、不听从父母命令、高攻击性、品行障碍、反社会行为和学习能力障碍等,是招致虐待的起因,但这些行为和精神障碍也有可能是父母教育方式不良(如虐待)所造成的,它们之间的因果关系尚难以判断。

2. 施虐者个体因素 父母和家庭成员的某些因素会增加儿童虐待的危险,这些高危因素包括童年期受虐待经历、受教育程度低、亲子依恋缺乏、对儿童发展缺乏了解、管教儿童时施予体罚、自我控制能力差、患有神经精神障碍、经济困难、物质滥用、失业等。

（二）人际关系层面因素

主要包括和儿童有密切社会关系的对象,如家人、朋友、亲密伙伴,以及同龄人所形成的人际关系。如果儿童以上人际关系不良,可能会增加儿童虐待与忽视的发生风险。儿童虐待与忽视主要发生在家庭,与儿童虐待相关的不良家庭人际关系主要包括:缺乏亲子依恋、夫妻关系不好和家庭破裂、父母与孩子无血缘关系、家庭暴力、家庭应激事件多、家庭经济状况差、社会地位低下和社会支持缺乏等。

（三）社区层面因素

涉及发生社会交往的地点一般在生活小区、工作单位、学校和公共场所等,这些社区的特征可能增加儿童虐待与忽视的风险,如对暴力的宽容,在社区内存在性别歧视或社会不平等,贫穷,文化素质低下,高失业率,支持家庭和公共机构以及满足特殊需要的社会服务缺乏,邻居关系紧张等。研究显示,童年期具有不良的受虐待经历,暴露于频繁的社会暴力和社区内普遍存在专制教养态度的母亲,更容易对其后代实施虐待,导致儿童虐待代际相传。

（四）社会层面因素

包括影响儿童虐待潜在的社会环境,如鼓励对儿童严格体罚、提倡或歌颂暴力的社会规范,导致生活水平低或社会经济不平等和不稳定的社会、经济、卫生和教育等方面的政策,苛求性别角色、弱化儿童在亲子关系中地位的社会文化规范,缺乏约束儿童色情、儿童卖淫及儿童劳工的法律等。某些落后的文化模式对儿童虐待有重要影响,如信仰某些宗教的人拒绝把患儿送去医院就诊导致儿童死亡,我国封建社会女童缠足是社会风俗传统导致儿童虐待的典型,一些国家至今依旧存在"割礼"的风俗。此外,社会的稳定程度也是影响儿童虐待的重要因素,如战争、社会动荡不安,儿童是首当其冲的受害者。在我国,教师、家长和儿童自身面临着应试教育的压力,儿童成为虐待与忽视的高危人群。在我国,对儿童虐待与忽视的研究相对落后,这与我国在世界上的地位与作用极不相称。

以上各个层面的因素是相互影响、相互作用的(图15-3),如社会经济文化、风俗习惯等对家庭和个人的影响较大。要彻底了解不同文化背景下社会生态学模式图的所有层面因素的动态变化,还需更进一步的研究。对儿童虐待与忽视危险因素的研究为儿童虐待的发生、治疗和预防提供了重要依据,与此同时,应进一步关注能够降低儿童虐待与忽视的保护因素,以期降低儿童虐待的发生率。

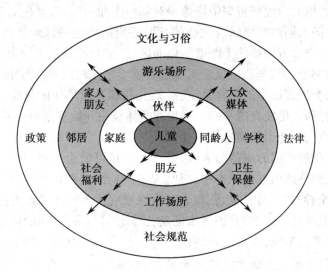

图 15-3　儿童虐待与忽视危险因素的社会生态学模式图

五、童年期虐待与忽视对儿童身心健康的影响

据 2002 年 WHO 统计,全球每年约有 31 000 名 15 岁以下儿童死于虐待(由于数据的漏报,这份资料仍低估了受虐儿童死亡的实际人数)。死亡只是儿童虐待不良后果中的一小部分,每年有上百万儿童遭受非致命性的虐待与忽视,由此导致的儿童身心健康问题,神经、认知功能和情感发育障碍更是触目惊心。儿童期虐待与忽视不仅对儿童近期身心健康产生严重影响,而且与一系列成年后健康问题的风险因素密切相关。儿童虐待与忽视除了造成健康和社会的影响外,还会给经济带来巨大影响,研究数据显示美国每年由于儿童虐待所致的直接和间接损失高达 940 亿美元,相当于美国国内生产总值的 1%。

（一）生理方面的影响

1. **躯体健康的影响**　躯体虐待轻则在皮肤上留下显著的标志,如红、肿、割裂伤、烧伤、瘢痕等;重则引起骨折、颅内出血、视网膜出血、肾上腺出血、肝脏撕裂等,甚至引起死亡,据报道,严重受虐待的儿童平均死亡率为 5%～25%。长期情感忽视可能导致儿童身材矮小("情感剥夺性侏儒");儿童被忽视易导致儿童烧伤、摔伤、溺水,严重者可造成终生残疾或死亡,长期身体忽视则可能导致儿童产生营养不良和生长发育迟缓;医疗忽视常导致病情加重,甚至死亡;有监护人虚夸综合征的儿童常因腹泻与呕吐而导致脱水,或因注入污染物导致败血症或中毒。此外,严重的儿童虐待可破坏儿童正常的生理功能,导致免疫力下降,可继发多种疾病。

2. **脑发育的影响**　越来越多的研究表明,发生在儿童早期的、长时间的、严重的或不可预知的外界不良环境(包括虐待),可以改变发育中大脑的生理学过程。这种改变反过来又会对儿童的身体、认知、情感和社会发育产生负面影响,增加儿童虐待与忽视的风险。发育中的大脑通过接受各种能够引起某个脑区生理活动的刺激而得到发育,童年期良好的刺激可以促发儿童良好神经通路的开放,而不良刺激则可导致不良神经通路的开放。长期的压力可以使那些与焦虑和恐惧有关的大脑区域的神经通路变得敏感,并使该区大脑过度发育,而其他区域大脑的神经通路则变得不敏感,出现大脑发育不良。遭受躯体虐待、性虐待或是长期被忽视的儿童,他们的大脑将集中资源应对如何生存问题,以及应对来自周围环境的各种威胁。这种恐惧的长期刺激意味着大脑的某些特定区域会频繁地被活化,因此这些区域就会出现过度发育,进而占去那些不能被活化的区域(如与综合思考能力有关的区域的发展空间),最后的结果将会导致与恐惧反应无关的大脑学习区域没有习得功能。

神经系统是人类发育最早的器官系统,婴幼儿期和儿童早期的体验对大脑发育的影响是一个人智力、情感和人格发育的基础。如果这些体验一开始就是消极的,并且缺乏有针对性的干预,那么儿童就可能出现贯穿其一生的情感、行为、学习等方面的问题。如儿童在生命的最初几年曾遭受过长期的虐待与忽视,那么他以后可能永远都生活在容易受刺激或精神分裂或对假想威胁感到焦虑的状态中。他们从社会、情感和认知体验中获益的能力也将受损。儿童必须"全神贯注"才能获得、整合来自课堂或社会的新信息,但是受过精神创伤的儿童很少能够达到这种状态。与看护者未能建立依恋的儿童,早期的情感体验没有为正向情感的发育奠定必要的基础,他们的移情能力都比较有限。移情和悔恨的能力是建立在相应体验的基础上的,如果一个孩子已经走到极端,对任何人都没有情感依恋,那就不能期望他会为伤害甚至是杀人而感到自责。

3. 生殖系统的影响 性虐待在临床上主要表现为生殖器官与肛门的损伤、少女怀孕和性传播疾病。儿童性传播疾病在有明确的性虐待案例中占有重要地位。常见的性传播疾病有:沙眼衣原体(CT)、尖锐湿疣(CA)、梅毒、HIV 感染等。1984 年美国一篇报告指出,至少50% 的儿童 CA 病例与性虐待有关。童年期遭受性虐待者其在成人期的 HIV 感染率亦显著高于未遭受性虐待者,可能与童年期遭受性虐待导致其产生高危性行为有密切关系。

4. 成年期疾病的影响 美国一项对 17 300 名中年人的调查结果显示,报告童年期负性经历(包括童年期躯体虐待和性虐待)越多,成年后就越有可能患心脏病、癌症、脑卒中、糖尿病、骨折、肝病,健康状况也越差。儿童时期遭受过躯体虐待的偏头痛患者长大后,出现关节炎的风险升高,与其他疼痛共病的风险要明显高于一般患者;遭受过情感(精神)虐待的患者长大后,出现肠易激综合征、周期性疲劳综合征、纤维肌痛和关节炎的风险都明显升高。

(二)心理方面的影响

童年期遭受躯体虐待者更容易引发抑郁、焦虑、低自尊、性功能障碍、创伤后应激障碍、反社会性人格以及边缘性精神分裂症等,对女性的影响大于男性。精神分析理论认为,童年期不良经历虽然会随着时光的流逝而逐渐被淡忘,但是仍然会被顽固地保存在潜意识中,而且对一生都将产生持久的影响。童年期不良经历对儿童大脑结构和功能的影响,以及导致神经内分泌功能的改变,可能是导致其成年后神经精神障碍的生物学基础。严重的躯体虐待会阻碍儿童认知发展,并引发许多心理社会问题,学术界称之为"暴力诱发的智力伤残"。有情感(精神)虐待史者,成年后患边缘性人格、偏执型人格、自恋、强迫观念及冲动的危险性显著增高。性虐待受害者精神障碍发生率比躯体虐待者更高,性虐待受害者进食障碍、创伤后应激障碍、注意缺陷多动障碍的发生率占40%以上。许多研究表明,忽视对儿童的不良影响绝不亚于各种虐待的后果。单纯受到忽视的儿童,比仅受到虐待或同时受到忽视和虐待的儿童更容易发生心理、行为或情感的异常问题。因为在儿童发育的关键时期,虐待虽然残酷,却仍存在"交流",而严重忽视则完全剥夺了儿童身体、情感方面的交流,使之处于孤独、冷落、寂寞、无助之中。此外，忽视还可引发严重的虐待或暴力打击，加重儿童的身心伤害。

（三）行为方面的影响

高攻击性是遭受躯体虐待儿童突出的行为问题之一。这种行为可能与这类儿童的情绪控制和表达技巧方面缺陷有关，更可能是受虐待儿童对所处环境采取的一种防御策略。遭受躯体虐待与忽视的儿童还表现出较多的品行问题、注意缺陷、多动、破坏行为、反社会行为、吸毒、酗酒、自杀企图等；与同伴相处困难，出现社会退缩行为等。

情感(精神)虐待儿童会自暴自弃，出现行为障碍。在社会活动中会出现攻击行为，或者是正好相反，如退缩、学业失败、出现自杀意念、得梦游症、将来不能适应成年人生活、对自己的后代也实施虐待等。

性虐待受害者，近期多表现为退缩、离家出走、物质滥用、自杀等；远期多表现为性别角色冲突、异性化行为以及多种行为问题。性早熟行为是性虐待受害者最具特征性的行为表现，童年期遭受性虐待的女童青少年时期或成年期更易出现高风险性行为，如性行为年龄提前、多个性伴侣、频繁更换性伴侣、无保护性性行为以及从事卖淫等。童年期性虐待经历，可导致受害者出现麻木、述情障碍、乙醇使用、不信任、创伤后应激障碍和扭曲性发展等不良行为和社会认知，可能导致其成年后的不良性行为。

被忽视儿童由于长期得不到亲人的关爱，很容易寻求或相信他人的爱抚、接受虚假的情感欺骗和诱惑，从而遭受性侵犯、性虐待等剥夺性伤害。生命早期的忽视对儿童认知、情感和行为发育产生深远的影响，可导致其行为的失常或变态行为。

研究表明，童年受虐待的父母，成年后也往往虐待自己的子女，从而形成"虐待圈"。一个常受父母虐待的孩子，父母的行为在孩子大脑中形成一种隐性模仿，也形成了一种潜在的思维范式。多数人成为父母之后，会不自觉地在大脑中呈现出原有的潜在范式，用同样的方式对待自己的孩子，虐待也会从上一代传给下一代。有学者将这种现象称为"虐待圈"。从社会学习理论解释这种现象，认为儿童通过观察他们生活中重要人物的行为来学习社会行为，这些观察以心理表象或其他符号表征的形式储存在大脑中，以帮助他们的模仿行为。父母在成长过程中遭受过虐待，通常使他们具有施虐倾向。

总之，童年期虐待对儿童身心健康的损害是多器官、多系统、长久的复合型损伤。受虐儿童心理和行为的改变常常是终身的，给个人、家庭、社会均带来巨大的危害。所以，无论对儿童本身、家庭还是社会来说，虐待儿童的研究都有其重要性和必要性。儿童虐待与忽视已成为一个敏感的但又不能不正视的社会医学问题。

六、儿童虐待与忽视的预防控制和干预

为了儿童的身心健康，为了社会的稳定，为了人类的进步，政府、教育、医学、法律、保健人员以及儿童监护人都应重视儿童虐待与忽视问题。全面启动儿童虐待与忽视的学术研究和对管理模式的探讨，采取综合措施，预防和控制儿童虐待与忽视。对遭受虐待与忽视的儿童一旦发现，便应提供心理辅导和家庭治疗。

（一）儿童虐待与忽视的预防控制

目前，已有足够的证据充分证明儿童虐待与忽视是可以预防的。但大部分国家将重点放在发生虐待时的干预，缺乏建立预防儿童虐待的保护体系。因此，无法从根本上降低儿童虐待与忽视的发生率。预防儿童虐待与忽视的策略旨在减少潜在的原因和危险因素以及增加保护因素，以此来防止儿童虐待的新发案例。WHO建议采取以人类发展阶段和社会生态

学模型为基础的预防策略(表15-4)。

表15-4　不同发展阶段和干预层面的预防儿童虐待策略

干预层面	发展阶段			
	婴儿期 （<3岁）	童年期 （3~11岁）	青春期 （12~17岁）	成年期 （≥18岁）
社会和社区	改革法律和尊重人权： ●将儿童权利公约落实到国家法律中 ●加强公安和司法制度 ●促进社会、经济和文化权利			
	实施有益的社会、经济政策： ●提供童年早期教育和保健 ●确保普及小学和中学教育 ●采取措施来减少失业以及减轻其负面影响 ●投资于良好的社会保护制度			
	转变社会文化规范： ●改变支持对儿童和成人暴力的社会文化规范			
	缩小经济不平等： ●解决贫穷 ●缩小收入差距和性别不平等			
	减少环境危险因素： ●降低乙醇的可获得性 ●监测铅水平和消除环境有毒物质			
				●为被打的妇女和他们的孩子设立避难所和危机中心 ●培训卫生保健专业人员，识别儿童期有虐待经历的受害者，并为其安排健康服务
人际关系	●家访项目 ●养育技巧的培训	●养育技巧的培训		
个体	●较少意外妊娠 ●增加对出生前和出生后服务的利用	●培训儿童识别和远离可能的虐待环境		

摘自：预防儿童虐待：采取行动与收集证据指南（WHO、国际预防儿童虐待与忽视协会）（2006年）

1. 社会和社区层面的预防控制

（1）推行法律改革和促进人权：法律体制为综合应对儿童虐待和形成该领域社会行为规范提供重要基础。儿童权利公约要求成员国采取立法、行政管理、教育等适宜措施来预防儿童暴力。法律是防止发生任何形式儿童暴力强有力的手段；反对儿童虐待的法律也可以有威慑效应；在某种程度上，法律在改变社会行为规范方面也起到非常重要的作用。

人们应该享有平等的社会、经济和文化权利（包括社会保障权利、受教育权利、平等和不受歧视的权利等），儿童理应享受充分的社会保障权利，包括免受虐待与忽视的权利。平等人权的推行有助于减少儿童虐待的发生。

（2）引入有益的社会和经济政策：良好的社会经济政策，如开展儿童早期教育和保健服务，推行全民九年制义务教育，控制失业，建立良好的社会保障体制，可促进人权的实现，降低儿童虐待率。

（3）转变社会文化规范：认同对儿童使用暴力的社会文化规范，是促使儿童虐待发生的重要因素。法律变革尽管能够影响社会规范，但它本身的改变并不足以对儿童虐待问题产生重大影响，除非伴随着社会文化规范（如儿童地位、体罚的可接受性、性别角色和家庭隐私）的转变。公众意识和媒体活动在促进社会文化规范的转变中可发挥重要作用。

（4）缩小经济不平等：大量研究显示，在经济严重不平等的社会中，家庭和社区越贫穷，儿童虐待发生越频繁。因此，改善贫穷和经济不平等的措施对减少儿童虐待有明显作用。

（5）减少环境危险因素：环境危险因素包括，住房拥挤、铅和其他环境毒素的污染以及乙醇和毒品等有害物质的可获得性。成人乙醇滥用与胎儿乙醇综合征密切相关，与此同时也增加了父母或其他家庭成员对儿童实施躯体和性虐待的危险性。环境中过量的铅水平与胎儿大脑损害以及儿童认知障碍相关，认知障碍是儿童虐待的危险因素之一。

（6）培训卫生保健专业人员：虽然仅有部分在儿童期受虐待者成年后成为施虐者，但仍然要早期识别这些可能成为未来的施虐者，并为他们安排合适的治疗机构。这有助于打破暴力循环，减少虐待的新发例数。

2. 人际关系层面的预防控制 促进早期安全亲子依恋关系的形成、倡导非暴力的管教方式、在家庭内为儿童心理健康发展创造条件等，已成为人际关系层面的预防控制策略。经证实此策略在预防儿童虐待方面取得了显著成效。家庭访问和父母养育培训是支持和改进父母养育的有效途径：①建立家庭访问项目：家庭访问项目可以将社区资源引入家庭，在预防儿童虐待方面效果明显。一个基于美国研究的系统综述显示，通过父母和家庭其他成员参与的家访项目，可使儿童虐待发生率平均降低40%左右。在家庭访问期间，为其提供旨在改变家庭功能的信息、支持和其他一些服务。这一项目可以在高危家庭中开展，在全人群开展效果更好。②发起父母培训项目：父母培训项目通过向父母教授关于儿童发育和养育的知识，以帮助父母提高养育和管理儿童的技能。这一项目可以在家庭或者学校、诊所等环境推广。

3. 个体层面的预防控制 个体层面预防策略旨在直接改变个人的态度、信念和行为，包括针对受虐者和施虐者，可以推广到任何环境：①减少意外妊娠：意外妊娠与儿童虐待以及婴幼儿和儿童发育不良关系密切，努力减少意外妊娠可能有助于减少儿童虐待。②增加围产期保健服务：围产期保健服务对降低早产、低出生体重、胎婴儿围产期疾病或者生理与心理缺陷具有显著的作用，从而更加有利于母婴依恋的形成，对预防儿童虐待具有重要意义。③教育儿童远离潜在的虐待情境：教育儿童如何识别虐待与忽视的危险情境以保护自己的技能。教育儿童，当他们被要求做自己感觉不愿意做的事情时如何告诉成人，儿童可以通过学习获得保护自己免受虐待的知识和技能，如控制别人接近她/他们的身体，这对预防儿童性虐待意义更大。

（二）儿童虐待与忽视的干预

每位儿童都有健康的权利，当儿童遭受虐待与忽视一旦被发现，便应积极采取综合的干预措施，阻止虐待与忽视的继续，降低虐待与忽视对儿童身心健康近期和远期的不良影响。

1. **躯体虐待的干预** 有外科指征者按外科规范处理,减少后遗症和残疾的发生。对所有受虐儿童都应给予更多的心理支持和关怀,降低不良事件对儿童心理产生的负面影响,避免其不良心理行为的形成与恶化。对施虐者进行教育,触犯法律者应给予制裁。

2. **情感(精神)虐待的干预** 针对遭受情感(精神)虐待的儿童,通过多种有效途径(如游戏、角色扮演等)与受害儿童直接接触与交流,并给予直接的指导,使儿童从中得到锻炼和学习,提高儿童的社会能力,增进儿童自尊心和自信心。针对施虐者,要通过积极有效的交流和健康教育,提高其养育知识和技能;接纳成长中儿童的好奇心和探索行为;重视童年期情感环境对儿童发展的影响。

3. **性虐待的干预** 对性虐待受虐儿童的干预是一个复杂的问题,不仅涉及患者,而且也包括其他家庭成员。对受虐儿童提供保护,避免虐待事件的重演;提供足够的心理支持,避免不良心理行为的形成;保护受虐儿童的隐私。同时,对施虐者进行控制、教育甚至医学治疗,以增加他们停止虐待儿童的可能性。

4. **忽视的干预** 针对被忽视儿童,首先要对儿童忽视状况进行评估,了解儿童忽视的程度以及潜在的危险因素,为有针对性干预提供前提;其次采取相关措施(如通知有关儿童虐待忽视组织、实施家庭干预等)和针对儿童监护人采取积极、有效的干预(如行为治疗、认知-行为治疗等)等保证该儿童不再被忽视。同时应对受忽视儿童的发展和恢复进行群体咨询服务、技能发展训练,以及提供临时庇护所、对年幼儿童的日间照管等干预措施。密切注意所采取的干预行动对儿童情感发育的影响,保证其绝对有益。

5. **监护人虚夸综合征的干预** 应首先考虑儿童的身心安全及健康成长。必要时必须将母子强制隔离。医疗机构工作人员,特别是儿科医生,当遇到不自然症状(母亲的态度与儿童的症状矛盾)的时候应想到本综合征的可能,此时应与处理儿童虐待的专门机构取得联系,并赢得母子、父亲等家人的信任,努力重建和谐的家庭氛围。

对受虐儿童的任何一项治疗绝不能用单纯的生物医学的观点来实施,在作任何一项治疗时都需要辅以心理护理、行为关怀和循循善诱的劝慰,使受害者接受治疗、坚持治疗、配合治疗,同时坚定人生的信念。社会服务者进行的任何评估和干预,都应代表儿童的利益,在保证儿童安全的前提下,采用对儿童伤害最小、对家庭侵扰最小的干预方案。

(苏普玉)

第十六章

环境与儿童健康

与许多发达国家一样,我国儿童疾病谱在社会经济发展的同时发生了显著的变化。新生儿死亡率以及 5 岁以下儿童死亡率出现明显下降的趋势,既往严重威胁儿童健康的感染性疾病以及营养不良相关疾病得到明显控制。与此同时,由于工业发展、全球气候变化等多种因素的影响,与环境污染密切相关的疾病受到越来越多的关注。

第一节 概 述

目前,与儿童健康关系最密切的疾病中,除了伤害以外,哮喘、癌症、低出生体重、神经发育障碍以及出生缺陷等均与环境污染有关,这些疾病所导致的社会经济负担呈现出显著上升趋势,其对儿童健康的影响已经到了不容忽视的程度。

一、儿童对环境有害因素的易感性

自受精卵形成那一刻起,儿童的生长发育过程就受到遗传和环境因素的双重影响。遗传基因对儿童的生长发育起至关重要的作用;而基因转译成蛋白质,细胞和组织器官的任何一个阶段,环境中的有害物质侵袭都可能使这一精密过程受到影响,从而导致疾病的发生。儿童不是成人的简单缩影,其自身众多特点使其对环境有害物质的易感性较成人明显增高。首先,处于快速生长阶段的儿童,其机体的各个组织器官正在高速生长阶段,无论哪一个阶段受到环境有害物质的侵袭,都可能产生不可逆的身体结构缺陷或功能损害,如出生缺陷或生长发育迟缓等。其次,儿童在饮食、行为以及生理代谢功能等方面均与成人存在着明显不同,这些不同都决定了儿童更容易受到环境有害物质的侵袭;此外,儿童身体内部各种排毒功能尚未发育完善,对毒素的自我清理功能较弱,这些因素决定了儿童对有害因素的易感性。目前,由于技术条件的限制,尚无法对影响胎儿期或婴幼儿阶段各系统发育的环境有害物质进行准确测定。因此,这些环境有害物质对儿童的影响更需要引起社会的高度关注。

二、环境有害因素对儿童机体的毒性作用

1. **干扰发育进程** 发育被认为是在基因调控下,人类从受精卵演变到具有生殖能力的成人的复杂而精细的过程。在这一过程中,如果受到环境有害物质的侵袭,就会引起机体不可逆的结构和(或)功能异常,这些异常发生的部位与严重程度取决于有害物质在机体内的作用机制、聚集于靶组织的有害物质的量以及靶组织的发育状况等。

2. **出生缺陷** 一些引起出生缺陷的危险因素(如母亲孕期物质滥用、叶酸缺乏、放射性暴露等)目前已经得到证实,但总的来说,已知的因素还只是少部分,大多数出生缺陷的原因

仍未知。近些年来,很多国家的新生儿出生缺陷和(或)染色体异常发生率出现上升趋势,研究者推测与日趋严重的环境污染有密切关系。

3. 神经系统 人类大脑各部位发育的速度各不相同,有些脑区在某时间段的发育进程较快,如间脑出生时发育最快,而小脑却在 7 个月时发育最快。现有的研究证实,人类 2 岁时神经元已全部形成,但是突触的形成与凋亡直到 5 岁才结束,而髓鞘在儿童时期与青春期中都处在不断形成中。由于神经系统各部分发育速度各不相同,因此其易感性的关键期也有所不同。例如,孕早期是神经管闭合的关键时期,而孕中晚期与婴儿期是神经元增生和迁移、突触产生、髓鞘形成及细胞凋亡的关键期,儿童期与青春期则是大脑重塑关键期。

血脑屏障是保护脑组织免受伤害的屏障,但是它直到婴儿 6 个月时才发育完善,因此围产期若暴露于神经毒性物质,可以导致发育进程遭受一系列连锁干扰效应,危害性非常大。相对来讲,6 个月以后的暴露可能影响就比较小。此外,血脑屏障也只能保护大脑免于部分环境毒素的危害,而另一些环境毒素,例如脂溶性有害物质就易通过血脑屏障从而损害脑组织。近年来,精神分裂症、阅读障碍、癫痫、孤独症、发育迟缓、注意缺陷多动障碍、学习困难等一系列精神神经类疾病的病因研究中,环境神经毒性物质对这类疾病的影响越来越受研究者的关注。

4. 呼吸系统 肺部发育从孕 4 周开始,但是肺泡发育直到怀孕后半阶段才开始生成,新生儿的肺泡数量只有成人的 20%,呼吸系统的发育成熟过程直到 18 ~ 20 岁才结束。其间表皮生长素、转化生长因子、维 A 酸等因子控制着呼吸道的生长、分支及肺泡形成等,而这一发育过程中呼吸系统特别容易受到环境毒性物质的损害,如围产期暴露于二手烟环境,可引起肺功能缺陷及哮喘的发生,而含有某些基因多态性的个体更易患哮喘。婴儿如果复合暴露于产毒的黑葡萄穗霉与二手烟,易患肺含铁血黄素沉积症。黑葡萄穗霉孢子是可吸收的,并且可以缓慢释放毒素,可引起毛细血管脆性增加、抑制免疫功能,其毒素可抑制肺部快速生长的蛋白质合成。

5. 生殖系统 男性暴露于具有生殖毒性的环境毒物,可引起精子 DNA 的破坏,当精子与卵子结合后,胚胎会出现早期死亡或者缺陷。环境毒素对生殖系统影响的研究结论,还大多局限于动物的实验研究,如围产期的雄鼠即使是暴露于很小剂量雄激素受体的拮抗剂,也可引起肛门与生殖器间距缩短;中等剂量的暴露可引起尿道下裂、生殖系统组织发育不全等;高剂量暴露可引起隐睾与附睾发育不全。相对于成熟大鼠,未成熟大鼠更易受睾丸毒素,如邻苯二甲酸酯盐、杀虫剂及 1,2-二溴-3-氯丙烷的影响。同样,在新生雌鼠的研究中也发现,暴露于雄激素类物质,也可引起性发育延迟、卵巢周期不规律、卵巢生发细胞减少及卵巢过早停止排卵。

6. 免疫系统 目前已知或可疑的免疫抑制剂有紫外线、高剂量的电离辐射以及二恶英等,这些毒性物质可以干扰造血干细胞增殖、分化及迁移;出生后淋巴细胞的克隆增殖、细胞与细胞的交互作用以及免疫系统的成熟。有些证据表明含易感基因的啮齿类动物围产期暴露于免疫抑制剂,会增加发生超敏反应及自身免疫性疾病的风险,但是人类的相关证据较少。

三、环境毒素作用于儿童的特点

1. 特殊的饮食行为 婴幼儿有喜欢舔舐物体表面的特点。研究发现婴幼儿平均每小时有 10 次手-口接触。孩子经常坐在地板上或是草地/土地上看电视、玩耍或吃零食,并通过皮肤、消化道或呼吸道接触这些存在于空气中的粉尘、地毯或土地中的毒性物质。有些鱼类或其他食物受到大量污染的地区,甚至母乳喂养也成为婴儿接触多氯联苯(PCBs)及其他脂溶性污染物的潜在途径,因为这些脂溶性污染物可通过母体吸收进入乳汁继而进入婴儿体内。单位体重下,儿童摄入食物的比例要高于成人,这些特点可大大增加儿童暴露于水果、蔬菜上的残余农药和乳制品等脂溶性有机溶剂的危险性。一般来说,1 岁的婴儿(每天每单位体重)消耗自来水、蔬菜、柑橘类水果的总量是成人的 2 倍;消耗梨子、苹果及总乳制品是成人的 10 ~ 20 倍;3 ~ 5 岁消耗自来水、蔬菜、柑橘类水果的总量是成人的 2 ~ 3 倍,消耗梨子、苹果及乳制品是成人的 7 ~ 8 倍(表 16-1)。

表 16-1　儿童与成人摄入(空气、水及食物)量的比值(每天每千克体重)

物　质	摄入量的比值	
	<1 岁	3~5 岁
总水量	2.1	2.4
空气(静息状态下的吸入量)	3.4	2.8
蔬菜总量	1.8	1.9
柑橘类水果	2.2	3.0
苹果	14.2	8.4
香蕉	6.0	2.1
黄桃	9.5	3.1
梨	20.7	2.3
豌豆	3.5	2.4
番茄	1.7	2.3
总肉量	1.7	2.3
总乳制品	20.3	6.8

资料来源:美国环境保护署(1997)

2. 儿童特殊的生理特点　儿童的某些特殊生理学特征,可能会加剧环境污染物所引起的不良后果。婴儿每单位体重的体表面积是成人的 2 倍,其代谢率也明显较成人高;每天每单位体重摄入的空气量是成人的 3 倍。这些特点决定了在同样的环境中,儿童相对成人更容易吸收环境毒素。但是儿童的血脑屏障还未发育完善,一些小分子量的亲脂物质,如游离胆红素很容易通过胎儿或者新生儿的血脑屏障进入脑,从而影响脑组织。

对于成人来说,毒性物质吸收后会在肝脏、肾脏及其他的组织,通过代谢进行不同程度的解毒,但是胎儿以及年幼儿童的解毒系统尚未发育成熟,因此毒性物质很容易在体内蓄积而发挥毒性作用。研究发现,长期暴露于空气污染环境中的怀孕妇女,其产下的婴儿,脐带血中的多环芳烃结合物明显高于母血,这提示胎儿的解毒能力不足。而且参与解毒的各种肝脏酶发育不同步,如与解毒代谢密切相关的甘氨酸酰基转移酶,出生时含量很低,18 个月时才达到成人水平。在新生儿进行的一些药动学研究提示,新生儿虽然可以代谢这些外源性物质,但清除率很低。

第二节　空气污染对儿童健康的影响

室外空气污染是指在室外空气中混杂着各类污染物的现象。室外空气污染有多种来源,包括来自大型工业设施、小型加工厂、干洗店、加油站、汽车、飞机甚至自然界的大火等。这些空气污染物对周围居民造成的影响受污染源距离居民区的距离、气候条件等的影响。对个体健康的影响则取决于污染物的组成、浓度,暴露时间、个体健康状况以及遗传易感性等。

一、室外空气污染

在许多城市地区,机动车尾气排放是空气污染的主要来源。机动车尾气排放污染物的浓度常集中于繁忙路段的下风向。机动车尾气排放物,包含许多呼吸道刺激物以及一些致癌物质。一系列临床研究表明,机动车尾气中含有的污染物,可以刺激气道产生系统炎症反应,从而增加气道反应性。在美国以及欧洲进行的流行病学研究表明,居住于靠近高机动车流量区域的儿童呼吸道症状的发生率明显增加(如喘息性支气管炎、哮喘等),队列研究也进一步证实了这些区域的儿童肺功能受损的概率明显增加。但是,由于机动车尾气中的污染物非常复杂,目前其对健康影响的机制尚不清楚。还有研究表明,柴油机动车排放物对儿童健康影响会更大,尤其是本身有过敏性疾病(如哮喘、过敏性鼻炎)的儿童往往因为暴露于柴油机动车尾气而症状加重。由于机动车尾气排放对环境污染构成的压力越来越大,国务院于 2013 年 2 月初召开的常务会议上决定,加快国内成品油质量升级步伐,以降低机动车尾气对环境污染的程度。

此外,我国环境保护部以及国家质量监督检验检疫总局于 2012 年 2 月 29 日正式颁布《环境空气质量标准 GB3095-2012》。该标准规定了环境空气功能区分类、标准分级、污染物项目、平均时间及浓度限值、监测方法、数据统计的有效性规定及实施与监督等内容。自 2013 年 1 月 1 日起,全国已经有 74 个城市执行新的标准,并按 2012 年 2 月 29 日发布的《环境空气质量指数(AQI)技术规定(试行)》(HJ 633-2012)发布环境空气质量指数(AQI)。中华人民共和国下属中国环境监测总站每天在其官方网站公布各城市空气质量监测数据,包括污染指数、空气质量以及级别等。

(一)空气中主要污染物

空气污染物包括臭氧、总悬浮颗粒物、铅、硫氧化物、氮氧化物、一氧化碳等。此外,还有许多有毒的污染物也可能存在于空气中,如挥发性有机物、重金属(汞、有机溶剂、二噁英等)及一些已知或被怀疑有致癌性的物质。

1. **臭氧** 臭氧是室外空气污染物中普遍存在的有害物质。臭氧与其他一些光化学氧化物都是由挥发性有机化合物与氮氧化物在加热或阳光照射下,发生化学反应后形成的二次污染物。这些化合物的前体主要来自于机动车尾气、发电站、化工厂、冶炼厂,也有一部分来自自然界自发释放的碳氢化合物。这些污染物可以随大气运动在污染地下游几百公里处产生臭氧。臭氧是城市雾霾的主要成分,其浓度升高与高温、干燥、空气流动慢等有关,一般在夏季的午后浓度最高。

2. **总悬浮颗粒物** 总悬浮颗粒物是指空气中空气动力学当量直径小于或等于 $100\mu m$ 的颗粒物。总悬浮颗粒物的分类方法,可按照是否能够进入人体下呼吸道来界定。直径大于 $10\mu m$ 的颗粒物无法通过人体鼻气道进入人体的下呼吸道,但那些经常用嘴呼吸的儿童,因为绕过了鼻道的屏障作用,这些大颗粒物可以经口进入体内。空气动力学当量直径小于 $10\mu m$ 的颗粒物被称为可吸入颗粒物或 PM_{10},这样大小的颗粒物无法被人眼识别,但其存在于日常大气中,形成影响视线的霾。空气中空气动力学当量直径小于 $2.5\mu m$ 的颗粒物也被称为细颗粒物或 $PM_{2.5}$,细颗粒物的人为来源,主要包括各种燃料燃烧,如发电、冶金、石油、化学等工业污染,同时还来自各类机动车行驶过程中的尾气排放。由于可以进入下呼吸道,所以细颗粒物对儿童影响较大。

3. **铅**　含铅汽油是导致儿童铅中毒的重要因素。环境中铅污染主要来自一些工业污染，如冶炼厂、蓄电池厂，这些工业污染的排放可以显著增加当地的铅尘水平，从而影响儿童健康。

4. **硫氧化物**　硫氧化物是硫的氧化合物的总称。SO_2 和 SO_3 与水滴、粉尘并存于大气中，在颗粒物中的铁、锰等催化氧化作用下形成硫酸雾。严重时会发生煤烟型烟雾事件，如伦敦烟雾事件，或造成酸性降雨。硫氧化物是大气污染、环境酸化的主要污染物。矿石燃料的燃烧和工业废气的排放物中，均含有大量硫氧化物。硫化物对呼吸系统可造成明显的短期和长期影响。

5. **氮氧化物及一氧化碳**　氮氧化物是由氮、氧两种元素组成的化合物，作为空气污染物的氮氧化物常指 NO 和 NO_2。人为活动排放的氮氧化物，大部分来自矿石燃料的燃烧过程，如汽车、飞机、内燃机及工业窑炉的燃烧过程；也可来自生产使用硝酸的过程，如氮肥厂、有机中间体厂、有色及黑色金属冶炼厂等。

CO 是不完全燃烧的产物之一，凡含碳的物质燃烧不完全时，都可产生 CO 气体。在工业生产中，如冶金工业中炼焦、炼铁、锻冶、铸造和热处理的生产，化学工业中合成氨、丙酮、光气、甲醇的生产过程均会产生一氧化碳。此外，使用柴油、汽油的机动车排放的尾气也含 $1\% \sim 8\%$ 的一氧化碳。因此，室外交通繁忙区域的一氧化碳浓度较高，尤其在寒冷的季节。

（二）空气污染的暴露途径

人体对空气污染的暴露途径主要是吸入体内。另外，释放入大气的空气污染物也可以进入水循环系统，从而污染水源以及土壤。因此，人体也可能因为摄入被污染的水源及其中的鱼类，以及被污染土壤中生长的蔬菜等而通过消化道接触到这些污染物。

（三）空气污染对儿童健康的影响

大多数空气污染物都可以对呼吸系统造成直接影响，尤其是臭氧对呼吸系统的刺激作用最强烈。一些毒性空气污染物还可以对人体产生系统影响，如致癌或影响神经系统发育。相对于成人，儿童健康更容易受到空气污染的损害。如儿童多在户外活动，接触到空气污染物更多；再者，儿童的呼吸频率较成人快，因此同样体重下吸入的空气污染物会更多；由于儿童的气道比成人狭窄，空气污染造成的气道炎症很容易导致气道堵塞。

空气污染物对人体的危害取决于其理化性质以及其在空气中的浓度，很多时候多种空气污染物会同步升高，对人体产生危害。例如，在很多情况下，空气中不仅臭氧浓度升高，细颗粒物以及硫氧化物也会一起升高。目前，很多研究虽然了解到一些污染物对人体的作用，但多种污染物协同作用，对人体的危害还是有待进一步研究。

在儿童中，室外空气污染（包括臭氧及颗粒物）造成的急性健康损害主要是呼吸道症状，如气喘、咳嗽、暂时性肺功能下降及严重的下呼吸道感染，有些儿童因此而无法上学。哮喘儿童由于气道本身处于高敏状态，加上空气污染，对其影响会更加显著。研究发现，在城市空气污染严重时，哮喘儿童急诊入院比例以及使用额外控制症状药物等都明显增加。有研究发现长期暴露于空气污染中，会对儿童肺功能造成长期的影响，而且可能致成年期慢性阻塞性肺病的升高。虽然有些研究表明空气污染可以加重哮喘发作，但目前还没有直接的证据证明空气污染可直接导致哮喘发生。

空气污染除了对人体气道有影响以外，颗粒物的暴露与低出生体重、早产以及婴儿死亡率也呈相关性，还与成人期心血管疾病相关。有关空气污染对人体影响的机制非常复杂，基因-环境交互的作用在其中至关重要。研究发现，一些控制炎症反应和氧化应激反应的基因,可以影响儿童对空气污染物的易感性。此外,流行病学、临床以及机制研究也发现,机体的抗氧化状态以及营养状况能调节空气污染对呼吸道的影响。

(四)干预措施

环境治理是干预室外空气污染最重要而且最有效的举措,而环境保护部门的立法及监督是重要的保障措施。我国颁布实施的《中华人民共和国环境保护法》和《中华人民共和国大气污染防治法》,旨在保护环境、保障人群健康、防治大气污染。针对近年来空气污染对人群健康影响越来越得到关注,我国环境保护部进一步修订了《环境空气质量标准》,已于2012年2月29日发布。目前,各省级人民政府可根据实际情况开始实施这一标准。环境空气污染物基本项目浓度限值和环境空气污染物其他项目浓度限值,见表16-2和表16-3。

表16-2 环境空气污染物基本项目浓度限值

污染物项目	平均时间	浓度限值		单位
		一级	二级	
二氧化硫(SO_2)	年平均	20	60	$\mu g/m^3$
	24小时平均	50	150	$\mu g/m^3$
	1小时平均	150	500	$\mu g/m^3$
二氧化氮(NO_2)	年平均	40	40	$\mu g/m^3$
	24小时平均	80	80	$\mu g/m^3$
	1小时平均	200	200	$\mu g/m^3$
一氧化碳(CO)	24小时平均	4	4	mg/m^3
	1小时平均	10	10	mg/m^3
臭氧(O_3)	日最大8小时平均	100	160	$\mu g/m^3$
	1小时平均	160	200	$\mu g/m^3$
颗粒物(PM_{10})	年平均	40	70	$\mu g/m^3$
	24小时平均	50	150	$\mu g/m^3$
颗粒物($PM_{2.5}$)	年平均	15	35	$\mu g/m^3$
	24小时平均	35	75	$\mu g/m^3$

表16-3 环境空气污染物其他项目浓度限值

污染物项目	平均时间	浓度限值		单位
		一级	二级	
总悬浮颗粒物(TSP)	年平均	80	200	$\mu g/m^3$
	24小时平均	120	300	$\mu g/m^3$
氮氧化物(NO_x)	年平均	50	50	$\mu g/m^3$
	24小时平均	100	100	$\mu g/m^3$
	1小时平均	250	250	$\mu g/m^3$
铅(Pb)	年平均	0.5	0.5	$\mu g/m^3$
	季平均	1	1	$\mu g/m^3$
苯并[a]芘(BaP)	年平均	0.001	0.001	$\mu g/m^3$
	24小时平均	0.0025	0.0025	$\mu g/m^3$

此外,我国环境保护部还颁布了《环境空气质量指数(AQI)技术规定(试行)》,这一标准规定了环境空气质量指数的分级方案,同时对公众提供了健康指引(表16-4)。对于儿童来说,当空气质量不佳时,户外活动时间应当加以限制,尤其是居住于交通繁忙路段以及工业污染严重地区的儿童。

表 16-4　空气质量指数及相关健康信息

空气质量指数	空气质量指数级别	空气质量指数类别及表示颜色		对健康影响情况	建议采取措施
0～50	一级	优	绿色	空气质量令人满意,基本无空气污染	各位人群可正常活动
51～100	二级	良	黄色	空气质量可接受,但某些污染物可能对极少数异常敏感人群健康有较弱影响	极少数异常敏感人群应减少户外活动
101～150	三级	轻度污染	橙色	易感人群症状有轻度加剧,健康人群出现刺激症状	儿童、老年人及心脏病、呼吸系统疾病患者避免长时间、高强度的户外锻炼
151～200	四级	中度污染	红色	进一步加剧易感人群症状,可能对健康人群心脏、呼吸系统有影响	儿童、老年人及心脏病、呼吸系统疾病患者避免长时间、高强度的户外锻炼,一般人群适量减少户外运动
201～300	五级	重度污染	紫色	心脏病和肺病患者症状显著加剧,运动耐受力降低,健康人群普遍出现症状	儿童、老年人和心脏病、肺病患者应停留在室内,停止户外运动,一般人群减少户外运动
>300	六级	严重污染	褐红色	健康人群运动耐受力降低,有明显强烈症状,提前出现某些疾病	儿童、老年人和患者应当留在室内,避免体力消耗,一般人群应避免户外活动

二、室内空气污染

儿童80%～90%的时间待在家、幼儿园或学校室内。因此,室内空气质量对儿童健康具有重要的影响。室内环境可能有很多空气污染物,如颗粒物、气体、蒸汽、生物材料和纤维等。世界卫生组织于2005年为此发布全球新版空气质量指南(表16-5)。建议室内外空气质量均应达到该指南中的标准,以减少空气污染对健康的不利影响。家庭中空气污染物的来源,主要包括烟草烟雾、燃气灶和柴灶、装修和建筑材料释放的挥发性气体。过敏原和生物制剂,包括动物皮屑、屋尘螨及其他昆虫的粪便、真菌孢子及细菌。颗粒物等污染可能通过自然或强制通风由室外进入室内环境。

1. **氨**　氨是常见的家庭清洁产品的主要成分(如玻璃清洁剂、洁厕剂、金属抛光剂、地板清洁产品和脱蜡剂)。

表 16-5 世界卫生组织空气质量指南

污染物	浓度限值	平均时间
一氧化碳	$100mg/m^3$	15 分钟
	$60mg/m^3$	30 分钟
	$30mg/m^3$	1 小时
	$10mg/m^3$	8 小时
二氧化氮	$200\mu g/m^3$	1 小时
	$40\mu g/m^3$	1 年
臭氧	$100\mu g/m^3$	8 小时,每天最大
特殊物质		
$PM_{2.5}$	$10\mu g/m^3$	1 年
	$25\mu g/m^3$	24 小时
PM_{10}	$20\mu g/m^3$	1 年
	$50\mu g/m^3$	24 小时

注:$PM_{2.5}$颗粒直径<$2.5\mu m$;PM_{10}颗粒直径<$10\mu m$

(1) 氨污染的暴露途径:氨污染的主要途径为空气吸入,也可通过经常使用某些家庭清洁产品暴露,家庭使用含氨的液体产品内包含 5%~10% 的氨。在燃烧尼龙、木材和三聚氰胺、药品、纺织品、皮革、阻燃剂、塑料、纸浆和纸、橡胶、石油产品和氰化物时均可释放出氨。嗅盐和封闭的猪圈中也含有氨。农场、养牛场、饲养家禽的封闭建筑或较多动物密集的地方附近氨的水平也较高。封闭的动物饲养建筑中,氨可由粉尘吸收直接运送至人体小气道。

(2) 临床表现及诊断:①临床表现:氨污染最常损害呼吸道和眼睛。症状包括流鼻涕、喉咙沙哑、胸闷、咳嗽、呼吸困难和眼睛不适,通常在 24~48 小时内消退。该症状可在进入封闭的动物饲养建筑后几分钟内产生。至今没有报道说明特定环境中的氨浓度可对一般人群的身体健康产生负面影响。然而,低浓度的氨可损害哮喘及其他敏感人群的健康。②诊断:如产生儿童呼吸系统症状的病因不明显,需询问氨的环境接触史,如含氨家庭清洁产品的使用情况以及是否暴露于封闭的动物饲养建筑中等。

(3) 干预措施:家庭清洁中,含氨的家庭清洁产品可使用醋和水溶液或小苏打和水溶液来替代。如果使用含氨产品,不能与漂白剂混合使用,因为可能释放出氯胺引起肺损伤。

2. 挥发性的有机化合物 挥发性的有机化合物是指在常温常压下易产生气化物的化学物质,苯是常见的一种。室内空气中的苯主要来自于吸烟和刨花板等消费品的释放。癌症国际研究机构(IARC)和美国环境保护署(EPA)均将苯归类于最高致癌物质的分组。研究证实苯暴露能导致急性非淋巴细胞白血病,也可能与慢性淋巴细胞白血病和慢性非淋巴细胞白血病相关。也有少量的报道,苯暴露可增加血液和淋巴系统其他肿瘤的发生风险,如霍奇金淋巴瘤、非霍奇金淋巴瘤及骨髓增生异常综合征等。

(1) 挥发性有机化合物的暴露途径:暴露途径包括空气吸入及皮肤表面直接与沉积的化合物接触。许多家具和其他产品中可释放出挥发性的有机化合物。这些化合物包括脂肪族、芳香烃(含氯化烃)、醇类以及地毯、烤箱清洗剂、油漆和涂料及脱漆剂中含有的酮类。产品标签中并不能标出全部的有机化合物,因此可能很难辨别某些产品中使用的特定的化学物质。在室内常温的条件下,家具或其他产品以气体或蒸汽的形式释放出挥发性的有机化合物。

检测结果表明住宅区和非住宅区的建筑广泛暴露于挥发性的有机化合物,具有较大差异。通常,新建或翻新过的建筑物比旧的建筑物中挥发性有机化合物的浓度水平更高。含有有机化合物的新材料可释放出较多的气化物,随着时间的推移,释放量减少。一旦建筑物的释放量减少,某些消费产品(包括香烟)可能成为该污染的主要来源。挥发性有机化合物的浓度室内明显高于室外,99%的挥发性有机化合物的暴露都来源于空气吸入。

(2) 预防措施:减少家中挥发性有机化合物最好的方法是禁止在室内吸烟。家中或教室内安装新材料或翻新后,应增加室外通风。建筑物完工的最初几个月里,需 7d/w、24h/d 通风。安装新材料或翻新需在无人居住的空间内进行,并且确保挥发性有机化合物释放量最多的时间段内无人居住。并且应采取措施,减少空气相对湿度至 30% ~ 50%,以减少挥发性有机化合物中霉菌和微生物的滋生。父母应该避免在家中储存未使用的油漆或相似材料的容器,并且正确放置浸泡材料和溶剂。

3. 霉菌

(1) 暴露途径:霉菌的暴露主要通过吸入含有霉菌的空气或与霉菌附着表面直接的皮肤接触。霉菌于室外无处不在,并且可通过门窗、空调系统、加热或通风系统进入室内。霉菌的滋生主要发生在较潮湿的地方,包括管道泄漏处、屋顶、墙、宠物尿液及花盆中。室内最常见的霉菌,包括枝孢菌、青霉、曲霉及交链孢霉。如果室内足够潮湿且持续一段时间,一些对水需求较高的霉菌,如葡萄穗霉、木霉也可滋生。

(2) 临床表现:霉菌可影响眼睛、鼻、咽喉及呼吸道,也可影响皮肤和神经系统。霉菌暴露可导致感染、过敏反应及毒性效应。儿童霉菌暴露与持续的上呼吸道症状(鼻炎和打喷嚏)、眼睛刺激及下呼吸道的症状(咳嗽和喘息)的风险相关。世界卫生组织最新指南也表明有充足的证据证实霉菌暴露与哮喘发生相关。

(3) 预防措施:预防措施包括 24 小时内及时清洁溢出或泄漏的水,并移除易被水浸润的物品(如地毯)。采取这种措施,霉菌将无法生长。减少潮湿和霉菌可减少儿童哮喘的发作。

4. 烟草使用及二手烟暴露　吸烟是室内空气中可吸入颗粒物水平最重要的决定因素。家中有吸烟者,其 $PM_{2.5}$ 可吸入颗粒物的浓度是无吸烟者家中的 2 ~ 3 倍。二手烟雾是由吸烟者直接呼出的烟雾和烟草、雪茄、烟斗燃烧后,释放烟雾的动态混合,它包含有 4000 余种化学物质,其中许多都是有毒性的。

(1) 暴露途径:主要的暴露途径为空气吸入,也有一部分是烟雾附着于颗粒表面,通过消化道进入体内。儿童的二手烟暴露很多都是来自于自己家中,即使是香烟熄灭之后,烟雾成分仍可在空间中存在较长时间。因此,吸烟者离开后,仍存在二手烟暴露。儿童的暴露环境还包括亲戚和朋友的家中、饭店、酒吧以及机动车辆内。

(2) 临床表现:二手烟暴露对成人非吸烟者的影响包括增加肿瘤、心脏疾病、生殖系统及呼吸系统疾病的发生风险,儿童对二手烟暴露的影响更为敏感。短期主要表现为呼吸系统影响,如增加上下呼吸道感染的发生率及严重程度、分泌性中耳炎、婴儿猝死综合征及哮喘急性发作。儿童早期长时间的二手烟暴露能够降低肺功能,增加哮喘的发生风险(包括成人期哮喘)及肿瘤的发生率。二手烟暴露的儿童更容易发生龋齿且在接受全身麻醉时更容易发生呼吸系统的并发症。儿童与吸烟者同住,还有火灾受伤或死于火灾的风险。

(3) 预防措施:燃烧的烟草所产生的二手烟烟雾具有非常强的渗透作用。有研究表明,如果在一套两居室的房间内点燃一根香烟,同时在厨房与相邻的客厅的门打开一条不足10cm的缝,此时即使是与客厅相邻的卧室的门紧闭,卧室内的一氧化碳的浓度也会显著上升。因此:①建议家长保持家中及其他环境无烟:如果家长不能戒烟,也应采取折中的方法减少二手烟暴露,强化无烟规范。在家中任何房间、汽车及交通工具上,以及接近儿童的范围内均应保持无烟环境。②建议父母戒烟:父母戒烟是减少儿童二手烟暴露的最有效的方法。儿科医生以及医务工作者应该利用一切可能的机会向其提出减少儿童二手烟暴露。尤其是二手烟暴露导致儿童疾病发作时,都是向父母提出建议的最佳时机。很多儿科医生担心门诊短暂的时间劝导家长戒烟效果不大,但研究表明,儿科医生建议父母减少儿童二手烟暴露,能有效地引起家长的戒烟兴趣,做出戒烟尝试,并且最终成功戒烟。

第三节　重金属污染对儿童健康的影响

一、铅中毒

铅是最早被研究的环境污染物,大气研究发现铅含量较几千年前的含量高出1600倍。在发达国家以及一些发展中国家都出台了一系列举措控制环境铅污染。中国在2000年全国范围内禁止含铅汽油的举措,大大降低了我国儿童血铅的平均水平及铅中毒的发生率。近些年来的研究证实,即使在较低的血铅水平,也会对儿童健康造成影响。中国根据现有的研究数据估计,血铅水平≥100μg/L的儿童为5%～20%,即目前有500万～2000万1～5岁的中国儿童血铅水平≥100μg/L。

(一) 铅的来源

铅污染主要来自于工业污染、含铅汽油以及含铅油漆。

1. **工业污染**　铅最主要的用途是制造蓄电池,占全世界总消耗量的40%。此外,金属冶炼、机械制造、印刷、蓄电池等都是引起环境铅污染的重要行业,电子垃圾的不规范回收也是铅污染的重要原因。近来发达国家将一些铅污染工业转移到发展中国家;发展中国家则从城市向乡村转移,这使发展中国家和贫困地区的铅污染更加严重。在我国,铅的开采、冶炼、生产、使用和回收过程也是环境铅污染的重要来源。此外,有些地区传统的锡箔制造业;用锡壶作为调料容器盛放烧酒、醋、饮料等均可导致慢性铅中毒;使用四氧化三铅作为原料的红丹粉,供婴幼儿皮肤护理或与市售爽身粉混合使用,可导致婴幼儿严重铅中毒。

2. **含铅汽油**　许多发达国家从20世纪70年代开始,就陆续停止使用有铅汽油。我国自1997年才开始在北京、上海等城市推广无铅汽油,但至2000年全国已经完全停止生产和使用含铅汽油。这些措施的实施,在很大程度上降低了儿童血铅水平(图16-1)。

3. **室内含铅油漆**　油漆曾经是美国儿童铅中毒的主要来源,之后由美国总统签署《含铅油漆中毒预防法案》规定联邦政府资助社区建立血铅筛查项目,铲除住宅中含铅油漆,限制用于住宅、玩具和家具的油漆含铅量。1978年开始美国全面禁止含铅油漆,这一举措使得由于含铅油漆引发的儿童铅中毒事件明显下降。此外,粉尘、土壤、饮用水等中的铅过量也可引起儿童铅中毒。

(二) 铅吸收及其毒性作用

处于生长发育高速增长期的儿童新陈代谢快,机体各器官都易受铅的损伤。而且这个年龄段儿童喜欢将手或者其他物品放入口中,使其更容易将铅带入体内。进入体内铅的生

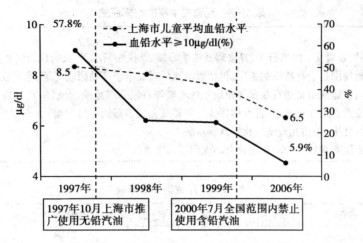

图 16-1 上海地区儿童血铅水平的动态变化

物利用度主要受其化学形态、铅摄入量、饮食（钙、铁、磷、维生素 D 以及脂肪摄入量）、年龄以及怀孕状态影响。在成人，进入身体的铅 10% ~15% 被吸收，而儿童及孕妇吸收率高达 50% 以上。吸收进入体内的铅在肠道中的位点与钙相同。因此，饮食中钙对铅的吸收有较大的抑制作用。儿童及孕妇是缺钙的高发人群，因此会使得铅从其肠道吸收的量增加。另外，低钙本身会激发身体钙吸收的增加；与此同时，也会使铅以及其他元素的吸收增加。研究还发现，缺铁也会促使十二指肠铅的吸收增加。母亲处于怀孕或者哺乳期，原先沉积在骨骼中的铅，此时也会呈现活动，如果这个阶段母亲无法保证充足的钙和铁的营养，这一现象会更加明显。

铅对儿童的每个系统几乎都可以造成损害，但其损害存在很大的隐蔽性。因此，当儿童出现铅中毒的临床症状时，其血铅水平已经高于 500μg/L。研究显示，血铅水平在 50μg/L 时，对儿童神经行为及认知功能已经造成影响（表 16-6）。

表 16-6 不同血铅水平对儿童健康的影响

血铅水平（μg/L）	健 康 影 响
>1250	急性脑损伤、死亡
>800	脑损伤、肾毒性
>600	腹痛
>200	贫血、外周神经损伤、减慢神经传导速度
>150	锌原卟啉增高、维生素 D 活性下降
>100	生长迟缓
<100	智能以及听力受损，ALAD 基因以及嘧啶 5'-核苷酸酶受抑制

（三）儿童铅中毒的评估及诊断分级

儿童高铅血症和铅中毒要依据儿童静脉血铅水平进行诊断。末梢血的血铅检测仅能作为铅中毒的筛查，不能作为治疗依据。根据 2006 年国家卫生计生委（原卫生部）印发的《儿童高铅血症和铅中毒分级原则（试行）》，儿童铅中毒的临床评估及诊断分级见表 16-7、表 16-8。

表 16-7　儿童铅中毒的临床评估

- 病史
- 基本情况:症状、发育史、手-口行为、异食癖及洗手习惯、既往血铅水平、父母家族铅暴露史
- 环境史:居住地周围是否有特殊的工厂,包括蓄电池厂以及电子产品回收厂等;家庭成员是否从事与铅密切相关职业;家庭成员是否有收藏陶瓷或彩色玻璃等有铅暴露危险的爱好;儿童是否接触过不合格食物、化妆品或偏方治疗疾病;是否有用特殊的陶器或金属容器储存过食物
- 营养史:询问饮食史、评估儿童铁以及钙营养状态
- 体格检查:特别注意神经检查和儿童社会心理和语言发育

表 16-8　儿童铅中毒分级

分级	连续 2 次静脉血铅水平（μg/L）
高铅血症	100 ~ 199
轻度铅中毒	200 ~ 249
中度铅中毒	250 ~ 449
重度铅中毒	≥450

（四）儿童铅中毒的治疗原则

儿童高铅血症及铅中毒的治疗应在有条件的医疗卫生机构进行,并遵循环境干预、健康教育和驱铅治疗的基本原则,帮助寻找铅污染源,告知儿童监护人尽快脱离铅污染源;针对不同情况进行卫生指导,提出营养干预意见。

1. **脱离铅污染源**　排查和脱离铅污染源是处理儿童高铅血症和铅中毒的根本办法。儿童脱离铅污染源后血铅水平可显著下降。当儿童血铅水平在 100μg/L 以上时,应仔细询问生活环境污染状况,家庭成员及同伴是否有长期铅接触史和铅中毒病史。血铅水平在 100 ~ 199μg/L 时,则很难发现明确的铅污染来源,但仍应积极寻找,力求切断铅污染的来源和途径;血铅水平在 200μg/L 以上时,可以寻找到比较明确的铅污染来源,应注意寻找特定的铅污染源,并尽快脱离。

2. **进行卫生指导**　通过开展儿童铅中毒防治知识的健康教育与卫生指导,使广大群众知晓铅对健康的危害,避免和减少儿童接触铅污染源。同时教育儿童养成良好的卫生习惯,纠正其不良行为。

3. **实施营养干预**　高铅血症和铅中毒可以影响机体对铁、锌、钙等元素的吸收,这些元素的缺乏又使机体对铅的易感性增强。因此,对高铅血症和铅中毒的儿童应及时进行营养干预,补充蛋白质、维生素和微量元素,纠正营养不良和铁、钙、锌的缺乏。

4. **驱铅治疗**　是通过驱铅药物与体内铅结合并排泄,以达到阻止铅对机体产生毒性的作用。驱铅治疗只用于血铅水平在中度及以上的铅中毒。

驱铅治疗时应注意:①使用口服驱铅药物前应确保脱离污染源,否则会导致消化道内铅的吸收增加;②缺铁患儿应先补充铁剂后再行驱铅治疗,不同血铅水平推荐的诊疗方案见表16-9。

（五）预防

通过环境干预、开展健康教育、有重点的筛查和监测,达到早期预防的目的。铅暴露危险因素的防治策略见表16-10。

表16-9　根据血铅水平（BLL）的推荐后续治疗方案

血铅水平（μg/L）	方　　案
<100	继续监测 儿童血铅水平接近100μg/L,特别是儿童年龄小于2岁;在天气转暖血铅水平上升之初进行的筛查以及有很高的铅暴露风险等情况,均需更频繁的血铅筛查
100~140	1个月内确认静脉血铅水平;如果仍在此范围内:教育其减少铅暴露;3个月内重复血铅测试
150~190	1个月内确认静脉血铅水平;如果仍在此范围内:仔细询问环境暴露史;教育其减少铅暴露,降低铅吸收;2个月内重复血铅水平测试
200~440	1周内确认静脉血铅水平;如果仍在此范围内:询问完整病史(包括环境评估和营养评价)及体格检查;教育其减少铅暴露和铅吸收;当血铅水平小于450μg/L时,暂不推荐使用螯合剂
450~690	2天内确认静脉血铅水平;如果仍在此范围内:询问完整病史(包括环境评估和营养评价)及体格检查;教育其减少铅暴露和铅吸收;在与铅中毒治疗经验丰富的临床医生协商后开始螯合疗法
≥700	住院,开始药物治疗,包括肠外螯合疗法,迅速与铅中毒治疗经验丰富的临床医生协商;立刻确认静脉血铅水平;其他治疗同血铅水平在450~690μg/L时

表16-10　铅暴露危险因素及防治策略

危 险 因 素	防 治 策 略
环境	
饮用水	用自来水的冷水煮饭或烧水,特别是准备婴儿食品时使用冷的自来水煮沸后冲调
民间偏方	避免使用
一些不合格化妆品	避免使用
旧的陶器或者锡锅、古瓷/壶、装饰陶器	避免使用
一些不合格玩具、彩色蜡笔	避免使用
父母职业(画家、含铅油漆清除者等)	下班前淋浴并换下工作服及鞋子
收藏爱好	合理利用、贮藏、通风
家居装修	适当防护、通风。孕妇和儿童在装修前应提前撤出,并在确保铅含量达标后重新搬入
人	
手-口行为(异食癖)	控制来源、勤洗手
营养不足	补充充足的铁、钙

1. 健康教育　开展广泛的健康教育对预防儿童高铅血症和铅中毒十分重要。通过各种形式传播铅对儿童毒性作用的相关科学知识,改变人们的知识、态度和行为,预防和减少铅对儿童的危害。

（1）知识介绍:医务人员应向群众经常讲解儿童铅中毒的原因、危害以及防范措施,使群众了解儿童铅中毒的一般知识。

（2）行为指导：通过对家长和儿童的指导，切断铅进入儿童体内的通道：①教育儿童养成勤洗手的好习惯，特别是饭前洗手十分重要。环境中的铅尘可在儿童玩耍时沾污双手，很容易随进食或通过习惯性的手-口动作进入体内，长久如此会造成铅负荷的增高。②注意儿童个人卫生，勤剪指甲。指甲缝是特别容易藏匿铅尘的部位。③经常清洗儿童的玩具和用品。④家中进行清洁工作时，要用湿拖把拖地，避免尘土飞扬；经常用干净的湿抹布清洁儿童能触及部位的灰尘。儿童食品及餐具应加罩防尘。⑤不要让儿童玩裸露的泥土，不要带儿童到铅作业工厂附近散步、玩耍。⑥直接从事铅作业的家庭成员下班前必须更换工作服和洗澡；不要将工作服和儿童衣服一起洗涤。不应在铅作业场所（或工间）为孩子哺乳。⑦以煤作为燃料的家庭应多开窗通风。孕妇和儿童尽量避免被动吸烟。⑧选购儿童餐具应避免彩色图案和伪劣产品。应避免儿童食用皮蛋和老式爆米花机所爆食品等含铅较高的食品。⑨使用自来水管道中的冷水烧开水，或者烹饪或蒸煮食品，而不要用热水管道的水制作食品；不能用长时间滞留在管道中的自来水为儿童调制奶粉或烹饪。

（3）营养干预：在日常生活中，应确保儿童膳食平衡及各种营养素的供给，教育儿童养成良好的饮食习惯：①应定时进食，避免食用过分油腻的食品。因为空腹和食品过分油腻会增加肠道内铅的吸收。②儿童应经常食用含钙充足的乳制品和豆制品；含铁、锌丰富的动物肝脏、血、肉类、蛋类、海产品；富含维生素 C 的新鲜蔬菜、水果等。

2. 筛查与监测　儿童铅中毒的发展是一个缓慢的过程，早期并无典型的临床表现。通过筛查早期发现高铅血症儿童，及时进行干预，以降低铅对儿童机体的毒性作用。通过筛查资料分析，以评价环境铅污染状况，并进行定期监测。

近年来，我国儿童血铅水平总体呈下降趋势，等于或高于 $200\mu g/L$ 的比例较低，因此无须进行儿童铅中毒普遍筛查。对于存在或怀疑有工业性铅污染地区，可考虑进行儿童铅中毒的筛查。

定期监测生活或居住在高危地区的 6 岁以下儿童及其他高危人群：①居住在冶炼厂、蓄电池厂和其他铅作业工厂附近的；②父母或同住者从事铅作业劳动的；③同胞或伙伴已被明确诊断为儿童铅中毒者。

二、汞中毒

汞也是被列为地球十大污染物之一的重金属，尽管其研究的广泛性不及铅，但是其对儿童健康的危害值得重视。

（一）汞的来源

自然界的汞是以中汞元素、无机汞和有机汞的形式存在。中汞元素闪闪发亮，银色，无味，室温下为液态，易挥发，吸入后极易穿过肺泡膜和进入血液。用于温度计的即是中汞元素。无机汞是汞与无碳结合而形成的，常见的无机汞是汞盐，虽然汞盐具有腐蚀性，但摄入后不易吸收。有机汞是汞和碳连接在一起，脂溶性，易被胃肠道吸收，最常见的是甲基汞。它可穿过胎盘，富集到胎儿中，并可转移到母乳中。

1. 自然来源　汞是地球上可以找到的一种天然物质，地壳运动、火山爆发、地震等都有可能将汞以蒸汽的形式排放到大气。

2. 环境污染　汞是燃煤火力发电厂的副产物，煤炭燃烧可排出大量汞。煤炭燃烧时释放的汞被排放到空气中，然后再度飘落到地球表面；同时汞也可以经大气循环沉降过程，通过降雨进入河道水体,水中含有甲基化辅酶的细菌可以将汞转化为毒性极强的甲基汞。河流湖泊中的甲基汞被水生植物链富集,浓度升高。食入含汞较高的鱼类等海产品可造成慢性低水平甲基汞暴露。有研究者认为吃鱼可能是人接触汞的主要途径。

3. 生活中的来源 某些含汞的中药、硫柳汞作为疫苗防腐剂、外用红药水(红汞)、银屑病药膏、作为消毒剂的硫柳汞等;某些化妆品中含有大量的汞,有些甚至超标数千倍;补牙的材料含汞合金,可释放出少量汞。汞还被使用于许多生产制作,如电灯泡、电池、油漆等,这些含汞的产品如果没有被很好地回收,任意丢弃在环境中,无疑会大大增加环境的汞污染。

儿童接触汞的途径:①吸入汞蒸汽;②食用被汞污染的食物(尤其是鱼类);③经皮肤吸收;④将含有汞物品放入嘴里,如拿含汞的电池来玩,有时又放到嘴里,误吞水银等;⑤疫苗;⑥补牙等。

(二)汞中毒的临床表现及诊断

汞是一种易于蓄积的重金属,长期低剂量暴露可致慢性中毒。临床分为急性汞中毒和慢性汞中毒。

1. 急性汞中毒 吸入高浓度汞($1 \sim 3mg/m^3$)蒸汽后,数小时即可出现急性汞中毒症状,如急性气管炎和细支气管炎,甚至是间质性肺炎。很快发生咳嗽、发绀、呼吸困难,可伴有发热、寒战、胸痛、头痛、视力障碍、全身乏力等症状;肺部可听到湿啰音,白细胞计数增加,X线胸片可见一叶或两肺下部大片云雾状阴影,轻度可逐步缓解,重者可致肺水肿呼吸衰竭死亡。

误服无机汞盐可出现剧烈恶心、呕吐、上腹痛,$2 \sim 3$天后出现腹泻,排出黏液便或脓血便等。严重者可导致胃肠道穿孔。汞中毒性肾炎一般在中毒后$4 \sim 10$天出现,重者$1 \sim 2$天即可发生,出现腰痛、少尿、管型和蛋白尿,可因急性肾衰竭而致死。此外,还有口腔、咽喉灼痛,可出现黏膜坏死,严重者有喉头水肿等。

2. 慢性汞中毒 长期低浓度吸入汞蒸汽可引起慢性中毒。慢性汞中毒症状隐匿,可出现:①肢痛病(红皮病,pink disease),多为元素汞或无机汞慢性暴露所致,表现四肢皮肤发红、脱皮,主要发生于婴幼儿,表现为出汗、高血压、心跳加快、搔痒、虚弱、肌张力减退、失眠、厌食,手掌足底出现典型粉红色斑块、皮丘并脱皮、瘙痒,口腔检查可发现口腔黏膜发红、牙龈水肿,随后是口腔黏膜溃疡或牙齿脱落等。②过敏症:汞慢性中毒可发生特征性的人格变化,这类患者可能出现记忆力减退、嗜睡、害羞退缩、压抑、沮丧和易激惹。精细运动不协调,如双手意向性震颤。

有机汞中毒时神经衰弱综合征是最早出现的症状,也可有肌肉震颤;进一步进展时可出现全身性运动失调、步态不稳、吞咽及言语障碍;随后手指、腕、臂和下肢动作困难,向心性视野缩小。重症者可出现心律失常、心悸、心前区痛、Q-T间期延长等表现。部分重症患者可出现严重或者完全瘫痪。

汞中毒的诊断主要依据接触史、临床表现以及实验室检查。

(三)治疗及预防

1. 远离汞污染源、祛除残存含汞污染物 消化道食入致急性中毒者应立即灌肠洗胃,将未吸收的毒物洗出,除外腐蚀性的消化道穿孔;以牛奶蛋清保护胃黏膜,可加活性炭吸附。配合适当的支持疗法。

2. 驱汞治疗 使用二巯基丁二酸(DMSA)、二巯基丙磺酸钠、二巯基丙醇等螯合剂进行驱汞治疗。二巯基丙醇可增加脑中汞浓度,甲基汞中毒者禁用。

儿童汞中毒需定期找儿科医生进行神经功能和发育评估,与此同时:①禁用有机汞杀菌剂;②正确处理破碎水银计:将水银珠小心滚到纸上,放到罐中或密封容器中再作下一步处理,避免使用真空吸尘器;③正确处理紧凑型荧光灯和其他荧光灯:破裂时应通风、强制空气加热和空调系统应关闭至少 15 分钟;④建立职业标准:确定饮用水、食用鱼类等中汞的最高浓度限制。

三、其他重金属污染

(一)镉中毒

镉在环境中的散布主要是通过自然过程(岩石侵蚀、火山爆发及森林大火等)和人类活动(采矿、冶炼、电池等含镉的废弃物、垃圾焚烧等)。镉暴露主要通过食物(多叶蔬菜、土豆、谷物、动物肝脏和肾脏)、吸烟和职业暴露。土壤中较高水平的镉可通过种植农作物在人群中暴露。

儿童接触镉的途径有以下几种:①吞食、咬、吮吸、口部或口-手部接触含镉的首饰可导致镉暴露;②吸入二手烟;③皮肤接触可忽略不计。

1. 临床表现 ①急性/短期表现:急性吸入性的镉暴露可导致肺炎,伴有发热和影像学的改变,严重时可造成重度肺水肿甚至呼吸衰竭。通过口部摄入大量的镉易产生肾毒性。如日本 Jinzu 和 Kakehashi 河流中曾有大量的工业镉泄漏,造成当地水稻污染,引发大范围人群的镉暴露,伴有肾损伤的症状及骨质疏松(痛痛病)。②慢性毒性:慢性职业性暴露也易产生肾毒性,微量蛋白尿是其最早出现的症状。也易导致骨质疏松和肺癌。流行病学研究表明镉暴露也有可能影响儿童神经发育,有报道表明头发中镉浓度升高与儿童精神发育迟滞及语言 IQ 低下有关。

2. 诊断 镉中毒的诊断可测量血液或尿液中镉的浓度,其中尿镉的浓度是诊断的金标准,因为镉在肾脏中累积,尿浓度可反映长期暴露情况。可收集 24 小时尿液测量,也可测量临时尿液中镉浓度和尿肌酐的含量。成人 24 小时尿镉浓度应<10μg 每克肌酐,儿童无特异性诊断标准。

3. 治疗和预防 镉中毒没有好的治疗方法,因此预防是关键。螯合疗法能够释放出组织中的镉,增加肾脏的镉浓度,造成肾毒性。应避免 6 岁以下的儿童玩廉价的金属首饰。除非必要,消费产品中应尽量避免使用镉,特别是儿童产品中。减少儿童二手烟暴露也可减少镉暴露。减少食用镉污染动物的肝脏和肾脏。减少土壤、农作物灌溉水源以及饮用水中的镉浓度是避免环境中镉暴露的主要方法。

(二)铬中毒

铬可见于多种食物和饮料中(如肉类、奶酪、谷物、鸡蛋、某些蔬菜和水果)。美国医学研究所食品和营养委员会建议铬的每天摄入范围:婴幼儿 $0.2\mu g/d$;青少年 $35\mu g/d$;哺乳期妇女 $45\mu g/d$。

儿童六价铬暴露主要是:①饮用含铬的水源或在污染的垃圾场旁玩耍;②成人工作中使用铬,其衣服和鞋子沾有的铬带回家中;③儿童玩耍的木质品上附有铬化砷酸铜时,他们的手上可检测出铬和砷,但并没有报道证实铬污染可进入血液。

1. 临床表现 ①急性/短期表现:可导致严重的皮肤刺激和敏感化,甚至接触性皮炎。"主妇湿疹"即为洗衣液和清洁剂中铬浓度过高导致的皮肤损害。进食大量含有六价铬的产品可导致恶心、呕吐、吐血等;急性肾衰竭;急性肺水肿等。其他的急性毒性症状还包括鼻黏膜损伤,伴流涕、喷嚏、流鼻血等,重复暴露可导致鼻中隔溃疡。②慢性/长期表现:可增加成人鼻肿瘤和肺肿瘤的发生风险,潜伏期可达 13 ~ 30 年不等。动物模型发现慢性暴露可导致低出生体重、出生缺陷及生殖毒性、接触性的皮炎和水肿。慢性吸入性暴露可导致肺尘埃沉着症。

2. **诊断**　根据环境暴露史,并辅助生物检测。正常血清中铬的含量为 0.052 ~ 0.156μg/L,只有六价铬可通过红细胞,因此红细胞铬是比血清铬更好的监测指标。尿液中铬浓度范围为 0 ~ 40μg/L,反映过去 1 ~ 3 天接触情况。

3. **治疗和预防**　抗坏血酸(维生素 C)可将六价铬还原为可溶性的三价铬,被认为是较好的治疗药物。应禁止儿童在污染区附近玩耍,如果饮用水中可能含有铬,应定期监测铬的含量,制定相应的环境法规以减少空气中铬的污染。

(三)锰中毒

锰是人体必需的一种营养,骨骼的形成及氨基酸、脂肪和碳水化合物的代谢均需要锰。许多酶,如己糖激酶、黄嘌呤氧化酶、丙酮酸羧化酶等的构成也需要锰。锰在自然界中以无机物和有机物的形式存在。

儿童锰的来源:①食物和饮料是锰的主要来源,每天需摄入 2 ~ 9mg;②大气中锰的污染,主要来自于化石燃料(20%)和工业排放(80%)。

1. **临床表现**　急性锰的氧化物中毒可引起"金属烟雾热"或"锰肺炎",有类似流感的症状,常发生于焊接或切割的工业环境中,另一常见的急性中毒表现为肝损伤。

慢性锰中毒最常见的症状为情绪不稳、幻觉、无力、易怒和失眠,而最常见的神经性的损伤类似于帕金森病的症状,如面具脸、齿轮样强直、笨拙、震颤等。锰即使在环境暴露终止后,其中毒的神经损伤依然持续。研究表明铁缺乏或过量均能增加锰中毒的神经毒性。慢性吸入性的锰中毒可能导致肺部疾病如慢性呼吸道炎症,也可产生男性生殖系统毒性。

2. **诊断**　锰存在于血液、尿液及母乳中,血液中锰的正常浓度为 4 ~ 15μg/L,尿液汇总为 1 ~ 8μg/L;血清中为 0.4 ~ 0.85μg/L,母乳中为 6.2 ~ 17.6μg/L。

3. **治疗和预防**　锰中毒的治疗可使用螯合剂,依地酸钙钠(CaNa₂EDTA)能增加尿液中锰的浓度,改善部分锰中毒的临床症状。预防锰暴露的措施包括采取改善环境的措施,减少室外空气污染,监测水源质量,确保干净的水源供给。

(四)镍中毒

镍是一种白色磁性金属,大部分见于与铜、铬、铁和锌合金中,该合金可用于生产燃料、制造首饰等。镍盐在电镀、陶瓷、颜料、电池中广泛应用。镍的化合物羰基镍来自于二手烟,是一种强效致癌物。

镍的暴露来源:①儿童吸入含镍的空气,特别是置于二手烟环境时;②饮用含镍的水;③经皮肤接触吸收;④不锈钢炊具含镍,特别是在沸腾的温度下和弱酸性的环境中易析出;⑤医源性暴露,如透析和牙科手术。

1. **临床表现**　镍冶炼加工业的工人肺癌、喉癌、鼻咽癌、气管癌的发生率较高;吸入羰基镍的工人会表现出肾上腺、肝脏、肾脏的损伤,甚至死亡;职业性暴露时有发生自发性流产、先天性畸形和染色体畸变的风险。吸入镍盐可引起哮喘。儿童最常见的是接触性皮炎。

2. **诊断**　尿镍浓度超过 5μg/dl 可诊断为急性镍中毒。

3. **治疗和预防**　急性镍中毒的治疗可使用螯合剂二乙基二硫代氨基甲酸以及双硫仑;

急性镍化合物中毒可使用青霉胺治疗。

镍在首饰和衣服拉链被广泛使用,对镍敏感的人应避免与其有直接的皮肤接触;避免使用含镍的不锈钢炊具。

第四节 环境内分泌干扰物对儿童健康的影响

环境内分泌干扰物是指具有类似体内激素活性作用的外界合成或者自然存在的化学物。最早环境内分泌干扰物是指类雌激素物质。目前,其范围已经扩展到与甲状腺素、胰岛素、雄性激素以及类似于青春发育相关激素的各种不同环境内分泌干扰物。

最早的环境内分泌干扰物是农药双对氯苯基三氯乙烷(DDT),当时观察到一些体内DDT含量较高的远洋鸟类孵化能力明显下降。除了DDT以外,还有甲氧氯杀虫剂、十氯酮、多氯联苯(PCBs)等,都已被证实具有类雌激素作用。除了合成的化合物以外,自然界一些植物也含类雌激素物质。当这类植物被动物吞食到一定量后就会在动物体内发挥雌激素样作用。生态学家推测这种现象可能是植物类雌激素,通过干扰经常吞食此类植物的生殖能力来自我保护。

一、环境内分泌干扰物的毒性作用

研究证实多种男性生殖系统的异常,包括隐睾、尿道下裂、低精子质量、睾丸癌和生育能力下降存在一定的相互关系,被归入睾丸发育不全综合征。该综合征的发生可能与环境内分泌干扰物在易感人群的胚胎发育期,干扰了胚胎生殖发育过程有关。这一理论在不少动物实验中得到了证实,但人类的直接流行病学数据还有待进一步证实。

(一)对生殖系统的影响

动物研究显示孕前环境内分泌干扰物暴露可以导致胚胎期出现男性或女性生殖系统发育异常,这与受精卵毒性物质以及类固醇激素受体调节物质发挥的作用有关。胚胎发育过程中的动物受到受精卵毒性物质侵害可导致该动物今后生殖能力下降,但不会引起外生殖器畸形等。但是,在孕前期暴露于类固醇激素受体调节物质,如类抗雄性激素,可导致各种男性生殖系统的畸形,如尿道下裂、隐睾等。

人类睾丸的下降需要在出生前体内有一个睾酮水平的高峰,提示抗雄激素可能会导致隐睾。目前有研究发现隐睾和孕期母亲农药暴露、孕早期血液中游离雌二醇水平下降和睾酮水平升高、孕妇吸烟以及在妊娠期间使用外源性雌激素有关。德国进行的一项小规模的病例对照研究发现,隐睾和人体脂肪组织中农药七氯、六氯苯有关。

还有研究发现,尿道下裂与出生低体重、居住在垃圾填埋场附近以及孕期己烯雌酚(合成雌激素,简称DES)等有关;有一项研究首次证实DES对子代的影响,即母亲孕期服用DES者,产下的男婴尿道下裂的相对危险度达到21;产下的女婴患阴道腺病、宫颈外翻、双阴道和子宫发育不良的风险也明显增加。同样的结果也在啮齿动物和猴子的研究中得到证实。

有关环境内分泌干扰物与男性女性化的研究大多来自动物实验研究报道,该领域的人类研究非常少,有研究发现母亲血清中有机氯农药二氯二苯二氯乙烯(DDE)水平与男婴副乳腺的存在有关。动物实验中已经证实在雄性大鼠中,孕期农药暴露可以导致雌性化特征(如肛门与生殖器距离减少等),生殖系统畸形(隐睾、尿道下裂等)以及性功能障碍。研究中发现暴露的时间也非常重要,雌性大鼠在孕14~19天最容易受到影响。

（二）内分泌系统影响

美国有研究发现,出生前有有机氯农药二氯二苯二氯乙烯(DDE)暴露的男孩在14岁的时候身高和体重明显重于对照组,但是对青春发育的各阶段出现早晚没有影响。白种女孩在出生前有PCBs暴露者,在14岁的时候身高别体重要比对照组重5.4kg。无论是DDE还是PCBs,如果暴露是发生在出生后,则都未表现出对青春发育有明显影响。

在波多黎各的研究发现,女孩初潮前乳房的发育和血清邻苯二甲酸的水平及其代谢物水平有关,但是这一发现还需要进一步研究证实。同样是母乳喂养的女婴,母亲血清中多溴联苯(PBB)水平高的女婴,青春发育期的初潮时间明显较母亲血清多溴联苯水平低的早;母亲在孕期服用已烯雌酚的女孩出现月经不调、不孕症、宫外孕、习惯性流产和早产的风险增加。流行病学研究,检测体内环境污染物含量和精液质量的关系后发现,血清或精液样本中多氯联苯(PCBs)和有机氯农药二氯二苯二氯乙烯(DDE)的水平与精子质量之间存在明显的负相关(表16-11)。环境内分泌干扰物类物质对儿童内分泌系统的影响见表16-11。

表16-11 环境内分泌干扰物类物质对儿童内分泌系统影响的研究

化 合 物	对儿童影响	年龄/作用途径
多氯联苯(PCBs)	1. 导致青春发育期女孩体重增加,但未发现对青春发育本身有影响	出生前
	2. 改变甲状腺功能	大部分在出生前
	3. 月经提前	出生前
双对氯苯基三氯乙烷(DDT)	1. 导致青春发育期男孩体重增加,但未发现对青春发育本身有影响	出生前
	2. 泌乳时间缩短	母亲摄入食物中含有该物质
多氯二苯并呋喃(PCDFs)	1. 青春期阴茎体积变小	母亲孕期食用被污染的食用油
	2. 青春发育期女孩身高降低	
	3. 精子活动性下降	
二噁英	男孩的出生率下降	在怀孕前父亲受到工业污染暴露的影响
大豆异黄酮	改变婴儿胆固醇代谢水平 少部分会在20~34岁期间出现月经不调	通过受污染的婴儿奶粉影响到个体
邻苯二甲酸酯	乳房早发育	随体内该化学物水平增高会出现症状

有大量的动物实验以及少量的人类研究提示,多氯联苯(PCBs)和其他二噁英类化合物可以抑制甲状腺功能,并且这类化合物在母乳、母亲血或者脐带血中水平比较高,与新生儿血浆中甲状腺素水平的降低和促甲状腺素水平升高有关。有两项研究发现母亲在怀孕期间有PCBs暴露或者食用含有被PCBs污染的鱼后,新生儿出生后会出现肌张力低下,这也与甲状腺功能受到影响有关。

一些溴化阻燃剂在体外对转甲状腺蛋白有很高的亲和力。在职业环境中2,3,7,8-四氯苯并二噁英(TCDD)的暴露和成人糖尿病有关。

（三）致癌性

己烯雌酚暴露可能增加女性子宫颈阴道癌、男性睾丸癌的危险性。睾丸癌是发达国家男性青年中最常见的癌症，其发病率在很多国家呈现明显上升态势。1959～1968年期间加拿大出生的青年患睾丸癌的人数比1904～1913年高两倍。睾丸癌发生的危险因素，包括持续的隐睾、低体重、孕前期外源性雌激素暴露。隐睾的早期矫正并不能降低睾丸癌的发生概率，单侧隐睾也可增加对侧患睾丸癌的概率，这些现象提示隐睾和睾丸癌之间可能有共同原因，而不是隐睾导致了睾丸癌。动物试验证据显示环境内分泌干扰物的暴露可能是隐睾和睾丸癌的共同诱因。

近些年来，甲状腺癌，尤其是乳头状甲状腺癌的发生率不断增加。有些国家的研究显示，口服避孕药、服用过增加生殖能力的药物以及抑制乳汁分泌的药物，可能与甲状腺癌的发生有一定的关系。

（四）免疫系统影响

TCDD和其他一些有机磷化合物，在动物实验中表现出有免疫毒性，但是对人类免疫系统的潜在影响还不十分清楚。

上述的研究结果大多还是通过动物实验或者少数人类观察得到的，关于怀孕期间环境内分泌干扰物暴露与癌症发生的因果关系，尚待流行病学的研究证实。

二、环境内分泌干扰物的暴露途径及预防

环境内分泌干扰物暴露的途径主要是通过摄入相关的或者被污染的食物或者水进入体内，以及环境内分泌干扰物通过胎盘，影响发育中的胎儿。

1. **食物途径**　食物是接触环境内分泌干扰物最主要的潜在来源，包括植物雌激素、邻苯二甲酸盐、二噁英、多氯联苯、某些农药和有机锡化物。曾经用做牛羊促生长剂的合成雌激素——玉米赤霉醇，也具有类似雌激素的效力，在体外可以诱导人类乳腺癌细胞珠表达雌激素依赖的基因。目前国内外已经禁止在牛羊养殖中使用玉米赤霉醇。

（1）植物雌激素：植物雌激素是一类具有类似动物雌激素生物活性的植物成分，主要分布在植物及其种子里。植物雌激素中最常见的是异黄酮类。研究表明亚洲人群中食用豆制品较多的人群中，尿液中异黄酮的排出量要高于西方食用豆制品较少的人群。同时，血液和尿液中异黄酮的水平随膳食中大豆类制品的比例增加而增加。蛋白类产品中大豆蛋白是相当便宜的，而且我们日常食物中很多食物都含有豆类产品，在成人的研究中发现膳食中含有较多植物雌激素的人群中，某些癌症发生的危险性下降。

（2）邻苯二甲酸酯：塑化剂是指添加到聚合物或树脂中使其更具韧性或强度的多种添加剂，邻苯二甲酸盐是最常被使用的一类塑成剂，尤其是邻苯二甲酸二辛酯（DOP），韧性好且易获得，使其成为工业生产中首选的化学材料。由于广泛使用，邻苯二甲酸盐已成为环境中最常见的工业污染物。全球工业生产中每年大约有五百万吨以上的邻苯二甲酸盐生成。邻苯二甲酸二(2-乙基己基)酯（DEHP）是聚氯乙烯等塑料制品的增塑剂，被广泛用于以聚氯乙烯作为包装材料的食品包装袋中，包装产品中含有的邻苯二甲酸可以传递到食物中，尤其在食品和包装一起加热或者食品中脂肪含量比较高，都会增加邻苯二甲酸进入食物的量。另外，邻苯二甲酸盐在肥皂、乳液、香水、驱蚊剂和其他一些皮肤接触产品中被广泛应用。

在没有特殊暴露的情况下，成人平均每天的邻苯二甲酸摄入量并不会特别高。但是，婴幼儿因为经常会将一些塑料玩具或其他塑料物品放入嘴里，比较容易暴露于相对较高水平

的 DEHP。

（3）农药：很多农药都具有类激素的活性，在日常生活中农药除了应用于杀虫以外，还会在水果或蔬菜成熟后使用，为的是延长其保存期，保持它们在储存、运输和买卖过程中的质量。而水果和蔬菜是孕妇和儿童食用比较多的食物。近年来，随着农药使用的严格控制以及合理规范化使用农药技术的推广，农药污染的问题得到了一定程度控制。

（4）其他来源：双酚 A（BPA）是一种环境内分泌干扰物，通常使用于聚碳酸酯（PC）塑料、环氧树脂，也可用作聚氯乙烯（PVC）的聚合抑制剂。聚碳酸酯塑料是日常生活中常用的塑料，如婴儿奶瓶、食物或饮料容器及其他家庭用品。有实验研究表明，盛有母乳或配方牛奶的奶瓶在 $100℃$ 下加热 $20 \sim 30$ 分钟时，双酚 A 才会从聚碳酸酯塑料中过滤出来溶入瓶中的母乳或牛奶，而将奶瓶加热至室内温度目前尚未发现对儿童健康造成显著影响。

$1940 \sim 1970$ 年，北美和很多欧洲国家将己烯雌酚作为防止流产和停止泌乳以及避孕用药，但己烯雌酚这种合成的雌激素，已经被证实有致畸和致癌的作用。

2. **水的途径**　壬基酚聚氧乙烯醚是表面活性剂——烷基酚聚氧乙烯醚中的一种，每年在全球的产量约 300 吨。在过去的 40 年中，这类化学物质在家庭和工业中被广泛用于清洁剂、去污剂、乳化剂和脱脂剂等。在污水处理中通过生物降解，这些化合物会释放出具有雌激素活性的烷基酚，特别是壬基酚和辛基酚。

在城市污水处理厂的污水中有较高浓度的壬基酚聚氧乙烯醚及其降解产物，通常会超过 $1mg/L$ 的水平。在一些农田以及地下水里会存在高浓度的壬基酚，而且这些化合物会持续存在。其他还可能在水中出现的环境内分泌干扰物，包括自然界存在的雌二醇、雌激素酮以及其他合成激素类物质。

3. **预防**　目前很多国家开始对人群中环境内分泌干扰物水平的监测，这项工作对育龄妇女以及儿童显得尤为重要。在美国曾经监测到在人群尿液中含量比较高的邻苯二甲酸酯及其代谢产物，而在育龄妇女中其水平更是高出其他人群的 50% 以上。尽管目前有研究提示隐睾以及尿道下裂的发生可能与父亲精子质量下降有关，而精子质量的下降也可能与环境内分泌干扰物有一定关系。但是有关这个理论的研究数量并不多，同时结论也不是非常一致。因此，需要对这些疾病的发生进行监测，以进一步明确环境内分泌干扰物对这些疾病发生的影响。

随着有关环境内分泌干扰物对健康影响的问题越来越受关注，监测工作便显得尤为重要。首先，要建立一套适宜孕妇和儿童的环境内分泌干扰物的毒性监测。同时，还需要根据环境内分泌干扰物监测结果，采取相应的措施保护育龄妇女、孕妇以及儿童，如儿科医师应该告知家长识别含邻苯二甲酸盐的产品和避免儿童暴露的知识。可查看产品底部的回收代码来识别塑料类型，避免使用回收代码为 No.3 的产品。不要使用微波炉加热塑料包装的食品和饮料、塑料保鲜纸；避免把塑料放入洗碗机中；尽可能地使用玻璃等其他代替品等。

第五节　农药暴露对儿童健康的影响

农药在自然界中被广泛应用，其种类包括杀虫剂、除莠剂、杀真菌剂、熏蒸剂、杀鼠剂以及驱虫剂。这些农药在杀灭害虫的同时，也会对人类造成伤害甚至死亡。农药不仅可能残留在食物上，还可能在家庭、学校以及公园被作为杀虫剂使用。因此，儿童经常容易暴露在农药环境中，其中父母是农业耕作者、施农药者的儿童以及住在农田附近的儿童更容易接触到农药。

一、常用的农药及其污染渠道

（一）杀虫剂

常用的杀虫剂包括有机磷农药、氨基甲酸盐、除虫菊及合成除虫菊酯、有机氯杀虫剂、硼酸以及硼酸盐。

1. **有机磷农药** 农药中毒中有 80% 以上是有机磷农药引起。有机磷农药不仅用于农业耕地，而且在家庭、花园以及学校中使用。该化合物可在体内蓄积，并造成伤害，因此应限制使用。

2. **N-甲基氨基甲酸盐** 类似于有机磷农药，其中毒性最高的是涕灭威，其次还有西维因、恶虫威、残杀威，被广泛用于家用杀虫。

3. **除虫菊酯及拟除虫菊酯** 除虫菊酯是干菊花的提取物，因为其在热和光条件下还较稳定，所以被用于室内杀虫剂。一些杀灭头虱的洗发水也含有除虫菊酯。拟除虫菊酯是在除虫菊酯结构和生物活性基础上人工合成的，其稳定性得到了增加。合成除虫菊酯在农业以及园艺上，主要用于杀灭建筑害虫（如白蚁）、虱子和跳蚤。

4. **有机氯杀虫剂** 卤代烃在 20 世纪 40 年代被发明并用于杀虫剂、除莠剂、杀真菌剂等。有机氯杀虫剂是在环境中持续存在的小分子量液体。双对氯苯基三氯乙烷（DDT）、氯丹以及其他有机氯杀虫剂，因其高效并且短时间内显现毒性低的特点，曾被大量应用。但是这类杀虫剂在 20 世纪 70 年代在美国被禁止使用，主要原因是 DDT 的降解产物以及其他有机氯化合物在环境中持续存在，会在食物链中累积，可能存在致癌性，并且长期使用会使得虫子出现耐受。但在我国及其他发展中国家，这类农药还在继续使用。

5. **硼酸及硼酸盐** 硼酸经常被用于家庭灭虫剂，因其毒性低，所以取代了有机氯农药，而被使用于儿童经常出现的地方。虽然毒性较低，但在 20 世纪 50 ~ 60 年代的美国还是报道有许多硼酸中毒的病例，主要是吞食引起。

6. **新烟碱类杀虫剂** 新烟碱类杀虫剂可用于控制宠物跳蚤，由于其为水溶性，降低了穿过哺乳动物血脑屏障的能力。在农业耕作中也被广泛应用。

（二）其他农药

1. **除莠剂** 除莠剂主要用于去除农田、花园、草地、公园、学校操场、路边等地方的杂草。在美国等一些发达国家，除莠剂在家庭的使用非常广泛。常用的除莠剂有草甘膦、二吡啶基除草剂、氯代苯氧型除草剂等。

2. **杀真菌剂** 包括苯的同系物、硫代氨基甲酸盐、乙撑双二硫代氨基甲酸盐、铜、有机营养菌、镉化合物以及其他一些化学混合物。杀真菌剂主要用于保护谷类以及其他一些因为真菌而容易腐烂的东西。这类化合物还被用于处理种子、观赏性植物以及直接施于土壤里。杀真菌剂通常都做成粉状或细球状形式，而这些形式很难通过皮肤或呼吸道进入人体。

3. **木材防腐剂** 包括五氯苯酚和铜铬砷（CCA）。1987 年，这些化合物只应用于木材防腐，美国环境总署禁止其使用在其他领域。

4. **杀鼠剂** 在美国主要的杀鼠药是抗凝血药以及维生素 D_3。抗凝血药物主要是通过干扰维生素 K 依赖的因子的激活而发挥作用，如华法林。

5. **驱虫剂** N,N-二乙基间甲苯酰胺（DEET）俗称避蚊胺，是一种驱虫剂的活性物质。DEET 主要用于驱赶蚊子和蜱。驱虫产品中 DEET 的含量在 4% ~99% 不等，实验证明其浓度超过 30% 后，没有增加疗效的作用。氯菊酯作为驱虫剂可以在蚊帐或者衣服上喷洒，但是不可以直接用于皮肤。

（三）农药暴露途径

农药可以通过被吸入、食入以及皮肤接触等途径进入儿童体内。

1. **吸入途径** 农药通常都是通过气雾剂、喷雾剂等形式喷洒,这些微小颗粒都可能直接接触到人体呼吸道黏膜甚至深入肺泡,从而进入人体血液系统。农田里进行喷洒的农药可飘散到附近的居民居住地区。非杀虫剂类农药因为不易挥发,被吸入的可能性相对较低。杀真菌类杀虫剂在使用时有可能被吸入。

2. **食入途径** 食入杀虫剂可能会导致急性中毒。用保存食物的器皿（如饮料瓶等）装农药可能会导致儿童误食。食入农药最大的可能性是因为进食有农药残留的蔬菜或谷物等。异食癖的儿童每天的泥土摄入量可达每天100g,泥土中可能就含有有机农药以及重金属等。铜铬砷（CCA）处理过的木材也是儿童接触重金属砷的一种途径,这些木材随着时间推移,其中的砷会渗漏到木材表面。而年幼儿童有手-口行为,因此是接触这类农药的高危人群。

3. **经皮肤途径** 许多农药都可以经皮肤被吸收。儿童在草地、花园、地板等地玩耍,容易受到一些可以经皮肤吸收的农药的危害。灭虱用的林丹以及驱虫用的 DEET 都可以通过皮肤吸收。除莠剂和除真菌剂也可以经过皮肤被吸收,但通常仅仅引起局部皮肤不适,不会导致全身症状。

二、农药中毒症状、判定及相应的处理原则

出生前的农药暴露可能与胎儿生长受限、早产、出生缺陷、死胎以及自发性流产有关,但还需要更多的研究证实。

在判定农药中毒的时候,暴露史非常重要。曾对 190 例农药中毒的病例进行分析后发现,实验室检查通常对最后诊断的作用不是很大,症状有时特异性也不是很强,所以单纯根据症状进行判定也有一定的难度。但是在有机磷农药或者 N-甲基氨基甲酸盐中毒时,通过血浆中假性胆碱酯酶或者红细胞乙酰胆碱酯酶水平的测定,对明确诊断有一定的价值。

有些农药在体内的代谢产物是通过尿液排出体外的,如有机磷农药、二吡啶基除草剂等。这些代谢产物可以通过尿液检查进行测定,但是这些化合物的检测难度很大,目前尚无人群标准。有机氯农药及其代谢产物可以在血液中检测到,但是在正常人群中也可检测到微量残留,其标准值也没有规范的界定。拟除虫菊酯在人的生物样本中目前是无法检测到的。综上所述,诊断农药中毒主要是在了解详细农药接触史的基础上,结合临床症状进行诊断。常见的几种农药的中毒症状以及处理原则见表 16-12。

表 16-12 常见的几种农药的中毒症状以及处理原则

农 药 种 类	作用机制以及急性中毒症状	诊断以及治疗
有机磷农药	不可逆的乙酰胆碱酶抑制,恶心、呕吐,分泌物增加、支气管痉挛以及头痛	诊断:测定胆碱酶水平 治疗:支持治疗、阿托品、碘解磷定
N-甲基氨基甲酸盐	可逆性乙酰胆碱酶抑制,恶心、呕吐,分泌物增加、支气管痉挛以及头痛	诊断:测定胆碱酶水平 治疗:支持治疗、阿托品
除虫菊酯	过敏反应、震颤、大剂量下共济失调	无诊断性测试 治疗:如果需要用抗组胺药或激素治疗过敏反应

续表

农 药 种 类	作用机制以及急性中毒症状	诊断以及治疗
拟除虫菊酯		
类型Ⅰ	震颤、共济失调、激惹	无诊断性测试 治疗:脱离毒物环境,支持治疗、对症处理
类型Ⅱ	舞蹈手足徐动症、流涎、惊厥	皮肤接触都有可能引起极度不适,暂时性感觉异常,最好用维生素E油剂
有机氯农药	GABA阻断;协调性下降、震颤、感觉紊乱	诊断:可以在血液中检测到 治疗:去除毒物,支持治疗;用考来烯胺通过吸附作用减少可能通过胃肠道进入循环的毒物
苯氧基氯化合物	酸中毒、神经系统症状、肌肉症状、恶心和呕吐,肌痛、头痛、肌强直,发热	诊断:尿液中可以检测 治疗:去除毒物,用碱性溶液利尿
二吡啶基除草剂	氧自由基形成;肺水肿,急性管状坏疽,肝细胞毒性	诊断:尿液连二亚硫酸盐检测(比色法) 治疗:去除毒物,禁止吸氧,大剂量补充液体,血液灌流
抗凝药类杀鼠剂	出血	诊断:血浆凝血酶原时间延长 治疗:补充维生素K

三、预防农药污染的措施

避免或者减少农药暴露是保护儿童免受农药污染毒害的重要措施,尤其父母从事农药播撒职业或者家里经常使用各种杀虫害化学品的儿童,更需要得到充分保护。预防农药污染时,应注意:①农药播撒区域应该设立标记,只有穿戴防护衣服的工作人员才能进入。其他人在农药颗粒落地前,或者被播撒的植物尚未干以前,都不应该进入农药播撒区域。②不要饮用田间灌溉系统或者沟渠的水,或者用这些水洗衣服、进行食物烧煮,不在与农田紧邻的水域游泳或者钓鱼。③不要在喷洒过农药的田地内吃饭或喝水。④不要将农药放置在没有任何标记的容器内,尤其是食具或者饮料罐内。⑤不要把盛装农药的容器带回家,这些容器都不安全。⑥不要焚烧农药盛装的包装袋,因为这样会释放有毒气体。⑦播撒农药时穿的衣服应该与其他衣服分开洗涤,在下次穿以前需要用热水以及洗涤剂洗干净。⑧如果用洗衣机洗,在把播撒农药时穿的衣物放入洗衣机后需要立即洗手;若手工洗涤则应戴上手套。⑨从事过与农药播撒相关的工作后,回家与孩子接触或玩耍前一定要换衣服并用肥皂洗手。⑩在有儿童的地方,不应该播撒农药。如果实在无法避免儿童在场,一定要给儿童穿好防护服,避免其皮肤暴露在外面。⑪在家庭周围喷洒农药或杀虫剂时,要保护好儿童,同时把儿童的玩具、用具等放到安全的地方。⑫儿童以及青少年都不应该直接参与与播撒农药有关的工作。

此外,对日常生活应用较多的驱虫剂,尤其是驱蚊剂(如 DEET,俗称避蚊胺)等,需要有一定的规范,以降低儿童对该类产品的暴露。儿童中使用含有 DEET 的产品,其浓度不可以超过30%。常用产品的浓度范围应在 10%~30%。应根据儿童需要避蚊的时间选择产品,如果只有 2 小时在户外,就可以选择 10% 浓度的 DEET 驱虫剂。如果时间比较长,则可以选择浓度稍高一些的。通常情况下,含有 DEET 的驱蚊剂每天使用不应该超过 1 次。2 个月以下的婴儿不应该使用该类产品。儿童使用 DEET 类驱蚊剂需注意:①在使用含有 DEET 类驱蚊剂前先仔细阅读使用说明,儿童不应该自己使用;②将驱蚊剂喷洒在暴露的皮肤上,而不要使用后再穿上衣服;③不要在小年龄儿童的手上涂驱蚊剂,也不要在眼睛以及嘴巴周围使用;④不要在伤口或皮肤有破损的区域应用;⑤如果是在室外时往皮肤上喷洒驱蚊剂以驱赶蚊虫,回到室内应及时用肥皂清洗涂抹或喷洒过驱蚊剂的皮肤;⑥不要在密闭的环境中使用驱蚊剂,不要在邻近食物的地方使用驱蚊剂;⑦如果在皮肤上使用后怀疑有过敏反应,要立即用肥皂清洗皮肤。

农药不仅在农业以及园艺中常用,生活中很多杀虫剂、灭鼠剂以及驱蚊剂也都与之有关。因其在人身体内有蓄积作用,且很难被代谢。因此,在日常生活中,应规范农药使用方法,健全防范农药暴露措施,是家长、老师以及所有与儿童相关的人员都需要了解和掌握的。

(江　帆)

第十七章

儿童疾病综合管理

儿童疾病综合管理(integrated management of childhood illness,IMCI)是由世界卫生组织(WHO)和联合国儿童基金会(UNICEF)联合制定的儿童疾病综合管理规程,旨在促进儿童健康,降低发展中国家儿童常见疾病的发病率和死亡率。

第一节　概　述

发展中国家每年有1200多万5岁以下儿童死亡,其中70%的死亡可归于5种主要疾病:急性呼吸道感染(大多为肺炎)、腹泻、麻疹、疟疾和营养不良,而且常为多种疾病的合并感染。此外,约3/4的儿童患病与这5种常见疾病有关。与众多发展中国家相似,在我国农村,特别是边远和贫困地区,急性呼吸道感染、腹泻、营养不良仍是儿童的常见病,特别是肺炎,仍是5岁以下儿童的重要死因。我国于1998年在国家卫生和计划生育委员会(原卫生部)领导下,引进儿童疾病综合管理策略和规程,国家卫生计生委已将IMCI作为我国儿童卫生的主要策略之一,并纳入儿童保健技术规范,在全国进行推广。

保健质量是反映儿童健康状况不平衡的另一个重要指标。每天有数以百万计的父母为患病的孩子寻求医疗保健。调查显示,许多患病儿童到医院、保健中心、诊所等处就诊,并没有得到正确的评估和治疗,家长也没有得到很好的指导。在低收入国家的基层卫生机构中,疾病的辅助诊断设施,如X线和实验室检查非常有限或根本没有,药物和设备稀缺。有限的设施和药品,加上较大的患者流量,使得基层的卫生保健机构无法开展复杂的临床诊疗,仅能充分利用现有的资源,依靠病史、症状和体征来确定和管理患儿的疾病。

(一)改善儿童健康状况不一定必须依赖复杂昂贵的技术

为患儿提供高质量的保健服务是一个严峻的挑战。大量的实践和科学研究表明,改善儿童健康不一定必须依赖高级昂贵的技术,最好、最有效的途径是依靠基于整体考虑的策略。好的策略能考虑该地区保健机构的现有能力以及传统和信仰。

许多预防和治疗策略可有效地挽救幼小儿童的生命。儿童免疫接种已有效地减少了由麻疹导致的死亡。口服补液盐的使用也减少了腹泻儿童的死亡。有效的抗生素挽救了数以百万计肺炎患儿的生命。疟疾的及时治疗使更多患儿康复和健康地生活。甚至提高母乳喂养的各种措施也减少了儿童的死亡。

(二)采用综合措施管理患病儿童需超越单一疾病来全面考虑儿童的健康和保健

目前,单一的疾病干预措施已取得了很大成功,但累积的证据显示要取得更好的效果,需采用综合的措施来管理患病儿童,儿童健康规划需要超越单一疾病来全面考虑儿童的健康和保健。因为许多患儿具有各种疾病的共同症状和体征,单一的诊断是困难的。在几乎无检查设备、无实验检查,亦无放射诊断的基层卫生机构更是如此。

为了迎接这一挑战,世界卫生组织(WHO)与 UNICEF 及许多机构、学术团体、个人合作,于 20 世纪 90 年代共同制定了儿童疾病综合管理策略(integrated management of child-hood illness,IMCI)。尽管 IMCI 主要是为了满足疾病治疗的需要,但本策略也把改善儿童疾病的管理与营养、免疫接种以及其他重要疾病的预防和健康促进结合在一起。IMCI 策略的目的是减少儿童疾病的死亡,降低疾病和伤残的发生率及严重程度,从而促进儿童的生长发育。

IMCI 临床规程是针对 5 岁以下患儿,因为这一年龄组在儿童常见病的死亡中占的比例最大(图 17-1)。本规程以循证为基础,采用疾病的综合管理,即采用合理、有效、廉价的药物及诊断方法。循证为基础强调临床实证的重要性,不主张根据直觉、非系统的临床经验以及未经验证的病理生理学推论来决策医疗方案。因此,在临床试验短缺、医疗设备匮乏的条件下,将多种疾病综合进行管理是一种更为现实的低成本、高效益的疾病管理途径。仔细、综合地评估常见的症状和精心检查的临床体征可为合理、有效的治疗提供足够的信息。

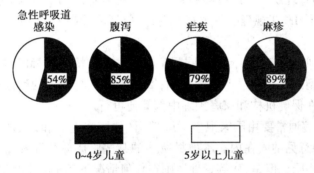

图 17-1　全球几种疾病死亡中 5 岁以下儿童所占比例

以循证为基础的综合管理方法可以用来确定:①患儿的健康问题;②疾病的严重程度;③可采取的护理措施(如,立即将患儿转诊,采用现有条件进行管理或进行家庭护理)。

IMCI 促进:①调整干预措施,以增强保健机构的能力和功能;②充分调动家庭成员和社区团体积极参与卫生保健。

如果能正确地给予指导和咨询,家长可遵循卫生工作者的指导,采用正确的喂养措施,一旦出现症状立即带孩子就诊,因此在提高孩子健康状况方面发挥重要作用。在非洲大约 80% 的孩子在来到医疗机构就诊前便死在家中,此事例证明及时就诊的重要性。

（三）IMCI 的内容和原则

IMCI 策略包括预防性干预和治疗性措施,其目的是提高卫生部门、保健机构和家庭的干预措施,改进卫生体制。策略的核心是针对儿童期最常见的问题,尤其是引起儿童死亡疾病的实施综合病例管理。

1. **综合管理的主要内容**

（1）通过改编"儿童疾病综合管理方法"的培训和推广应用,提高卫生工作者的病例管理技能。

（2）提高实施单位的保健功能。

（3）提高家庭和社区的卫生保健能力。

2. 综合管理的原则

（1）所有患儿必须检查"一般危险体征"，这些体征表明患儿是否需要立即转诊或住院治疗。

（2）所有患儿必须常规评估主要症状（2个月~5岁患儿是咳嗽或呼吸困难、腹泻、发热、耳部疾病；1周~2个月小婴儿是细菌感染和腹泻）。同时须常规评估营养和免疫接种情况、喂养及其他潜在的问题。

（3）根据诊断疾病所具有的敏感性和特异性，使用有限、精心挑选的临床体征，同时考虑基层卫生机构的基本条件及实际情况。

（4）综合考虑多个体征，对疾病儿童作出分类，而不是诊断。分类表明疾病的严重程度，并明确决定需要采取的具体行动：①是否紧急转诊到上级卫生机构；②能否进行特异性的治疗（如给予抗生素或抗疟疾药）；③能否在家中安全地接受治疗。

（5）IMCI规程可以解决来就诊患儿的大部分问题但非全部问题。本规程未涉及对慢性疾病或罕见儿童疾病的管理，也未涉及意外损伤等急诊的管理。

（6）IMCI病例管理规程使用有限的基本药物并鼓励家长积极参与患儿的治疗。

（7）指导家长是IMCI规程的一个基本内容，包括指导喂养、补充液体及何时到卫生站复诊。

IMCI的基本原则是不变的，但是不同国家应根据各自情况对IMCI规程进行改编：①包括基层卫生机构典型的儿童期最严重的疾病；②使本规程与本国的治疗规程及其他政策保持一致；③使IMCI在保健机构和家庭护理中都简便可行。

IMCI规程的改编通常要由国家卫生行政部门（如国家卫生和计划生育委员会）进行协调，并将本国专家的意见纳入在内。本教材所述的某些临床体征和临床规程的细节可能与其他国家所述不尽相同。但是，病例管理原则在任何情况下都是完全相同的。

（四）IMCI病例管理过程

IMCI病例管理包括许多重要的因素（图17-2），如关键的临床表现、疾病分类、及时处理和预防及随访，还使用一系列有步骤及标准化表格来记录患者的诊治情况，有利于一线的诊治和护理工作。除此之外，IMCI的管理规程还涉及疾病诊疗过程的一系列信息，如评估患儿（图17-3）、分类疾病、治疗患儿、指导母亲和复诊管理。

1. 卫生站 ①评估；②疾病分类和确定治疗方案；③转诊、治疗或指导患儿家长（根据患儿的疾病分类而定）；④随访。

2. 转诊医院 ①急诊评估和治疗（ETAT）；②诊断、治疗并监测疾病的变化。

3. 适宜的家庭护理 ①教会母亲或其他家长如何在家中给予口服药和治疗局部感染；②对食物、液体补充、何时复诊及家长自身健康状况等问题进行指导。

4. 根据患儿年龄及各种临床体征和症状的不同，其诊断的可靠性、正确性及重要性亦应不尽相同。因此，IMCI规程推荐将患严重疾病和导致死亡的危险病例综合管理分成2个年龄组：①2个月~5岁患儿；②1周~2个月患病小婴儿。

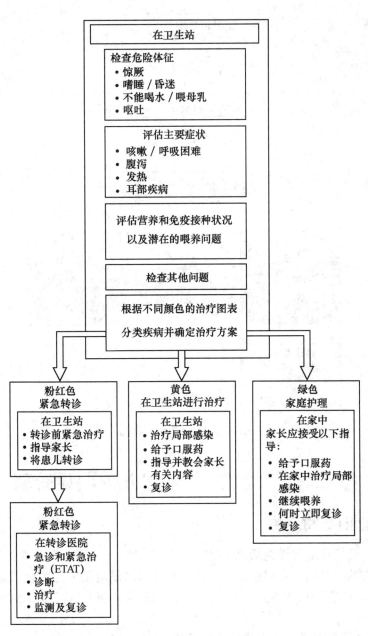

图 17-2　基层卫生机构就诊患儿综合病例管理过程

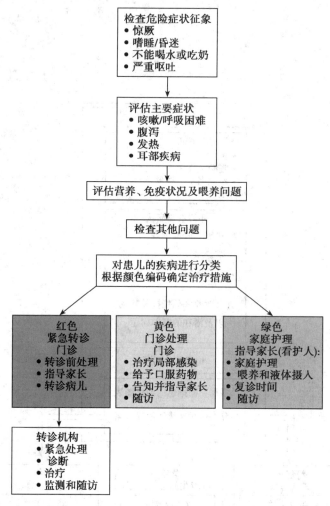

检查危险症状征象
• 惊厥
• 嗜睡/昏迷
• 不能喝水或吃奶
• 严重呕吐

评估主要症状
• 咳嗽/呼吸困难
• 腹泻
• 发热
• 耳部疾病

评估营养、免疫状况及喂养问题

检查其他问题

对患儿的疾病进行分类
根据颜色编码确定治疗措施

红色
紧急转诊
门诊
• 转诊前处理
• 指导家长
• 转诊病儿

黄色
门诊处理
门诊
• 治疗局部感染
• 给予口服药物
• 告知并指导家长
• 随访

绿色
家庭护理
指导家长(看护人):
• 家庭护理
• 喂养和液体摄入
• 复诊时间
• 随访

转诊机构
• 紧急处理
• 诊断
• 治疗
• 监测和随访

图 17-3 患儿评估过程图

第二节 2 个月~5 岁患儿的门诊管理

一、患儿的评估和分类

本年龄组患儿的评估程序包括卫生保健服务者,必须完成的一系列重要步骤为:①询问病史并与家长交谈患儿的有关问题;②检查一般危险体征;③检查主要症状(咳嗽或呼吸困难、腹泻、发热、耳部疾病);④检查营养状况;⑤评估患儿的喂养情况;⑥检查免疫接种情况;⑦评估其他问题。

（一）与家长进行交流（交流-询问病史）

与母亲或儿童照顾者进行有效的交流是非常重要的。采用良好的交流技巧并进行综合评估,以保证常见的问题、疾病的体征或营养不良不被忽略。使用良好的交流技巧有助于使母亲确信她的孩子能够得到很好的诊治。成功的家庭治疗还有赖于母亲充分了解如何治疗及其重要性。良好交流技巧的步骤是:①仔细倾听母亲所述:这样可使母亲感觉到您在认真地对待她所关心的事情;②尽量使用母亲可以理解的语言:如当地语言,避免使用医学术语;

③给母亲回答问题的时间:患儿母亲需要时间回忆和确定患儿是否出现临床症状;④引导母亲明确回答问题:若母亲对某一主要症状或体征不能肯定,可再询问其他问题来帮助她明确地回答。

（二）检查一般危险体征

到卫生站就诊的患儿可能表现出多种特定问题的体征。如患儿出现胸凹陷和发绀,表明有重度肺炎。当患儿有严重的、非特异性的体征时,称为"一般危险体征",这些体征不能作为具体诊断的依据。如有嗜睡或昏迷的患儿可以是脑膜炎、重度肺炎、脑型疟或其他严重的疾病。应特别注意一般危险体征,确保不被忽略,危险体征提示患儿病情严重,需要紧急处理。所有患儿都应该常规检查下列危险体征:

1. **惊厥**　患儿在此次发病期间有无惊厥。惊厥可能由发热引起,高热惊厥不会对患儿产生什么危害,仅使母亲担心害怕。但另一方面,惊厥可能与脑膜炎、脑型疟或其他危及生命的疾病有关。所有在本次发病中出现惊厥的患儿均应视为重症。

2. **嗜睡或昏迷**　昏迷的患儿很可能患有严重的疾病。嗜睡的患儿虽然可被唤醒,但对周围发生的一切失去注意,或对声音、运动无法作出正常的反应,这些体征与许多疾病有关。

3. **不能喝水或喂母乳**　不能喝水的患儿可能是太虚弱或不能吞咽。不要完全依靠母亲的主诉来判断这一体征,而要在母亲给孩子喂奶或喝水时观察有无。

4. **呕吐不能进食**　呕吐本身可能是严重疾病的体征,但患儿因呕吐而不能口服药物或口服 ORS 液是十分重要的问题,应引起重视。

患儿若有一项或几项一般危险体征,必须考虑有重症疾病,出现一般危险体征的患儿都需要转诊。为了及时治疗重症疾病而不延误病情,应该迅速评估患儿易患重症疾病并导致死亡的最主要原因,如急性呼吸道感染(ARI)、腹泻和发热(尤其是与疟疾和麻疹有关的发热)。快速评估营养状况是十分重要的,因为营养不良是导致死亡的另一主要原因。

（三）检查主要症状

检查完一般危险体征后,必须检查主要症状。IMCI 通用规程建议检查下列 4 个主要症状:①咳嗽或呼吸困难;②腹泻;③发热;④耳部疾病。前三个是引起儿童死亡疾病的主要症状。而耳部疾病是中低收入国家导致儿童残疾的主要原因之一,所以也将其包括在内。

1. **咳嗽或呼吸困难**　有咳嗽或呼吸困难的患儿应首先评估其一般危险体征。这样的患儿可能有肺炎或其他严重的呼吸道感染。检查完一般危险体征后,必须询问母亲有关该主要症状的情况。

（1）临床评估:评估咳嗽或呼吸困难患儿的三项主要临床体征是:①呼吸次数:可区分肺炎患儿和无肺炎患儿;②下胸壁凹陷:表明有重度肺炎;③喉喘鸣:表明有重度肺炎,需要住院治疗。

1）呼吸次数:对 5 岁以下儿童肺炎的诊断,没有任何一项单一的临床体征比呼吸增快这一体征更具有敏感性和特异性。即使是专家听诊,也不如数呼吸次数这一体征敏感。呼吸增快的标准取决于患儿的年龄,2～12 个月的孩子呼吸增快的标准是 50 次/分或以上;12 个月～5 岁的孩子呼吸增快的标准是 40 次/分或以上。

注意:根据呼吸次数诊断肺炎的特异性与人群中细菌性肺炎的发病率有关。在病毒性肺炎发病率高的地区,呼吸次数具有相对中等的特异性。虽然使用呼吸次数这一体征进行诊断可能会导致某些不必要的治疗,但与很多医院对所有急性呼吸道感染的患儿均使用抗生素相比,由此而产生的不必要使用抗生素还是少得多。

2）下胸壁凹陷:是指小儿吸气时下胸壁向内凹陷,这是重度肺炎一个有用的体征。下胸壁凹陷比"肋间凹陷"更为特异。肋间凹陷发生在肋骨间的软组织,不涉及胸壁骨骼的凹陷。注意胸凹陷在患儿安静时应持续存在。有时激惹、鼻腔堵塞或喂母乳也可以出现暂时的胸壁凹陷。

3）喉喘鸣:是患儿吸气时产生的一种噪声。安静时有喉喘鸣的患儿发生呼吸道阻塞的危险性很高,应该转诊。某些患轻度假膜性喉炎的患儿可在哭闹或烦躁时出现喉喘鸣,对于这种情况不应不加区别地就转诊。有时患儿呼气时会听到常见于哮喘的喘鸣音,这不是喉喘鸣。哮喘引起死亡相对而言并不多见,因此对于某些呼气时有喘鸣的患儿,可以在进行速效支气管扩张药试验(若有条件)后作出是否有呼吸增快的最后诊断。

(2) 咳嗽或呼吸困难的分类:根据以上临床体征的组合,咳嗽或呼吸困难的患儿可能有如下分类:

1）重度肺炎或极重症:需要转诊。本分类包括出现任何一般危险体征,或下胸壁凹陷或安静时有喉喘鸣的患儿。分类为重度肺炎或极重症的患儿极有可能是侵袭性细菌感染,并有危及生命的疾病,需要注射抗生素。

2）肺炎:患儿需要在门诊给予抗生素,因为患细菌性肺炎的可能性很高。本分类按年龄组划分,包括所有呼吸增快的患儿。根据 WHO 的定义,呼吸增快可以检查出 80% 肺炎患儿,需用抗生素治疗。研究表明在本分类方法的基础上进行治疗可以降低死亡率。

3）咳嗽或感冒:此类患儿不需使用抗生素。对症治疗可缓解咳嗽。咳嗽或感冒的患儿通常在 1 或 2 周后好转。但是,慢性咳嗽(超过 30 天)的患儿需进一步评估(若有必要,可转诊)以排除结核、哮喘、百日咳或其他疾病。

2. 腹泻　腹泻患儿应首先评估一般危险体征,并询问家长患儿是否有咳嗽或呼吸困难。

对每个就诊患儿应常规评估的第二个主要症状是腹泻。腹泻患儿可能存在三个潜在的致命疾病:①急性水样腹泻(包括霍乱);②痢疾(出血样腹泻);③迁延性腹泻(腹泻超过 14 天)。

所有腹泻患儿都应评估:①脱水的体征;②腹泻的时间;③便中是否有血以确定是否患痢疾。

(1) 临床评估:所有腹泻患儿都应确定腹泻持续的时间、大便是否带血以及有无脱水。有许多临床体征可以用来确定脱水的程度:

1）患儿的一般状况:根据脱水程度的不同,患儿可能出现嗜睡或昏迷(此是一项一般危险体征)或烦躁不安/易激惹。患儿若无法通过安抚使其安静下来,即有烦躁不安或易激惹。

2）眼窝凹陷:脱水患儿的眼窝看上去有凹陷。有明显消瘦的重度营养不良患儿即使没有脱水,其眼窝看起来也有凹陷。"眼窝凹陷"这一体征对于明显消瘦的患儿虽不太可靠,但它还是可以作为患儿脱水程度的分类。

3）观察患儿喝水时的反应:不能喝水是患儿不能将液体吞入和吞咽,例如,患儿可能因嗜睡或昏迷而不能喝水。喝水差是患儿太虚弱,在没有帮助的情况下就无法喝水,如将水喂入口中,患儿能够吞咽下去。烦渴是患儿明显想喝水,表现喝水很急的症状,如给患儿喝水时,他能伸手要杯或匙,若将水移开便不高兴。若仅是在鼓励患儿喝水时才喝水或不愿喝水,便无"喝水急、烦渴"的体征。

4）皮肤弹性:通过皮肤掐起试验来检查皮肤弹性。掐起皮肤松手后观察皮肤弹性恢复原状的时间:①非常缓慢(皮肤弹性恢复原状大于 2 秒);②缓慢(皮肤弹性恢复原状仅有短暂的停留）；③立即恢复。严重营养不良的患儿，即使无脱水，皮肤弹性恢复原状也比较缓慢。肥胖或水肿的患儿，即使有脱水，皮肤弹性也可立刻恢复原状。

皮肤掐起试验标准操作（图 17-4）：①确定患儿肚脐与腹壁侧中间的位置，然后用大拇指和示指掐起患儿的皮肤；②患儿须平卧，检查者将手放在患儿的腹壁上，掐起皮肤时，手指与腹壁形成一条直线，不是呈交叉；③将皮肤连同皮下组织一起掐起，保持 1 秒钟后放松。

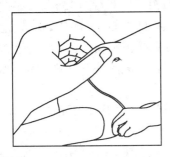

图 17-4　皮肤掐起试验标准

完成对患儿脱水的评估后，应询问母亲患儿腹泻持续的时间，以及是否有便中带血。可确定患儿是否有迁延性腹泻或痢疾。

（2）脱水的分类：根据以上临床体征的组合，腹泻患儿有以下分类：

1）重度脱水：根据 WHO 治疗腹泻方案 C 中的要求，需立即经静脉补液，用鼻饲管补液，或口服补液。当患儿的液体损失量超过其体重的 10%，则为重度脱水。若患儿有以下任何两项体征，即为重度脱水：嗜睡或昏迷；不能喝水或喝水差；眼窝凹陷；皮肤弹性恢复非常缓慢。

2）有些脱水：根据 WHO 治疗腹泻方案 B 中的要求，需要积极给予 ORS 液。若有以下任何两项体征的患儿即为有些脱水：烦躁或易激惹；眼窝凹陷；喝水很急或烦渴；皮肤弹性恢复缓慢。有些脱水的患儿，其液体丧失量相当于体重的 5%~10%。这种类型包括了大多数儿科教科书中描述的"轻度"和"中度"脱水。

3）腹泻无脱水：腹泻无脱水的患儿通常也有液体丧失，但少于体重的 5%。尽管这些患儿没有明显的脱水体征，但根据 WHO 腹泻治疗方案 A 中的要求，也应给予患儿比平常更多的液体，以预防脱水的发生。

注意：不可常规使用抗生素治疗腹泻。抗生素对引起腹泻的大多数病原体无效，如病毒，或腹泻虽由细菌引起，必须首先做细菌培养以确定药物敏感性。但是，细菌培养花费很大且需要几天的时间才能出结果。此外，大多数实验室对于引起腹泻的许多重要细菌是无法检测的。

抗腹泻药包括抗肠蠕动剂（如洛哌丁胺、苯乙哌啶、可待因、鸦片酊剂）、吸附剂（如高岭土、绿坡缕石、双八面体蒙脱石），活细菌培养（如乳酸杆菌、粪链球菌）和活性炭对于急性腹泻的患儿并无益处，某些药物还可能具有危险的副作用，5 岁以下儿童禁止使用。

（3）迁延性腹泻的分类：迁延性腹泻占所有腹泻的 15%，并会导致 30%~50% 的腹泻儿童死亡。迁延性腹泻是腹泻的一种，便中有或无血，开始时急性发作并至少持续 14 天。迁延性腹泻通常有体重丧失和伴有严重的非肠道感染。许多发展为迁延性腹泻的患儿常有营养不良，因此增加了死亡的危险性，而纯母乳喂养的婴儿几乎不会发生迁延性腹泻。

所有腹泻 14 天或 14 天以上的患儿都应根据有无脱水来进行分类：

1）重度迁延性腹泻：此类患儿伴有不同程度的脱水，需要特殊的治疗，不可在门诊中治疗，必须转诊。若无合并其他严重症状，通常在转诊前应治疗脱水。

2）迁延性腹泻：此类患儿不伴有脱水的体征，可在门诊中治疗，尤其是初诊患儿。对于大多数迁延性腹泻患儿的治疗，正确的喂养是最重要的措施。营养性治疗的目的是：①暂时减少膳食中代乳品（或乳糖）的量；②保证足够的能量、蛋白质、维生素和矿物质的摄入，以促进肠黏膜损伤的修复，并改善营养状况；③避免给予加重腹泻的食物或饮料；④在恢复期保证足够的食物摄入以纠正各种营养不良。

常规使用抗生素治疗迁延性腹泻是无效的。但是,某些非肠道(或肠道)感染的患儿需要特定的抗生素治疗。这些患儿只有在正确诊断和治疗感染后,才能改善迁延性腹泻。

(4)痢疾的分类:应询问母亲患儿有无血便。若母亲陈述患儿有血便,则可分类为痢疾。

5岁以下腹泻儿童中,大约10%是痢疾,此类死亡占所有腹泻死亡儿童的15%。诊断痢疾不必检查大便或做实验室检查。通过大便培养来检测病原菌几乎是不可能的。此外,至少需要2天才能得到培养的结果。尽管通常把"痢疾"描述为血样腹泻,伴发热、腹痛性痉挛、直肠痛和黏液样便,但这些伴发症状并不总出现于血样腹泻中,既无法从病因学定义痢疾,也无法决定相应的治疗。

幼小儿童血样腹泻通常是肠内侵袭性感染的体征,具有患严重疾病并导致死亡的危险。

患有营养不良,临床上有明显的脱水或没有经过母乳喂养的婴儿和儿童,患痢疾时尤其严重。痢疾较急性水样腹泻对儿童营养状况造成的损害更大。正在患麻疹或1个月前曾患过麻疹的患儿,均可增加患痢疾的次数及严重程度,而以痢疾发病的腹泻患儿比便中无血的腹泻患儿更有可能转变成迁延性腹泻。

所有痢疾患儿(血样腹泻)应该迅速给予治疗,使用对志贺菌属有效的抗生素,因为:①5岁以下患儿,血样腹泻由志贺菌属病原体所致者远远多于其他病原体;②若无及时有效的抗生素治疗,细菌性痢疾比其他原因引起的腹泻更容易产生并发症,并导致死亡;③早期有效的抗生素治疗细菌性痢疾,可大大降低罹患严重疾病和死亡的危险。

3. **发热** 所有患儿都应检查有无发热。发热是很常见的问题,通常也是患儿就诊的主要原因。发热可由轻微的感染引起,也可以是危及生命的疾病,尤其是致命性疟疾或其他严重感染,包括脑膜炎、伤寒和麻疹等。若诊断水平有限,首先要确定是否需要紧急转诊,并给予适宜的转诊前治疗(抗疟疾药或抗生素)。

(1)临床评估:所有患儿到卫生站就诊时都应测量体温。若腋温超过37.5℃(肛温超过38℃),即有发热。无温度计时,若感到患儿发烫也可认为有发热。根据发热的病史也可确定患儿有无发热。所有的发热患儿应该评估:

1)颈项强直:颈项强直的患儿可能有脑膜炎、脑型疟或其他极严重的发热性疾病的体征。若患儿处于清醒状态,可以通过抬高患儿脚位,或让他低头向下看,或轻轻将他的头向前弯曲等方法来检查颈项强直。正常时颈部应可自由活动。

2)发热持续的时间:大多数由病毒感染引起的发热可在几天之内消退。若每天发热并持续5天以上,表明患儿可能患有严重的疾病如伤寒。发热若超过5天,询问是否每天都发热是十分重要的。

3)麻疹:考虑麻疹导致的并发症和死亡的高度危险性,发热的患儿应该评估现患麻疹的体征或麻疹病史(前3个月)。麻疹常死于肺炎、喉气管炎(67%)、腹泻(25%)、单纯麻疹和脑炎。其他并发症(通常是非致命性的)包括结膜炎、中耳炎和口腔溃疡。麻疹可导致严重残疾,包括失明、重度营养不良、慢性肺部病变(支气管扩张和反复感染)以及神经功能障碍。急性(现患)麻疹的诊断根据发热伴有全身麻疹样皮疹,以及下列体征中至少一项:红眼,流鼻涕,或咳嗽。应询问母亲患儿3个月内是否患过麻疹。虽然许多国家在提高麻疹免疫接种覆盖率方面已经取得了很大成功,但是大量的麻疹病例及麻疹导致的死亡还持续存在。麻疹疫苗应该在出生后9个月前接种,但经常存在无法接种(因为错误的免疫接种禁忌证、疫苗的缺乏或冷链的问题)或延误接种。此外,许多麻疹病例发病年龄比较早(在出生后6~8个月),尤其在城市人群和难民中更为明显。

若患儿现患麻疹或在过去3个月内患过麻疹,应该评估可能发生的并发症。麻疹病毒损害上皮细胞的浅层及免疫系统,并降低体内维生素A的水平。这会使肺炎球菌、革兰阴性菌和腺病毒的感染机会增加。在麻疹感染期间,疱疹病毒、念珠菌及疟疾也可能再次发作。检查每个现患麻疹或最近得过麻疹患儿的口腔或眼睛并发症是很重要的。其他可能的并发症,如肺炎、安静时有喉喘鸣、腹泻、营养不良及耳部疾病已经在IMCI临床规程的有关部分进行了评估。

在发热分类之前,检查其他明显的发热原因(如耳痛、烧伤、脓肿等)。

(2) 发热的分类

1) 所有发热患儿同时伴有任何一般危险体征或颈项强直,分类为极严重的发热性疾病,应该立即使用抗生素(与重度肺炎或极重症相同)治疗,并紧急转诊。

2) 若患儿有明显的发热病因,如肺炎、耳部疾病或咽喉痛,应分类为可能有细菌感染,并给予相应的治疗。

3) 若患儿无极严重发热性疾病的体征,可分类为发热。

若发热持续不退,患儿应该在2天后复诊。所有发热超过5天的患儿都应转诊,并接受进一步评估。

注意:高热的患儿,腋温超过39.5℃或肛温超过39℃,应给予单剂量的对乙酰氨基酚退热。

(3) 麻疹的分类:所有发热患儿都应检查现患麻疹的体征或询问麻疹病史(在最近3个月内)以及检查麻疹并发症。

1) 重度麻疹并发症:麻疹患儿有任何一般危险体征,或有深而广泛的口腔溃疡的严重口腔炎,或有严重的眼部感染,如角膜浑浊,分类为重度麻疹并发症,此类患儿应立即转院治疗。

2) 麻疹合并眼睛或口腔并发症:若患儿有轻度麻疹并发症,如眼睛脓性分泌物(结膜炎的体征)或口腔溃疡既不深也不广泛,分类为麻疹合并眼睛或口腔并发症。此类患儿可以在卫生站进行治疗。治疗方法包括口服维生素A、用四环素软膏治疗眼部脓性分泌物、用甲紫治疗口腔溃疡。

麻疹合并眼睛或口腔并发症的患儿,同时伴有肺炎、腹泻或耳部感染,应按其他分类处理,并给予口服维生素A。因为麻疹可抑制免疫系统,此类患儿也需转诊治疗。

全面检查后若没有发现麻疹并发症的体征,此患儿应分类为麻疹。这类患儿可在家中使用维生素A进行有效的治疗。

4. **耳部疾病** 对于所有就诊的患儿,应检查的另一类问题是耳部疾病。有耳部疾病的患儿首先也要检查一般危险体征、咳嗽或呼吸困难、腹泻和发热。耳部疾病的患儿可有耳部感染。尽管耳部感染很少引起死亡,却是导致低收入地区儿童耳聋的主要原因,而耳聋又可引起学习障碍。

(1) 临床评估:若无法做耳镜检查,可以检查下列简单的临床体征:

1) 耳后压痛和肿胀:耳部感染最严重的并发症是乳突骨的深部感染,通常表现为耳后的压痛和肿胀。在婴儿中,这种压痛和肿胀也可能发生在耳部上方。只有压痛和肿胀同时存在才是阳性体征,不要误诊为耳后淋巴结肿大。

2) 耳痛:在急性耳炎的早期,患儿会出现耳痛,这常常使患儿变得易激惹并经常抓耳朵。

3) 耳部脓性分泌物:这是耳部感染的又一项重要体征。若母亲诉患儿耳部流脓,应检查耳道脓性分泌物,并询问持续时间。

(2) 耳部疾病的分类:根据以上简单的临床体征,患儿的疾病可进行如下分类:

1) 乳突炎:乳突骨有压痛和肿胀的患儿分类为乳突炎,应转诊治疗。转诊前应给予首剂量的抗生素和对乙酰氨基酚止痛。

2) 急性耳部感染:耳痛或耳部流脓性分泌物不到 14 天的患儿分类为急性耳部感染,与肺炎的治疗相同,即使用一线抗生素治疗 5 天。

3) 慢性耳部感染:若耳部流脓性分泌物超过 14 天,分类为慢性耳部感染。治疗一般用布芯干燥耳道。不推荐使用抗生素,因为抗生素价格昂贵且效果不确切。

4) 耳部无感染:若没有发现耳部感染的体征,患儿分类为耳部无感染,不需要任何治疗。

(四)检查营养状况(营养不良和贫血)

完成一般危险体征和四个主要症状的评估后,所有患儿都应该评估营养不良和贫血。常规评估患儿的营养状况基于以下两个原因:①重度营养不良患儿死亡的危险性高,需紧急转诊,接受积极治疗;②因食物摄入不足及反复感染而导致生长发育不良(矮小)的患儿可以通过营养咨询和解决喂养问题而获益。所有患儿都需要评估贫血情况。

1. 临床评估 由于大多数卫生站没有实用的身长量板,应通过望诊、触诊和以下临床体征来进行营养状况评估:

(1) 明显的严重消瘦:是指患儿肩、臂、臀、腿等部位严重的消瘦,肋骨明显可见,表明存在严重的营养不良。

(2) 年龄别体重:若卫生站没有身高测量计,年龄别体重(WHO 标准或各国的生长曲线图)有助于发现低 Z 评分(<-2SD)或极低 Z 评分(<-3SD)的低体重患儿。此类患儿易患感染,生长发育不良的情况也明显加重。

(3) 手掌苍白:尽管这一临床体征比 IMCI 规程中的其他体征的特异性低,但它可以帮助发现重度贫血,重度贫血通常可由疟疾感染所致。若能做实验室检查(如血红蛋白检查),将会大大提高诊断贫血的特异性。

2. 营养状况和贫血的分类 通过以上简单临床体征的组合,可对前来查体的儿童作出以下分类:

(1) 重度营养不良或重度贫血:表现为明显的严重消瘦,严重的手掌苍白或双下肢水肿,此类患儿易患各种严重疾病,并增加死亡的危险性,需要紧急转诊。在医院需仔细监测治疗,如特殊喂养、使用抗生素或输血等。

(2) 贫血或低体重:此类患儿对严重疾病的易感性增加,应评估其喂养问题。评估时应找出常见的、重要的喂养问题。母亲可根据患儿的年龄进行有效的喂养咨询,接受正确的喂养建议,即可纠正营养不良。

分类为贫血的患儿应给予铁剂治疗。治疗过程中,患儿应每 2 周复诊一次,并在复诊时给予另 2 周的铁剂治疗。若治疗 2 个月后,手掌苍白没有改善,应转诊进一步评估。重度营养不良的患儿在转诊时不应给予铁剂。主要因钩虫、鞭虫和蛔虫导致贫血和营养不良的地区,建议每 4~6 个月常规使用甲苯咪唑驱虫一次。儿童使用甲苯咪唑是价廉而安全的。

（3）无贫血和无极低体重:无低(或极低)年龄别体重且无营养不良体征的患儿分类为无贫血和无极低体重。因为 2 岁以下的患儿比 2 岁以上的患儿易出现喂养问题和营养不良,所以应进行喂养评估。若发现喂养问题,应根据 IMCI 临床规程中咨询母亲的部分,指导患儿的喂养。

3. 评估患儿的喂养 2 岁以下和所有分类为贫血或低(或极低)体重的患儿,需要进行喂养评估。2 岁以下的患儿,即使 Z 评分正常也应该进行喂养评估。

喂养评估包括询问母亲:①母乳喂养次数及夜间是否喂奶;②辅食或液体的种类及次数,是否为积极喂养;③患病期间的喂养模式。

应给予母亲或照料者适宜的指导以帮助他们克服所存在的任何喂养问题(详见咨询母亲部分)。

（五）检查免疫接种情况

来就诊的每个患儿都应检查免疫接种情况。患病不是免疫接种的禁忌证。患病儿童比健康儿童更需要免疫接种的保护,疫苗的保护作用在患病儿童中不会消失。一般来说,患儿免疫接种的禁忌证仅有以下四种情况:

1. 紧急转诊的患儿不要进行免疫接种。这不是医学上的禁忌证,而是患儿可能因疾病而死亡,此时可能将死亡的原因错误地归结为免疫接种。

2. 免疫缺陷,或因患恶性疾病而使用免疫抑制剂,或接受放疗的患儿不要接种活疫苗,如卡介苗、麻疹、脊髓灰质炎和黄热病。但是,这些疫苗可接种于 HIV 感染或怀疑 HIV 感染但未出现症状的患儿。

3. 最近接种 DPT2/DPT3 后 3 天内出现惊厥或休克的患儿,不要接种 DPT 的第 2 针或第 3 针。可以用 DT 代替 DPT。

4. 对反复出现惊厥或有其他活动性中枢神经系统疾病的患儿,不要接种 DPT。可以用DT 代替 DPT。

（六）评估其他问题

IMCI 临床规程集中于 5 个主要症状。此外,每个主要症状的评估步骤也考虑了其他的常见问题。例如脑膜炎、败血症、结核、结膜炎等疾病,以及不同原因引起的发热,如耳部感染和咽痛等都在 IMCI 病例管理过程中进行了常规评估。如果能够正确地应用方案,患有这些疾病的儿童可以得到相应的治疗或紧急转诊。

二、患儿的治疗过程

IMCI 分类不是具体的诊断,但可以表明需要采取的行动。在 IMCI 规程中,所有的分类都用不同的颜色来标记:粉红色表示需要转诊或住院;黄色表示应给予治疗;绿色表示母亲接受指导后,可带患儿回家治疗,和安排何时来复诊。完成评估和分类后,下一步是确定治疗方案。

（一）2 个月~5 岁患儿的转诊及治疗

所有分类为严重(粉红色行)的患儿应转诊,并填写转诊单,其内容如下:①患儿的姓名和年龄;②转诊的日期和时间;③患儿疾病的描述;④转诊的原因(与严重分类有关的症状和体征);⑤已经给予的治疗;⑥医院卫生工作人员治疗患儿所需的任何信息,如疾病的早期治疗和需要的免疫接种。

一旦完成评估后,应立即转诊,并在转诊前给予治疗。2 个月 ~5 岁需紧急转诊的疾病及转诊前的紧急治疗见表 17-1。

注意:若患儿只有重度脱水而没有其他严重分类,且卫生站能够静脉补液,可以在卫生站治疗患儿的脱水。

表 17-1　2 个月~5 岁患儿转诊前的紧急治疗

分　　类	治　　疗
	对于所有患儿在转诊前:给予母乳或糖水预防低血糖
惊厥危险体征	若患儿正在惊厥,经直肠给予地西泮(10mg/2ml 溶液),剂量为 0.1ml/kg;或副醛,剂量为 0.3~0.4ml/kg;若 10 分钟后仍有惊厥,经直肠给予第二剂地西泮
重度肺炎或极重疾病	给予首剂适宜的抗生素。推荐的两种抗生素为复方磺胺甲基异噁唑和阿莫西林。若患儿无法口服抗生素(患儿休克或不停地呕吐或昏迷),给予首剂肌注青霉素和庆大霉素。转诊前肌注抗生素还可以选择头孢曲松
极严重的发热性疾病	给予一剂对乙酰氨基酚退热(38.5℃或以上) 给予首剂适宜的抗生素
重度麻疹并发症	给予首剂适宜的抗生素 给予维生素 A 若有角膜浑浊或眼部脓性分泌物,给予四环素眼膏
重度脱水	WHO 腹泻治疗方案 C 若无其他严重分类,应该按照 WHO 的腹泻治疗方案 C 在卫生站进行静脉补液,补液的量为 100ml/kg。林格乳酸溶液是有市售的理想溶液。生理盐水不能纠正酸中毒,也不能补充钾的丢失,但也可以用。单纯的葡萄糖溶液不能用于治疗重度脱水 若无法进行静脉补液,建议将患儿紧急转诊到医院静脉补液治疗。若转诊路途超过 30 分钟,应经鼻饲管补液。若都无法做到,只要患儿能喝水,经口给予 ORS 注意:在有霍乱的地区,建议给 2 岁以下重度脱水的患儿使用抗生素。推荐的抗生素为诺氟沙星和红霉素
重度迁延性腹泻	若患儿无其他严重分类,转诊前根据 WHO 治疗有些脱水的方案 B 和治疗重度脱水的方案 C 治疗患儿的脱水,然后将患儿转诊
乳突炎	给予首剂适宜的抗生素。推荐的两种抗生素为复方磺胺甲基异噁唑和阿莫西林。若患儿无法口服抗生素(患儿休克或不停地呕吐或昏迷),给予首剂肌注青霉素和庆大霉素。转诊前肌注抗生素还可以选择头孢曲松 给予首剂对乙酰氨基酚止痛
重度营养不良或重度贫血	给予首剂维生素 A

重症患儿成功转诊有赖于对母亲进行有效的指导。若母亲不同意转诊,应考虑采用其他可能的办法,如让母亲多次带孩子来就诊治疗,或卫生工作者进行家访。若母亲同意转诊,给她写一个简单明了的记录,尤其转诊医院路途较远时,要告知转诊过程中的注意事项:①给予适宜的抗生素;②给予维生素 A;③给予母乳或糖水预防低血糖;④体温在 38.5℃或以上,给予对乙酰氨基酚退热或止痛;⑤若有角膜溃疡或眼部脓性分泌物用四环素眼膏;⑥携带 ORS 液,以便母亲在去医院的路上能经常给孩子喂。

注意:前三项治疗是紧急的,因为可以防止发生严重的后果,如加重细菌性脑膜炎的发展、因缺乏维生素 A 导致角膜破溃或因低血糖引起大脑损害。所列出的其他治疗对于防止疾病的恶化也是很重要的。

（二）非紧急治疗

用布芯干燥耳道或口服铁剂等进行非紧急治疗。若患儿不需要紧急转诊,应进一步评估。例如,咳嗽超过 30 天,或发热持续 5 天或 5 天以上。这些转诊不是紧急的,可在转诊前给予其他必要的治疗。

（三）在门诊进行的治疗

每一项非转诊分类(黄色和绿色行)的治疗在 IMCI 规程中都有清楚的阐述。在卫生站治疗 2 个月~5 岁患儿推荐的最基本的治疗方法和能够负担得起的最基本的药物,见表17-2。

表17-2　2 个月~5 岁患儿在卫生站推荐的最基本的治疗方法和药物

分　类	治　疗
肺炎	给予 5 天适宜的抗生素
	大多数儿童期细菌性肺炎由肺炎链球菌或嗜血流感杆菌引起,抗生素是据此选择的。非重度肺炎的治疗可以口服复方磺胺甲基异噁唑或阿莫西林,连续 5 天。这两种口服抗生素对于这两种细菌通常是有效的,两者都比较便宜,容易得到,是大多数国家的基本药物(复方磺胺甲基异噁唑的优点是 1 天用 2 次,便宜,家长容易遵守处方要求。研究表明,每天给药 2 次时,家长的依从性可以达到 75% 以上。阿莫西林的价格几乎是复方磺胺甲基异噁唑的 2 倍,通常每天 3 次。对于每天服用 3 次的药物,家长遵守处方的水平仅为 60% 或更低)
	对症治疗缓解咳嗽和咽痛
无肺炎——咳嗽或感冒	对症治疗缓解咳嗽和咽痛
有些脱水	WHO 腹泻治疗方案 B
	用 ORS 开始治疗 4 小时。所需的量(ml)可按以患儿的体重(kg)乘以 75 计算;在此 4 小时期间,母亲应逐渐用匙喂 ORS 量。注意:若患儿仍在吃母乳,应继续母乳喂养
	4 小时后重新评估、分类患儿的脱水,并开始喂养;及早恢复喂养对于提供所需的钾和葡萄糖很重要。若患儿脱水的体征消失后,按方案 A 进行治疗;若有些脱水则按方案 B 进行治疗;若出现重度脱水则按方案 C 治疗
无脱水	WHO 腹泻治疗方案 A:主要涉及家中治疗的三个原则:给予额外液体,继续喂养,和指导母亲何时复诊(患儿出现脓血便,喝水差,病情加重,或 3 天内没有好转)
	患儿出现腹泻后就应该给予液体;正确的家庭治疗可以预防许多患儿发生脱水。可以在家中给予 ORS 预防脱水。但是,家中常见的其他液体可能花费更少、更方便,且几乎同样有效。孩子通常喝的大多数液体也可以用于家庭治疗,尤其与食物一起吃时
	推荐的用于家庭治疗的液体应该:大剂量给予时保证安全。不要给予很甜的茶、软饮料、甜果汁饮料。这些液体常常由于含糖量高(300mOsm/L)而具有较高的渗透压,引起高渗性腹泻,加重脱水和高钠血症。也不要给予经过纯化和含有刺激性物质的液体(如咖啡、某些药茶)。容易制备。母亲应熟悉配制方法,并且不需要很费力或花很多时间。所需的成分应该易于得到并且便宜
	易于接受。推荐的液体应该是母亲愿给腹泻的孩子喝且孩子也易接受
	有效性。液体不但要安全,也必须有效。最有效的是含有碳水化合物、蛋白质和一些盐的液体。但是,液体与含盐的断奶食品同时给也会得到几乎相同的效果

分　类	治　疗
迁延性腹泻	鼓励母亲继续母乳喂养 若有酸奶,用它来代替牛奶;酸奶中的乳糖少容易耐受。若必须给牛奶,每天的量限制在 50ml/kg;更多的牛奶会加重腹泻 给予患儿牛奶时,将牛奶与谷类食物混合,不要稀释。患儿所需的能量中 1/2 应来自食物而不是奶或奶制品。不要给予高渗性食物(这些食物或饮料通常为了增加甜度而添加蔗糖,如软饮料或市售的果汁饮料) 食物需要少量多次给予,每天至少 6 次。所有迁延性腹泻的患儿应该每天补充多种维生素和矿物质(铜、铁、镁、锌),连续补充 2 周
痢疾	治疗痢疾的四个关键因素是:①抗生素;②液体;③喂养;④复诊 抗生素的选择应根据本地区志贺菌属的耐药谱(很多地区选择萘啶酸)。建议的疗程为 5 天。若 2 天后(复诊时)没有改善,应改用其他的抗生素
发热	给予一剂对乙酰氨基酚退热(38.5℃或以上) 治疗发热其他的明显原因
麻疹合并眼睛或口腔并发症	给予首剂维生素 A 若有角膜浑浊或眼部脓性分泌物,给予四环素眼膏 若有口腔溃疡给予甲紫
现患麻疹(或最近 3个月内患过麻疹)	给予首剂维生素 A
急性耳部感染	给予 5 天适宜的抗生素;给予一剂对乙酰氨基酚止痛 用布芯干燥耳道
慢性耳部感染	用布芯干燥耳道
贫血或低体重	评估患儿的喂养并咨询喂养问题 若有手掌苍白:给予铁剂;若本地区有钩虫或鞭虫的问题,患儿 2 岁或 2 岁以上且在前 6 个月没有服用过甲苯咪唑,需要给予甲苯咪唑
无贫血和无低体重	若患儿小于 2 岁,评估患儿的喂养并根据喂养问题进行咨询

1. **口服药**　先给予一线药。每个国家推荐的药物应当是价格低廉、容易得到、方便使用的。若一线药品缺乏,或一线药治疗无效时才给予二线药(通常比一线药物贵,不易获得)。同时也需教会母亲如何在家中使用口服药。

(1) 抗生素:IMCI 图表中明确了抗生素需要服用几天、每天服几次。大多数抗生素应服用 5 天。只有治疗霍乱的抗生素疗程为 3 天。每天服用的次数各不相同(每天 2 次、3 次或 4 次)。要根据患儿的体重确定给药的合理剂量。若不知道患儿的体重,可根据年龄计算。必须确定同种抗生素是否能用于不同疾病分类的患儿。例如,治疗肺炎和急性耳部感染可以使用同种抗生素。

(2) 抗疟药:口服抗疟药的使用在不同的国家各不相同。氯喹和乙胺嘧啶在很多国家分别是一线或二线抗疟药。氯喹应用足 3 天,如果婴儿的体重低于 10kg,第 3 天的剂量不变。如果婴儿的体重超过 10kg,第 3 天的剂量应该降低。

(3) 对乙酰氨基酚:若患儿有高热,在卫生站给予一剂对乙酰氨基酚。若患儿有耳痛,给足一天的剂量,即 4 次。告知母亲每 6 小时给一次,直到耳痛消失。

(4) 铁剂:贫血患儿需要补铁。若患儿 12 个月以下,给予铁剂糖浆。若患儿大于 12 个月,给予铁剂药片。给足 14 天的剂量。告知母亲每天服一次,连续 14 天。并要求 14 天后复诊,继用一些铁剂。同时要说明患儿服用铁剂后,大便会变黑。

（5）驱蠕虫药:有钩虫或鞭虫感染的地区,2 岁或 2 岁以上的贫血患儿需要给予甲苯咪唑。蠕虫感染会引起肠道出血而导致铁丢失,从而造成贫血。应给予一剂 500mg 的甲苯咪唑。

（6）维生素 A:麻疹或重度营养不良的患儿需要补充维生素 A。维生素 A 可以提高眼睛、肠道、口腔和喉黏膜对麻疹病毒的抵抗力,也可以提高免疫系统对其他疾病的抵抗力。维生素 A 有胶囊或滴剂。根据患儿的年龄确定维生素 A 的剂量,给予 2 剂。在卫生站内给第一剂。第二剂请母亲于第二天在家中给予孩子。每次给予维生素 A 后都应记录以防过量。

2. **咳嗽和感冒的安全治疗** 事实表明,市售的咳嗽和感冒药缓解咳嗽和减轻咽痛的方法并不比简单的家庭措施更有效。抑制咳嗽对儿童无益,因为咳嗽是排除下呼吸道分泌物的生理性反应。单纯的母乳喂养是很好的治疗方法。

3. **治疗局部感染** 若 2 个月 ~ 5 岁的患儿有局部感染,应该教会母亲如何在家中治疗局部感染。指导母亲应进行的操作:①用四环素眼膏治疗眼部感染;②用布芯干燥耳道治疗耳部感染;③用甲紫治疗口腔溃疡;④用安全疗法缓解咳嗽和咽痛。

转诊患儿眼部感染的治疗:若患儿需要转诊,且需要用四环素眼膏进行治疗,应轻轻地清洗眼部,拉开下眼睑,将第一剂四环素眼膏挤在下眼睑上,剂量大约为米粒大小。

三、指导母亲

就诊的患儿需要在家中继续治疗、喂养和给予液体。母亲必须学会识别患儿病情有无改善或加重。成功的家庭治疗有赖于母亲理解怎样给予治疗,以及理解治疗的重要性,并知道何时复诊。

教母亲如何治疗时,应掌握良好的交流技巧。有些指导很简单,主要是指导和教会母亲如何进行操作,即使用三个基本步骤:提供方法、展示教和让母亲练习。

在教母亲时要注意:①使用母亲可以理解的语言;②使用母亲熟悉的辅助用具;③母亲练习时给予反馈,表扬她做得好的,纠正她的错误;④如需要,可让母亲做更多的练习;⑤鼓励母亲提出问题,并回答所有问题。最后,复核母亲是否正确理解。

根据患儿的病情和分类给予实际指导的内容:

1. **指导继续喂养和增加液体** IMCI 规程推荐不同年龄小儿的喂养措施。这些喂养措施对小儿患病和健康时期均适用。小儿患病期间食欲不佳,应指导母亲给小儿增加液体,根据小儿的不同年龄推荐食物的种类及给予次数,即使患儿每次的进食量少,也应不断鼓励。疾病痊愈后,良好的喂养有助于小儿恢复体重,防止营养不良。即使健康的小儿,良好的喂养也有助于预防再次发病。

2. **教会母亲如何在家中给予口服药或治疗局部感染** 教会母亲如何给予口服药或治疗局部感染应遵循简单的步骤:①根据患儿的年龄或体重确定适宜的药物和剂量;②告知母亲为什么要治疗和怎样治疗;③示教如何确定一次的剂量;④告知母亲治疗的步骤;⑤观察母亲确定一次剂量的操作;⑥请母亲给予患儿首剂药物;⑦详细解释在家中如何治疗,多长时间用药一次;⑧告知所有的口服药片或糖浆必须完成整个疗程,即使患儿已好转也要服完;⑨复核母亲的理解程度。

3. **指导母亲解决喂养困难（若有喂养问题）** 根据存在的喂养问题,在小儿患病期间和痊愈后,给予正确的营养指导是很重要的。良好的建议可促进母乳喂养,用当地富含能量和营养的适宜食物来代替断奶食品。给予 2 岁或 2 岁以上的小儿有营养的零食,可以消除感染对营养状况所产生的不良影响。应推荐具体的合理辅食,明确解释不同年龄的喂养次数。鼓励在生后 4 个月内进行纯母乳喂养,若可能,可以到 6 个月;对任何年龄组的小儿都不鼓励使用奶瓶;指导解决母乳喂养中的主要问题,包括评估含接乳头和吸吮的方法。应为迁延性腹泻的患儿提供具体的喂养指导。有关喂养问题的指导参见 IMCI 喂养咨询。

4. **指导何时复诊**　指导每位带孩子来就诊的母亲何时复诊:①教会母亲在何种情况下需立即复诊做进一步检查;②指导何时复诊;③安排下一次健康检查或免疫接种的时间。表17-3 列出了指导母亲到卫生站复诊的具体时间。

表 17-3　患儿到卫生站复诊的具体时间

A:立即复诊

若患儿有下列任何体征,指导母亲何时立即复诊:

任何患儿	＊ 不能喝水或喂母乳
	＊ 病情加重
	＊ 出现发热
无肺炎或无感冒咳嗽的患儿	＊ 呼吸增快
	＊ 呼吸困难
腹泻患儿	＊ 便中有血
	＊ 喝水差

B:复诊

若患儿有:	复诊日期不迟于:
肺炎	2 天
痢疾	
发热,若持续不退	
麻疹合并口腔或眼睛并发症	
迁延性腹泻	5 天
急性耳部感染	
慢性耳部感染	
喂养问题	
任何其他问题,并无改善	
手掌苍白	14 天
低(极低)年龄别体重	30 天

C:下一次健康检查

根据免疫接种程序指导何时进行下一次免疫接种。

复诊时要了解患儿服药后或接受其他治疗后症状是否有所改善。某种抗生素或抗疟药可能对某些患儿无效,需要改用二线药。迁延性腹泻的患儿也需要复诊以确定腹泻已止。发热或眼部感染的患儿需要了解病情有否改善。有喂养困难的患儿复诊尤其重要,以确保患儿能得到足够的喂养而增加体重。

当患儿因病来复诊时,询问母亲患儿是否出现新的问题。若母亲回答是,需要对患儿进行全面的评估:检查一般危险体征,评估所有的主要症状及营养状况。

若患儿没有出现新问题,遵循 IMCI 规程中对每个具体问题的复诊指导:①根据指导进行评估;②根据有关患儿的体征选择适宜的治疗;③具体治疗。

注意:若患儿因多个问题且病情加重来复诊,或因慢性疾病治疗无效而反复来复诊,应转诊到医院。

IMCI 图表包括了对不同疾病如何进行复诊,并提供了详细的指导。有以下分类的患儿要复诊:①痢疾;②发热持续不退;③麻疹合并眼睛或口腔并发症;④迁延性腹泻;⑤急性耳部感染;⑥慢性耳部感染;⑦喂养问题;⑧手掌苍白;⑨极低年龄别体重;⑩任何其他疾病,并无改善。

第三节　1 周～2 个月小婴儿的门诊管理

一、患病小婴儿的评估

患病小婴儿(1 周～2 个月)的管理与大婴儿和幼儿(2 个月～5 岁)有相似之处,但小婴儿有些临床体征与年长儿还是不尽相同。

下面阐述小婴儿与大婴儿和幼儿管理的不同。小婴儿疾病变化快速并易导致死亡,所以观察与评估临床体征是很重要的。检查、评估的步骤:①检查可能存在的细菌感染;②评估小婴儿是否有腹泻;③检查喂养问题或低体重;④检查小婴儿的免疫接种状况;⑤评估其他问题。

上述的指导不适用于 1 周以内患病的新生儿。在生后 1 周内,新生儿的问题常与分娩有关,需要特殊管理。新生儿因羊膜过早破裂、其他宫内感染、产伤和败血症可能导致窒息。或由于肺部发育不成熟而导致呼吸困难。生后第一周的黄疸也需特殊管理。

注意:有关口服药的使用、继续喂养、咨询母亲以及评估免疫接种和营养状况等问题可参见本章 2 个月～5 岁患儿的治疗部分。

(一)细菌感染

由于小婴儿的肺炎和其他严重细菌感染的体征不容易区别,建议所有的患病小婴儿首先要评估可能存在细菌感染的体征。

1. 临床评估　许多临床体征都表明小婴儿细菌感染的可能性,突出和易查出的体征包括:

(1)惊厥:评估方法与大婴儿和幼儿相同。

(2)呼吸增快:正常情况下,小婴儿的呼吸比大婴儿和幼儿快。健康小婴儿的呼吸次数通常大于 50 次/分,因此,小婴儿呼吸增快的标准是 60 次/分。若第一次计数为 60 次/分或更快,应再数一次,因为小婴儿的呼吸常不规则,常会停止呼吸几秒钟后出现一阵快速的呼吸。若第二次仍然在 60 次/分或更快,小婴儿则有呼吸增快。

(3)严重的胸凹陷:因为小婴儿的胸壁柔软,出现轻度胸凹陷是正常的。重度胸凹陷应深而易观察,此是小婴儿肺炎或其他严重细菌感染的体征。

(4)鼻翼扇动:吸气时和呻吟(呼气时)时有呼吸困难的体征,可能为肺炎。

(5)囟门突起:在小婴儿没有哭闹时进行检查,皮肤脓疱,脐部发红或耳部脓性分泌物是细菌感染的其他体征。

(6)嗜睡或昏迷或活动减少:也是严重疾病的体征。

（7）体温（发热或低体温）：同样可表示有细菌感染。在 2 个月以下的小婴儿腋温超过 37.5℃、肛温超过 38℃ 都是异常的。小婴儿的发热可能提示有严重的细菌感染，或者是严重细菌感染的唯一体征。小婴儿对感染的反应常常表现为低体温，即体温低于 35.5℃ 或肛温低于 36℃。

2. 细菌感染的可能分类

（1）严重的细菌感染：有下列体征中任何一项患病小婴儿的分类为可能为严重的细菌感染：呼吸增快，严重的胸凹陷，鼻翼扇动，呻吟，囟门突起，惊厥，发热或低体温，多处或严重的皮肤脓疱，脐部发红波及周围皮肤，耳部脓性分泌物，嗜睡或昏迷或活动比正常减少。此类婴儿应紧急转诊，并肌注苄甲青霉素（或阿莫西林）+庆大霉素联用，给予预防低血糖处理，并指导母亲在路上要给小婴儿保暖。

（2）局部细菌感染：小婴儿有少量的皮肤脓疱，或脐部发红或流脓，但没有波及周围皮肤，分类为局部细菌感染。此类婴儿可在家中给予口服抗生素治疗，但要在 2 天后复诊。

（二）腹泻

所有患病小婴儿都应该检查腹泻。

腹泻的临床评估和分类：小婴儿腹泻的评估、分类和管理与较大婴儿相似。但是，用给小婴儿喝水来评估烦渴是不可靠的，因此"喝水差"不作为分类脱水的体征。此外，所有迁延性腹泻或大便带血的小婴儿都应转诊到医院，而不能作为门诊病例管理。

（三）喂养问题或低体重

所有就诊的患病小婴儿都应评估体重和喂养摄入量以及哺乳技巧。

1. 临床评估

（1）确定年龄别体重：评估方法与大婴儿和幼儿相同。

（2）喂养评估：小婴儿喂养的评估与大婴儿和幼儿相同。包括：①母乳喂养次数及夜间是否喂奶；②辅食或液体的种类及次数，是否为积极喂养；③患病期间的喂养模式。若小婴儿有喂养困难，或母乳喂养 24 小时少于 8 次，或喂其他食物或饮料，或低年龄别体重，应该评估小婴儿的喂养。小婴儿的喂养评估包括检查小婴儿是否能够含接乳头，是否能有效吸吮（慢而深的吸吮，有时有停顿），以及有无口腔溃疡或白斑（鹅口疮）。含接乳头的良好体征（母乳喂养）：①下巴触及乳房；②嘴张大；③下唇向前伸；④口上乳晕比口下乳晕露出的多。

2. 喂养问题或低体重的分类　根据喂养和体重的评估，患病小婴儿可有以下分类：

（1）拒食-可能有严重的细菌感染：拒食、不含接乳头或完全不吸吮的小婴儿存有危及生命的问题，可能由细菌感染或其他疾病引起。此类小婴儿应立即转诊，并在转诊前治疗，其治疗和分类与严重细菌感染的婴儿相同。

（2）喂养困难或低体重：若小婴儿有喂养问题，如含接乳头不好，不能有效吸吮，24 小时母乳喂养少于 8 次，除母乳外吃其他食物或饮料，可表现为低年龄别体重或鹅口疮（口腔溃疡或白斑），分类为喂养问题或低体重。

应根据发现的喂养问题给予母亲适当的指导：①若小婴儿含接乳头不好或吸吮不好，教会母亲正确的哺乳和含接乳头的姿势；②若小婴儿母乳喂养 24 小时少于 8 次，指导母亲增加喂养次数；③若小婴儿吃其他食物或饮料，指导母亲有关母乳喂养的更多知识，减少其他食物或饮料，使用杯子喂；④若母亲根本无法喂母乳，指导母乳喂养措施及催奶方法，并正确地制备代乳品。若小婴儿有鹅口疮，教会母亲如何在家中用甲紫治疗鹅口疮。保证小婴儿有任何喂养困难或鹅口疮的应在2天后复诊,低年龄别体重的应在14天后复诊。

（3）无喂养问题:若小婴儿为纯母乳喂养,24小时至少8次,根据标准无低年龄别体重,分类为无喂养问题。

（四）检查免疫接种状况

与大婴儿和幼儿相同,所有患病小婴儿都应检查免疫接种状况。同样,患病不是免疫接种的禁忌证。

（五）评估其他问题

与大婴儿和幼儿相同。在门诊中,无论是问诊还是望诊,若发现潜在问题,所有患病小婴儿都要进行评估。若发现了潜在的严重问题或卫生站无法处理的小婴儿,应将其转诊。

二、小婴儿的治疗过程

（一）1周~2个月小婴儿的转诊

第一步是给予转诊前的紧急治疗（表17-4）。转诊前的治疗包括:①肌注或口服首剂抗生素;②去医院的路上要给小婴儿保暖;③给予母乳或糖水预防低血糖;④去医院的路上反复给小婴儿喂服ORS。

若小婴儿不需要紧急转诊,应进一步评估,可在进行其他必要的治疗后转诊。

表17-4　1周~2个月患病小婴儿转诊前的紧急治疗

分　类	治　疗
惊厥	若患儿正在惊厥,经直肠给予地西泮（10mg/2ml溶液）,剂量为0.1ml/kg;或副醛,剂量为0.3~0.4ml/kg;若10分钟后仍有惊厥,经直肠给予第二剂地西泮。2周以内的小婴儿用苯巴比妥（200mg/ml溶液）控制惊厥,剂量为20mg/kg
可能为严重的细菌感染和（或）拒食-可能为严重的细菌感染	给予首剂肌注抗生素。推荐的抗生素为庆大霉素（2.5mg/kg）+苄甲青霉素（50 000U/kg）或头孢曲松或头孢氨噻
重度脱水	参见大婴儿和幼儿的推荐
痢疾和（或）重度迁延性腹泻	参见大婴儿和幼儿的推荐

（二）在门诊进行的治疗

IMCI规程为小婴儿的治疗提供了指导。抗生素及其剂量与大婴儿不同。除治疗腹泻的补液方案外,WHO腹泻治疗方案A、B、C以及预防低血糖的规程均适用于小婴儿、大婴儿和幼儿。1周~2个月患病小婴儿的门诊治疗见表17-5。

表17-5　1周~2个月患病小婴儿的门诊治疗

分　类	治　疗
局部细菌感染	给予适宜的口服抗生素。推荐的抗生素是复方磺胺甲基异噁唑和阿莫西林。治疗局部感染并教会母亲在家中进行治疗
有些脱水	参见大婴儿和幼儿的推荐
无脱水	参见大婴儿和幼儿的推荐
喂养问题或低体重	给予适当的喂养指导 若有鹅口疮,教会母亲在家中治疗鹅口疮

1. **口服药** 小婴儿的首剂口服药都应该在卫生站给予。此外,应该教会母亲如何在家中给予口服药。即教会如何确定一剂的量,演示如何碾碎药片并用母乳混合,还要教会计算服药时间。

注意:1个月以下的早产或有黄疸的小婴儿不要给予复方磺胺甲基异噁唑,应当用阿莫西林或苄甲青霉素。

2. **治疗局部感染** 患病小婴儿有三种类型的局部感染可以由母亲在家中治疗:脐部发红或流脓,皮肤脓疱和鹅口疮。这些局部感染可以用甲紫治疗。

三、指导母亲

与大婴儿一样,成功的家庭治疗也有赖于母亲理解怎样治疗、治疗的重要性和何时复诊。

患病小婴儿的指导包括:

1. **教会母亲如何给予口服药或治疗局部感染。**

2. **教会正确哺乳及含接乳头的姿势** ①给母亲演示如何抱小婴儿;②婴儿的头部和身体伸直;③婴儿面对乳房,鼻子面向乳头;④婴儿的身体紧贴母亲;⑤支撑婴儿的整个身体不要只托着颈部和肩部。

3. **给母亲演示如何帮助婴儿含接乳头** ①用母亲的乳头触及婴儿的嘴唇;②等待婴儿的嘴张开;③使婴儿迅速靠近母亲的乳房,并使婴儿的下嘴唇低于母亲的乳头。

4. **观察良好含接乳头和有效吸吮的体征** 若含接乳头或吸吮不好,再试一次。

5. **指导关于食物和液体** 指导母亲加强母乳喂养。无论是白天还是黑夜,是患病还是健康,均应及时按需喂养。

6. **指导何时复诊**

A:何时立即复诊	
若小婴儿出现下列任何体征,指导母亲立即回来复诊:	
* 吃母乳或喝水差	* 病情加重
* 出现发热	* 呼吸增快
* 呼吸困难	* 血便

B:何时复诊	
若小婴儿出现:	复诊日期不晚于:
* 局部细菌感染	2 天
* 任何喂养问题	
* 鹅口疮	
* 低年龄别体重	14 天

C:下一次健康检查日期
根据免疫接种程序指导下一次免疫接种时间

复诊:若患儿没有新问题,采用IMCI规程中对每个具体问题的指导:①根据复诊指导评估患儿;②根据患儿有关症状、体征,选择适宜的治疗;③实施治疗。

IMCI图表包括了对不同疾病进行复诊的详细指导。有下面分类的小婴儿要复诊:①局部细菌感染;②喂养问题或低体重(包括鹅口疮)。

第四节　小医院患儿的管理原则

转诊到医院的重症患儿应进一步评估,此时要依靠专家的知识和诊断能力。但是,患儿转诊到医院后的第一步应是分诊,即快速筛选确定患儿属于下面哪一组(表17-6)。

表17-6　因四种主要症状转诊到医院的患儿可能的疾病诊断

昏迷、嗜睡或惊厥	咳嗽或呼吸困难	腹　泻	发　热
* 脑膜炎	* 肺炎	* 急性水样腹泻	* 败血症
* 发热性惊厥(不可能是昏迷的原因)	* 疟疾	* 霍乱	* 伤寒
* 低血糖(总是要找到其原因)	* 重度贫血	* 痢疾	* 泌尿道感染
* 头部外伤	* 心衰	* 迁延性腹泻	* HIV 感染
* 中毒	* 先天性心脏病	* 腹泻伴重度	* 脑膜炎
* 休克(可以引起嗜睡和昏迷,但不可	* 结核	营养不良	* 中耳炎
能引起惊厥)	* 百日咳,异物	* 肠套叠	* 骨髓炎
* 急性肾小球肾炎伴脑病	* 脓胸		* 脓毒性关节炎
* 糖尿病酮症酸中毒	* 气胸		* 皮肤和软组织感染
	* 肺孢子菌肺炎		* 肺炎
下面是因嗜睡转诊到医院的小婴儿的			* 病毒性感染
可能诊断:			* 喉部脓疮
* 出生窒息,缺氧缺血性脑病,产伤			* 鼻窦炎
* 颅内出血			* 麻疹
* 新生儿溶血性疾病,胆红素脑病			* 脑膜炎球菌感染
* 新生儿破伤风			* 回归热
* 脑膜炎			* 斑疹伤寒
* 败血症			* 出血性登革热

(一)急症体征

需要立即给予紧急治疗,如呼吸道阻塞、严重呼吸窘迫、中枢性发绀、休克体征、昏迷、惊厥或重度脱水的体征。

(二)需优先处理的体征

在排队候诊时,有优先处理的体征应迅速评估,毫不延迟地治疗。如明显严重消瘦、双足水肿、严重手掌苍白、小婴儿(<2 个月)、嗜睡、持续烦躁不安和易激惹、严重烧伤、任何呼吸窘迫、从基层紧急转诊而来。

(三)非急症病例

对于既没有急症体征,也没有需优先处理的体征的患儿,可按照确定的优先顺序进行全面检查,以免忽略重要的体征。小医院的管理患儿应该具备下列实验室检查:①血红蛋白或血细胞比容(HCT);②疟疾血涂片;③血糖;④脑脊液和尿的显微镜检查;⑤血型及交叉配血试验。

对于1周以内新生儿应该有血胆红素的实验室检查。其他检查,如 X 线和大便镜检不是必需的,但检查会有助于复杂病例的诊断。

当有严重(粉红色)分类的患儿转诊到医院后,应作一系列可能的诊断。记住:患儿常有多种诊断,即有多种疾病需要治疗。

　　按照国家临床规程和根据诊断结果给患儿适宜的治疗。基层医院转诊患儿管理的详细信息参见 WHO 出版的《严重感染或重度营养不良患儿的管理——发展中国家基层医院转诊患儿护理指南(WHO/FCH/CAH/00.1)》。监测患儿疾病变化的主要方面是：①制订监测计划：监测的次数依患儿临床疾病的特点和严重程度而变；②使用标准的图表记录基本的信息，如给予的正确的治疗、疾病的预期进程、治疗可能出现的副作用、可能出现的并发症及可能的其他诊断；③将这些问题报告给上级医生，若有必要，可相应地改变治疗措施。

（戴耀华）

第十八章

儿童保健信息的综合管理

儿童保健信息是了解儿童生存、保护和发展的基础,是掌握儿童健康变化和发展趋势的依据,是评价儿童保健工作质量、制订卫生保健发展战略、规划和疾病防治的主要参考资料,故在儿童保健工作中具有极其重要的地位和作用。

第一节 信息综合管理在儿童保健工作中的作用

(一)评价儿童保健工作的重要依据

儿童的健康状况是衡量一个国家或地区经济发展和人口健康素质的重要指标。在儿童保健工作中,通过年报、监测网络或各种专项调查,可获得儿童健康状况的重要信息,从而对某个地区的儿童保健工作有一个量化的了解。通过对不同地区的儿童保健信息的横向比较,评价各地区儿童保健工作中存在的问题,并根据当地具体情况开展儿童保健服务,确定优先的服务领域和内容,有针对性地开展儿童保健工作。通过对同一地区儿童保健信息进行纵向比较,可对儿童群体的健康状况、保健服务的内容和质量进行评价,了解当地儿童保健工作的发展现状,预测未来儿童保健的发展趋势,为开展决策提供信息支持。

(二)制订策略、实施计划的重要参考依据

信息是决策的基本条件,任何决策和计划的实施过程,都需要信息的处理和反馈。在儿童保健工作中,无论是宏观管理,制订中、远期规划,还是具体针对某一个问题进行专项调查、作出决策,必须以实际情况为出发点,以有关方针政策或规范为依据,这些都需要充分地搜集和利用信息,在利用现况评价获得准确信息的基础上才能进行。而任何决策和计划的实施,也是信息从输入到输出,经过反馈再一次重新输入的过程。这一循环的每一阶段,都需要信息的处理和反馈,以保证整个计划或项目正常进行,达到预期目标。因此,信息也是控制计划实施过程的重要基础依据。

(三)不同管理系统及各机构间相互联结的纽带

儿童保健事业关系到社会的方方面面。从管理与专业的角度来看,上自国家卫生和计划生育委员会和疾病预防控制中心(CDC)的妇幼保健中心,下至各基层妇幼保健机构,每个儿童保健部门与其他部门、单位之间的相互联系和协调均须借助信息的上传下达、横向纵向联络、相互沟通、相互反馈才能实现。信息促进了儿童保健各机构间的互联互通和数据共享,也极大地增强了各级卫生行政部门开展监督管理与服务的功能与质量,提高了政府对儿童保健工作的科学决策能力,对当前和今后的全国儿童保健信息的网络化建设也具有十分重大的意义。

第二节 儿童保健信息的收集

儿童保健信息涉及面广,信息量大,层次多,需要从诸多途径获取。在收集时,力求全面、系统、准确、可靠,而且要注意量化和动态性。

一、收集的内容

1. **基础信息** 我国妇幼卫生监测资料显示,5岁以下儿童死亡率和婴儿死亡率均存在明显的城乡和东西部差异,儿童健康状况在国家间和地区间的差异反映了一个国家和地区的经济发展水平。因此,在进行儿童保健信息收集时,要包括收集所在地区的社会经济发展状况、人均收入及消费状况、人口特别是儿童人口数量构成与动态变化、文化教育以及计划生育情况等信息。

2. **管理信息** 包括国内外不同地区的有关儿童保健管理、领导体制、决策、计划实施办法等,特别是现代儿童保健科学管理的理论、方法以及先进地区的管理经验与教训等。此外,还有儿童保健资源(人、财、物、技术等)的筹集、分配、使用情况以及儿童保健系统管理有关资料等。

3. **保健信息** 包括各年龄段儿童的卫生保健信息、儿童生长监测和健康体检、母乳喂养状况及儿童营养性疾病的管理情况、早期教育、心理卫生问题的筛查和教育干预等,还包括儿童生活和学习环境的卫生学调查资料;托幼机构卫生保健指导及综合管理有关资料等。

4. **疾病防治信息** 包括儿童常见病及多发病的疾病谱与死亡谱;儿童出生缺陷的发病率及致病因素;围产儿、新生儿、婴儿及5岁以下儿童死亡率;龋齿、听力障碍、弱视、屈光不正等疾病的筛查和防治;早产儿、低出生体重儿、中重度营养不良、单纯性肥胖、传染病等的防治及管理;高危儿童筛查、监测、干预及转诊;残障儿童进行康复训练与指导;儿童不同疾病的防治技术和办法资料等。要收集以上不同时期的资料,以便动态观察研究。

二、收集的方法

1. **7岁以下儿童保健工作年报** 妇幼卫生年报表是获取儿童保健信息的最主要途径,是妇幼卫生信息的重要组成部分,是制定和调整妇幼卫生政策的重要依据之一。它以国家级卫生统计报表为主要内容,对儿童保健信息系统中所收集、管理的相关业务数据进行整理、分类汇总和分析,由妇幼保健机构(妇幼保健院、所、站)或有关的医疗卫生部门,自下向上逐级上报,是实现儿童保健信息管理的现代化、科学化而建立的报表系统。7岁以下儿童保健工作年报是妇幼卫生年报中的重要报表,共涉及5个方面:各年龄段的儿童人口数;5岁以下儿童各年龄段死亡数;7岁以下儿童保健服务情况;6个月内纯母乳喂养情况;5岁以下儿童营养评价。此外,对外省来本省居住不满一年的人口,新增了流动人口儿童健康状况工作报表,因此,该报表能够了解各地区流动人口儿童生存状况及儿童保健工作的基本情况。对该报表进行系统分析,所得结论可为儿童保健工作决策提供科学依据。

2. **妇幼卫生监测** 5岁以下儿童死亡率是衡量一个国家社会发展和国民健康水平的重要指标。从保护儿童的角度出发,我国已经把婴儿、5岁以下儿童死亡率列为儿童保健监测的重要指标,并且在全国建立了 5 岁以下儿童死亡监测网。通过不同地区儿童死亡水平的监测,可获得连续、准确和可靠的儿童健康状况的资料,并观察 5 岁以下儿童死亡的动态变化,明确 5 岁以下儿童死亡的主要死因,为儿童生存、保护措施的实施提供依据。此外,出生缺陷(birth defects)监测也是妇幼卫生监测的另一重要指标。出生缺陷或先天异常包括先天畸形(即胎儿形态结构的异常),也包括功能、代谢、行为异常。出生缺陷监测是指在某一地区(或全国)选择有一定代表性的医院或人群,对其中发生的出生缺陷进行长期、持续的动态观察,将监测期的出生缺陷发生率与事先设置的标准(基线率)进行比较、评估,及时获得出生缺陷的动态变化信息,分析其消长原因,以利于尽快发现和消除致畸因素,提高人口素质。

3. 儿童保健常规工作记录和报告卡　儿童保健工作日常记录和报告卡,如妇幼保健三级网络的病历、医学检验记录、预防接种记录、新生儿访视记录、儿童健康体检记录、7 岁以下儿童保健服务登记本、体弱儿/高危儿/营养性疾病管理登记本、各种常见的营养性疾病专案管理记录本、儿童死亡登记册、死亡报告卡等等。如果能够登记全面,能够反映所在地区儿童接受保健的普及面和系统管理工作水平。但在实际工作中,这些资料常常会出现漏填、重复和项目填写不清或不全等问题,特别是死亡和出生资料。因此,要使这些信息能得以利用或进行科研分析,必须使有关人员认识到原始记录准确、完整填写的重要性,了解每个项目的填写要求,并在实际工作中认真填写。

4. 专题调查或实验研究　当上述途径收集得到的资料所提供的信息不能满足工作和研究需要时,常常要组织专题调查或实验研究。这类方法收集到的资料目的性强,常常针对某一特定问题或特定人群进行,比常规工作记录的资料内容更深入。专题调查或实验研究的内容通常可反映当前儿童保健领域的重要研究方向和重点关注的内容,尤其用于病因学研究、疾病的影响因素及预防干预的效果评价。

专题调查收集信息的方法主要有横断面调查、典型调查、病例对照研究和队列研究等。根据不同的调查目的而采用不同的收集信息的方法。从儿童保健的角度讲,如果想了解某一地区某一人群的健康现状或该地区社会、经济、卫生状况,可开展横断面(现况)调查;如果想筛查危害儿童健康的病因、危险因素或保护儿童健康的促进因素,可开展病例对照(回顾性)调查;如果想证实某种病因、危险因素或健康促进因素与疾病、健康的因果关系,可开展队列(前瞻性)研究。横断面调查属于“描述性研究”,其主要特点是在某一特定时间、对某一特定范围内的人群搜集和描述人群的特征以及疾病或健康状况的现状。与之相对应的是“分析性研究”,包括“病例对照研究”和“队列研究”。

(1) 横断面调查(cross-sectional study):又叫现况研究。它是对于一个现在时点正在发生或存在的情况的调查,描述某人群在一定时间内疾病或健康分布状况,同时研究有关因素(或变量)与疾病健康的关系。常用的横断面调查有普查和抽样调查。

1) 普查(overall survey):亦称全面调查(complete survey),即将组成总体的所有观察单位全部加以调查。如对某地区全部儿童进行的体格检查、某地区 3 ~ 5 岁儿童贫血普查等。理论上只有普查才能取得总体参数,没有抽样误差,但是有时非抽样误差较大。

普查的目的主要针对患病儿童的早发现、早诊断和早治疗,了解儿童青少年各类生理生化指标的正常值范围以及了解当地儿童青少年健康水平等。通过普查我们可以得到所有观察单位总体参数或发现全部患者以及时给予治疗;可以提供疾病分布的大致轮廓,亦可看到人口学、社会因素等变量分布概况,为流行因素的分析提供线索。普查的缺点是工作量大、成本高,质量不易控制,系统误差较大。普查因属现况调查(横断面),一般只能获得阳性率或现患率,不能获得发病率。普查也不适用于发病率很低,又无简单、易行、准确诊断的疾病。

2)抽样调查(sampling survey):即从总体中随机抽取一定数量的观察单位组成样本,只对该样本进行调查,再根据其调查结果来估计(统计推断)总体的特征。科学的抽样设计,可费较少的人力物力获得对于总体很精确的估计。例如,我国每5年进行1次的学生体格发育与体质调研,某地儿童意外伤害的抽样调查等。它是医学科研中最为常用的调查方法。

抽样调查要遵循随机化的原则,常用的随机化抽样方法有简单随机化抽样、系统抽样、分层抽样和整群抽样。抽样调查的优点是调查范围小、观察单位少,调查工作易深入,质量较易控制,节省人力、物力和时间。有些研究只能采用抽样调查,如对患儿某项干预措施的效果观察、某一药物疗效观察等。缺点是结果可受抽样误差和非抽样误差的影响,调查的设计、实施和资料分析比较复杂,不适用于变异过大的资料。此外,当调查因素的发生率、阳性率很低时,小样本难以提供所需的资料;当须扩大样本到近乎总体的75%时,这样反不如直接普查。

(2)典型调查(typical survey):亦称案例调查(case survey),即在对事物进行全面分析的基础上,有目的地选择典型的人或单位进行调查。例如,为了总结推广某儿童保健管理的经验,应对某方案制订、具体实施、质量控制等多方面进行调查,从而归纳总结出其成功的做法和经验,以利于对事物特征作深入的了解。典型调查还可与现况研究中的普查结合,分别从广度和深度说明问题。由于典型调查没有遵循随机抽样的原则,不宜进行统计推断,在一定条件下,根据专业知识,选定一般典型可对总体特征作经验推论,但这不属于统计推断的范畴。

从总体上来讲,抽样调查比普查详细、深入,质量易控制,但调查设计和调查结果的统计分析、推断比较复杂;抽样调查比典型调查和个案调查所涉及的调查面更广、数量更大,但没有典型调查和个案调查深入。根据儿童保健群体的特点,在现场调查方法中,抽样调查是最常用的。

5. 其他来源

(1)文献法:文献法是根据一定的目标和题目,通过文献检索来获取资料的一种方法。主要包括文字文献和数字文献,此外还有图像文献及有声文献。文字文献即用文字资料记载下来的文献,包括各种公开发行的报刊、杂志、书籍及内部发行的档案、日志等;数字文献即用数字来记载历史资料的文献,包括各种统计年鉴、统计报表及其他各种数据表格;文献法可全面、快速了解所研究问题的历史、现状、发展趋势和存在问题,可获得某些无法直接观察的事物或事件,可为研究方案提供重要信息,是信息管理和科学研究的第一步。

(2)访谈法:访谈法是在一定研究目的的指导下,利用访谈提纲或问卷,通过询问获取资料的一种方法。可以分为按照统一的设计要求,依据一定结构的问卷而进行比较正式的结构访谈,以及只按照一个粗线条式的访谈提纲而进行非正式的非结构访谈。访谈类型可分为个别填表法,通过每一个被访者自填问卷进行,也可以为集体填表法,把许多被访者集中起来集体填写问卷而获取资料,还可以选择座谈法,选择有代表性的人围绕中心问题进行讨论,从而获得需要的资料。访谈法获得的信息量大而且快,但可能耗费人力、物力和时间,真实性较差。

此外,指导者深入基层进行指导和检查也是获取信息的一个很好的途径,深入基层指导可以对儿童保健工作的真实情况获得更深的实质性认识,通过检查与报告不相符的原始记录,及时发现错误和问题,并及时反馈。如果能够定期并系统地深入基层,就可以对所辖区域内的儿童保健工作有较好的整体认识,而这是其他途径所无法得到的。

三、信息收集的质量控制

在收集儿童保健信息的过程中,原则上应尽量减少偏倚的发生,因为一旦出现偏倚,几乎很难估计它对真实值、曲解程度的大小。但事实上,要完全消除偏倚并非易事。由于研究者不能完全控制各种因素对观察对象的影响,加之目前对研究问题的认识与真实情况之间存在的差异,偏倚的发生几乎是不可避免的。重要的是应尽量找出在研究过程中可能会发生偏倚的来源,努力加以控制。如果实际情况不能消除偏倚,则应设法了解偏倚的大小和方向。

1. **年报表收集过程中的质量控制**　年报数据的质量是至关重要的,只有准确、及时的数据才能为政府和卫生管理部门提供科学依据。年报表数据覆盖面大,参与工作人员众多,在收集、整理、汇总和传递等环节均可能出现错误。因此,对年报工作的各个环节进行严格质量控制是提高年报质量的关键。

在年报表收集过程中,要注意以下问题:①年报数据是反映一个国家和地区儿童健康状况的重要指标,领导应给予足够重视,要制定一系列制度以保证年报登记工作的顺利进行。为了保证报表资料的一致性与及时性,各填报单位都必须认真贯彻执行上级规定的统计报表制度和纪律,按照报表中规定的项目和格式填写报表。②年报工作的专业性很强,各级年报工作人员必须定期接受业务培训和考核,以保证做好数据的收集工作;工作人员应熟悉年报内容,充分理解和掌握年报中的有关概念,对保证年报数据质量极其重要。还应在具体实施过程中完善规章制度,如各级统计人员的培训管理制度、年报资料质量的逐级审核和质控制度、年报工作的评比奖励制度等,还要定期检查制度落实情况,形成有力的制约机制,保证年报的收集质量和上报的及时性。③规范原始的登记表、卡、册,供各级基层卫生人员填写。还要原始记录与年报表相互对照,及时发现数据存在的质量问题,保证年报表数据的完整和准确。④做好漏报调查是质量控制中的重要环节。任何一种常规登记报告都可能存在程度不同的漏报,尤其是出生和死亡的漏报是较为普遍存在的问题。因此,需要依照随机抽样方法,按一定比例组织漏报调查,计算出漏报率,以便对上报的数据进行校正,得到一个较为真实反映实际情况的出生或死亡指标。

漏报率及校正率的计算方法:

$$漏报率(\%) = \frac{漏报人数}{漏报人数+上报人数} \times 100\%$$

当漏报率<20%时,

$$校正出生或婴儿死亡率(‰) = \frac{原出生或婴儿死亡率(1/1000)}{1-出生或婴儿死亡率漏报率(\%)} \times 1000‰$$

当漏报率≥20%时,

$$校正出生率(‰) = \frac{校正出生数}{报告地区总人口数} \times 1000‰$$

$$校正婴儿死亡率(‰) = \frac{校正婴儿死亡数}{校正活产数} \times 1000‰$$

其中:校正出生数=报告的出生数×(1+出生或活产漏报率);校正婴儿死亡数=报告的婴儿死亡总数×(1+婴儿死亡漏报率)。

2. 监测过程中的质量控制　保证资料质量,提供准确、可靠的全国儿童死亡资料是做好儿童死亡监测的根本。参加监测的各级工作人员在资料填写、收集、处理、分析的各个环节都要进行严格的质量控制,尤其是解决漏报问题。质量要求:完整率100%;死因错误率<5%;死亡漏报率城市≤10%、农村≤20%;活产漏报率城市、农村均≤10%;诊断不明率<5%。要建立逐级的质量检查制度,区对街道、乡镇对村,利用每季的例会制度,进行质量检查,区县每年组织一次全面质量检查。质量检查包括漏报调查和各种监测表卡的质量检查。

(1) 漏报调查:查漏是质量检查的重点,降低漏报率是高质量做好儿童死亡监测的关键,包括活产漏报率和死亡漏报率。

$$活产漏报率 = \frac{漏报活产数}{上报活产数+漏报活产数} \times 100\%$$

$$死亡漏报率 = \frac{漏报死亡数}{上报死亡数+漏报死亡数} \times 100\%$$

漏报调查可采用多种方式,如座谈会、走访、查询医院原始记录和各种登记,如出生登记、孕产妇登记、计划生育登记、公安部门登记、预防接种卡等,相互核对,相互补漏。补漏时还要核实死胎、死产情况,既要注意防止将死胎、死产作为活产和新生儿死亡上报,使死亡数增加,也要防止将活产作为死胎、死产而遗漏,使死亡数减少。

(2) 表卡质量检查:表卡质量检查主要检查从填写原始表卡到计算机录入的各个环节数据资料的完整性和每一份表卡中各项目填写的完整性;还要检查表卡填写方法的正确性、死因分类的正确性以及各项目数据范围和逻辑关系的正确性,做到相互数据一致。包括:

1) 完整性检查:检查各种数据资料,从各种原始表卡到计算机录入的各个环节数据资料的完整性和每一份表卡中各项目填写的完整性。

$$表卡完整率 = \frac{完整表卡数}{检查表卡数} \times 100\%$$

2) 正确性检查:检查死因诊断、死因分类的正确性,各种表卡填写方法的正确性,以及各项目数据范围和逻辑关系的正确性。

$$死因错误率 = \frac{错误诊断、分类卡片数}{检查卡片数} \times 100\%$$

$$卡片错漏项率 = \frac{全部卡片的错漏项数}{每张卡片的项目数×检查卡片数} \times 100\%$$

$$诊断不明率 = \frac{死因诊断不明确的卡片数}{全部死亡卡片数} \times 100\%$$

要检查各种卡片和表格,要求相互数据一致。死亡报告卡数与死亡登记册中死亡的儿童数,上报活产数与儿童名册登记的活产数应完全一致。如各种表卡或漏报率未达到质量指标,应迅速纠正或重新调查。

3. 出生缺陷三级监测网的质量控制　为避免漏报、重报,监测医院应反复检查有无畸形漏诊,区县级妇幼保健机构对收集的表卡进行审核,并进行本地区监测医院的质量抽查,地市级和省级妇幼保健机构审核本辖区各监测医院的表卡,并每年进行一次辖区(省)监测医院的监测质量抽查和评审。质量要求:完整率100%,项目填写错误率<1%,出生漏报率<1%,主要出生漏报率<1%。

质量检查包括漏报调查和监测表卡的质量检查。

(1) 漏报调查:包括出生漏报和出生缺陷漏报。

$$出生漏报率=\frac{漏报出生数}{上报出生数+漏报出生数}×100\%$$

$$出生缺陷漏报率=\frac{漏报出生缺陷数}{上报出生缺陷数+漏报出生缺陷数}×100\%$$

漏报调查方法:在质量抽查中,检查监测医院的产科记录和新生儿科的出入院记录,并将其与上报的表卡核对,即可得到漏报数,了解有无出生缺陷儿漏报。

(2) 表卡质量检查:包括完整性检查和正确性检查(同死亡监测)。

4. 儿童保健常规工作记录和报告卡中的质量控制 日常的儿童保健工作记录和报告卡所提供的信息是否正确、完整,都会影响到整个信息的质量。因此,在工作中一定要仔细检核资料的完整性和准确性。在收集儿童保健信息过程中,很容易出现重复、遗漏等情况,特别是各种报告卡,所以应及时对这些资料进行检查和核对,要建立和健全资料的检查和保管制度。对于工作记录的格式、技术标准等均应有统一要求,以便于汇总整理和计算分析。

5. 专题调查中的质量控制 调查的目的是了解总体的真实情况,但调查结果常常出现误差。在普查的情况下,不存在抽样误差,但可能存在非抽样误差(主要是系统误差和过失误差),如设计不当、资料不准、汇总或计算有误等都可能造成误差;在抽样调查的情况下,除抽样误差外,也可能存在非抽样误差。抽样误差不可避免,但有一定规律,不仅易于控制,还可估计其大小,统计推断正是对抽样误差规律性的应用。非抽样误差比较复杂,它涉及设计人员、调查人员和调查对象等,是在调查过程中,由于各种人为因素或偶然因素造成的,如设计方案不周密、测量仪器不精确、询问方法不恰当等造成收集的资料不准以及汇总计算有误等,并贯穿于设计、资料收集、整理和分析的全过程。

(1) 设计阶段的质量控制:

1) 正确划分调查范围:如调查某地的儿童孤独症患病率,应调查该地的常住人口,因此,"常住人口"的定义必须明确。对于一个相对封闭的地区,"常住人口"规定为该地注册户口的人口数。但对于一个人口流动性较大的地区,如果对户口不在该地而长期居留该地的人不调查,户口在该地而长期外出的人又无法调查,往往会产生较大的误差。对此,设计时就应明确规定"常住人口"的定义,如规定在该地长期居住超过多少年的人口(包括户口不在该地的人口),而户口虽在该地,但长期外出超过多少年者应排除在外。

2) 正确选择调查指标:进行问卷调查时,应尽量采用客观、明确的指标。需要进行测量、检查或检验时,应选择灵敏度高而假阳性率低的指标,方法应简单、易行。

3) 明确调查项目的定义:如调查人口生育状况时,应明确规定只能包括观察对象所有的亲生子女。如果填写了收养子女,或不填写本人所生而被别人收养的子女,就会带来误差。因此,对于可能引起混淆的调查项目,必须给出明确的定义。

4）正确设置调查问题：首先对所有问题要进行精选，充分考虑每个问题的必要性。如研究者欲了解儿童的个人卫生习惯，在问卷中设置洗脸、洗澡、勤剪指甲、勤换衣服、按时睡觉、饮食习惯、定时大小便等7个问题，由于未抓住重点而问题重复、头绪多、繁杂。若对问题进行精选，选择一个有代表性的问题：饭前便后洗手，这样问题的头绪大大减少，便于调查和分析。此外，为了评价调查的质量，可以在问卷中设置相反问题，以了解应答的可靠性。如在同一份问卷中，可以设置正反两个问题，这两个问题的实质是相同的，如果回答不一致，则应答的可靠性值得怀疑。

5）选择恰当的调查方式：根据调查对象的特点选择恰当的调查方式，以保证调查质量，如问卷调查时，应根据调查对象的特点选择自填式还是访问式。对7～10岁的小学生进行健康教育调查时，由于他们理解力较差，易受环境干扰，宜由调查员逐一询问，并由调查员填写问卷。而调查儿童的父母时，可考虑采用自填式。

6）预调查：预调查是调查表设计过程中不可缺少的重要环节。在正式调查之前作小范围的预调查，可以检验调查表或问卷的设计能否达到预期的目的以及设计是否合理、可行，以便及时修改完善调查表。预调查也是培训调查员、统一提问方式的重要措施。

（2）调查实施和资料收集阶段的质量控制：

1）随机化抽样：在抽取调查对象时，必须严格遵守随机化原则。

2）调查员培训：严格培训调查员，考核达到要求方可参与调查。现场调查是由调查员实施的，他们是资料收集的具体执行者，直接关系到调查的成败。因此，调查员的选择与培训是调查工作中十分重要的问题。调查员的选择要注意工作态度、专业知识、业务技能和实际经验。还要非常熟悉、掌握调查程序和步骤，明确自身职责。因此，在调查员的培训中应严格按照设计方案要求，统一认识，掌握技巧，并通过预调查取得经验，减少人为误差。

3）广泛开展宣传、争取调查对象的积极配合：对敏感问题要进行细致的思想工作，注意保密，应告知调查的目的和内容，取得调查对象的参与，尽可能提高调查对象的应答率。此外，尤其要注意应答者和无应答者在重要特征上的差别，以评价统计推断的可靠性。

4）检查条件应尽量一致：尽量在同一时间内由同一调查员进行调查；横断面调查的样本量大，应合理安排各年龄组的检测时间，缩小各年龄组间因监测时间不同而造成的误差。此外，为有效控制人为误差，选用不易产生偏差的检查仪器和设备，使用前应对仪器进行检修、校准，严格按照操作规程进行操作。

（3）资料的整理与总结分析阶段的质量控制：在资料的整理和分析阶段，非抽样误差可能来自编码、录入、汇总和计算等方面的错误，为此，应严格进行资料清理和检核，及时发现和更正错误。为避免录入时人为误差，最好做双份录入并做逻辑检核。对于混杂因素（既与疾病有制约关系，又与所研究因素有联系的外来因素，可以掩盖或夸大所研究因素与疾病的联系）带来的偏倚，在此阶段可采用分层分析或多因素分析模型进行处理。

在进行专题调查研究之前，有一个重要步骤，即进行小规模的可靠性测定。其目的是为了对调查员之间的不一致性进行定量，并使之减少到最小限度，以保证调查的质量。

1）总一致性：计算平行信度。例如，在进行儿童生长发育调查时，是两名调查员检查同一名儿童的情况下计算一致的项目在评定的项目中所占的比例，若调查组对每名儿童共需调查80个项目，以两名调查者对同一名儿童进行调查，计算有多少项一致（包括阳性结果一致和阴性结果一致），除以 80 即得一致性百分比，一般要求达到 80% 以上。

2）Kappa 统计：本方法可矫正机遇的一致性，用于两名调查员评定某一项目的结果是否一致。如果大约估计，则只需以受检对象的样本例数而定，受检者为 10 人时，K 值 0.65 即表示可达到可靠性要求；受检者为 100 人时，K 值 0.5 即可。

第三节　儿童保健信息管理常用指标

反映儿童健康状况及儿童保健服务质量的指标按其性质可分为生命指标、疾病指标、儿童生长发育及营养状况指标和儿童保健服务指标。这四类指标也是评价儿童保健服务质量和反映儿童健康状况的最基本的指标。

（一）生命指标

1. **出生率或称粗出生率（crude birth rate，CBR）**　指某地某时期平均每千人口中的胎儿活产数。

$$粗出生率=\frac{某时期活产总数}{同期平均人口数}\times1000‰$$

注：①国际疾病分类第 10 版（ICD-10）对"活产"的定义是："不论妊娠期长短，妊娠的产物完全自母体排出或取出后，具有呼吸或显示任何其他生命现象，如心脏跳动、脐带搏动或随意肌明确运动，不论脐带是否切断或胎盘是否附着"；②"某年平均人口数"等于本年初（即上一年末）人口数与本年末人口数之和的 1/2。

2. **死亡率或称粗死亡率（crude death rate，CDR）**　指某地某时期平均每千人口中的死亡数。

$$粗死亡率=\frac{某时期死亡总数}{同期平均人口数}\times1000‰$$

3. **围产儿死亡率（perinatal mortality rate）**　指某时期内围产儿死亡人数与同期活产数和死胎、死产数之和的比。

$$围产儿死亡率=\frac{某时期内围产儿死亡数}{同期围产期内的死胎、死产数+活产数}\times1000‰$$

"围产儿死亡"是指孕满 28 周（或出生体重达 1000g 及其以上）的死胎、死产至出生后 7 天内的早期新生儿死亡（不含因计划生育要求引产所致的死胎、死产数）。

4. **新生儿死亡率（neonatal mortality rate，NMR）**　指某地某时期平均每千名活产数中新生儿死亡数。

$$新生儿死亡率=\frac{某时期新生儿死亡数}{同期活产数}\times1000‰$$

注："新生儿"是指从出生至未满 28 天（27 天 23 小时 59 分）者。计算 NMR 可了解该地区妇幼保健工作水平，NMR 包含于 IMR 中。

5. **婴儿死亡率（infant mortality rate，IMR）**　指某时期平均每千名活产数中婴儿的死亡数。

$$婴儿死亡率 = \frac{某时期内婴儿死亡数}{同期活产数} \times 1000‰$$

注:"婴儿"是指从出生至未满 1 岁(364 天 23 小时 59 分)的儿童。IMR 是国际社会公认的衡量一个国家和地区经济文化、居民健康状况和卫生保健事业发展的重要标志。较敏感地反映了战争、饥荒、自然灾害、经济危机、卫生状况以及妇幼保健工作质量对婴儿生存质量的影响。

6. **5 岁以下儿童死亡率**(under 5 mortality rate,U-5MR) 指某时期平均每千名活产数中 5 岁以下儿童的死亡数。

$$5 \text{ 岁以下儿童死亡率} = \frac{某时期 5 岁以下儿童死亡数}{同期活产数} \times 1000‰$$

注:"5 岁以下儿童"是指从出生至不满 5 周岁(0~4 岁)的儿童。U-5MR 反映了 0~4 岁儿童的生存状况,这一年龄段是儿童保健服务的主要对象,是儿童营养、预防接种、常见病防治、生长监测和健康教育等多种投入的综合反映。它是近些年来国际组织推荐并应用较多的综合反映儿童健康水平和变化的主要指标,联合国儿童基金会(UNICEF)每年公布的《世界儿童状况》均以 U-5MR 为第一项指标。

(二)疾病指标

1. **发病率**(incidence rate) 指在一定时期内、在可能发生某病的一定范围人群中,某病新发病例出现的频率。

$$发病率 = \frac{一定时期内某人群中某病新病例数}{同期该人群暴露人口数} \times K$$

$K = 100\%,1000‰,10\ 000/万,100\ 000/10\ 万,\cdots$

2. **患病率**(prevalence rate) 又称现患率,指某特定时间内,总人口中某病新旧病例所占的比例。患病率可按观察时间的不同,分为时点患病率和期间患病率。"时点"的观察时间一般以不超过 1 个月为宜,而期间患病率所指的是特定的一段时间,通常为几个月。

$$时点患病率 = \frac{某一时点某人群中某病新旧病例数}{该时点人口数} \times K$$

$$期间患病率 = \frac{某观察期间某人群中某病新旧病例数}{同期的平均人口数} \times K$$

$K = 100\%,1000‰,10\ 000/万,100\ 000/10\ 万,\cdots$

3. **出生缺陷发生率**(the incidence of birth defects) 指某地某时期在总围产儿(活产、死产和死胎之和)中有出生缺陷儿所占的比例。

$$出生缺陷发生率 = \frac{某时期出生缺陷儿的例数}{同期围产儿数(活产+死产+死胎)} \times 1000‰$$

注:"出生缺陷儿"指围产儿中通过肉眼观察及仪器测定发现有先天缺陷者。围产儿指孕满 28 周的胎儿至出生后 7 天内的新生儿,包括活产、死胎、死产。

4. **低出生体重发生率**(the incidence of low birth weight) 指某地某时期的活产儿中,新生儿出生 1 小时内体重不足 2500g 的活产儿数。该指标反映了孕妇的孕期营养或健康状况,也反映了孕期保健工作质量。

$$低出生体重发生率=\frac{某时期出生体重低于2500g\ 的活产数}{同期活产数}\times100\%$$

5. 5岁以下儿童中、重度营养不良（moderate and severe malnutrition）患病率 指某地某时期内,每100名接受体检的5岁以下儿童中,按年龄体重低于本年龄组"中位数减去2个标准差"的儿童数。根据年龄别体重、年龄别身高、身高别体重评价指标的不同分为三类:

（1）5岁以下儿童中、重度低体重（moderate and severe underweight）患病率:指某地某时期内每100名接受体检的5岁以下儿童中,体重低于同年龄、同性别标准人群体重的中位数减去2个标准差的儿童数。该指标反映儿童一般性营养不良。

$$中、重度体重低下患病率=\frac{按年龄体重低于中位数–2SD\ 的儿童数}{体检5\ 岁以下儿童数}\times100\%$$

（2）5岁以下儿童中、重度生长迟缓（moderate and severe stunting）患病率:指某地某时期内每100名接受体检的5岁以下儿童中,身高低于同年龄、同性别标准人群身高的中位数减去2个标准差的儿童数。该指标反映儿童过去较长期及慢性营养不良状况。

$$中、重度生长迟缓患病率=\frac{按年龄身高低于中位数–2SD\ 的儿童数}{体检5\ 岁以下儿童数}\times100\%$$

（3）5岁以下儿童中、重度消瘦（moderate and severe wasting）患病率:指某地某时期内每100名接受体检的5岁以下儿童中,体重低于同身高、同性别标准人群体重的中位数减去2个标准差的儿童数。该指标反映儿童近期或急性营养不良状况。

$$中、重度消瘦患病率=\frac{按身高体重低于中位数–2SD\ 的儿童数}{体检5\ 岁以下儿童数}\times100\%$$

5岁以下儿童中、重度营养不良患病率是反映一个国家或地区儿童体格发育状况和营养状况的指标。"5岁以下儿童营养不良患病率"系指5岁以下儿童中、重度体重低下患病率。

（三）儿童生长发育和营养状况指标

1. 体重、身长（高）、头围、胸围等参见第二章儿童体格生长发育。

2. 6个月纯母乳喂养率（exclusive breastfeeding under 6 months） 指某地每100名0~5月龄婴儿中24小时内纯母乳喂养的婴儿数。

$$6个月纯母乳喂养率=\frac{调查前24\ 小时内母乳喂养的0~5\ 月龄婴儿数}{0~5\ 月龄儿童调查人数}\times100\%$$

注:"0~5月龄"包括5月龄。

3. 6个月母乳为主喂养率（predominant breastfeeding under 6 months） 指某地每100名0~5月龄婴儿中,24小时内以母乳为主喂养的婴儿数。

$$6个月母乳为主喂养率=\frac{调查前24\ 小时内以母乳为主喂养的0~5\ 月龄婴儿数}{0~5\ 月龄婴儿调查人数}\times100\%$$

注:"0~5月龄"包括5月龄。

4. **婴儿适时辅食添加率**（timely complementary feeding rate） 指某地每 100 名 6 ~ 8 个月婴儿喂食固体、半固体和软食的比例。

婴儿适时辅食添加率

$$= \frac{\text{调查前 24 小时内喂食固体、半固体、软食的 6 ~ 8 月龄婴儿数}}{\text{6 ~ 8 月龄儿童调查人数}} \times 100\%$$

注:①这是一个适时添加辅食的综合性指标,里面包括继续母乳喂养的婴儿;②以往这个指标包含 6 ~ 9 月龄的儿童,现 WHO 改成 6 ~ 8 月龄,将 9 月龄才添加辅食的儿童排除了,指标只有 3 个月的年龄跨度。

5. **1 年继续母乳喂养率**（continued breastfeeding at 1 year） 指 12 ~ 15 月龄婴儿继续母乳喂养的比例。

$$1 \text{ 年继续母乳喂养率} = \frac{\text{调查前 24 小时内母乳喂养的 12 ~ 15 月龄儿童数}}{\text{12 ~ 15 月龄儿童调查人数}} \times 100\%$$

注:"12 ~ 15 月龄"包括 15 月龄。

6. **2 年继续母乳喂养率**（continued breastfeeding at 2 years） 指 20 ~ 23 月龄婴儿继续母乳喂养的比例。

$$2 \text{ 年继续母乳喂养率} = \frac{\text{调查前 24 小时内母乳喂养的 20 ~ 23 月龄儿童数}}{\text{20 ~ 23 月龄儿童调查人数}} \times 100\%$$

注:"20 ~ 23 月龄"包括 23 月龄。

7. **奶瓶喂养率**（bottle-feeding rate） 指 0 ~ 23 月龄婴儿用奶瓶喂养过食物或饮料的比例。

$$\text{奶瓶喂养率} = \frac{\text{调查前 24 小时内用奶瓶喂养过食物或饮料的 0 ~ 23 月龄婴儿数}}{\text{0 ~ 23 月龄婴儿调查人数}} \times 100\%$$

注:WHO 建议将这个指标分解成 3 个部分:0 ~ 5 月龄,6 ~ 11 月龄,12 ~ 23 月龄。

8. **非母乳喂养儿童奶类喂养频率**（milk feeding frequency for non-breastfed children） 指在 6 ~ 23 个月非母乳喂养的婴儿中,调查前 24 小时内至少 2 次喂养奶类的婴儿数。

非母乳喂养儿童奶类喂养频率

$$= \frac{\text{调查前 24 小时内至少 2 次喂养奶类的 6 ~ 23 月龄婴儿数}}{\text{6 ~ 23 月龄非母乳喂养婴儿调查人数}} \times 100\%$$

注:奶类指液体奶产品,如婴儿配方奶粉、牛奶或其他动物奶;WHO 建议将这个指标分解成 3 个部分:6 ~ 11 月龄,12 ~ 17 月龄,18 ~ 23 月龄。

（四）儿童保健服务指标

1. **7 岁以下儿童保健管理率** 指某地年内每 100 名 7 岁以下儿童中,接受了 1 次及以上体格检查的人数。

$$7 \text{ 岁以下儿童保健管理率} = \frac{\text{某地年内 7 岁以下儿童保健管理人数}}{\text{该地年内 7 岁以下儿童总数}} \times 100\%$$

注:保健管理人数指 7 岁以下儿童年内接受 1 次及以上体格检查的总人数。一个儿童当年如接受了几次查体,也只按 1 人计算。

2. 3岁以下儿童系统管理率 指某地年内每100名3岁以下儿童中,按年龄要求接受了儿童保健系统管理的人数。

$$3岁以下儿童系统管理率=\frac{某地年内3岁以下儿童保健系统管理儿童数}{该地年内3岁以下儿童总数}\times100\%$$

注:3岁以下儿童保健系统管理人数指3岁以下儿童年内按年龄要求接受4:2:1体检(城市)和3:2:1(农村)体检的总人数。

3. 新生儿访视率 指某地年内每100名新生儿中接受新生儿访视的人数。

$$新生儿访视率=\frac{某地年内接受访视的新生儿数}{某地年内活产数}\times100\%$$

注:新生儿访视指卫生保健人员亲自访视和检查新生儿,并进行卫生指导。

4. 儿童健康体检率 指某地某地区每100名应接受体检的儿童中接受健康体检的儿童数。

$$儿童健康体检率=\frac{某时期某地接受健康体检的儿童数}{同期该地区应接受体检的儿童总数}\times100\%$$

5. 计划免疫接种率及与预防接种有关的传染病发病率,参见第十一章免疫与免疫规划。

6. 口服补液疗法(ORT)使用率(ORT use rate) 指某地每100名5岁以下儿童患腹泻的病例中使用口服补液疗法的人数。

$$口服补液疗法使用率=\frac{5岁以下腹泻儿童使用ORS或家庭自制流食(或适当饮料)治疗的儿童数}{所有5岁以下腹泻儿童数}\times100\%$$

"家庭自制流食(或适当饮料)"包括家庭自制的米汤加盐、稀粥加盐(咸菜)、菜汤、家庭自制糖盐水;不包括单纯的白水、盐水或糖水。

第四节 儿童保健网络化信息管理

(一)网络化信息管理的意义

儿童保健服务与管理水平是衡量一个国家、社会全面发展的重要指标。从儿童保健事业的发展趋势看,发展网络化信息管理已势在必行。近十年来,儿童保健业务的内涵不断拓宽和深入,传统的手工监测与报告系统已经远远不能与之相适应。儿童保健服务面广量大,各种数据、报表、资料用手工统计速度慢、效率低、汇总分析不及时、数据质量问题多、得出信息也难以作为指导决策,因此,儿童保健信息管理自然从手工管理向自动化、网络化、数字化的方向发展;从分散、孤立、局部地解决问题向系统、网络、全局性地解决问题转变。儿童保健网络信息化建设也必然成为儿童疾病控制、预防保健和健康促进等各项工作现代化管理的关键要素,为各级儿童保健机构提供最大的工作便利。

儿童保健网络化信息管理是按照各级妇幼保健院(所、站)的特点,科学处理信息,建立网络化信息资源,使网络信息为儿童保健管理服务。这是儿童保健现代化信息管理建设的客观要求,是推进儿童保健信息管理的科学化、规范化和标准化的重要手段,也是评价儿童保健管理水平的重要指标。在儿童保健事业发展过程中,网络化系统管理必将改变儿童保健传统的工作和管理模式,极大地提高儿童保健信息系统的应用和管理水平,在儿童保健事业的发展中起到巨大的作用。

儿童保健信息的特点是监测对象多、使用表格多、检查项目多、检查地点变动多、持续时间长。健全标准化、规范化、网络化的儿童保健信息管理与服务系统,将极大地增强各级儿童保健管理与服务的功能与质量,可促进儿童保健信息的互联互通和数据共享,通过资源共享,可便利、快捷地了解基层儿童保健工作信息,包括工作完成的数量与质量,便于随时督促和指导。同时,可以加强上下级之间、同级医疗保健机构之间的业务交流,有利于解决存在的问题或不足,便于互相监督和帮助,提高工作效率与质量,提高政府部门对儿童保健工作的科学决策和应急指挥能力。因此,网络化的信息管理是儿童保健事业发展的必经之路,对当前及今后全国公共卫生信息化的建设和应用具有十分重大的意义。

(二)网络信息系统的构成及功能

儿童保健网络信息系统(child care network information system)是指依托计算机和网络技术,对儿童保健规范化服务过程中所产生的主要业务数据进行管理与处理,包括数据采集、处理、存储、分析、传输及交换,为卫生行政部门各级管理者提供决策依据和支持的管理系统。网络信息系统是儿童保健机构对其服务对象进行长期、连续的追踪管理和开展优质服务的基础,是儿童保健机构各类信息交换过程的总和,可形成上下级之间、不同机构间的互联互通和资源共享。该系统包括与上述信息处理过程有关的工作人员、机构、制度以及用于信息处理的手段,是实现儿童保健现代化信息管理建设的客观要求,也是儿童保健机构管理水平的重要标志。主要功能有:

1. **数据库** 数据库管理是信息系统的基础,也是实现各种高级功能的前提条件。其主要功能:数据库的建立、存储、修改、查询和统计报表的生成与汇总等。网络信息系统中含有大量数据库,实现数据传输和数据管理功能。

专业化的儿童保健网络信息系统,包括新生儿疾病筛查管理、儿童发育监测及健康体检管理(包括记录和管理儿童体检、生长发育评价、心理保健、喂养指导、眼保健、口腔保健、听力保健等)、高危儿管理、体弱儿管理、出生缺陷监测、5 岁以下儿童死亡报告管理等;此外,还可进行免疫管理(包括免疫档案管理、免疫通知、宣传资料、统计报表以及疫苗管理等)、流动儿童管理、儿童病案管理等,可实时掌握所在地区的儿童保健工作动态和工作数据,实现儿童保健管理的现代化和科学化。此外,可通过定期对信息系统的数据分析,对整个社区乃至全国的儿童保健概况进行描述和评价。

2. **评价和监测** 通过对不同地区儿童保健网络化信息进行横向比较,可以了解儿童群体的健康状况、儿童保健的地区差异,根据当地具体情况开展儿童保健服务,确定当地保健服务的优先领域、优先服务对象和服务内容,为增进当地儿童群体的健康有的放矢地开展工作;根据横断面调查还可确定某种疾病的危险因素,为开展疾病预防干预提供线索。此外,利用网络化信息系统还可对同一地区的儿童保健信息进行连续观察和纵向监测、比较,可对儿童群体健康状况、保健服务内容、质量进行评价,包括掌握儿童生长发育动态,揭示生长发育规律,系统深入地观察分析某些因素对生长发育的长期影响;还可以了解疾病的发生、发展以及因疾病而导致死亡的数据,了解当地儿童保健发展现状,预测未来儿童保健发展趋势,为开展决策提供信息支持。

此外,质控人员和管理者还可根据网络信息平台提供的数据信息和质控程序,对儿童保健服务的数据质量进行监督和评价,也可利用数据信息直接向管理对象调查社区儿童保健服务的满意度和规范性。通过主客观评估及时掌握辖区儿童保健工作的进度和质量,对存在问题督促整改,确保工作质量提高。

3. **统计信息**　儿童保健网络化信息系统数据库的设计,须包含较为简单的统计功能,统计内容包括儿童保健资源统计(机构、人力、经费、设备等软、硬件),还应包括儿童保健业务统计(儿童健康体检、疾病防治、计划生育、健康教育等)和儿童保健管理统计等。把采集到的儿童保健相关数据及时正确地录入后,就可按不同时段、不同单位、不同项目打印出各种统计报表,满足所有相关部门的信息需求和决策制定,既准确又便捷,也有利于总结经验和科学研究。

4. **预测、决策、实现资源共享**　网络信息管理系统,可把不同机构或保健人员工作记录的资料联系起来。主要内容应包括计划免疫、母乳喂养状况、体检及评价、疾病防治等,对于这些主要的数据信息,通过网络连接,可从宏观和微观水平上实时共享,将本地区所有的儿童保健机构的信息进行兼容、合并使其具有共享作用,便于筛选、预测和干预措施设计。同时在网络信息系统中,上级的儿童保健网可以给下级的儿童保健网提供业务指导和工作分配,上下级之间常规的业务往来、数据传输均可通过网络信息系统进行,可大大提高工作效率,实现网上办公。

信息是决策的基础,网络信息系统是提供儿童保健有效信息的重要手段,通过分析网络化信息的指标和数据,可获得比较准确的、可靠的反映儿童健康状况的基本资料,了解围产儿、5岁以下儿童死亡率、出生缺陷发生率,还可清晰反映儿童保健措施性工作的落实和指标完成情况,为制定儿童发展规划纲要的战略目标及评价其实施进展情况、为各级领导管理和决策提供可靠、完整、准确、科学的信息和重要参考,还可对疾病的发生、发展趋势进行预测,最大限度地提供预测信息。

儿童保健队伍和人才是网络信息化管理的依托。通过业务培训,可大大地提高儿童保健专业人才的信息化管理能力,促进保健队伍素质的提高,使他们成为既熟悉儿童保健业务又能够良好掌握网络化信息管理规程的年富力强的、新一代儿童保健人才。

（三）网络化信息管理的评价

网络信息管理评价是儿童保健网络信息管理与决策系统中不可缺少的环节。评价可以使我们了解儿童健康的需要及需求程度,掌握儿童保健资源(人力、经费、设备等)的利用状况,从而找出儿童保健工作的重点,使有限的卫生资源得到充分利用;还可及时发现儿童保健服务过程中出现的问题和偏差,有利于总结经验教训,并采取可行的措施;通过评价,还可以进一步提高儿童保健网络信息管理工作者的理论水平,实现儿童保健信息网络化管理的最大化。

评价的主要内容有:

1. **信息评价**　指对来自监测、年报等途径的信息的及时性、准确性、完整性、可靠性等进行评价,以改进儿童保健信息收集网络和收集途径,最大限度地发挥信息的作用。

2. **信息管理评价**　对儿童保健信息收集、传递、利用、决策的全过程进行评价,使信息管理活动始终处于令人满意的状态,保证信息管理目标的实现。

3. **服务评价**　对儿童的服务需求、利用的过程进行全面评价,以判断儿童保健服务能否满足人群需要,能否根据需要及时改进服务,满足服务对象的需求。

4. **机构评价**　儿童保健机构既是完成信息收集的主要单位和实现儿童保健服务的基层单位,也是信息管理的主体,承担着双重任务。因此,儿童保健机构硬件和软件的设置是否合理,直接关系到上述各项任务是否能按时完成,是评价的主要内容。

（武丽杰）

主要参考文献

1. Benoit D. Infant-parent attachment：Definition，types，antecedents，measurement and outcome. Paediatr Child Health，2004，9（8）：541-545

2. Wagner CL，Greer FR. American Academy of Pediatrics，Section Breastfeeding American Academy of Pediatrics Committee on Nutrition. Prevention of rickets and vitamin D deficiency in infants，children，and adolescents. Pediatrics，2008，122（5）：1142-1152

3. Gilbert R，Widom CS，Browne K，et al. Burden and consequences of child maltreatment in high-income countries. Lancet，2009，373（9657）：68-81

4. Mahle WT，Newburger JW，Matherne GP，et al. Role of pulse oximetry in examining newborns for congenital heart disease：a scientific statement from the AHA and AAP. Pediatrics，2009，124：823-836

5. Doyle LW，Anderson PJ. Adult outcome of extremely preterm infants. Pediatrics，2010，126：342

6. Murray CJ，Vos T，Lozano R，et al. Disability-adjusted life years（DALYs）for 291 diseases and injuries in 21 regions，1990-2010：a systematic analysis for the Global Burden of Disease Study 2010. Lancet，2012，380（9859）：2197-2223

7. Akmatov MK. Child abuse in 28 developing and transitional countries-results from the Multiple Indicator Cluster Surveys. Int J Epidemiol，2011，40（1）：219-227

8. Chen J，Stahl A，Hellstrom A，et al. Current update on retinopathy of prematurity：screening and treatment. Current Opinion in Pediatrics，2011，23（2）：173-178

9. McGowan JE，Alderdice FA，Holmes VA，et al. Early Childhood Development of Late-Preterm Infants：A Systematic Review. Pediatrics，2011，127：1111

10. McAnulty G，Duffy FH，Kosta S，et al. School-age effects of the newborn individualized developmental care and assessment program for preterm infants with intrauterine growth restriction：preliminary findings. BMC Pediatrics，2013，13：25

11. Bronson GW. Self-Regulation in Early Childhood：Nature and Nurture. New York：Guilford press，2000

12. Shonkoff JP，Phillips DA. The Science of Early Childhood Development-from Neurons to Neighborhoods. Washington. D. C：National Academy Press，2000

13. Ronald E. Kleinman. Pediatric Nutrition Handbook. 5th ed. American Academy of Pediatrics，2004

14. Wiener JM，Dulcan MK. Textbook of Child and Adolescent Psychiatry. 3rd ed. Washington，DC：The American Psychiatric Publishing Inc，2004

15. WHO/UNICEF. Indicators for assessing infant and young child feeding practices. Geneva：World Health Organization，2007

16. Greer FR，Bhatia JJS，Daniels SR，et al. Pediatric nutrition handbook. 6th ed. USA：American Academy of Pediatrics，2009

17. Judith E. Brown，Janet S. Isaacs，U. Beate Krinke，et al. Wooldridge. Nutrition Through The Life Cycle. 4th ed. USA：Cengage Learning，2010

18. Robert M，Kliegman. Nelson Textbook of Pediatrics. 19th ed. W. B：Sunders Company，2011

19. Kliegman RM. Nelson Textbook of Pediatrics. 19th ed. Philadelphia：Saurder，2012

419

20. WHO/UNICEF. Care for Child Development. Geneva：World Health Organization,2012

21. 《中华儿科杂志》编辑委员会、中华医学会儿科学分会儿童保健学组、全国佝偻病防治科研协作组. 维生素 D 缺乏性佝偻病防治建议. 中华儿科杂志,2008,46(3):190

22. 中国肥胖问题工作组. 中国学龄儿童青少年超重、肥胖筛查 BMI 值分类标准. 中华流行病学杂志,2004, 2:97-102

23. 李雪荣. 儿童行为与情绪障碍. 上海:上海科学技术出版社,1987

24. 石淑华. 儿童保健学. 第 2 版. 北京:人民卫生出版社,2005

25. 田勇泉. 耳鼻咽喉头颈外科学. 第 8 版. 北京:人民卫生出版社,2013

26. 黎海芪,毛萌. 儿童保健学. 北京:人民卫生出版社,2009

27. 王卫平. 儿科学. 北京:人民卫生出版社,2013

28. 中国儿童发展纲要(2011—2020 年). 国务院 http://www.gov.cn/zwgk/2011~08/08/content_1920457. htm

29. 沈晓明,金星明. 发育和行为儿科学. 南京：江苏科学技术出版社,2003

30. 朱宗涵. 医学科学和系统复杂性研究. 系统仿真学报,2002,14(11):1425-1428

31. Marjorie J. Kostelnik. 儿童社会性发展指南——理论到实践. 北京:人民教育出版社,2009

32. 顾景范,杜寿玢,查良锭,等. 现代临床营养学. 北京:科学出版社,2003

33. 陶国泰. 儿童少年精神医学. 南京:江苏科学技术出版社,1999

34. 沈晓明,金星明. 发育和行为儿科学. 南京:江苏科学技术出版社,2003

35. 王令仪. 儿童保健学. 北京:科学出版社,1997

36. 刘湘芸. 儿童保健学. 北京:人民卫生出版社,1999

37. 刘湘云,林传家,薛沁冰,等. 儿童保健学. 南京:江苏科学技术出版社,2000

38. 沈晓明. 新生儿听力筛查. 北京:人民卫生出版社,2004

39. 王声涌. 伤害流行病学. 北京:人民卫生出版社,2003

附录 世界卫生组织（WHO）推荐0～6岁 儿童身高、体重参考值及评价标准

附表1 0～36个月男孩的年龄身高（cm）表（卧位）（均值 $\bar{x} \pm s$）

年龄（月）	-3s	-2s	-1s	平均值	+1s	+2s	+3s
0	43.6	45.9	48.2	50.5	52.8	55.1	57.4
1	47.2	49.7	52.1	54.6	57.0	59.5	61.9
2	50.4	52.9	55.5	58.1	60.7	63.2	65.8
3	53.2	55.8	58.5	61.1	63.7	66.4	69.0
4	55.6	58.3	61.0	63.7	66.4	69.1	71.7
5	57.8	60.5	63.2	65.9	68.6	71.3	74.0
6	59.8	62.4	65.1	67.8	70.5	73.2	75.9
7	61.5	64.1	66.8	69.5	72.2	74.8	77.5
8	63.0	65.7	68.3	71.0	73.6	76.3	78.9
9	64.4	67.0	69.7	72.3	75.0	77.6	80.3
10	65.7	68.3	71.0	73.6	78.3	78.9	91.6
11	66.9	69.6	72.2	74.9	77.5	80.2	82.9
12	68.0	70.7	73.4	76.1	78.8	81.5	84.2
13	69.0	71.8	74.5	77.2	80.0	82.7	85.5
14	70.0	72.8	75.6	78.3	81.1	83.9	86.7
15	70.9	73.7	76.6	79.4	82.3	85.1	88.0
16	71.7	74.6	77.5	80.4	83.4	86.3	89.2
17	72.5	75.5	78.5	81.4	84.4	87.4	90.4
18	73.3	76.3	79.4	82.4	85.4	88.5	91.5
19	74.0	77.1	80.2	83.3	86.4	89.5	92.7
20	74.7	77.9	81.1	84.2	87.4	90.6	93.8
21	75.4	78.7	81.9	85.1	88.4	91.6	94.8
22	76.1	79.4	82.7	86.0	89.3	92.5	95.8
23	76.8	80.2	83.5	86.8	90.2	93.5	96.8
24	77.5	80.9	84.3	87.6	91.0	94.4	97.7
25	78.3	81.7	85.1	88.5	91.8	95.2	98.6
26	79.0	82.4	85.8	89.2	92.7	96.1	99.5

续表

年龄（月）	−3s	−2s	−1s	平均值	+1s	+2s	+3s
27	79.8	83.2	86.6	90.0	93.4	96.9	100.3
28	80.5	83.9	87.4	90.8	94.2	97.6	101.1
29	81.3	84.7	88.1	91.6	95.0	98.4	101.8
30	82.0	85.4	88.9	92.3	95.7	99.2	102.6
31	82.7	86.2	89.6	93.0	96.5	99.9	103.3
32	83.4	86.9	90.3	93.7	97.2	100.6	104.1
33	84.1	87.6	91.0	94.5	97.9	101.4	104.8
34	84.7	88.2	91.7	95.2	98.6	102.1	105.6
35	85.4	88.8	92.3	95.8	99.3	102.8	106.3
36	85.9	89.4	93.0	96.5	100.1	103.6	107.1

附表2　3~6岁男孩的年龄身高（cm）表（立位）（均值 $\bar{x}\pm s$ ）

年龄（岁）		−3s	−2s	−1s	平均值	+1s	+2s	+3s
3	0	83.5	87.3	91.1	94.9	98.7	102.5	106.3
3	1	84.1	87.9	91.8	95.6	99.5	103.3	107.2
3	2	84.7	88.6	92.4	96.3	100.2	104.1	108.0
3	3	85.2	89.2	93.1	97.0	101.0	104.9	108.8
3	4	85.8	89.8	93.8	97.7	101.7	105.7	109.7
3	5	86.4	90.4	94.4	98.4	102.4	106.4	110.5
3	6	86.9	91.0	95.0	99.1	103.1	107.2	111.2
3	7	87.5	91.6	95.7	99.7	103.8	107.9	112.0
3	8	88.0	92.1	96.3	100.4	104.5	108.7	112.8
3	9	88.6	92.7	96.9	101.0	105.2	109.4	113.5
3	10	89.1	93.3	97.5	101.7	105.9	110.1	114.3
3	11	89.6	93.9	98.1	102.3	106.6	110.8	115.0
4	0	90.2	94.4	98.7	102.9	107.2	111.5	115.7
4	1	90.7	95.0	99.3	103.6	107.9	112.2	116.5
4	2	91.2	95.5	99.9	104.5	108.5	112.8	117.2
4	3	91.7	96.1	100.4	104.8	109.1	113.5	117.8
4	4	92.2	96.6	101.0	105.4	109.8	114.2	118.5
4	5	92.7	97.1	101.6	106.0	110.4	114.8	119.2
4	6	93.2	97.7	102.1	106.6	111.0	115.4	119.9
4	7	93.7	98.2	102.7	107.1	111.6	116.1	120.5
4	8	94.2	98.7	103.2	107.7	112.2	116.7	121.2
4	9	94.7	99.2	103.7	108.3	112.8	117.3	121.8
4	10	95.2	99.7	104.3	108.8	113.4	117.9	122.5
4	11	95.7	100.2	104.8	109.4	114.0	118.5	123.1
5	0	96.1	100.7	105.3	109.9	114.5	119.1	123.7

续表

年龄（岁）		−3s	−2s	−1s	平均值	+1s	+2s	+3s
5	1	96.6	101.2	105.8	110.5	115.1	119.7	124.3
5	2	97.1	101.7	106.4	111.0	115.6	120.3	124.9
5	3	97.5	102.2	106.9	111.5	116.2	120.9	125.5
5	4	98.0	102.7	107.4	112.1	116.8	121.4	126.1
5	5	98.4	103.2	107.9	112.6	117.3	122.0	126.7
5	6	98.9	103.6	108.4	113.1	117.8	122.6	127.3
5	7	99.3	104.1	108.9	113.6	118.4	123.1	127.9
5	8	99.8	104.6	109.3	114.1	118.9	123.7	128.4
5	9	100.2	105.0	109.8	114.6	119.4	124.2	129.0
5	10	100.7	105.5	110.3	115.1	119.9	124.7	129.6
5	11	101.1	105.9	110.8	115.6	120.4	125.3	130.1
6	0	101.5	106.4	111.2	116.1	121.0	125.8	130.7
6	1	101.9	106.8	111.7	116.6	121.5	126.3	131.2
6	2	102.4	107.3	112.2	117.1	122.0	126.9	131.0
6	3	102.8	107.7	112.6	117.5	122.5	127.4	132.0
6	4	103.2	108.1	113.1	118.0	123.0	127.9	132.0
6	5	103.6	108.6	113.5	118.5	123.4	128.4	133.4
6	6	104.0	109.0	114.0	119.0	123.9	128.9	133.9
6	7	104.4	109.4	114.4	119.4	124.4	129.4	134.4
6	8	104.8	109.8	114.9	119.9	124.9	129.9	134.9
6	9	105.2	110.3	115.3	120.3	125.4	130.4	135.4
6	10	105.6	110.7	115.7	120.8	125.8	130.9	136.0
6	11	106.0	111.1	116.2	121.2	126.3	131.4	136.5

附表3 0～36个月女孩的年龄身高（cm）表（卧位）（均值 $\bar{x}\pm s$ ）

年龄（月）	−3s	−2s	−1s	平均值	+1s	+2s	+3s
0	43.4	45.5	47.4	49.9	52.0	54.2	56.4
1	46.7	49.0	51.2	53.5	55.8	58.1	60.4
2	49.6	52.0	54.4	56.8	59.2	61.6	64.0
3	52.1	54.6	57.1	59.5	62.0	64.5	67.0
4	54.3	56.9	59.4	62.0	64.5	67.1	69.6
5	56.3	58.9	61.5	64.1	66.7	69.3	71.9
6	58.0	60.6	63.3	65.9	68.6	71.2	73.9
7	59.5	62.2	64.9	67.6	70.2	72.9	75.6
8	60.9	63.7	66.4	69.1	71.8	74.5	77.2
9	62.2	65.0	67.7	70.4	73.2	75.9	78.7
10	63.5	66.2	69.0	71.8	74.5	77.3	80.1
11	64.7	67.5	70.3	73.1	75.9	78.7	81.5

续表

年龄（月）	-3s	-2s	-1s	平均值	+1s	+2s	+3s
12	65.8	68.6	71.5	74.3	77.1	80.0	82.8
13	66.9	69.8	72.6	75.5	78.4	81.2	84.1
14	67.9	70.8	73.7	76.7	79.6	82.5	85.4
15	68.9	71.9	74.8	77.8	80.7	83.7	86.6
16	69.9	72.9	75.9	78.9	81.8	84.8	87.8
17	70.8	73.8	76.9	79.9	82.9	86.0	89.0
18	71.7	74.8	77.9	80.9	84.0	87.1	90.1
19	72.6	75.7	78.8	81.9	85.0	88.1	91.2
20	73.4	76.6	79.7	82.9	86.0	89.2	92.3
21	74.3	77.4	80.6	83.8	87.0	90.2	93.4
22	75.1	78.3	81.5	84.7	87.9	91.1	94.4
23	75.9	79.1	82.4	85.6	88.9	92.1	95.3
24	76.6	79.9	83.2	86.5	89.8	93.0	96.3
25	77.4	80.7	84.0	87.3	90.6	93.9	97.2
26	78.2	81.5	84.8	88.2	91.5	94.8	98.1
27	78.9	82.3	85.6	89.0	92.3	95.7	99.0
28	79.7	83.0	86.4	89.8	93.1	96.5	99.9
29	80.4	83.8	87.2	90.6	93.9	97.3	100.7
30	81.1	84.5	87.9	91.3	94.7	98.1	101.5
31	81.8	85.2	88.6	92.1	95.5	98.9	102.4
32	82.4	85.9	89.3	92.8	96.3	99.7	103.2
33	83.1	86.6	90.0	93.5	97.0	100.5	104.0
34	83.7	87.2	90.7	94.2	97.7	101.2	104.7
35	84.3	87.8	91.4	94.9	98.4	102.0	105.5
36	84.8	88.4	92.0	95.6	99.1	102.7	106.3

附表4　3～6岁女孩的年龄身高（cm）表（立位）（均值$\bar{x}\pm s$）

年龄（岁）		-3s	-2s	-1s	平均值	+1s	+2s	+3s
3	0	82.8	86.5	90.2	93.9	97.6	101.4	105.1
3	1	83.4	87.1	90.9	94.6	98.4	102.1	105.9
3	2	84.0	87.7	91.5	95.3	99.1	102.9	106.6
3	3	84.5	88.4	92.2	96.0	99.8	103.6	107.4
3	4	85.1	89.0	92.8	96.6	100.5	104.3	108.2
3	5	85.7	89.6	93.4	97.3	101.2	105.0	108.9
3	6	86.3	90.2	94.0	97.9	101.8	105.7	109.6
3	7	86.8	90.7	94.7	98.6	102.5	106.4	110.3
3	8	87.4	91.3	95.3	99.2	103.1	107.1	111.0
3	9	87.9	91.9	95.8	99.8	103.8	107.8	111.7

续表

年龄（岁）		−3s	−2s	−1s	平均值	+1s	+2s	+3s
3	10	88.4	92.4	96.4	100.4	104.4	108.4	112.4
3	11	89.0	93.0	97.0	101.0	105.1	109.1	113.1
4	0	89.5	93.5	97.6	101.6	105.7	109.7	113.8
4	1	90.0	94.1	98.1	102.2	106.3	110.4	114.4
4	2	90.5	94.6	98.7	102.8	106.9	111.0	115.1
4	3	91.0	95.1	99.3	103.4	107.5	111.6	115.8
4	4	91.5	95.6	99.8	104.0	108.1	112.3	116.4
4	5	92.0	96.1	100.3	104.5	108.7	112.9	117.1
4	6	92.4	96.7	100.9	105.1	109.3	113.5	117.7
4	7	92.9	97.1	101.4	105.6	109.9	114.1	118.4
4	8	93.4	97.6	101.9	106.2	110.5	114.8	119.0
4	9	93.8	98.1	102.4	106.7	111.1	115.4	119.7
4	10	94.3	98.6	102.9	107.3	111.6	116.0	120.3
4	11	94.7	99.1	103.5	107.8	112.2	116.6	121.0
5	0	95.1	99.5	104.0	108.4	112.8	117.2	121.6
5	1	95.5	100.0	104.5	108.9	113.4	117.8	122.3
5	2	96.0	100.5	105.0	109.5	113.9	118.4	122.9
5	3	96.4	100.9	105.4	110.0	114.5	119.1	123.6
5	4	96.8	101.4	105.9	110.5	115.1	119.7	124.2
5	5	97.2	101.8	106.4	111.0	115.7	120.3	124.9
5	6	97.6	102.2	106.9	111.6	116.2	120.9	125.5
5	7	98.0	102.7	107.4	112.1	116.8	121.5	126.2
5	8	98.4	103.1	107.9	112.6	117.3	122.1	126.8
5	9	98.8	103.5	108.3	113.1	117.9	122.7	127.5
5	10	99.1	104.0	108.8	113.6	118.4	123.3	128.1
5	11	99.5	104.4	109.3	114.1	119.0	123.9	128.7
6	0	99.9	104.8	109.7	114.6	119.6	124.5	129.4
6	1	100.2	105.2	110.2	115.1	120.1	125.1	130.0
6	2	100.6	105.6	110.6	115.6	120.6	125.7	130.7
6	3	101.0	106.0	111.1	116.1	121.2	126.3	131.3
6	4	101.3	106.4	111.5	116.6	121.7	126.8	131.9
6	5	101.7	106.8	112.0	117.1	122.3	127.4	132.6
6	6	102.0	107.2	112.4	117.6	122.8	128.0	133.2
6	7	102.4	107.6	112.9	118.1	123.4	128.6	133.9
6	8	102.7	108.0	113.3	118.6	123.9	129.2	134.5
6	9	103.1	108.4	113.8	119.1	124.4	129.8	135.1
6	10	103.4	108.8	114.2	119.6	125.0	130.4	135.8
6	11	103.8	109.2	114.7	120.1	125.5	131.0	136.4

附表5　0～36个月男孩的年龄体重（kg）表（均值x̄±s）

年龄（月）	-3s	-2s	-1s	平均值	+1s	+2s	+3s
0	2.0	2.4	2.9	3.3	3.8	4.3	4.8
1	2.2	2.9	3.6	4.3	5.0	5.6	6.3
2	2.6	3.5	4.3	5.2	6.0	6.8	7.6
3	3.1	4.1	5.0	6.0	6.9	7.7	8.6
4	3.7	4.7	5.7	6.7	7.6	8.5	9.4
5	4.3	5.3	6.3	7.3	8.2	9.2	10.1
6	4.9	5.9	6.9	7.8	8.8	9.8	10.8
7	5.4	6.4	7.4	8.3	9.3	10.3	11.3
8	5.9	6.9	7.8	8.8	9.8	10.8	11.8
9	6.3	7.2	8.2	9.2	10.2	11.3	12.3
10	6.6	7.6	8.6	9.5	10.6	11.7	12.7
11	6.9	7.9	8.9	9.9	10.9	12.0	13.1
12	7.1	8.1	9.1	10.2	11.3	12.4	13.5
13	7.3	8.3	9.4	10.4	11.5	12.7	13.8
14	7.5	8.5	9.6	10.7	11.8	13.0	14.1
15	7.6	8.7	9.8	10.9	12.0	13.2	14.4
16	7.7	8.8	10.0	11.1	12.3	13.5	14.7
17	7.8	9.0	10.1	11.3	12.5	13.7	14.9
18	7.9	9.1	10.3	11.5	12.7	13.9	15.2
19	8.0	9.2	10.5	11.7	12.9	14.1	15.4
20	8.1	9.4	10.6	11.8	13.1	14.4	15.6
21	8.3	9.5	10.8	12.0	13.3	14.6	15.8
22	8.4	9.7	10.9	12.2	13.5	14.8	16.0
23	8.5	9.8	11.1	12.4	13.7	15.0	16.3
24	8.6	9.9	11.3	12.6	13.9	15.2	16.5
25	8.7	10.1	11.4	12.8	14.1	15.4	16.7
26	8.8	10.2	11.6	13.0	14.3	15.6	16.9
27	8.9	10.3	11.7	13.1	14.5	15.8	17.1
28	9.1	10.5	11.9	13.3	14.6	16.0	17.3
29	9.2	10.6	12.1	13.5	14.8	16.2	17.5
30	9.3	10.8	12.2	13.7	15.0	16.4	17.7
31	9.4	10.9	12.4	13.8	15.2	16.6	17.9
32	9.5	11.0	12.5	14.0	15.4	16.8	18.2
33	9.7	11.2	12.7	14.2	15.6	17.0	18.4
34	9.8	11.3	12.8	14.4	15.8	17.2	18.6
35	9.9	11.4	13.0	14.5	16.0	17.4	18.9
36	10.0	11.6	13.1	14.7	16.2	17.7	19.1

附表6 3～6岁男孩的年龄体重（kg）表（均值x̄±s）

年龄（岁）		-3s	-2s	-1s	平均值	+1s	+2s	+3s
3	0	9.8	11.4	13.0	14.6	16.4	18.3	20.1
3	1	9.9	11.5	13.2	14.8	16.6	18.5	20.3
3	2	10.0	11.7	13.3	15.0	16.8	18.7	20.5
3	3	10.1	11.8	13.5	15.2	17.0	18.9	20.7
3	4	10.2	11.9	13.6	15.3	17.2	19.1	21.0
3	5	10.3	12.0	13.8	15.5	17.4	19.3	21.2
3	6	10.4	12.1	13.9	15.7	17.6	19.5	21.4
3	7	10.5	12.3	14.1	15.8	17.8	19.7	21.7
3	8	10.6	12.4	14.2	16.0	18.0	19.9	21.9
3	9	10.7	12.5	14.4	16.2	18.2	20.1	22.1
3	10	10.8	12.6	14.5	16.4	18.4	20.4	22.4
3	11	10.9	12.8	14.6	16.5	18.6	20.6	22.6
4	0	11.0	12.9	14.8	16.7	18.7	20.8	22.8
4	1	11.1	13.0	14.9	16.9	18.9	21.0	23.1
4	2	11.2	13.1	15.1	17.0	19.1	21.2	23.3
4	3	11.3	13.3	15.2	17.2	19.3	21.4	23.6
4	4	11.4	13.4	15.4	17.4	19.5	21.7	23.8
4	5	11.5	13.5	15.5	17.5	19.7	21.9	24.1
4	6	11.6	13.7	15.7	17.7	19.9	22.1	24.3
4	7	11.8	13.8	15.8	17.9	20.1	22.3	24.6
4	8	11.9	13.9	16.0	18.0	20.3	22.6	24.8
4	9	12.0	14.0	16.1	18.2	20.5	22.8	25.1
4	10	12.1	14.2	16.3	18.3	20.7	23.0	25.4
4	11	12.2	14.3	16.4	18.5	20.9	23.3	25.6
5	0	12.3	14.4	16.6	18.7	21.1	23.5	25.9
5	1	12.4	14.6	16.7	18.8	21.3	23.7	26.2
5	2	12.6	14.7	16.9	19.0	21.5	24.0	26.5
5	3	12.7	14.8	17.0	19.2	21.7	24.2	26.7
5	4	12.8	15.0	17.1	19.3	21.9	24.5	27.0
5	5	12.9	15.1	17.3	19.5	22.1	24.7	27.3
5	6	13.0	15.2	17.4	19.7	22.3	25.0	27.6
5	7	13.1	15.4	17.6	19.8	22.5	25.2	27.9
5	8	13.2	15.5	17.7	20.0	22.7	25.5	28.2
5	9	13.4	15.6	17.9	20.2	23.0	25.7	28.5
5	10	13.5	15.8	18.0	20.3	23.2	26.0	28.9
5	11	13.6	15.9	18.2	20.5	23.4	26.3	29.2
6	0	13.7	16.0	18.4	20.7	23.6	26.6	29.5

续表

年龄（岁）		−3s	−2s	−1s	平均值	+1s	+2s	+3s
6	1	13.8	16.2	18.5	20.9	23.8	26.8	29.8
6	2	13.9	16.3	18.7	21.0	24.1	27.1	30.2
6	3	14.0	16.4	18.8	21.2	24.3	27.4	30.5
6	4	14.1	16.5	19.0	21.4	24.5	27.7	30.9
6	5	14.2	16.7	19.1	21.6	24.8	28.0	31.2
6	6	14.3	16.8	19.3	21.7	25.0	28.3	31.6
6	7	14.4	16.9	19.4	21.9	25.3	28.6	31.9
6	8	14.6	17.1	19.6	22.1	25.5	28.9	32.3
6	9	14.7	17.2	19.7	22.3	25.8	29.2	32.7
6	10	14.8	17.3	19.9	22.5	26.0	29.5	33.1
6	11	14.9	17.5	20.1	22.7	26.3	29.9	33.5

附表7　0～36个月女孩的年龄体重（kg）表（均值 $\bar{x} \pm s$）

年龄（月）	−3s	−2s	−1s	平均值	+1s	+2s	+3s
0	1.8	2.2	2.7	3.2	3.6	4.0	4.3
1	2.2	2.8	3.4	4.0	4.5	5.1	5.6
2	2.7	3.3	4.0	4.7	5.4	6.1	6.7
3	3.2	3.9	4.7	5.4	6.2	7.0	7.7
4	3.7	4.5	5.3	6.0	6.9	7.7	8.6
5	4.1	5.0	5.8	6.7	7.5	8.4	9.3
6	4.6	5.5	6.3	7.2	8.1	9.0	10.0
7	5.0	5.9	6.8	7.7	8.7	9.6	10.5
8	5.3	6.3	7.2	7.2	9.1	10.1	11.1
9	5.7	6.6	7.6	8.6	9.6	10.5	11.5
10	5.9	6.9	7.9	8.9	9.9	10.9	11.9
11	6.2	7.2	8.2	9.2	10.3	11.3	12.3
12	6.4	7.4	8.5	9.5	10.6	11.6	12.7
13	6.6	7.6	8.7	9.8	10.8	11.9	13.0
14	6.7	7.8	8.9	10.0	11.1	12.2	13.2
15	6.9	8.0	9.1	10.2	11.3	12.4	13.5
16	7.0	8.2	9.3	10.4	11.5	12.6	13.7
17	7.2	8.3	9.5	10.6	11.8	12.9	14.0
18	7.3	8.5	9.7	10.8	12.0	13.1	14.2
19	7.5	8.6	9.8	11.0	12.2	13.3	14.5
20	7.6	8.8	10.0	11.2	12.4	13.5	14.7
21	7.7	9.0	10.2	11.4	12.6	13.8	15.0
22	7.9	9.1	10.3	11.5	12.8	14.0	15.2
23	8.0	9.3	10.5	11.7	13.0	14.2	15.5

续表

年龄（月）	-3s	-2s	-1s	平均值	+1s	+2s	+3s
24	8.2	9.4	10.7	11.9	13.2	14.5	15.8
25	8.3	9.6	10.8	12.1	13.4	14.7	16.0
26	8.5	9.7	11.0	12.3	13.6	14.9	16.3
27	8.6	9.9	11.2	12.4	13.8	15.2	16.6
28	8.8	10.1	11.3	12.6	14.0	15.4	16.8
29	8.9	10.2	11.5	12.8	14.2	15.6	17.1
30	9.1	10.3	11.6	12.9	14.4	15.9	17.3
31	9.2	10.5	11.8	13.1	14.6	16.1	17.6
32	9.3	10.6	11.9	13.3	14.8	16.3	17.8
33	9.4	10.7	12.1	13.4	15.0	16.5	18.1
34	9.5	10.9	12.2	13.6	15.2	16.7	18.3
35	9.6	11.0	12.4	13.8	15.4	16.9	18.5
36	9.7	11.1	12.5	13.9	15.5	17.1	18.8

附表8 3～6岁女孩的年龄体重（kg）表（均值 x̄±s）

年龄（岁）		-3s	-2s	-1s	平均值	+1s	+2s	+3s
3	0	9.7	11.2	12.6	14.1	16.1	18.0	20.0
3	1	9.8	11.3	12.8	14.3	16.3	18.3	20.2
3	2	9.9	11.4	12.9	14.4	16.5	18.5	20.5
3	3	10.0	11.5	13.1	14.6	16.7	18.7	20.8
3	4	10.1	11.6	13.2	14.8	16.9	19.0	21.1
3	5	10.2	11.8	13.3	14.9	17.0	19.2	21.3
3	6	10.3	11.9	13.5	15.1	17.2	19.4	21.6
3	7	10.4	12.0	13.6	15.2	17.4	19.6	21.8
3	8	10.5	12.1	13.7	15.4	17.6	19.8	22.1
3	9	10.6	12.2	13.9	15.5	17.8	20.1	22.3
3	10	10.7	12.3	14.0	15.7	18.0	20.3	22.6
3	11	10.8	12.4	14.1	15.8	18.1	20.5	22.8
4	0	10.9	12.6	14.3	16.0	18.3	20.7	23.1
4	1	10.9	12.7	14.4	16.1	18.5	20.9	23.3
4	2	11.0	12.8	14.5	16.2	18.7	21.1	23.5
4	3	11.1	12.9	14.6	16.4	18.9	21.3	23.8
4	4	11.2	13.0	14.8	16.5	19.0	21.5	24.0
4	5	11.3	13.1	14.9	16.7	19.2	21.7	24.3
4	6	11.4	13.2	15.0	16.8	19.4	21.9	24.5
4	7	11.5	13.3	15.1	17.0	19.6	22.2	24.8
4	8	11.5	13.4	15.2	17.1	19.7	22.4	25.0
4	9	11.6	13.5	15.4	17.2	19.9	22.6	25.3

续表

年龄（岁）		−3s	−2s	−1s	平均值	+1s	+2s	+3s
4	10	11.7	13.6	15.5	17.4	20.1	22.8	25.5
4	11	11.8	13.7	15.6	17.5	20.3	23.0	25.8
5	0	11.9	13.8	15.7	17.7	20.4	23.2	26.0
5	1	11.9	13.9	15.9	17.8	20.6	23.5	26.3
5	2	12.0	14.0	16.0	18.0	20.0	23.7	26.5
5	3	12.1	14.1	16.1	18.1	21.0	23.9	26.8
5	4	12.2	14.2	16.2	18.3	21.2	24.1	27.1
5	5	12.2	14.3	16.4	18.4	21.4	24.4	27.4
5	6	12.3	14.4	16.5	18.6	21.6	24.6	27.7
5	7	12.4	14.5	16.6	18.7	21.8	24.9	28.0
5	8	12.5	14.6	16.7	18.9	22.0	25.1	28.3
5	9	12.5	14.7	16.9	19.0	22.2	25.4	28.6
5	10	12.6	14.8	17.0	19.2	22.4	25.7	28.9
5	11	12.7	14.9	17.1	19.4	22.6	25.9	29.2
6	0	12.8	15.0	17.3	19.5	22.9	26.2	29.6
6	1	12.8	15.1	17.4	19.7	23.1	26.5	29.9
6	2	12.9	15.2	17.5	19.9	23.3	26.8	30.2
6	3	13.0	15.3	17.7	20.0	23.6	27.1	30.6
6	4	13.0	15.4	17.8	20.2	23.6	27.4	31.0
6	5	13.1	15.5	18.0	20.4	24.1	27.7	31.4
6	6	13.2	15.7	18.1	20.6	24.3	28.0	31.8
6	7	13.2	15.8	18.3	20.8	24.6	28.4	32.2
6	8	13.3	15.9	18.4	21.0	24.9	28.7	32.6
6	9	13.4	16.0	18.6	21.2	25.1	29.1	33.0
6	10	13.4	16.1	18.8	21.4	25.4	29.4	33.5
6	11	13.5	16.2	18.9	21.6	25.7	29.8	33.9

附表9 身高49～103cm 男孩的身高体重（kg）表（卧位）（均值 $\bar{x}\pm s$）

身高（cm）	−3s	−2s	−1s	平均值	+1s	+2s	+3s
49.0	2.1	2.5	2.8	3.1	3.7	4.2	4.7
49.5	2.1	2.5	2.9	3.2	3.7	4.3	4.8
50.0	2.2	2.5	2.9	3.3	3.8	4.4	4.9
50.5	2.2	2.6	3.0	3.4	3.9	4.5	5.0
51.0	2.2	2.6	3.1	3.5	4.0	4.6	5.1
51.5	2.3	2.7	3.1	3.6	4.1	4.7	5.2
52.0	2.3	2.8	3.2	3.7	4.2	4.8	5.4
52.5	2.4	2.8	3.3	3.8	4.3	4.9	5.5
53.0	2.4	2.9	3.4	3.9	4.5	5.0	5.6

续表

身高（cm）	−3s	−2s	−1s	平均值	+1s	+2s	+3s
53.5	2.5	3.0	3.5	4.0	4.6	5.2	5.8
54.0	2.6	3.1	3.6	4.1	4.7	5.3	5.9
54.5	2.6	3.2	3.7	4.2	4.8	5.4	6.0
55.0	2.7	3.3	3.8	4.3	5.0	5.6	6.2
55.5	2.8	3.3	3.9	4.5	5.1	5.7	6.3
56.0	2.9	3.5	4.0	4.6	5.2	5.9	6.5
56.5	3.0	3.6	4.1	4.7	5.4	6.0	6.6
57.0	3.1	3.7	4.3	4.8	5.5	6.1	6.8
57.5	3.2	3.8	4.4	5.0	5.6	6.3	7.0
58.0	3.3	3.9	4.5	5.1	5.8	6.4	7.1
58.5	3.4	4.0	4.6	5.2	5.9	6.5	7.3
59.0	3.5	4.1	4.8	5.4	6.1	6.7	7.4
59.5	3.6	4.2	4.9	5.5	6.2	6.9	7.6
60.0	3.7	4.4	5.0	5.7	6.4	7.1	7.8
60.5	3.8	4.5	5.1	5.8	6.5	7.2	7.9
61.0	4.0	4.6	5.3	5.9	6.7	7.4	8.1
61.5	4.1	4.8	5.4	6.1	6.8	7.5	8.3
62.0	4.2	4.9	5.6	6.2	7.0	7.7	8.4
62.5	4.3	5.0	5.7	6.4	7.1	7.8	8.6
63.0	4.5	5.2	5.8	6.5	7.3	8.0	8.8
63.5	4.6	5.3	6.0	6.7	7.4	8.2	8.9
64.0	4.7	5.4	6.1	6.8	7.6	8.3	9.1
64.5	4.9	5.6	6.3	7.0	7.7	8.5	9.3
65.0	5.0	5.7	6.4	7.1	7.9	8.7	9.4
65.5	5.1	5.8	6.5	7.3	8.0	8.8	9.6
66.0	5.3	6.0	6.7	7.4	8.2	9.0	9.9
66.5	5.4	6.1	6.8	7.6	8.3	9.1	9.9
67.0	5.5	6.2	7.0	7.7	8.5	9.3	10.1
67.5	5.7	6.4	7.1	7.8	8.6	9.5	10.3
68.0	5.8	6.5	7.3	8.0	8.8	9.6	10.4
68.5	5.9	6.6	7.4	8.1	8.9	9.8	10.6
69.0	6.0	6.8	7.5	8.3	9.1	9.9	10.7
69.5	6.2	6.9	7.7	8.4	9.2	10.1	10.9
70.0	6.3	7.0	7.8	8.5	9.4	10.2	11.1
70.5	6.4	7.2	7.9	8.7	9.5	10.4	11.2
71.0	6.5	7.3	8.1	8.8	9.7	10.5	11.4
71.5	6.7	7.4	8.2	8.9	9.8	10.7	11.5

续表

身高（cm）	−3s	−2s	−1s	平均值	+1s	+2s	+3s
72.0	6.8	7.5	8.3	9.1	9.9	10.8	11.7
72.5	6.9	7.7	8.4	9.2	10.1	11.0	11.8
73.0	7.0	7.8	8.6	9.3	10.2	11.1	12.0
73.5	7.1	7.9	8.7	9.5	10.3	11.2	12.1
74.0	7.2	8.0	8.8	9.6	10.5	11.4	12.3
74.5	7.3	8.1	8.9	9.7	10.6	11.5	12.4
75.0	7.4	8.2	9.0	9.8	10.7	11.6	12.5
75.5	7.5	8.3	9.1	9.9	10.8	11.8	12.7
76.0	7.6	8.4	9.2	10.0	11.0	11.9	12.8
76.5	7.7	8.5	9.3	10.2	11.1	12.0	12.9
77.0	7.8	8.6	9.4	10.3	11.2	12.1	13.1
77.5	7.9	8.7	9.5	10.4	11.3	12.3	13.2
78.0	8.0	8.8	9.7	10.5	11.4	12.4	13.3
78.5	8.1	8.9	9.8	10.6	11.6	12.5	13.5
79.0	8.2	9.0	9.9	10.7	11.7	12.6	13.6
79.5	8.2	9.1	10.0	10.8	11.8	12.7	13.7
80.0	8.3	9.2	10.1	10.9	11.9	12.9	13.8
80.5	8.4	9.3	10.1	11.0	12.0	13.0	14.0
81.0	8.5	9.4	10.2	11.1	12.1	13.1	14.1
81.5	8.6	9.5	10.3	11.2	12.2	13.2	14.2
82.0	8.7	9.6	10.4	11.3	12.3	13.3	14.3
82.5	8.8	9.6	10.5	11.4	12.4	13.4	14.4
83.0	8.8	9.7	10.6	11.5	12.5	13.5	14.6
83.5	8.9	9.8	10.7	11.6	12.6	13.7	14.7
84.0	9.0	9.9	10.8	11.7	12.8	13.8	14.8
84.5	9.1	10.0	10.9	11.8	12.9	13.9	14.9
85.0	9.2	10.1	11.0	11.9	13.0	14.0	15.0
85.5	9.3	10.2	11.1	12.0	13.1	14.1	15.1
86.0	9.3	10.3	11.2	12.1	13.2	14.2	15.3
86.5	9.4	10.4	11.3	12.2	13.3	14.3	15.4
87.0	9.5	10.5	11.4	12.3	13.4	14.4	15.5
87.5	9.6	10.5	11.5	12.4	13.5	14.6	15.6
88.0	9.7	10.6	11.6	12.5	13.6	14.7	15.7
88.5	9.8	10.7	11.7	12.7	13.7	14.8	15.8
89.0	9.9	10.8	11.8	12.8	13.8	14.9	16.0
89.5	10.0	10.9	11.9	12.9	13.9	15.0	16.1
90.0	10.0	11.0	12.0	13.0	14.0	15.1	16.2

续表

身高（cm）	-3s	-2s	-1s	平均值	+1s	+2s	+3s
90.5	10.1	11.1	12.1	13.1	14.2	15.2	16.3
91.0	10.2	11.2	12.2	13.2	14.3	15.3	16.4
91.5	10.3	11.3	12.3	13.3	14.4	15.5	16.5
92.0	10.4	11.4	12.4	13.4	14.5	15.6	16.7
92.5	10.5	11.5	12.5	13.5	14.6	15.7	16.8
93.0	10.6	11.6	12.6	13.7	14.7	15.8	16.9
93.5	10.7	11.7	12.8	13.8	14.9	15.9	17.0
94.0	10.8	11.9	12.9	13.9	15.0	16.1	17.1
94.5	10.9	12.0	13.0	14.0	15.1	16.2	17.3
95.0	11.0	12.1	13.1	14.1	15.2	16.3	17.4
95.5	11.2	12.2	13.2	14.3	15.4	16.4	17.5
96.0	11.3	12.3	13.3	14.4	15.5	16.6	17.7
96.5	11.4	12.4	13.5	14.5	15.6	16.7	17.8
97.0	11.5	12.5	13.6	14.7	15.7	16.8	17.9
97.5	11.6	12.7	13.7	14.8	15.9	17.0	18.1
98.0	11.7	12.8	13.9	14.9	16.0	17.1	18.2
98.5	11.8	12.9	14.0	15.1	16.2	17.2	18.3
99.0	11.9	13.0	14.1	15.2	16.3	17.4	18.5
99.5	12.0	13.1	14.2	15.4	16.4	17.5	18.6
100.0	12.1	13.3	14.4	15.5	16.6	17.7	18.8
100.5	12.2	13.4	14.5	15.7	16.7	17.8	18.9
101.0	12.3	13.5	14.7	15.8	16.9	18.0	19.1
101.5	12.5	13.6	14.8	16.0	17.1	18.1	19.2
102.0	12.6	13.8	14.9	16.1	17.2	18.3	19.4
102.5	12.7	13.9	15.1	16.3	17.4	18.5	19.6
103.0	12.8	14.0	15.2	16.5	17.5	18.6	19.7

附表10　身高55～145cm男孩的身高体重（kg）表（立位）（均值 $\bar{x}\pm s$）

身高（cm）	-3s	-2s	-1s	平均值	+1s	+2s	+3s
55.0	2.0	2.8	3.6	4.3	5.5	6.7	7.9
55.5	2.2	2.9	3.7	4.5	5.7	6.9	8.1
56.0	2.3	3.1	3.9	4.7	5.9	7.1	8.3
56.5	2.4	3.2	4.1	4.9	6.1	7.3	8.4
57.0	2.6	3.4	4.2	5.0	6.2	7.4	8.6
57.5	2.7	3.5	4.4	5.2	6.4	7.5	8.8
58.0	2.8	3.7	4.5	5.4	6.6	7.8	9.0
58.5	3.0	3.8	4.7	5.5	6.7	7.9	9.1
59.0	3.1	4.0	4.8	5.7	6.9	8.1	9.3

续表

身高（cm）	-3s	-2s	-1s	平均值	+1s	+2s	+3s
59.5	3.2	4.1	5.0	5.9	7.1	8.2	9.4
60.0	3.4	4.3	5.1	6.0	7.2	8.4	9.5
60.5	3.5	4.4	5.3	6.2	7.4	8.6	9.8
61.0	3.6	4.5	5.4	6.3	7.5	8.7	9.9
61.5	3.8	4.7	5.6	6.5	7.7	8.9	10.1
62.0	3.9	4.8	5.7	6.6	7.8	9.0	10.2
62.5	4.0	4.9	5.9	6.8	8.0	9.2	10.4
63.0	4.1	5.1	6.0	6.9	8.1	9.3	10.6
63.5	4.3	5.2	6.1	7.1	8.3	9.5	10.7
64.0	4.4	5.3	6.3	7.2	8.4	9.6	10.9
64.5	4.5	5.5	6.4	7.3	8.6	9.8	11.0
65.0	4.6	5.6	6.5	7.5	8.7	9.9	11.2
65.5	4.7	5.7	6.7	7.6	8.9	10.1	11.3
66.0	4.9	5.8	6.8	7.7	9.0	10.2	11.5
66.5	5.0	6.0	6.9	7.9	9.1	10.4	11.6
67.0	5.1	6.1	7.0	8.0	9.3	10.5	11.8
67.5	5.2	6.2	7.2	8.1	9.4	10.7	11.9
68.0	5.3	6.3	7.3	8.3	9.5	10.8	12.1
68.5	5.5	6.4	7.4	8.4	9.7	10.9	12.2
69.0	5.6	6.6	7.5	8.5	9.8	11.1	12.4
69.5	5.7	6.7	7.7	8.6	9.9	11.2	12.5
70.0	5.8	6.8	7.8	8.8	10.1	11.4	12.7
70.5	5.9	6.9	7.9	8.9	10.2	11.5	12.8
71.0	6.0	7.0	8.0	9.0	10.3	11.6	12.9
71.5	6.1	7.1	8.1	9.1	10.4	11.8	13.1
72.0	6.3	7.2	8.2	9.2	10.6	11.9	13.2
72.5	6.4	7.4	8.3	9.3	10.7	12.0	13.4
73.0	6.5	7.5	8.5	9.5	10.8	12.1	13.5
73.5	6.6	7.6	8.6	9.6	10.9	12.3	13.6
74.0	6.7	7.7	8.7	9.7	11.0	12.4	13.8
74.5	6.8	7.8	8.8	9.8	11.2	12.5	13.9
75.0	6.9	7.9	8.9	9.9	11.3	12.7	14.0
75.5	7.0	8.0	9.0	10.0	11.4	12.8	14.2
76.0	7.1	8.1	9.1	10.1	11.5	12.9	14.3
76.5	7.2	8.2	9.2	10.2	11.6	13.0	14.4
77.0	7.3	8.3	9.3	10.4	11.8	13.2	14.5
77.5	7.4	8.4	9.4	10.5	11.9	13.3	14.7

续表

身高（cm）	-3s	-2s	-1s	平均值	+1s	+2s	+3s
78.0	7.5	8.5	9.6	10.6	12.0	13.4	14.8
78.5	7.6	8.6	9.7	10.7	12.1	13.5	14.9
79.0	7.7	8.7	9.8	10.8	12.2	13.6	15.1
79.5	7.8	8.8	9.9	10.9	12.3	13.8	15.2
80.0	7.9	8.9	10.0	11.0	12.4	13.9	15.3
80.5	8.0	9.0	10.1	11.1	12.6	14.0	15.4
81.0	8.1	9.1	10.2	11.2	12.7	14.1	15.5
81.5	8.2	9.2	10.3	11.3	12.8	14.2	15.7
82.0	8.3	9.3	10.4	11.5	12.9	14.3	15.8
82.5	8.4	9.4	10.5	11.6	13.0	14.5	15.9
83.0	8.5	9.5	10.6	11.7	13.1	14.6	16.0
83.5	8.6	9.6	10.7	11.8	13.2	14.7	16.1
84.0	8.7	9.7	10.8	11.9	13.3	14.8	16.2
84.5	8.8	9.8	10.9	12.0	13.5	14.9	16.4
85.0	8.9	9.9	11.0	12.1	13.6	15.0	16.5
85.5	8.9	10.0	11.1	12.2	13.7	15.1	16.6
86.0	9.0	10.1	11.2	12.3	13.8	15.3	16.7
86.5	9.1	10.2	11.3	12.5	13.9	15.4	16.8
87.0	9.2	10.3	11.5	12.6	14.0	15.5	16.9
87.5	9.3	10.4	11.6	12.7	14.1	15.6	17.1
88.0	9.4	10.5	11.7	12.8	14.3	15.7	17.2
88.5	9.5	10.6	11.8	12.9	14.4	15.8	17.3
89.0	9.6	10.7	11.9	13.0	14.5	16.0	17.4
89.5	9.7	10.8	12.0	13.1	14.6	16.1	17.5
90.0	9.8	10.9	12.1	13.3	14.7	16.2	17.6
90.5	9.9	11.0	12.2	13.4	14.8	16.3	17.8
91.0	9.9	11.1	12.3	13.5	15.0	16.4	17.9
91.5	10.0	11.2	12.4	13.6	15.1	16.5	18.0
92.0	10.1	11.3	12.5	13.7	15.2	16.7	18.1
92.5	10.2	11.4	12.6	13.9	15.3	16.8	18.3
93.0	10.3	11.5	12.8	14.0	15.4	16.9	18.4
93.5	10.4	11.6	12.9	14.1	15.6	17.0	18.5
94.0	10.5	11.7	13.0	14.2	15.7	17.2	18.6
94.5	10.6	11.8	13.1	14.3	15.8	17.3	18.8
95.0	10.7	11.9	13.2	14.5	15.9	17.4	18.9
95.5	10.8	12.0	13.3	14.6	16.1	17.5	19.0
96.0	10.9	12.1	13.4	14.7	16.2	17.7	19.2

续表

身高（cm）	-3s	-2s	-1s	平均值	+1s	+2s	+3s
96.5	11.0	12.2	13.5	14.8	16.3	17.8	19.3
97.0	11.0	12.4	13.7	15.0	16.5	17.9	19.4
97.5	11.1	12.5	13.8	15.1	16.6	18.1	19.6
98.0	11.2	12.6	13.9	15.2	16.7	18.2	19.7
98.5	11.3	12.7	14.0	15.4	16.9	18.4	19.9
99.0	11.4	12.8	14.1	15.5	17.0	18.5	20.0
99.5	11.5	12.9	14.3	15.6	17.1	18.6	20.2
100.0	11.6	13.0	14.4	15.7	17.3	18.8	20.3
100.5	11.7	13.1	14.5	15.9	17.4	18.9	20.5
101.0	11.8	13.2	14.6	16.0	17.5	19.1	20.6
101.5	11.9	13.3	14.7	16.2	17.7	19.2	20.8
102.0	12.0	13.4	14.9	16.3	17.8	19.4	20.9
102.5	12.1	13.6	15.0	16.4	18.0	19.5	21.1
103.0	12.2	13.7	15.1	16.6	18.1	19.7	21.3
103.5	12.3	13.8	15.3	16.7	18.3	19.9	21.4
104.0	12.4	13.9	15.4	16.9	18.4	20.0	21.6
104.5	12.6	14.0	15.5	17.0	18.6	20.2	21.8
105.0	12.7	14.2	15.6	17.1	18.8	20.4	22.0
105.5	12.8	14.3	15.8	17.3	18.9	20.5	22.2
106.0	12.9	14.4	15.9	17.4	19.1	20.7	22.4
106.5	13.0	14.5	16.1	17.6	19.2	20.9	22.5
107.0	13.1	14.7	16.2	17.7	19.4	21.1	22.7
107.5	13.2	14.8	16.3	17.9	19.6	21.3	22.9
108.0	13.4	14.9	16.5	18.0	19.7	21.4	23.1
108.5	13.5	15.0	16.6	18.2	19.9	21.6	23.4
109.0	13.6	15.2	16.8	18.3	20.1	21.8	23.6
109.5	13.7	15.3	16.9	18.5	20.3	22.0	23.8
110.0	13.8	15.4	17.1	18.7	20.4	22.2	24.0
110.5	14.0	15.6	17.2	18.8	20.6	22.4	24.2
111.0	14.1	15.7	17.4	19.0	20.8	22.6	24.5
111.5	14.2	15.9	17.5	19.1	21.0	22.8	24.7
112.0	14.4	16.0	17.7	19.3	21.2	23.1	24.9
112.5	14.5	16.1	17.8	19.5	21.4	23.3	25.2
113.0	14.6	16.3	18.0	19.6	21.6	23.5	25.4
113.5	14.8	16.4	18.1	19.8	21.8	23.7	25.7
114.0	14.9	16.6	18.3	20.0	22.0	24.0	25.9
114.5	15.0	16.7	18.5	20.2	22.2	24.2	26.2

续表

身高（cm）	-3s	-2s	-1s	平均值	+1s	+2s	+3s
115.0	15.2	16.9	18.6	20.3	22.4	24.4	26.5
115.5	15.3	17.1	18.8	20.5	22.6	24.7	26.8
116.0	15.5	17.2	18.9	20.7	22.8	24.9	27.0
116.5	15.6	17.4	19.1	20.9	23.0	25.2	27.3
117.0	15.8	17.5	19.3	21.1	23.2	25.4	27.6
117.5	15.9	17.7	19.5	21.2	23.5	25.7	27.9
118.0	16.1	17.9	19.6	21.4	23.7	26.0	28.2
118.5	16.2	18.0	19.8	21.6	23.9	26.2	28.5
119.0	16.4	18.2	20.0	21.8	24.2	26.5	28.8
119.5	16.6	18.4	20.2	22.0	24.4	26.8	29.2
120.0	16.7	18.5	20.4	22.2	24.6	27.1	29.5
120.5	16.9	18.7	20.6	22.4	24.9	27.4	29.8
121.0	17.0	18.9	20.7	22.6	25.1	27.6	30.2
121.5	17.2	19.1	20.9	22.8	25.4	27.9	30.5
122.0	17.4	19.2	21.1	23.0	25.6	28.3	30.9
122.5	17.5	19.4	21.3	23.2	25.9	28.6	31.2
123.0	17.7	19.6	21.5	23.4	26.2	28.9	31.6
123.5	17.9	19.8	21.7	23.6	26.4	29.2	32.0
124.0	18.0	20.0	21.9	23.9	26.7	29.5	32.4
124.5	18.2	20.2	22.1	24.1	27.0	29.9	32.7
125.0	18.4	20.4	22.3	24.3	27.2	30.2	33.1
125.5	18.6	20.5	22.5	24.5	27.5	30.5	33.5
126.0	18.7	20.7	22.8	24.8	27.8	30.9	33.9
126.5	18.9	20.9	23.0	25.0	28.1	31.2	34.4
127.0	19.1	21.1	23.2	25.2	28.4	31.6	34.8
127.5	19.2	21.3	23.4	25.5	28.7	32.0	35.2
128.0	19.4	21.5	23.6	25.7	29.0	32.3	35.6
128.5	19.6	21.7	23.8	26.0	29.3	32.7	36.1
129.0	19.8	21.9	24.1	26.2	29.7	33.1	36.5
129.5	19.9	22.1	24.3	26.5	30.0	33.5	37.0
130.0	20.1	22.3	24.5	26.8	30.3	33.9	37.5
130.5	20.3	22.5	24.8	27.0	30.7	34.3	37.9
131.0	20.4	22.7	25.0	27.3	31.0	34.7	38.4
131.5	20.6	22.9	25.2	27.6	31.3	35.1	38.9
132.0	20.8	23.1	25.5	27.8	31.7	35.5	39.4
132.5	21.0	23.3	25.7	28.1	32.1	36.0	39.9
133.0	21.1	23.6	26.0	28.4	32.4	36.4	40.4

续表

身高（cm）	−3s	−2s	−1s	平均值	+1s	+2s	+3s
133.5	21.3	23.8	26.2	28.7	32.8	36.9	40.9
134.0	21.5	24.0	26.5	29.0	33.2	37.3	41.5
134.5	21.6	24.2	26.7	29.3	33.5	37.8	42.0
135.0	21.8	24.4	27.0	29.6	33.9	38.2	42.5
135.5	22.0	24.6	27.3	29.9	34.3	38.7	43.1
136.0	22.1	24.8	27.5	30.2	34.7	39.2	43.7
136.5	22.3	25.0	27.8	30.6	35.1	39.7	44.2
137.0	22.4	25.3	28.1	30.9	35.5	40.2	44.8
137.5	22.6	25.5	28.4	31.2	36.0	40.7	45.4
138.0	22.8	25.7	28.6	31.6	36.4	41.2	46.0
138.5	22.9	25.9	28.9	31.9	36.8	41.7	46.6

附表11 身高49～101cm女孩的身高体重（kg）表（卧位）（均值$\bar{x} \pm s$）

身高（cm）	−3s	−2s	−1s	平均值	+1s	+2s	+3s
49.0	2.2	2.6	2.9	3.3	3.6	4.0	4.3
49.5	2.2	2.6	3.0	3.4	3.7	4.1	4.5
50.0	2.3	2.6	3.0	3.4	3.8	4.2	4.6
50.5	2.3	2.7	3.1	3.5	3.9	4.3	4.7
51.0	2.3	2.7	3.1	3.5	4.0	4.4	4.9
51.5	2.4	2.8	3.2	3.6	4.1	4.5	5.0
52.0	2.4	2.8	3.3	3.7	4.2	4.7	5.1
52.5	2.5	2.9	3.4	3.8	4.3	4.8	5.3
53.0	2.5	3.0	3.4	3.9	4.4	4.9	5.4
53.5	2.6	3.1	3.5	4.0	4.5	5.0	5.6
54.0	2.7	3.1	3.6	4.1	4.6	5.2	5.7
54.5	2.7	3.2	3.7	4.2	4.7	5.3	5.9
55.0	2.8	3.3	3.8	4.3	4.9	5.5	6.0
55.5	2.9	3.4	3.9	4.4	5.0	5.6	6.2
56.0	3.0	3.5	4.0	4.5	5.1	5.7	6.3
56.5	3.0	3.6	4.1	4.6	5.3	5.9	6.5
57.0	3.1	3.7	4.2	4.8	5.4	6.0	6.6
57.5	3.2	3.8	4.3	4.9	5.5	6.2	6.8
58.0	3.3	3.9	4.4	5.0	5.7	6.3	7.0
58.5	3.4	4.0	4.6	5.1	5.8	6.5	7.1
59.0	3.5	4.1	4.7	5.3	5.9	6.6	7.3
59.5	3.6	4.2	4.8	5.4	6.1	6.8	7.4
60.0	3.7	4.3	4.9	5.5	6.2	6.9	7.6
60.5	3.8	4.4	5.1	5.7	6.4	7.1	7.7

续表

身高（cm）	−3s	−2s	−1s	平均值	+1s	+2s	+3s
61.0	3.9	4.6	5.2	5.8	6.5	7.2	7.9
61.5	4.0	4.7	5.3	6.0	6.7	7.4	8.1
62.0	4.1	4.8	5.4	6.1	6.8	7.5	8.2
62.5	4.2	4.9	5.6	6.2	7.0	7.7	8.4
63.0	4.4	5.0	5.7	6.4	7.1	7.8	8.5
63.5	4.5	5.2	5.8	6.5	7.3	8.0	8.7
64.0	4.6	5.3	6.0	6.7	7.4	8.1	8.9
64.5	4.7	5.4	6.1	6.8	7.6	8.3	9.0
65.0	4.8	5.5	6.3	7.0	7.7	8.4	9.2
65.5	4.9	5.7	6.4	7.1	7.9	8.6	9.3
66.0	5.1	5.8	6.5	7.3	8.0	8.7	9.5
66.5	5.2	5.9	6.7	7.4	8.1	8.9	9.6
67.0	5.3	6.0	6.8	7.5	8.3	9.0	9.8
67.5	5.4	6.2	6.9	7.7	8.4	9.2	9.9
68.0	5.5	6.3	7.1	7.8	8.6	9.3	10.1
68.5	5.6	6.4	7.2	8.0	8.7	9.5	10.2
69.0	5.8	6.5	7.3	8.1	8.9	9.6	10.4
69.5	5.9	6.7	7.5	8.2	9.0	9.8	10.5
70.0	6.0	6.8	7.6	8.4	9.1	9.9	10.7
70.5	6.1	6.9	7.7	8.5	9.3	10.1	10.8
71.0	6.2	7.0	7.8	8.6	9.4	10.2	11.0
71.5	6.3	7.1	8.0	8.8	9.5	10.3	11.1
72.0	6.4	7.2	8.1	8.9	9.7	10.5	11.2
72.5	6.5	7.4	8.2	9.0	9.8	10.5	11.4
73.0	6.6	7.5	8.3	9.1	9.9	10.7	11.5
73.5	6.7	7.6	8.4	9.3	10.0	10.8	11.6
74.0	6.8	7.7	8.5	9.4	10.2	11.0	11.8
74.5	6.9	7.8	8.6	9.5	10.3	11.1	11.9
75.0	7.0	7.9	8.7	9.6	10.4	11.2	12.0
75.5	7.1	8.0	8.8	9.7	10.5	11.3	12.1
76.0	7.2	8.1	8.9	9.8	10.6	11.4	12.3
76.5	7.3	8.2	9.0	9.9	10.7	11.6	12.4
77.0	7.4	8.3	9.1	10.0	10.8	11.7	12.5
77.5	7.5	8.4	9.2	10.1	11.0	11.8	12.6
78.0	7.6	8.5	9.3	10.2	11.1	11.9	12.7
78.5	7.7	8.6	9.4	10.3	11.2	12.0	12.9
79.0	7.8	8.7	9.5	10.4	11.3	12.1	13.0

续表

身高（cm）	-3s	-2s	-1s	平均值	+1s	+2s	+3s
79.5	7.9	8.7	9.6	10.5	11.4	12.2	13.1
80.0	8.0	8.8	9.7	10.6	11.5	12.3	13.2
80.5	8.0	8.9	9.8	10.7	11.6	12.4	13.3
81.0	8.1	9.0	9.9	10.8	11.7	12.6	13.4
81.5	8.2	9.1	10.0	10.9	11.8	12.7	13.5
82.0	8.3	9.2	10.1	11.0	11.9	12.8	13.7
82.5	8.4	9.3	10.2	11.1	12.0	12.9	13.8
83.0	8.5	9.4	10.3	11.2	12.1	13.0	13.9
83.5	8.5	9.5	10.4	11.3	12.2	13.1	14.0
84.0	8.7	9.6	10.5	11.4	12.3	13.2	14.1
84.5	8.7	9.6	10.6	11.5	12.4	13.3	14.2
85.0	8.8	9.7	10.6	11.6	12.5	13.4	14.3
85.5	8.9	9.8	10.7	11.7	12.6	13.5	14.5
86.0	9.0	9.9	10.8	11.8	12.7	13.6	14.6
86.5	9.1	10.0	10.9	11.8	12.8	13.7	14.7
87.0	9.2	10.1	11.0	11.9	12.9	13.9	14.8
87.5	9.3	10.2	11.1	12.0	13.0	14.0	14.9
88.0	9.4	10.3	11.2	12.2	13.1	14.1	15.0
88.5	9.4	10.4	11.3	12.3	13.2	14.2	15.2
89.0	9.5	10.5	11.4	12.4	13.3	14.3	15.3
89.5	9.6	10.6	11.5	12.5	13.4	14.4	15.4
90.0	9.7	10.7	11.6	12.6	13.6	14.5	15.5
90.5	9.8	10.8	11.7	12.7	13.7	14.7	15.7
91.0	9.9	10.9	11.8	12.8	13.8	14.8	15.8
91.5	10.0	11.0	11.9	12.9	13.9	14.9	15.9
92.0	10.1	11.1	12.1	13.0	14.0	15.0	16.0
92.5	10.2	11.2	12.2	13.1	14.2	15.2	16.2
93.0	10.3	11.3	12.3	13.3	14.3	15.3	16.3
93.5	10.4	11.4	12.4	13.4	14.4	15.4	16.5
94.0	10.5	11.5	12.5	13.5	14.5	15.6	16.6
94.5	10.6	11.6	12.6	13.6	14.7	15.7	16.7
95.0	10.7	11.8	12.8	13.8	14.8	15.9	16.9
95.5	10.9	11.9	12.9	13.9	15.0	16.0	17.0
96.0	11.0	12.0	13.0	14.0	15.1	16.1	17.2
96.5	11.1	12.1	13.1	14.2	15.2	16.3	17.4
97.0	11.2	12.2	13.3	14.3	15.4	16.5	17.6
97.5	11.3	12.4	13.4	14.4	15.5	16.6	17.7

续表

身高（cm）	−3s	−2s	−1s	平均值	+1s	+2s	+3s
98.0	11.5	12.5	13.5	14.6	15.7	16.8	17.9
98.5	11.6	12.6	13.7	14.7	15.8	16.9	18.0
99.0	11.7	12.8	13.8	14.9	16.0	17.1	18.2
99.5	11.9	12.9	14.0	15.0	16.1	17.3	18.4
100.0	12.0	13.1	14.1	15.2	16.3	17.4	18.6
100.5	12.1	13.2	14.3	15.3	16.5	17.6	18.8
101.0	12.3	13.3	14.4	15.5	16.6	17.8	19.0

附表12 身高55～137cm 女孩的身高体重（kg）表（立位）（均值 $\bar{x}\pm s$）

身高（cm）	−3s	−2s	−1s	平均值	+1s	+2s	+3s
55.0	2.3	3.0	3.6	4.3	5.5	6.7	7.9
55.5	2.4	3.1	3.8	4.5	5.7	6.9	8.1
56.0	2.5	3.2	3.9	4.7	5.9	7.1	8.3
56.5	2.6	3.4	4.1	4.8	6.0	7.3	8.5
57.0	2.7	3.5	4.2	5.0	6.2	7.4	8.6
57.5	2.8	3.6	4.4	5.2	6.4	7.6	8.8
58.0	3.0	3.8	4.5	5.3	6.6	7.8	9.0
58.5	3.1	3.9	4.7	5.5	6.7	7.9	9.1
59.0	3.2	4.0	4.8	5.7	6.9	8.1	9.3
59.5	3.3	4.1	5.0	5.8	7.0	8.3	9.5
60.0	3.4	4.3	5.1	6.0	7.2	8.4	9.6
60.5	3.5	4.4	5.3	6.1	7.3	8.6	9.8
61.0	3.6	4.5	5.4	6.3	7.5	8.7	9.9
61.5	3.7	4.6	5.5	6.4	7.6	8.9	10.1
62.0	3.9	4.8	5.7	6.6	7.8	9.0	10.2
62.5	4.0	4.9	5.8	6.7	7.9	9.2	10.4
63.0	4.1	5.0	5.9	6.9	8.1	9.3	10.5
63.5	4.2	5.1	6.1	7.0	8.2	9.4	10.7
64.0	4.3	5.2	6.2	7.1	8.4	9.6	10.8
64.5	4.4	5.4	6.3	7.3	8.5	9.7	10.9
65.0	4.5	5.5	6.4	7.4	8.6	9.8	11.1
65.5	4.6	5.6	6.6	7.5	8.8	10.0	11.2
66.0	4.7	5.7	6.7	7.7	8.9	10.1	11.3
66.5	4.8	5.8	6.8	7.8	9.0	10.2	11.5
67.0	5.0	5.9	6.9	7.9	9.1	10.4	11.6
67.5	5.1	6.1	7.0	8.0	9.3	10.5	11.7
68.0	5.2	6.2	7.2	8.2	9.4	10.6	11.9
68.5	5.3	6.3	7.3	8.3	9.5	10.7	12.0

续表

身高（cm）	-3s	-2s	-1s	平均值	+1s	+2s	+3s
69.0	5.4	6.4	7.4	8.4	9.6	10.9	12.1
69.5	5.5	6.5	7.5	8.5	9.8	11.0	12.2
70.0	5.6	6.6	7.6	8.6	9.9	11.1	12.4
70.5	5.7	6.7	7.7	8.8	10.0	11.2	12.5
71.0	5.8	6.8	7.9	8.9	10.1	11.4	12.6
71.5	5.9	6.9	8.0	9.0	10.2	11.5	12.7
72.0	6.0	7.1	8.1	9.1	10.3	11.6	12.8
72.5	6.1	7.2	8.2	9.2	10.5	11.7	13.0
73.0	6.2	7.3	8.3	9.3	10.6	11.8	13.1
73.5	6.4	7.4	8.4	9.4	10.7	11.9	13.2
74.0	6.5	7.5	8.5	9.5	10.8	12.1	13.3
74.5	6.6	7.6	8.6	9.6	10.9	12.2	13.4
75.0	6.7	7.7	8.7	9.7	11.0	12.3	13.6
75.5	6.8	7.8	8.8	9.9	11.1	12.4	13.7
76.0	6.9	7.9	8.9	10.0	11.2	12.5	13.8
76.5	7.0	8.0	9.0	10.1	11.3	12.6	13.9
77.0	7.1	8.1	9.1	10.2	11.5	12.7	14.0
77.5	7.2	8.2	9.2	10.3	11.6	12.8	14.1
78.0	7.3	8.3	9.3	10.4	11.7	13.0	14.3
78.5	7.4	8.4	9.4	10.5	11.8	13.1	14.4
79.0	7.5	8.5	9.5	10.6	11.9	13.2	14.5
79.5	7.6	8.6	9.7	10.7	12.0	13.3	14.6
80.0	7.7	8.7	9.8	10.8	12.1	13.4	14.7
80.5	7.8	8.8	9.9	10.9	12.2	13.5	14.8
81.0	7.9	8.9	10.0	11.0	12.3	13.6	15.0
81.5	8.0	9.0	10.1	11.1	12.4	13.8	15.1
82.0	8.1	9.1	10.2	11.2	12.5	13.9	15.2
82.5	8.2	9.2	10.3	11.3	12.6	14.0	15.3
83.0	8.3	9.3	10.4	11.4	12.8	14.1	15.4
83.5	8.3	9.4	10.5	11.5	12.9	14.2	15.6
84.0	8.4	9.5	10.6	11.6	13.0	14.3	15.7
84.5	8.5	9.6	10.7	11.7	13.1	14.4	15.8
85.0	8.6	9.7	10.8	11.8	13.2	14.6	15.9
85.5	8.7	9.8	10.9	11.9	13.3	14.7	16.1
86.0	8.8	9.9	11.0	12.0	13.4	14.8	16.2
86.5	8.9	10.0	11.1	12.2	13.5	14.9	16.3
87.0	9.0	10.1	11.2	12.3	13.7	15.1	16.4

续表

身高（cm）	-3s	-2s	-1s	平均值	+1s	+2s	+3s
87.5	9.1	10.2	11.3	12.4	13.8	15.2	16.6
88.0	9.2	10.3	11.4	12.5	13.9	15.3	16.7
88.5	9.3	10.4	11.5	12.6	14.0	15.4	16.8
89.0	9.3	10.5	11.6	12.7	14.1	15.6	17.0
89.5	9.4	10.6	11.7	12.8	14.2	15.7	17.1
90.0	9.5	10.7	11.8	12.9	14.4	15.8	17.3
90.5	9.6	10.7	11.9	13.0	14.5	15.9	17.4
91.0	9.7	10.8	12.0	13.2	14.6	16.1	17.5
91.5	9.8	10.9	12.1	13.3	14.7	16.2	17.7
92.0	9.9	11.0	12.2	13.4	14.9	16.3	17.8
92.5	9.9	11.1	12.3	13.5	15.0	16.5	18.0
93.0	10.0	11.2	12.4	13.6	15.1	16.6	18.1
93.5	10.1	11.3	12.5	13.7	15.2	16.7	18.3
94.0	10.2	11.4	12.6	13.9	15.4	16.9	18.4
94.5	10.3	11.5	12.8	14.0	15.5	17.0	18.6
95.0	10.4	11.6	12.9	14.1	15.6	17.2	18.7
95.5	10.5	11.7	13.0	14.2	15.8	17.3	18.9
96.0	10.6	11.8	13.1	14.3	15.9	17.5	19.0
96.5	10.7	11.9	13.2	14.5	16.0	17.6	19.2
97.0	10.7	12.0	13.3	14.6	16.2	17.8	19.3
97.5	10.8	12.1	13.4	14.7	16.3	17.9	19.5
98.0	10.9	12.2	13.5	14.9	16.5	18.1	19.7
98.5	11.0	12.3	13.7	15.0	16.6	18.2	19.8
99.0	11.1	12.4	13.8	15.1	16.7	18.4	20.0
99.5	11.2	12.5	13.9	15.2	16.9	18.5	20.1
100.0	11.3	12.7	14.0	15.4	17.0	18.7	20.3
100.5	11.4	12.8	14.1	15.5	17.2	18.8	20.5
101.0	11.5	12.9	14.3	15.6	17.3	19.0	20.7
101.5	11.6	13.0	14.4	15.8	17.5	19.1	20.8
102.0	11.7	13.1	14.5	15.9	17.6	19.3	21.0
102.5	11.8	13.2	14.6	16.0	17.8	19.5	21.2
103.0	11.9	13.3	14.7	16.2	17.9	19.6	21.4
103.5	12.0	13.4	14.9	16.3	18.1	19.8	21.6
104.0	12.1	13.5	15.0	16.5	18.2	20.0	21.7
104.5	12.2	13.7	15.1	16.6	18.4	20.1	21.9
105.0	12.3	13.8	15.3	16.7	18.5	20.3	22.1
105.5	12.4	13.9	15.4	16.9	18.7	20.5	22.3

续表

身高（cm）	-3s	-2s	-1s	平均值	+1s	+2s	+3s
106.0	12.5	14.0	15.5	17.0	18.9	20.7	22.5
106.5	12.6	14.1	15.7	172.0	19.0	20.9	22.7
107.0	12.7	14.3	15.8	17.3	19.2	21.0	22.9
107.5	12.8	14.4	15.9	17.5	19.3	21.2	23.1
108.0	13.0	14.5	16.1	17.6	19.5	21.4	23.3
108.5	13.1	14.6	16.2	17.8	19.7	21.6	23.5
109.0	13.2	14.8	16.4	17.9	19.8	21.8	23.7
109.5	13.3	14.9	16.5	18.1	20.0	22.0	23.9
110.0	13.4	15.0	16.6	18.2	20.2	22.2	24.1
110.5	13.6	15.2	16.8	18.4	20.4	22.4	24.3
111.0	13.7	15.3	16.9	18.6	20.6	22.6	24.6
111.5	13.8	15.5	17.1	18.7	20.7	22.8	24.8
112.0	14.0	15.6	17.2	18.9	20.9	23.0	25.0
112.5	14.1	15.7	17.4	19.0	21.1	23.2	25.2
113.0	14.2	15.9	17.5	19.2	21.3	23.4	25.5
113.5	14.4	16.0	17.7	19.4	21.5	23.6	25.7
114.0	14.5	16.2	17.9	19.5	21.7	23.8	26.0
114.5	14.6	16.3	18.0	19.7	21.9	24.1	26.2
115.0	14.8	16.5	18.2	19.9	22.1	24.3	26.5
115.5	14.9	16.6	18.4	20.1	22.3	24.5	26.3
116.0	15.0	16.8	18.5	20.3	22.5	24.8	27.0
116.5	15.2	16.9	18.7	20.4	22.7	25.0	27.3
117.0	15.3	17.1	18.9	20.6	23.0	25.3	27.6
117.5	15.5	17.3	19.0	20.8	23.2	25.6	27.9
118.0	15.6	17.4	19.2	21.0	23.4	25.8	28.2
118.5	15.8	17.6	19.4	21.2	23.7	26.1	28.5
119.0	15.9	17.7	19.6	21.4	23.9	26.4	28.9
119.5	16.1	17.9	19.8	21.6	24.1	26.7	29.2
120.0	16.2	18.1	20.0	21.8	24.4	27.0	29.6
120.5	16.4	18.3	20.1	22.0	24.7	27.3	29.9
121.0	16.5	18.4	20.3	22.2	24.9	27.6	30.3
121.5	16.7	18.6	20.5	22.5	25.2	27.9	30.7
122.0	16.8	18.8	20.7	22.7	25.5	28.3	31.1
122.5	17.0	19.0	20.9	22.9	25.8	28.6	31.5
123.0	17.1	19.1	21.1	23.1	26.1	29.0	31.9
123.5	17.3	19.3	21.3	23.4	26.4	29.3	32.3
124.0	17.4	19.5	21.6	23.6	26.7	29.7	32.8

续表

身高（cm）	-3s	-2s	-1s	平均值	+1s	+2s	+3s
124.5	17.6	19.7	21.8	23.9	27.0	30.1	33.2
125.0	17.8	19.9	22.0	24.1	27.3	30.5	33.7
125.5	17.9	20.1	22.2	24.3	27.6	30.9	34.2
126.0	18.1	20.2	22.4	24.6	28.0	31.3	34.7
126.5	18.2	20.4	22.7	24.9	28.3	31.7	35.2
127.0	18.4	20.6	22.9	25.1	28.6	32.2	35.7
127.5	18.6	20.8	23.1	25.4	29.0	32.6	36.2
128.0	18.7	21.0	23.3	25.7	29.4	33.1	36.8
128.5	18.9	21.2	23.6	25.9	29.7	33.6	37.4
129.0	19.0	21.4	23.8	26.2	30.1	34.0	37.9
129.5	19.2	21.6	24.1	26.5	30.5	34.5	38.6
130.0	19.4	21.8	24.3	26.8	30.9	35.1	39.2
130.5	19.5	22.1	24.6	27.1	31.3	35.6	39.8
131.0	19.7	22.3	24.8	27.4	31.8	36.1	40.5
131.5	19.1	22.5	25.1	27.7	32.2	36.7	41.1
132.0	20.0	22.7	25.4	28.0	32.6	37.2	41.8
132.5	20.2	22.9	25.6	28.4	33.1	37.8	42.6
133.0	20.4	23.1	25.9	28.7	33.6	38.4	43.3
133.5	20.5	23.4	26.2	29.0	34.0	39.0	44.0
134.0	20.7	23.6	26.5	29.4	34.5	39.7	44.8
134.5	20.8	23.8	26.8	29.7	35.0	40.3	45.6
135.0	21.0	24.0	27.0	30.1	35.5	41.0	46.4
135.5	21.2	24.3	27.3	30.4	36.0	41.6	47.2
136.0	21.3	24.5	27.6	30.8	36.5	42.3	48.1
136.5	21.5	25.7	27.9	31.1	37.1	43.0	49.0
137.0	21.7	25.0	28.2	31.5	37.6	43.7	49.9

中英文名词对照索引

Y

Z

57检

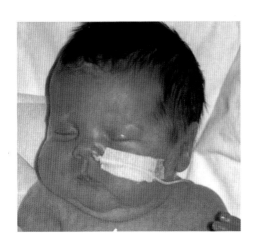

图 7-1　巨大儿外貌

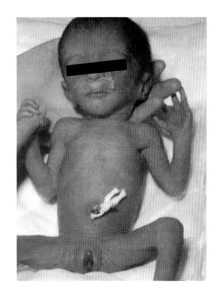

图 7-2　足月小样儿（瘦小）

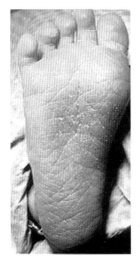

图 7-3　足月新生儿足纹

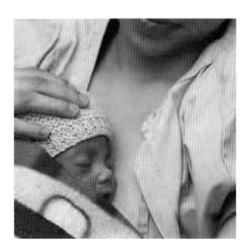

图 7-4　早产儿袋鼠式护理

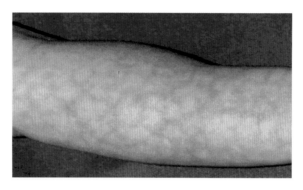

图 7-6 新生儿败血症出现皮肤花纹

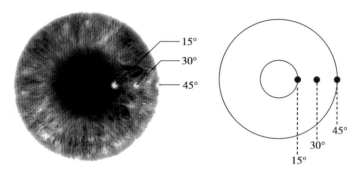

图 8-1 角膜映光法的位置与斜视度示意图

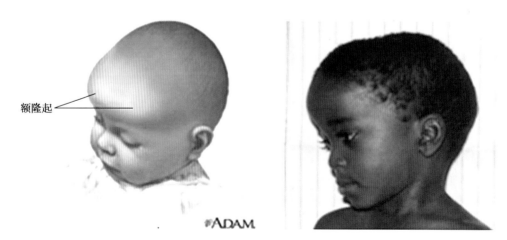

图 13-2A 佝偻病方颅

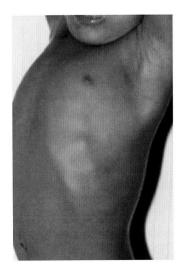

图 13-2B　佝偻病肋骨串珠

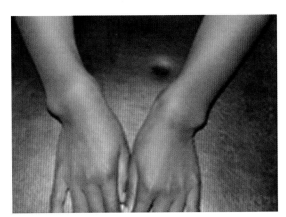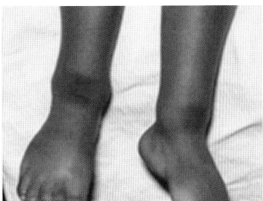

图 13-2C　佝偻病手镯、足镯

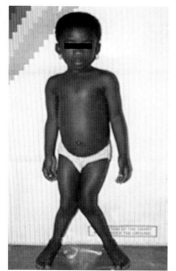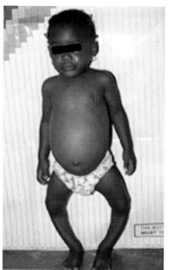

图 13-2D　佝偻病 X 形腿、O 形腿